몸이 되살아나는 장 습관

대장암 최고 권위자가 전하는 한국인 장 건강의 모든 것

몸이 되살아나는
장 습관

김남규 지음

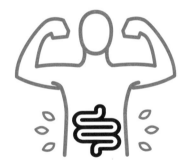

매일경제신문사

자가진단 테스트

지금 내 장의 상태를 알아보자.

☐ 일주일에 3일 이상 변을 보지 못한 적이 있다.

☐ 변을 보기 위해 변기에 20분 이상 앉아있다.

☐ 변을 봐도 시원한 느낌이 없다.

☐ 설사 또는 무른 변을 하루 3번 이상 본다.

☐ 대변 색깔이 검거나 선홍색이다.

☐ 대변에 피가 묻어 나온다.

☐ 식사를 하면 속이 더부룩하고 소화가 잘 되지 않는다.

☐ 배가 불편하고 복통이 자주 있다.

☐ 비만이다.

☐ 패스트푸드나 야식을 주 3회 이상 먹는다.

☐ 채소보다 고기를 좋아하고 달고 짠 음식을 좋아한다.

☐ 1주일에 한 번도 땀을 흘릴 만큼 운동하지 않는다.

0~2개	당신의 장은 깨끗합니다.
3~5개	당신의 장을 돌볼 필요가 있습니다.
6~12개	의사와 상담이 필요합니다.

과민성대장증후군

☐ 복통이 자주 있다.

☐ 반복되는 복부팽창감이 있다.

☐ 배변 후에는 복통이 줄거나 해소된다.

☐ 설사나 변비가 자주 있거나 교대로 반복된다.

☐ 무른 변이나 된 변을 본다.

☐ 식사 후 급하게 배변을 해야 한다.

☐ 스트레스를 받으면 배가 아프다.

☐ 배변 후에도 변이 남아있는 느낌이 든다.

☑ 5개 이상이면 과민성대장증후군을 의심해볼 수 있습니다. 전문가와 상의하세요.

변비

☐ 배변 시 과도하게 힘을 준다.

☐ 딱딱한 변이 나온다.

☐ 배변 후에도 변이 남아있는 느낌이 든다.

☐ 항문이 막혀있는 느낌이 든다.

☐ 아랫배를 누르거나 손가락으로 도와야 변을 볼 수 있다.

☐ 일주일 3회 미만 배변을 한다.

☐ 화장실에 머무르는 시간이 길다.

☑ 3개 이상이면 변비를 의심해볼 수 있습니다. 전문가와 상의하세요.

염증성 장질환

- ☐ 만성적인 혈변 증상이 있다.
- ☐ 설사를 자주 한다.
- ☐ 밤에 자다가도 설사를 한다.
- ☐ 급하게 화장실을 간다.
- ☐ 만성적이고 반복되는 복통이 있다.
- ☐ 이유 없이 체중이 감소했다.
- ☐ 이유 없이 피곤하다.
- ☐ 열감이 있다.
- ☐ 항문질환(항문주위 농양, 치루)이 있다.
- ☐ 만성적으로 변에 점액이 묻어 나온다.

☑ 5개 이상이면 염증싱 장질환이 의심됩니다. 전문가와 상의하세요.

대장암

- ☐ 변을 보는 횟수가 줄었다.
- ☐ 변이 가늘어졌다.
- ☐ 설사나 변비가 잦아졌다.
- ☐ 이유 없이 체중이 감소했다.
- ☐ 배변 후에도 변이 남아있는 느낌이 든다.
- ☐ 검붉은 색의 혈변을 본다.
- ☐ 이유 없이 피곤하다.
- ☐ 갑자기 빈혈이 생겼다.
- ☐ 소화불량과 구토 증상이 있다.
- ☐ 이유 없이 식욕이 줄었다.

☑ 5개 이상이면 대장암이 의심됩니다. 전문가와 상의하세요.

장의 차이가 곧 건강의 차이다

많은 사람들이 말하는 소확행 중 하나는 아프지 않고 건강하게 오래 사는 것이 아닐까 싶다. 우리는 보통 건강한 신체에서 건강한 정신이 오고 건강한 정신에서 육체적 건강이 온다고 믿는다. 종종 질병으로 인해 육체적 고통을 받고 정신이 망가지는 것을 볼 수 있으며, 또한 정신적인 문제로 인해 삶을 위협하는 신체적 증상이 발생하는 것도 볼 수 있다.

건강한 몸은 음식의 영향을 많이 받는다. 1950~1960년대는 우리나라의 절대빈곤 시대로 먹을 것이 없어서 구호물자에 의존했었다. 당시 음식을 선택한다는 건 꿈도 못 꿀 일이었다. 그나마 판매되는 가공식품도 불량식품이 많았고, 위생 상태도 좋지 못했다. 그러나 경제가 발전함에 따라 이제는 국내에서도 다양한 식재료를 쉽게 찾아볼 수 있고, 국적 불명의 음식 또한 차고 넘친다. 각종 매체에서도 건강과 영양 그리고 식품보조제 등에 대해 활발히 보도하고 있다.

요즘은 24시간이 부족할 만큼 바쁘게 사는 사람들이 많아지면서, 식사를 빠르게 준비해서 먹을 수 있는 레토르트 식품이나 패스트푸드가 인기다. 뿐만 아니라 맛을 좋게 하기 위해 인공 감미료나 액상 과당 등 식품 첨가제의 사용 빈도가 증가하고 있다. 흔히 '단짠'이라고 부르는 단맛과 짠맛이 결합한 음식은 음식점이나 마트에서 흔히 볼 수 있다. 이러한 음식들은 배달을 통해서도 쉽게 접할 수 있다 보니 매 끼니를 고칼로리 음식으로 해결하는 건 어려운 일이 아니다. 당연한 이야기지만 고칼로리 음식과 과음 등은 사람들을 살찌운다. 끊임없이 발전하는 식품 산업과 먹방, 쿡방 등은 한국인의 식탁을 점점 위협하고 있으며, 장 건강 역시 심각해지고 있다.

신체(몸)와 정신(마음)의 건강은 행복한 삶을 살기 위해 견고하게 유지해야 하는 2개의 축이다. 이 중 어느 한 축이라도 무너지거나 불균형이 생기면 예기치 않은 큰 어려움에 직면하게 되고 그 결과 영혼의 온전함도 기대하기 힘들다. 성경의 욥처럼 신체가 병들고 주변 환경이 망가져도 영혼이 온전한 경우는 극소수의 성인聖人들뿐이다.

나는 외과의사로서 신체와 정신의 건강이 굉장히 중요하다고 생각한다. 전공분야가 대장외과인 만큼 장 건강이 신체와 정신에 강력한 영향을 미치는 것을 알기에 평소에도 장의 면역력이 높아지는 식단을 선호한다.

장 건강을 위해 내가 노력하는 것 중 일부는 다음과 같다. 가급적 규칙적으로 식사하고 섬유질이 많은 음식을 먹는다. 생선과 육류를 1:1 비율로 먹고 유산균이 풍부한 발효식품을 먹는다. 특히 김치와 된장국을 추천한다. 개인적으로 튀긴 음식을 좋아하지만 장 건강을 위해 튀긴 음식이나 가공육, 패스트푸드는 멀리하고 있다.

건강한 식단과 아울러 운동을 통해 적절한 체중을 유지하는 것도 중요하다. 나는 과거에 과체중이었지만, 최근 운동을 시작하면서 체중 감량에 어느 정도 성공했다. 외국 학회로 출장을 갈 때도 숙소에 운동시설 여부를 챙길 정도로 꾸준히 운동하고 있다. 적절한 체중이 유지될 때 장 건강도 같이 따라오기 때문이다.

신체의 건강만큼 중요한 것이 정신건강이다. 급변하는 현대사회에서 많은 요인들이 현대인의 정신건강을 위협하고 있다. 나는 바쁘고 힘든 일상 속에서도 최대한 평정심을 유지하고 나에게 주어진 소명을 되새기며 매사에 감사하는 마음을 가지려고 노력한다. 무엇보다도 따뜻한 응원을 보내주는 가족들과 나의 신앙은 마치 샘과 같은 존재로 몸과 마음을 지치지 않게 해준다. 자연의 일부인 몸은 흙으로 돌아가고 나의 존재와 정신도 그와 함께 잊히겠지만, 영혼만큼은 나를 지으신 하느님께로 돌아간다고 믿는다. 존재하는 지금, 나에게 주어진 모든 것을 감사히 여기고 소중히 관리하는 것이 매우 중요하다.

수술 후 변화된 신체 때문에 환자와 보호자가 나에게 많은 질문을 한다. 이들에게 기본적이고 상식적인 답변밖에 할 수 없는 것에 대해 스스로 자괴감을 느끼곤 한다. 매일 진료실과 수술실에서 많은 환자를 경험하고, 여러 장질환을 치료 및 수술하는 외과의사로서 환자들에게 의학적 치료 외에도 다양한 지식을 전달해야 하는 필요성을 느꼈다. 장 건강이 우리 몸의 건강과 직결된다는 사실을 많은 사람에게 전달하고 싶어 이 책을 썼다.

이 책이 완성되기까지 많은 자문과 자료를 제공해주신 세브란스 병원의 가정의학과 이지원 교수님, 소화기내과 박수정 교수님, 연세대학교 식품영양학과 이승민 교수님, 스포츠응용산업학과 전용관 교수님, 세브란스 병원 영양과장 이정민 선생님께 감사의 말을 전한다. 또한 세브란스 병원의 대장항문외과 연구조교수인 양승윤 선생님, 이종민 선생님, 한명현 선생님께도 감사드리며, 원고에 많은 도움을 준 연세대 식품영양학과 윤보경 선생님께도 감사드린다. 이 밖에도 이 책의 출판을 위해 도움을 주신 매경출판 임경은 편집자, 권병규 편집장에게도 감사의 말을 전한다.

9가지만 제대로 알아도 건강한 장을 만들 수 있다

병원에서 일하다 보면 다양한 질환으로 고통 받는 환자들을 보게 된다. 유전 혹은 생활 환경 등 질환의 원인은 매우 다양하다. 특히 현대사회에서는 빠르고 간편하며 최소한의 노력으로 얻을 수 있는 것들을 추구한다. 하지만 그러한 삶의 변화들이 장에는 좋지 않은 결과를 가져올 수 있다. 그렇다면 장 건강을 지키기 위해서는 어떻게 해야 할까?

장은 우리 몸 건강에 많은 영향을 미친다. 과거에는 단순히 변을 만들어 밖으로 내보내는 통로로만 여겨졌다. 더구나 서구에 비해 대장질환이 드물었던 우리나라에서는 더욱이 관심이 없었다. 그러나 대장의 역할에 대한 과학적 연구 결과가 나오면서 장 건강이 신체 및 정신 건강에 직결되어 있다는 사실이 밝혀졌다. 나아가서는 비만과 노화 및 수명과도 관련이 깊다는 사실도 드러났다. 특히 장 내 면역세포, 신경세포 등의 해부 생리학적 연구와 아울러 장내 세균의 정체와 그 역할에 대해 많은 연구 자료들이 나오고 있다. 지금부터 장의 비밀을 하나씩 풀어가며 알기 쉽게 설명하고자 한다. 또한 왜 장 건강을 위해 노력해야 하는지도 이야기해보겠다.

장 건강은 우리 실생활과 너무나 밀접하다. 우리는 평소에도 장 건강에 대한 고민을 곧잘 하는 편이다. '비만인 것 같은데 다이어트를 시작해볼까?' '변비의 원인이 무엇일까?' '나이가 들어서인지 배도 나오고 혈당 조절도 잘 안 되는데 당뇨병을 조심하려면 어떻게 해야 할까?' 이 모든 고민이 장과 관련되어 있다. 그렇다면 우리가 흔히 고민하는 장 관련 문제들을 살펴보고 어떻게 하면 건강한 장을 만들 수 있는지 알아보자.

❶ 간헐적 단식은 정말 효과가 있을까?

한 방송에서 간헐적 단식이 소개된 후, 간헐적 단식을 실천하는 사람들이 많아졌다. 간헐적 단식은 일정한 시간과 간격을 두고 공복과 식사를 반복해서 체중을 감량하는 방법이다.

간헐적 단식의 2가지 방법 중 하나는 5:2 다이어트로 일주일 중 5일은 평소와 동일하게 식사하고 나머지 이틀은 하루 섭취 열량을

600kcal 이하로 제한하는 것이다. 다른 1가지는 매일 16시간 공복 유지 후 8시간 동안 두 끼를 먹는 16:8 방법이다.

간헐적 단식은 공복감을 유지하는 것이 가장 중요하다. 공복 상태에서는 혈당 수치와 인슐린 수치가 조절된다. 인슐린 수치가 높을수록 비만을 포함한 대사 질환을 야기한다. 간헐적 단식은 인슐린 수준을 낮추고, 간에서 생성되는 IGF-1이라는 호르몬 수치를 감소시킨다. 이 호르몬이 감소하면 우리 몸에서는 손상된 세포를 치유하는 시스템이 가동된다. 간헐적 단식과 더불어 적당한 운동은 체중 감소 효과가 있으며 앞서 말한 것과 같이 혈중 인슐린 수준을 낮춰준다. 결론적으로 간헐적 단식은 노화와 질병을 막아주는 효과가 있다.

하지만 간헐적 단식을 할 때, 세 끼 중 가장 유익하다고 알려진 아침을 거르게 되는 경우가 많아 이에 대한 주의도 필요하다. Tel Aviv University 연구팀에 의하면, 3개월 동안 아침 식사를 하는 그룹은 그렇지 않은 그룹보다 당화혈색소가 잘 조절되고 공복 혈당도 더 많이 감소한 것으로 나타났다. 국민건강영양조사(2013~2014년) 자료를 토대로 당뇨병이 없는 성인(19~65세) 6,731명의 식습관과 공복 혈당장애의 관계를 분석한 결과, 건강한 사람이라도 아침 식사를 자주 거르면 공복 혈당장애가 올 가능성이 1.3배 높았다. 공복 혈당장애는 당뇨병의 전 단계라 할 수 있으므로 아침 식사를 자주 거르면 당뇨병 발생 위험도 높아진다고 할 수 있다. 또한 캘리포니아 주립대학의 연구에 따르면, 아침 식사가 기억력과 집중력, 학습

능력, 문제 해결 능력을 향상시켜준다고 했다. 특히 만성피로에 시달리는 직장인들이나 학습능률을 올려야 하는 학생들은 아침 식사를 통해 뇌에 영양분을 공급해야 한다. 뇌는 탄수화물을 통해서 얻을 수 있는 포도당만을 흡수한다고 알려져 있기 때문에 탄수화물의 섭취는 매우 중요하다. 탄수화물은 다이어트의 적으로 인식되고 있으나, 무조건 먹지 않는 것은 바람직하지 못하다. 단순당이나 정제된 탄수화물은 피하고 현미밥과 같은 적절한 복합 탄수화물은 섭취해야 한다.

우리가 흔히 말하는 몸짱은 간헐적 단식만으로는 얻을 수 없다. 적절한 생활 속의 운동이 필수다. 다이어트는 단순히 언제 먹는가, 얼마나 먹는가, 어떻게 먹는가 등의 문제로만 생각할 것이 아니라 어떻게 혹은 얼마나 몸을 잘 움직이느냐도 중요하다. 강남세브란스병원 이지원 교수와 스포츠응용산업학과 전용관 교수 연구팀에 따르면, 간헐적 단식과 운동을 함께 병행하면 체중 및 대사 지표가 나아진다고 한다.

간헐적 단식과 운동을 병행한 그룹, 간헐적 단식 그룹, 운동 그룹으로 나눠 8주간의 변화를 관찰했을 때 단식을 하든 운동을 하든 체중은 줄었고 운동 그룹의 근육량 손실이 가장 적었다. 또 단식과 운동을 병행한 그룹만 인슐린 저항성, 중성 지방 등 대사 지표가 개선됐다. 몸에 좋은 콜레스테롤인 HDL 콜레스테롤도 운동을 한 그룹에서만 증가했다. 따라서 간헐적 단식을 할 때는 적절한 운동과 자신에게 맞는 식이요법을 병행해야 한다.

❷ 아침만 잘 먹어도 된다

나는 30~40대 때 새벽같이 병원에 출근했었다. 아침부터 아내와 아이들을 깨우기 싫어서 아침을 안 먹고 조용히 집을 나오기 일쑤였다. 하지만 최근 몇 년 전부터 아침에 수란과 사과 반 조각 그리고 커피나 차를 한잔 곁들인다. 오전에 큰 수술이 있을 때 아침 식사는 큰 힘을 발휘한다. 긴 수술에도 훨씬 집중력이 높아 수술이 잘 진행됨을 스스로 느낀다.

현대인들은 아침을 챙겨 먹는 것보다 잠을 선택하는 경우가 더 많다. 더구나 혼자 사는 경우 아침을 거르기 더 쉽다. 아침 식사 결식률은 12~18세 사이의 성장기 청소년에서 높게 관찰되고, 특히 20대 사회초년생에서 제일 높다. 특히 청소년기의 아침 식사는 집중력 향상에 필요한 열량과 영양소를 제공하고, 점심 식사 시 폭식을 막아줄 수 있어서 중요하다.

아침 식사는 영어로 Break와 Fast를 합친 단어다. 즉, '공복을 끊는다'는 의미로 밤 사이 텅 빈 위장에 음식물을 채워 에너지를 충전하며, 몸의 세포를 깨우는 역할을 한다. 한국건강증진개발원 조사 결과, 2017년 아침 결식율은 27.6%였다. 아침을 준비하는 것이 번거롭기도 하고 1인 가구가 늘어난 것이 높은 결식률의 원인으로 꼽힌다. 아침을 거르게 되면 점심과 저녁의 식사량이 증가하여 과식 또는 폭식을 하기 마련이다. 이렇게 되면 하루에 섭취하는 칼로리가 높아져 혈당 관리가 안 되고, 이런 날이 반복되면 과체중이나 비만으로 이어질 수 있다. 또한 야식을 먹는 습관은 간을 무리하게 만들어 피로가 생길뿐만 아니라 아침에 공복감이 생기지 않아 결식하게 만든다. 저녁을 조금 일찍 먹고 군것질을 안 하고 자면 자연히 아침에 공복감이 생겨 아침을 챙겨 먹게 될 것이다. 아침 식사로 몸의 세포가 깨어나면 느슨해져 있던 장의 연동 운동도 활발해진다. 따라서 아침 식사를 하면 배변 욕구가 일어난다. 변비로 고민하는 사람들에게 건강한 아침 식사를 권하는 것도 이러한 이유에서다. 산뜻한 하루를 시작하기 위해서 아침 식사를 통해 에너지를 충전하고 집을 나서는 건 어떨까?

❸ 장 속에 변이 오래 있어도 될까?

음식물은 소장에서 소화 및 흡수되고 잔여물은 대장을 통과하면서 수분이 흡수된다. 딱딱해진 형태의 배설물은 횡행 결장에서 대장 운동에 의해 하행 결장으로 이동한다. 변이 장 점막에 오래 노출되면 좋지 않은 것은 사실이다. 변이 장에 오래 머무른다면 가스가 증가할 뿐만 아니라 다른 질병의 가능성도 높아지기 때문이다. 만약 대변에 발암 물질이 있더라도 적절한 시간 내에 몸 밖으로 배출된다면 즉, 대장 점막과의 노출 시간을 줄인다면 그만큼 우리의 대장을 보호할 수 있다.

변비가 대장암의 위험인자냐 아니냐 하는 문제는 오래된 논쟁거리다. 지금까지 이에 대해 많은 보고들이 있었지만, 아직 명확한 결론을 내리기는 어려운 상황이다. 어떤 연구에서는 변비와 대장암과의 상관관계가 있음이 확인됐지만 또 다른 연구에서는 그렇지 않았다. 상반된 연구 결과에 대해서는 변비의 정의나 기간이 연구마다 다른 점 등이 이유로 제시되고 있다. 한 대규모 전향적 연구에서는 대장암과 배변횟수는 상관관계가 없다고 결론지었다. 다만 센나(세계적으로 가장 효능이 좋은 하제약으로 사용되고 있는 성분)와 같은 자극성 하제를 이용했던 사람들이 사용 경력이 없던 사람에 비해 대장암의 위험도가 높다고 했다. 자극성 하제는 부피형성 하제에도 치료 반응이 좋지 않은 변비에 사용을 고려할 수 있는 약물이다. 부피형성 하제가 대변 부피를 증가시켜 장 운동을 촉진하는 데 반해 자극성 하제는 대장 내에서 수분 및 전해질의 흡수를 억제하고 장 내에 축적시켜 장 운동을 촉진하는 것으로 알려져 있다. 대장암이 만성적인 변비에 의한 것인지 자극성 하제 때문인지는 아직 밝혀지지 않았다. 대장암과 변비의 상관관계는 아직까지 풀리지 않은 수수께끼이고 이에 대한 해답도 추가적인 연구를 통해 얻을 수 있을 것이다.

❹ 먹고 배설하는 자세가 중요하다

올바른 식사 자세는 식탁에 앉아 음식물을 입에 넣고 잘 씹고 식도로 넘기는 것으로 소화 작용에 큰 도움이 된다. 급하게 먹으면 물도 체한다는 말은 맞는 것 같다. 음식을 급하게 먹으면 식도에 걸리거나 위가 팽창해 소화불량이 생기기 때문이다. 엎드리거나 누워서 먹는 자세 역시 소화에 나쁜 영향을 준다.

식사 자세 만큼 배변 자세도 중요하다. 직장에서 항문으로 연결되는 부위는 휴식기에 약 90° 정도의 각을 이루고 있다가 배변을 자제해야 할 상황에서는 그 각도를 더 좁힌다. 반대로 배변 시에는 작은 각을 이뤘던 장이 펴지면서 직장과 항문관의 축을 따라 아래로 힘이 전달된다. 따라서 배변 자세는 배변에 큰 영향을 주며 이는 장건강과 밀접한 관련이 있다.

현재 서양식 변기가 많이 정착되어 편안한 자세에서 배변을 할 수 있지만, 해부학적 측면에서는 과거 재래식 화장실에서의 쭈그려 앉는 배변 자세가 더 좋다. 하지만 재래식 변기에서의 배변 자세는 오래 앉아 있기 힘들고 항문에 힘을 무리하게 주게 돼 항문질환이 생길 가능성이 크다. 따라서 가장 이상적인 배변 자세는 그림에서처럼 변기에 앉아 발판 위에 발을 올려놓는 것이다. 이 자세에서는 직장이 수직으로 열려 있어 수월하게 대변을 볼 수 있다.

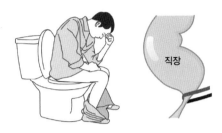

편안하지만 직장 근육이 충분히 이완되지 않은 자세

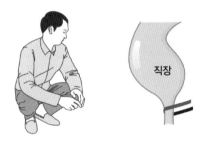

직장 근육이 충분히 이완되지만
과도한 힘주기로 항문 질환 발생 위험이 높은 자세

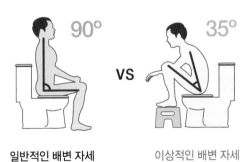

일반적인 배변 자세   이상적인 배변 자세

❺ 장이 건강하면 피부도 좋다

비정상적인 장 활동은 장내 노폐물 축적을 유발하고, 이로 인한 면역기능의 불균형은 피부 트러블을 야기한다. 따라서 규칙적인 운동을 통해 장이 건강해지면 피부 관리에 도움이 된다. 더 나아가 운동은 혈액순환을 도와 피부에 새로운 산소와 에너지를 공급하여 피부 재생 효과가 있다.

장 건강의 척도는 장내 미생물 균총의 다양성과 유익균의 비율에 있다. 장내 미생물의 균형이 깨지면 면역력은 떨어지고, 이는 피부 면역 질환 중 하나인 아토피성 피부염과도 관련이 있다. 평소 식사 습관이 장내 미생물 균총에 영향을 많이 미친다는 연구에 의하면, 단백질과 동물성 지방을 많이 먹는 사람은 장내에 병원성을 가질 수 있는 박테로이데스가 주종을 이루고, 섬유질을 많이 먹는 사람은 장내에 유익균인 프리보텔라가 주종을 이룬다. 아토피성 피부염을 앓고 있는 사람은 장내에 클로스트리듐과 같은 유해균 비율이 높고 장내 미생물의 다양성이 떨어졌다. 특히 유해균인 패칼리박테리움 프라우스니치가 늘어나면서 장에 도움이 되는 물질이 생성되는 것을 막았다. 결과적으로 장벽에 염증과 균열이 생기고 그 틈을 통해 유해물질이 체내로 들어와 강력한 면역반응이 발생한다.

따라서 식이섬유가 포함된 식품 섭취를 통해 장내에 다양한 유익균이 살 수 있도록 해야 한다. 장내 미생물 환경을 좋게 하면 자연히 아토피나 피부 질환에서 벗어나 피부 미인이 될 수 있다.

❻ 장 마사지는 정말 효과 있을까?

어릴 적에 배가 아프면, '엄마 손은 약손' 하면서 어머니가 배를 쓰다듬어 주시던 기억이 난다. 장 마사지는 실제 변비에 긍정적인 효과가 있다는 연구 결과가 많다. 실제로 영국의 국가 의료 건강 사이트에서는 소아가 변비로 고생할 경우 부모가 배를 부드럽게 마사지 해주라고 권유하기도 한다. 소아에게 적용할 수 있을 만큼 인체에 부작용이 적고 손쉽게 따라할 수 있는 변비 완화 치료법 중 하나가 장 마사지라고 할 수 있다. 장 마사지는 장의 연동 운동을 촉진시켜 음식물을 소장에서 대장까지 원활하게 이동시킨다. 이러한 과정을 통해 배변 횟수와 배변 양이 증가하며 복부 불편감이 완화되고, 관장 및 변 완화제 복용 횟수를 낮추는 데에도 긍정적인 기여를 한다. 장 마사지를 할 때에는 장의 운동 방향으로 마사지를 해야 한다. 만약 반대 방향으로 마사지를 하면 오히려 역효과를 낳을 수도 있다.

장은 우리의 의지와 관계없이 운동하지만, 장의 운동이 활발하지 않은 경우 외부에서 적절한 자극을 주는 것은 배변에 분명히 도움이 된다. 다만, 변비의 원인에 따라서 장 마사지가 효과가 없을 수도 있다. 장 마사지의 방법은 다음과 같다.

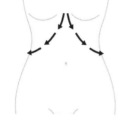

명치에서 갈비뼈 방향으로 쓸어내리듯 마사지한다.

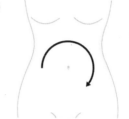

배꼽 주위를 시계 방향으로 세게 돌린다.

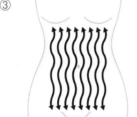

배 전체를 손바닥으로 쓸어내린다.

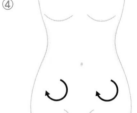

소장에서 대장으로, 결장에서 직장으로 넘어가는 부분을 집중적으로 마사지한다.

❼ 달고 맵고 짠 음식이 변비를 부른다

변비는 일반적으로 3일 이상 대변을 보지 않은 것을 말하며, 대변이 딱딱해지는 등의 이유로 변을 보기 어려우며 잔변감이 특징이다. 변비는 90% 이상 정확한 원인이 밝혀지지 않았다. 다이어트 하는 사람들은 대부분 변비를 경험한다. 특히 젊은 여성들이 변비인 이유는 먹는 양이 절대적으로 적기 때문이다. 대변의 부피가 감소하면, 대장 통과 시간이 늘어나 변비가 생긴다. 변비 증상이 심할수록 식사 횟수가 적고, 아침 결식률이 높은 경우가 많다.

한국인 대상으로 진행한 변비 원인 연구에서 변비를 앓는 사람들은 대부분 불규칙적인 식사 습관을 갖고 있다고 보고했다. 또한 변비를 앓는 사람들은 정상인보다 당류를 많이 먹고, 짜고 매운 음식을 선호한다. 또한 식품군이 다양하지 않았다.

변비를 앓는 사람들이 이 문제를 해결하고자 관장약이나 변비약을 스스로 구매해 복용하고 있거나 병원에 방문하기도 한다. 변비약을 먹는 것은 일시적인 효과가 있을 수 있지만 장기간 복용할 경우 장의 운동기능을 떨어트릴 수 있다.

하루 약 20~25g의 식이섬유와 하루 약 2L의 수분 섭취를 통해 초기 변비 증상을 완화할 수 있다. 또한 운동을 통해 장 운동을 활발하게 해주는 것이 중요하다. 대증적인 치료 방법으로 증상 호전이 없으면 원인을 찾는 기본검사 및 정밀검사를 해보는 것도 방법이다. 대장 무력증으로 인한 만성 변비인 경우, 대장을 거의 다 절제하는 수술을 하기도 한다.

분질 운동 과다
변비 말기

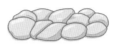

수분 적고 뭉친 상태
변비 중기

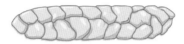

변비 상태

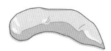

건강한 상태
바나나형

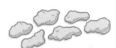

연동 운동 과다
설사 초기

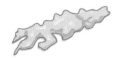

연동 운동 과다로 재흡수 안됨
설사 중기

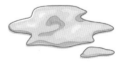

설사 상태

❽ 장 건강을 해치는 발암물질 3가지

최근 우리를 힘들게 하는 초미세먼지부터 식품까지 발암물질은 다양하다. 뿌옇게 변한 하늘을 보며 우리는 '오늘도 (초)미세먼지 농도가 높다고 하니 창문을 열지 말아야겠네'라고 생각한다. 하지만 밀폐된 공간에서 조리하는 것만으로도 초미세먼지는 배출된다. 환경부에서 조리할 때 발생하는 오염물질을 조사한 결과, 밀폐된 공간에서 구이 또는 튀김 등의 요리를 할 때 초미세먼지 매우 나쁨 농도의 수배에 달하는 미세먼지가 발생한다는 사실이 밝혀졌다. 실외 미세먼지 농도가 낮아 환기가 가능한 경우 15분 정도만 환기해도 대기오염물질이 90% 이상 감소하며, 실외 미세먼지 농도가 높아 환기가 어려운 날에는 구이나 튀김 요리를 자제함으로써 발암물질 노출을 줄일 수 있다.

식품의 대표적인 발암물질이라고 하면 가장 먼저 탄 음식이 떠오른다. 삼겹살을 구워 먹을 때 바삭한 식감과 맛깔스러운 색을 내기 위해서 한쪽을 오래 굽기도 하는데, 이때 잠시만 한눈을 팔면 검게 그을려버리기에 십상이다. 사람들은 이렇게 탄 음식은 '발암물질 덩어리'라고도 말한다. 특히 고기를 구울 때 육류의 단백질과 지방이 타면서 1급 발암물질이 생성된다. 바로 벤조피렌이다. 벤조피렌은 삼겹살과 같은 고기를 구울 때에만 생성되는 것이 아니다. 지방이 조금이라도 들어있는 식품을 불에 구우면 벤조피렌은 쉽게 생성된다. 벤조피렌에 노출되면 적혈구가 파괴돼 빈혈을 일으키고, 면역력이 저하된다. 일상생활에서 벤조피렌의 생성을 막기 위해서는 직화요리보다 프라이팬과 같은 조리 기구를 이용해 익히는 것이 좋다. 부득이하게 음식이 탔을 경우 먹지 않거나, 탄 부분은 떼어내고 먹는 것이 좋다. 식용유와 같은 유지를 사용할 때는 기름이 타서 검은 연기가 나지 않도록 조리하는 것이 중요하며, 연기가 나는 경우엔 빨리 배출시켜야 한다. 벤조피렌 생성의 주요 원인인 기름과 높은 온도를 피하고, 삶거나 찌는 조리법을 활용하는 것이 가장 좋다.

발암물질을 함유한 또 다른 식품으로는 가공육이 있다. 가공육은 고기의 맛이나 보존성을 높이기 위해 가공한 고기로, 식품 공전에서는 '식육을 주원료로 하여 제조 가공한 햄, 소시지, 베이컨 등과 유사한 것'이라고 정의한다. 고대 이집트 시절부터 고기를 소금에 절여 햇빛에 말리는 등 역사적으로 오래된 식품 가공법이다. 가공육이 문제가 되는 이유는 고기에서 미생물이 번식하지 않고, 색이 빨갛게 유지되도록 소금을 포함한 염지제에 일정 기간 담가 염분의 농도가 높으며, 포화지방이 다량 함유돼 있기 때문이다. 마지막으로 가장 문제가 되는 것은 아질산나트륨이다. 고기 색을 붉게 유지하는 데 도움을 주는 아질산나트륨은 매우 낮은 확률로 장내에서 2급 아민과 결합하여 니트로사민(발암물질)을 생성한다. 2015년 세계보건기구는 햄이나 소시지와 같은 가공육에 함유된 아질산나트륨을 1급 발암물질로, 붉은 고기를 2급 발암물질로 분류하고 가공육과 붉은 고기가 직장암이나 대장암을 유발할 수 있다고 경고했다.

❾ 늙지 않는 식사법 2가지

장수 마을은 대부분 시골에 있다. 장수 마을의 공통점은 소식과 채소 섭취 그리고 많은 활동량이다. 물론 시골의 특성상 외식문화나 인스턴트 음식에 대한 접근이 어렵다는 것도 장수에 도움이 될 수 있다. 소식하거나 채식을 하는 사람들이 장수하는 것은 그저 우연일까? 최근 이러한 식습관이 노화, 수명과 밀접한 관련이 있음이 밝혀졌다.

장수의 비결은 하나같이 '소식'이라고 말한다. 소식을 하면 체내에서 남는 에너지가 줄어 지방이 쌓이지 않는다. 또한 탄수화물 섭취량도 줄어들기 때문에 급격한 혈당 변화 역시 줄어든다. 이러한 대사 변화는 체중 조절에 도움을 주며 특히 복부 비만을 예방해준다. 소식은 궁극적으로 대사 질환 발병률을 낮춰준다.

장수하는 사람들의 또 다른 식습관인 채식 위주의 식사도 노화를 방지한다. 채소는 대부분이 식이섬유와 수분, 비타민으로 이루어져 있다. 식이섬유는 대장 내 유익균 생장을 도우며, 대장에 축적되는 노폐물을 빠르게 배출시킨다. 노인에게 부족한 수분을 채소 위주의 식사가 보완해주기도 한다. 이외에 비타민과 항산화 기능을 가진 식품은 노화의 주요인인 활성산소를 제거한다. 소식과 채식 그리고 적당한 운동은 체내의 에너지를 생성하는 세포 기관인 미토콘드리아의 수를 증가시킨다. 미토콘드리아 내에는 노화 억제 유전자로 잘 알려진 시르투인Sirtuin이 있다. 활성산소가 시르투인의 발현을 억제하는 데 반해 채소의 항산화물질은 시르투인의 활성화를 돕는다.

소식, 노화 그리고 장수에 대한 다양한 동물 실험 결과도 소개하고자 한다. 영장류가 칼로리를 적게 섭취했을 때 수명이 유의적으로 증가했고 발암률이나 심장 질환, 당뇨병과 같은 대사질환에 걸릴 위험도도 낮았다. 또한 30% 정도 칼로리를 제한한 식이를 먹은 쥐의 줄기세포는 어린 쥐의 줄기세포와 비슷한 기능을 수행했다. 칼로리 제한을 강하게 하면 몸에서 케톤체가 생성된다. 케톤체는 포도당 대신 체내에서 에너지를 생성한다. 특히 케톤체 중 베타-하이드록시뷰티레이트는 혈관 상피세포에서 노화를 막는 단백질과 결합해 혈관을 젊게 해준다.

하지만 체내에서 케톤체가 생성되기 위해서는 탄수화물 섭취를 억제해야 하는데 우리나라 식생활에서 굉장히 힘든 일이다. 게다가 적절한 탄수화물 섭취는 몸의 영양 균형을 위해서도 꼭 필요하다.

차례

PART 01

왜 장이 중요한지부터 알아야 한다

PART 02

장내 세균의 비밀

PART 03

잘못된 식사로 장이 망가진다

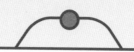

PART 07 다이어트 성공률을 높이는 방법

부록 건강한 장으로 거듭나기 위한 Q&A 8

PART 01

왜 장이
중요한지부터
알아야 한다

1980년대 초 대장질환은 전공의들이 기피하는 분야였다. 대장 수술 시 냄새 나는 경우가 많아 기피했던 것 같기도 하다. 하지만 최근에는 그 위상이 달라졌다. 장내 미생물의 중요성과 뇌와 장이 밀접하게 영향을 주고받는다는 사실이 밝혀졌기 때문이다. 무엇보다 장질환이 늘어나면서 사람들의 관심 역시 늘었다.

　자꾸만 재발하는 크론병(염증성 장질환) 때문에 소장을 여러 번 절제한 여대생이 있었다. 그녀는 짧아진 소장 때문에 영양분을 소화 및 흡수하지 못했다. 결국 정맥에 주사 형태로 영양분을 넣어야만 했다. 당시 그녀의 상황이 마음 아파서 백방으로 치료법을 알아봤지만, 이 부분에 대해 경험 많은 의사와 영양사를 만나기 어려웠다. 결국, 그 여대생은 영양실조로 안타깝게 짧은 생을 마감했다.

　대다수가 소장과 대장에 대해 많이 들어봤을 것이다. 하지만 그 역할에 대해서는 잘 모른다. 소장은 인체에 들어온 영양소들을 몸 속으로 흡수한다. 대부분의 경우, 소장에 질환이 생겨도 일부만을 절제하기 때문에 영양 불량이 생기기는 어렵다. 하지만 대장은 조금 다르다. 여러 가지 질병으로 인해 대장을 모두 절제하는 경우가 종종 있기 때문이다. 대장의 주된 기능은 흡수만이 아니다. 대장은 수분을 흡수하고 독소를 제거하며 면역력과 관련이 아주 깊다.

　음식이 입으로 들어와 소화, 흡수를 거치고 나머지 불필요한 찌꺼기가 배설물로 만들어져서 몸 밖으로 배출되는 긴 과정을 생각해 보자. 이 정교한 과정이 문제없이 계속되는 것은 기적 같은 일이다. 파트 1에서는 많은 사람들이 잘 알지 못하는 장의 기능과 구조를 설명한다. 중요한 것은 '왜 하필 장이냐'다. 소화기관이라는 설명으로는 근거가 부족하다. 먼저, 우리 몸을 건강하게 하는 데 있어 장이 어떤 역할을 하는지 살펴보자. 지피지기 백전백승이라는 말이 있듯이 장 건강을 위해서는 장의 기능과 구조를 먼저 이해해야 한다.

장을
전격 해부해보자

    우리 몸에는 입에서 시작해서 식도, 위, 소장, 대장, 마지막으로 항문으로 이어지는 긴 소화관이 있다. 그중 대장은 5∼7cm의 직경과 1.5∼2m의 길이를 가진 관 모양의 장기로 맹장, 결장, 직장으로 분류된다. 소화, 흡수 과정 이후 생성된 무른 대변을 소장으로부터 받은 대장은 수분을 다시 흡수하는 역할을 한다. 대장에 도달하기 전까지 수분을 많이 머금고 있던 대변은 1.5∼2m의 대장을 지나는 동안 수분을 흡수당하면서 점점 단단해진다. 그 결과, 대변은 단단한 고체 상태로 직장에 도달한 후, 항문을 통해 우리 몸 밖으로 배출된다.

    장에서는 매우 활발한 면역 반응이 이뤄지면서 우리 몸의 항상성을 유지한다. 예를 들면, 배탈을 유발할 수 있는 유해 세균이 묻어 있는 상추쌈을 먹었다고 가정해보자. 이 균의 일부는 먼저 위장 내

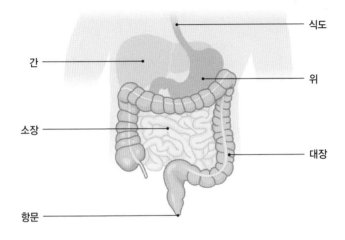

식도

간

위

소장

대장

항문

강력한 산에 의해 죽고, 이후 장내 다양한 면역 세포와 미생물의 상호작용에 의해서 사라진다. 결론적으로 우리도 모르는 사이에 유해균이 죽는 경우가 많다. 그러나 균의 특징과 양에 따라 구토, 복통, 설사, 발열 등의 증상이 나타날 수 있기 때문에 우리는 언제나 장腸만 믿고 있을 수 없다. 따라서 평소 손을 잘 씻고, 유해한 음식은 최대한 피하고, 익히지 않은 음식은 조심하며, 채소와 과일은 잘 씻어서 먹어야 한다.

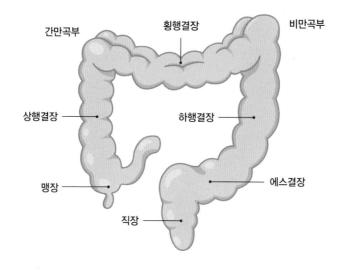

간만곡부　　횡행결장　　비만곡부

상행결장　　하행결장

맹장　　에스결장

직장

소화, 흡수는 이렇게 이뤄진다

　음식을 입에 넣으면 턱 관절과 치아로 잘게 찢은 후 분쇄하고 식
도를 거쳐 위로 보낸다. 위에서는 연동 운동을 통해 음식물이 단백
질 분해 효소와 잘 섞인다. 십이지장으로 음식물이 들어오면 십이
지장, 췌장에서 소화효소가 분비돼 섞인 후 소장으로 내려가면서
작은 입자로 분해되는 소화 과정을 거친다. 이어 소장에서 영양분
을 우리 몸으로 빨아들이는 흡수 과정을 거치게 되며, 흡수된 영양
분은 각 장기와 세포의 활동 에너지로 쓰이고 남은 것은 지방으로

저장된다.

우리 몸은 항상 소화와 흡수를 극대화하는 방향으로 조절된다. 간과 췌장은 기능적으로 함께 활동하는데, 간은 담관을 통해 담즙을 십이지장에 분비하고, 췌장은 췌관을 통해 췌장액을 십이지장에 분비한다. 실제로 소화 기능은 주변 장기의 많은 도움으로 원활하게 진행된다. 소화에는 내분비 호르몬도 작용한다. 소화기관의 내분비 세포는 자극을 받으면 단백질이나 호르몬을 분비해 혈액을 타고 목표 세포에 도달한다.

위장관의 운동은 외·내인성 신경계를 포함한 여러 구조와 다양한 과정을 통해 소화에 기여한다. 소장은 약 7m의 길이를 가진 장기이지만 내부에 융모라는 특별한 구조가 있다. 융모라는 미세한 돌기가 아주 빽빽하게 존재하기 때문에 우리 몸은 소화된 당질과 아미노산을 많이 흡수할 수 있는 것이다.

대장에서는 수분의 흡수가 일어난다. 소장에서 넘어온 하루 2,000cc의 액체가 대장에서 흡수되고 나면 약 10분의 1인 200cc로 줄어든다. 엄청난 흡수 기능 때문에 대장은 '우리 몸의 스펀지'라고 불리기도 한다. 스펀지 같은 대장의 흡수 과정을 자세히 살펴보면 다음과 같다. 우선 소장에서 우측결장으로 액체가 도달할 때 수분과 전해질의 흡수가 주로 이뤄진다. 이후 횡행결장으로 내용물이 넘어가면서 딱딱해진다. 소장에서의 액체들은 이 과정을 거치고 나면 우리 몸에서 배출하는 대변의 형태가 된다. 이렇듯 대장은 수분과 전해질 흡수에 중요한 역할을 하므로 염증이나 약물로 인해 설사를 심하게 하면 전해질 불균형과 탈수가 발생할 수 있다. 그렇기 때문에 대장의 기능들을 잘 이해하고 있어야 이상 신호를 잘 파악하고 대처할 수 있다.

대장에 대해 더 자세히 알아보자. 대장은 뱃속 가장자리에 위치한 소화기관의 맨 마지막 부분으로 길이는 평균 1.5m 정도다. 대장 길이는 키와 비례하기도 한다. 또한 내부 공간이 넓어서 많은 양의 가스와 대변을 저장할 수 있다. 대장은 위치에 따라 상행결장(우측에 위치한 대장), 간만곡부(우측 간에서 꺾이는 대장 부위), 횡행결장(가운데 위치하는 대장), 비만곡부(비장 부분에서 꺾이는 대장 부위), 하행결장(좌측에 위치한 대장), 에스결장(구불 결장, 좌측 하복부로 내려오는 구부러진 대장)으로 이뤄져 있다. 마지막으로 에스결장 이후에 항문까지 약 15cm 길이의 결장을 직장이라고 일컫는데, 직역하면 곧은 장을 의미하지만 실제로는 굴곡이 있다. 항문 근처에는 직장뿐 아니라 배변을 조절하는 항문 괄약근이 존재한다. 배변의 조절은 아주 복잡하고 우리 몸의 여러 기능들이 기여한다. 예를 들면 직장의 용적, 외괄약근, 내괄약근과 골반 올림근 등이 배변에 직접적으로 도움을 준다. 또한 대장에는 많은 자율신경들이 분포하고 또한 장벽의 근육에도 신경절이 분포하고 있어 배변에 도움을 준다.

소화 시간은 개인마다 다양하다. 식사 후 음식이 위장과 소장을 통과하는 데 약 6~8시간이 걸린다. 대장에서 추가적인 소화 및 물의 흡수가 이루어지고 소화되지 않은 음식물이 제거된다. 1980년대 Mayo Clinic의 연구자들이 건강한 사람들 21명을 대상으로 소화 시간을 측정했다. 음식이 대변으로 나오는 데까지 총 이동 시간은 평균 53시간이었다. 대장(결장)을 통한 평균 이동 시간은 40시간이었고, 남성의 경우 33시간, 여성의 경우 47시간으로 남성과 여성 간의 시간 차이가 있었다. 식사 후 평균 하루 반이면 소화된 찌꺼기가 배출된다고 볼 수 있다.

하루에 적당한 칼로리를 섭취하고 배변하는 것은 건강에 필수적이다. 배설에 문제가 발생하면 삶의 질이 저하되고 큰 고통을 겪게 된다. 진료실에서 직접 경험한 몇 가지 사례를 소개하고자 한다.

80세 고령의 여성분은 과거 두 차례 자궁암과 직장암 때문에 상당한 간격을 두고 방사선 치료를 받은 적이 있다. 방사선 치료 후 직장암이 완전히 소실된 것 같아 지켜보는 중이었다. 그러나 지켜보던 중 변실금과 지속적인 혈변 증상이 나타났고, 그 결과 빈혈로 인해 수혈이 필요한 지경까지 이르렀다. 그녀의 삶은 점점 바닥으로 떨어져가고 있었다. 검사 결과, 방사선 치료 후유증으로 심한 직장 점막의 손상이 발견됐고 이 손상이 혈변의 원인이었다. 대증적인 치료를 시도했으나 효과가 없어 할 수 없이 대장을 절제하는 수술을 했고, 이제는 더 이상 수혈을 하지 않고 지내고 있다.

또 다른 분은 60대 여성분으로 4년 전 대장암 수술을 받고 곧 완치를 앞두고 있었다. 정기적인 검사만 받고 있던 중, 폐렴 때문에 경구용 항생제를 복용한 이후 지속되는 혈변, 복통, 설사로 치료를 받게 됐다. 검사 결과, 항생제로 인해 유익균이 감소하고 대장 내 유해균이 과도하게 증가해 특히 크로시디움 디피실레라는 균이 원인이 되는 위막성 대장염이었다.

이처럼 건강한 장을 가진 사람들은 자각하지 못하지만, 배설과 관련해 문제가 생긴다면 삶의 질이 현격하게 떨어진다.

대장의 운동 기능은 자율 신경 즉, 교감 신경과 부교감 신경의 지배를 받고 있다. 장벽에 위치한 신경의 신호를 받은 대장은 스스로 수축과 이완을 하며 장내에 들어온 음식물을 섞거나 항문 쪽으로 밀어낸다. 이러한 운동은 심장과 마찬가지로 우리의 의지와 상관없이 일어나기 때문에 불수의적 운동이라 한다. 대장의 운동을 관장하는 신경계는 외인성과 내인성으로 나눌 수 있으며 외인성 신경은 교감 신경과 부교감 신경으로 나뉘어 각각 장 운동을 억제, 촉진하는 일을 한다. 내인성 신경은 대장에만 존재하는 고유의 신경으로 장벽 내에 위치하고 있으며 역시 대장의 운동에 관여한다. 이 내인성 신경이 일부 대장에서 형성되지 않으면 거대 결장증이라는 질병이 생기기도 한다. 거대 결장증은 심한 변비를 주 증상으로 하는 질환으로 수술적 치료를 필요로 한다.

대장 안에는 장내 세균들이 존재하고 이 세균들의 균형은 우리 몸 건강에 밀접한 관계가 있다. 실제로 장 건강의 핵심은 장 속에 살고 있는 '장내 세균'이다. 대장 안에는 400여 종이 넘는 세균들이 우리 몸과 공생관계를 이루고 있으며 유익균과 유해균이 존재한다.

유익균을 프로바이오틱스_{Probiotics}라고 말하며 유익균 성장에 도움이 되는 식품을 프리바이오틱스_{Prebiotics}라고 한다. 프리바이오틱스를 통해 장내 유익균이 잘 번식하면 짧은 사슬지방산이 만들어진다. 짧은사슬지방산은 대장 점막 세포를 건강하게 한다. 이에 대해서는 뒤에서 자세히 설명할 예정이다.

그동안 대장은 위나 소장에 비해 그 기능이 적고 소화된 음식을 배출하는 통로로만 알려져 있었다. 그러나 대장질환이 점점 증가하면서 대장 기능에 대한 연구가 활발히 진행되고 여러 연구에 의해 중요성이 조명되고 있다. 물과 전해질을 흡수, 배설하는 역할에서 더 나아가 장내 미생물이 여러 질병과 관련 있다는 것, 뇌와 장의 밀접한 상관관계 등이 밝혀졌기 때문이다.

변비약은 정답이 아니다

변비는 다이어트를 하는 젊은 여성들이 많이 겪는 장질환 중 하나다. 다이어트를 하는 사람들은 대부분 식사를 거르거나 적은 양의 식사를 하기 때문에 대변의 양이 부족해 변비가 발생한다. 즉, 대변을 밀어낼 힘이 부족하기 때문이다. 다이어트를 하지 않지만 대장의 운동능력이 떨어지면서 변비가 발생하기도 한다. 실제로 오래 앉아있는 사람들이 변비로 고생하는 경우가 많다. 마지막으로 대변의 수분이 부족한 경우도 있다. 수분 섭취가 적거나 식이섬유를 과도하게 많이 섭취하면 대장의 연동 운동이 활발히 일어나 대변이 밀려나지 않는다.

변비를 없애기 위해서는 원인을 바로잡는 것이 중요하다. 먼저, 적정한 양의 식사와 식이섬유를 규칙적으로 먹어야 한다. 충분한 수분 섭취는 변을 부드럽게 해줘 배변을 도와준다. 대장 운동을 돕는 방법으로 걷기가 있다. 본인의 식습관과 운동 외에 다른 곳에서 원인을 찾는 것은 옳지 않으며, 의사의 처방 없이 무분별한 변비약을 복용한다거나 무리한 관장에 의존하는 것은 좋지 않다.

그렇다면 복부팽만감 등의 불편함을 느끼는 것 외에 변비가 체내에 미치는 나쁜 영향은 무엇이 있을까? 장은 좋은 영양소를 흡수하고 찌꺼기를 배설한다. 이러한 장의 기능은 골든타임의 지배를 받는다. 즉, 소화 흡수와 노폐물의 배설이 너무 빨라도 안 되고, 너무 느려도 안 된다. 특히 배설물은 우리 몸에서 보통 18시간에서 36시간 안에 배설돼야 독성물질이 오랫동안 체내에 머무르면서 여러 장애를 일으키는 것을 막을 수 있다. 장에 유산균과 섬유질이 충분해야 독성물질을 몸 밖으로 잘 배출할 수 있다. 하지만 변비 등의 이유로 장에 노폐물이 축적되면 염증 반응이 증가하고, 설사, 과민성 대장증후군, 류마티스, 아토피 등 다양한 질병이 생길 수 있으며 염증 물질은 혈액을 통해 이동하여 조직과 세포를 손상시킨다.

이에 변비약을 먹으면 해결되는 거 아니냐고 반문할 수 있다. 변비약은 작용기전에 따라 다양하다. 대장 내 변의 부피를 키워 장 내용물을 밀어내게 하는 약, 장 내용물을 부드럽게 하는 약, 장 운동을 촉진시키는 약, 변을 기름으로 코팅해 수분이 흡수되는 것을 막는 약 등이 있다. 특히 자극성 완화제는 장기간 복용하면 내성이 생겨 복용량을 점점 늘려야 하며 복통을 동반하기도 한다. 또한 변비약의 복용량이 적절하지 않을 때 설사를 하게 되는데 이때 영양소나 대장의 유익균이 모두 배출되는 단점이 있다. 변비약은 계속 복용하는 것이 아닌 갑자기 장을 비워야 하거나 힘을 주지 않고 배변해야 할 때 일회성으로 복용해야 한다. 변비를 예방하거나 치료하기 위해서는 규칙적으로 식사하면서 장이 꾸준히 운동할 수 있도록 해야 한다. 또한 이뇨작용이 있는 녹차, 홍차, 커피 등의 섭취를 줄이고 물을 많이 마시는 것이 좋다.

밥만 먹으면 배가 아파요

소화와 배설은 소화효소나 소화액(위산, 담즙 등)으로만 이뤄지지 않는다. 추가로 필요한 것이 있는데, 바로 근육의 수축이다. 그러나 이 근육은 우리가 생각하는 이두박근, 삼두박근 같은 근육이 아닌 각 장기의 벽에 위치한다. 이들은 평활근이라는 근육들로 이뤄져 있고 평활근은 소화에 아주 중요한 역할을 한다. 평활근의 수축은 다양한 소화효소나 소화액(위산, 담즙 등)의 분비에 필요하다. 평활근이 수축한 결과, 음식물들이 소화액과 잘 섞이고 소화기관을 통해 이동하기 때문이다.

소화, 흡수, 이동의 과정은 대부분 아무런 느낌과 증상 없이 본인 스스로도 모르는 사이에 이뤄지는 것이 대부분이지만 민감한 사람들은 평활근이 수축하는 것을 통증으로 인식하기도 한다. 또한 이들은 가스가 많이 생기는 음식을 섭취하여 장이 팽창할 때도 불편하다고 느낄 수 있다. 그렇기 때문에 평활근이 수축하여 가스를 배출한 후에는 불편감이 사라졌다고 느낀다.

이러한 증상은 포드맵FODMAP함량이 적은 음식을 일정 기간 섭취하면 완화되는 것으로 알려져 있다. 포드맵이란 발효당Fermentable, 올리고당Oligosaccharides, 이당류Disaccharides, 단당류Monosaccharides 그리고And 당알코올Polyols을 통틀어 말하는 단어로 소장이나 대장에서 흡수되지 않아 장내 미생물에 의해 발효되는 식품을 말한다. 그러나 포드맵 함량이 높은 음식 중에는 영양가가 풍부한 음식도 많이 있기 때문에 아직 전문가들도 저 포드맵 식이를 장기간 지속하는 것을 권유하지는 않는다. 참고로 대표적인 고 포드맵 음식으로 생마늘, 생양파, 양배추, 사과, 배, 복숭아, 유제품 등이 있으며 저 포드맵 음식으로는 쌀, 고구마, 감자, 바나나, 오렌지, 딸기 등이 있다.

제 2의 뇌, 장

환경이 바뀌면 변을 보지 못하는 경우가 종종 있다. 실제로 주변 지인 중 한 분은 여행 중에 변을 못 보고 집에 도착해서야 많은 양의 변을 본다. 본인의 집이나 직장과 같이 익숙하고 편한 공간이 아닌 곳에서는 배변을 못하는 사람들이 있다. 낯선 환경이 장 활동에 어떤 영향을 주는지 보여주는 사례다.

인지와 장 운동의 관계를 직접적으로 설명하는 연구는 없지만 과민성대장증후군 관련 연구를 보면 환자가 자극을 받아들이는 방식이 증상의 정도와 관계가 있다고 한다. 이를 통해 인지와 장 운동의 개연성을 추측해볼 수 있다.

과민성대장증후군은 암이나 염증성 장질환과 다르게 생리 화학적인 병리소견이 확인되지 않은 이른바 기능성 질환이다. 의사들이 환자에게 설명할 때 신경성 질환이라고 하는 의미가 바로 그것이다. 과민성대장증후군은 변비 또는 설사, 복통이 지속되고 내시경이나 CT 등 여러 검사에서 그 이유를 밝혀낼 수 없을 때 진단한다. 최근 연구에 의하면, 장내 미생물의 변화를 비롯한 어떠한 장내 환경 변화를 인지하고 받아들이는 정보처리과정이 정상인과는 다르다는 것으로 과민성대장증후군이 설명되고 있다.

평소에는 괜찮다가 긴장을 많이 하면 배가 아파지는 증상은 내장 과민성이 원인이다. 내장 과민성은 장내 가스의 이동이나 장 근육의 수축 등 일상적으로 일어나는 변화도 과도한 통증으로 뇌가 인식하는 증상이다. 또한, 과민성대장증후군 환자의 경우 스트레스가 장 자극 인식에 변화를 주어 더 증상을 악화시킨다는 연구 결과도 있다.

장과 뇌는 생각보다 훨씬 밀접하다

언뜻 생각해보면 관계가 없을 것 같은 장과 뇌가 실은 연결되어 있다는 연구 결과들이 최근 몇 년 사이 급증하고 있다. 이런 관계를 표현하는 전문용어도 생겼다. 장-뇌 연결축Gut-brain axis이라는 개념은 장과 뇌가 서로 신호를 주고받는다는 것을 의미한다.

우선, 장-뇌 연결축을 이해하려면 우리 몸의 신경계에 대한 이해가 먼저다. 일반적으로 신경계라 한다면 뇌와 척추 뼈 안에 존재하는 척수만을 떠올리기 마련이다. 참고로 뇌와 척수를 통틀어 중추신경계라 한다. 그러나 팔 다리를 움직이고 내장기관을 조절하기 위해서는 척수만으로는 부족하다. 직접 작용기관과 연결돼 있어야 한다. 중추신경계와 신호를 주고받으며 직접 말단 장기와 만나는 신경을 말초신경계라 한다. 장 신경계라 하는 것은 사실 이 말초신경계의 하위분류라 할 수 있다. 장 신경계는 5억 개의 뉴런으로 구성되어 있으며, 이것은 1억 개의 뉴런으로 구성된 척수보다 5배가 많은 수치다. 장 신경계는 위장 관계의 내벽 안에 존재하며 2개의 신경절로 구성되어 있다. 하나는 장근 신경총, 다른 하나는 점막하 신경총이다. 장근 신경총은 위장 근육층의 내층과 외층 사이에 위치하고 있으며, 점막하 신경총은 점막하 조직층에 위치한다. 장 신경계가 미주신경을 통해 중추신경계와 소통하고 있는 것은 사실이지만 척추동물을 사용한 동물 연구에서 미주신경을 절제했음에도 장 신경계가 계속 기능하는 모습이 관찰됐다. 즉, 장 신경계는 자율적으로 기능을 수행할 수 있는 것이다.

장과 뇌의 소통이 과학자들 사이에서 주요한 관심 대상이 된 것은 최근의 일이다. 2004년 장내 미생물이 없는 무균 쥐에서 스트레스 호르몬 반응이 정상 쥐보다 강하게 나타난다는 연구 보고가 나왔고 2011년 무균 쥐의 행동이 대조군에 비해 달라진다는 연구 결과가 나온 뒤의 일이다. 이를 통해 장내 미생물이 장과 뇌의 커뮤니케이션에 큰 영향을 미친다는 사실을 알게 되었다. 최근의 '장-뇌 연결축'은 장과 뇌 사이의 신경학적 연결망만을 의미하는 개념이 아니라 장내 미생물이 중추신경계와 인지 기능에 미치는 영향까지 포함한다.

장-뇌 연결축에는 외부 스트레스에 대한 반응기전인 시상하부-뇌하수체-부신의 3축도 관여한다. 시상하부-뇌하수체-부신축은 외부 스트레스 자극에 반응해 스트레스 호르몬인 코르티솔(코티솔)을 분비한다. 코르티솔은 자율신경계를 통해 장의 여러 종류의 세포 활성에 영향을 미친다. 이 세포들은 반대로 장내 미생물의 영향력 안에 있으며 장과 뇌의 상호 소통에 기여하고 있다. 종합하자면 장-뇌 연결축은 장내 신경총의 자율신경계, 시상하부-뇌하수체-부신, 장내 미생물 등을 아우르는 광범위한 네트워크다.

내 기분을 좌우하는 장내 미생물

우리가 스트레스를 받거나 우울한 생각이 드는 이유는 세로토닌 호르몬이 부족해서다. 기분을 좋게 만드는 행복 호르몬인 세로토닌은 대부분이 장에서 나오고 뇌에서 나오는 것은 20% 미만에 불과하다. 기분이 좋아지는 데 있어 뇌가 하는 역할보다 대장이 하는 역할이 더 큰 것이다. 우울증이나 기분장애가 있을 때 사용하는 항우울제는 뇌에 작용하여 세로토닌 농도를 올려주는데, 이는 전체 세로토닌을 분비하는 영역 중 20%에만 집중한 치료를 하고 있는 것이다.

장-뇌축은 장 신경계와 중추신경 간의 연결고리를 뜻하며, 실제로 장내 미생물군에 따라 뇌의 화학물질 농도와 유전자 활성 수준에 차이가 나타난다. 그렇기 때문에 장내 미생물군에 문제가 있으면 정신적인 혼란이 유발될 수 있다. 장내에 가스가 팽만하고 변비가 있으면 우울해지고 몸 컨디션이 나빠진다. 또한 우울증과 정신건강 장애 시 장 건강이 나빠지는 것도 종종 관찰된다. 실제 동물실험에서 락토바실러스(유산균)를 섭취한 쥐는 섭취하지 않은 쥐에 비해 불안 행동이 적었고 스트레스 호르몬 수치도 훨씬 낮았다.

설사, 변비 같은 증세가 오랫동안 나타나지만 특별한 이상이 없는 질병을 과민성대장증후군이라고 설명한 바 있다. 과민성대장증후군을 앓고 있는 환자들의 장내에는 별다른 문제가 발견되지 않았으나 불안 지수와 우울 지수는 높았다. 복통, 설사, 변비 등이 있으니 당연히 우울감도 생기고 불안 지수가 높다고 생각할 수 있다. 하지만 이는 단순한 문제가 아니라 장-뇌축의 문제로 인한 경우가 흔하다. 실제로 항우울제를 이용해 과민성대장증후군 환자를 치료했을 때 불안 등의 증상이 개선됐고 장 기능도 회복됐다.

뇌 질환 혹은 인지 능력과 미생물 균총의 메커니즘에 대해서는 확실히 밝혀지지 않았다. 하지만 우울증이 있는 사람과 그렇지 않은 사람의 장내 미생물 균총이 다르다는 연구가 있다. 이것은 동물에게서도 비슷하게 나타난다. 실제로 실험용 쥐의 미생물 균총을 약물이나 번식 등의 방법으로 변화시켰을 때 불안이나 행동 변화를 보였다. 또한 우울증이 있는 사람의 장내 미생물을 무균 쥐에게 주입했을 때 쥐는 우울증 증상을 보였다. 반대로 스트레스 상황에 있는 쥐가 이상 행동을 할 때, 유익균으로 구성된 생균을 쥐의 장으로 주입하면 이상 행동이 줄어드는 연구 결과도 있다.

장 건강의 개선을 통해 뇌 장애를 치료하는 것은 아직 과학적 증거가 부족하다. 하지만 성인과 청소년을 대상으로 한 대규모 역학 조사에서 섬유질과 과일, 채소를 풍부하게 먹은 사람들은 정서적 불안 증세가 나타날 확률이 낮았다.

장내 미생물로 병을 고친다

장내 미생물은 인간의 장 전체에 걸쳐 분포하고 있으며 건강한 성인이라면 미생물의 양이나 분포, 종류 등은 비슷한 것으로 알려져 있다. 그중 가장 많은 종류는 퍼미큐티스Firmicutes와 박테로이데스Bacteroides라는 종이며 전체의 75%를 차지한다. 최근 연구 결과에 따르면, 이 미생물들은 장-뇌 연결축에서 중요한 역할을 한다. 단순히 장내 세포나 장 신경계뿐 아니라 신경 내분비적 경로를 통해 중추신경계와도 직접적으로 연결된다는 보고도 이어지고 있다. 장내 미생물은 신경전달물질을 직접 생산하여 장 신경총의 작동과 장내 유입신경의 신호를 조절할 수 있다. 또한 자체적으로 대사물을 만들어 장 신경이나 자율신경을 자극하며 장 점막의 면역 방어막을 조절할 수 있다.

그렇다면 다양한 기능을 하는 장내 미생물이 질병에 미치는 영향에 대해 알아보자. 정신질환의 경우, 장내 세포 및 신경세포들의 영향으로 뇌의 여러 기능 중 특히 감정과 운동신경 중추들이 영향을 받으며 우울증, 자폐증 그리고 파킨슨병까지 장-뇌 연결축으로 질병의 메커니즘이 새롭게 설명되고 있다.

자폐증의 경우, 질환의 중등도가 장 기능 이상 중등도와 관계가 있으며 파킨슨병의 경우, 장 기능 이상이 조기진단에 활용될 수 있다. 불안 장애 환자들은 위장관 관련 증세도 동반되는 경우가 많다. 이 환자들의 장내 미생물은 정상인과 다르다. 무균 쥐의 스트레스에 대한 반응기전(시상하부-뇌하수체-부신축)을 활성화한 뒤 특정 장내 미생물을 복구했을 때 스트레스 반응이 정상화되었다는 보고도 있다. 또한 건강한 사람의 장내 미생물을 자폐증 환자의 장에 이식해주는 변 이식으로 신경 증세뿐 아니라 장 기능도 회복됐다. 앞서 소개한 임상 연구는 소수의 환자를 대상으로 시행돼 지속적인 연구가 필요하다. 그러나 일부 자폐증 증상이 개선됨에 따라 앞으로 치료 발전의 가능성을 보여준다. 같은 방법으로 접근한 파킨스병의 임상 연구에서도 장-뇌 연결축과 장내 미생물의 중요성이 확인됐지만 아직 추가 연구가 더 필요한 상황이다.

비피더스나 락토바실러스와 같은 유익균을 통해 과민성대장증후군 등을 치료하고자 하는 시도도 이뤄지고 있다. 과민성대장증후군 환자에서 채취한 장내 미생물을 동물에게 옮겼을 때 내장 과민성이 상승했다. 또한 대변 이식을 통해 과민성대장증후군을 치료하고자 하는 여러 임상 연구도 진행되고 있다. 더 나아가 유익균을 통하여 스트레스 반응기전을 완화시키고 불안 장애 등의 보조적 치료 요법으로 이용하고자 하는 연구도 계속되고 있다.

장-뇌 연결축의 변화는 장관의 운동과 분비를 변화시키고 내장과민성을 일으키며 장의 내분비계, 면역계를 변화시킨다. 또한, 이런 환자들에게서 장내 미생물의 구성과 종류에 변화가 있음이 발견됐다. 장-뇌 연결축에 대한 여러 연구 결과들은 장내 미생물이 단순히 장 자체의 문제만은 아니라는 것을 우리에게 알려준다. 장내미생물은 장과의 상호작용을 통해 장내 세포에 영양분을 제공하고, 정서나 행동, 면역체계에 영향을 준다. 장내 미생물 관련 연구는 대부분이 동물 실험으로 진행되고 있어 실제 인체에 어떻게 영양을 미치는지는 아직 더 밝혀져야 한다.

음식으로 병을 치료할 수 있을까?

주의력결핍 과잉행동장애ADHD는 아동기에 많이 나타나는 장애로 원인이 밝혀지지 않았다. 하지만 유년 시절 독소에 노출되거나 인공색소, 식품 보존제와 같은 식품 첨가물, 설탕을 과잉 섭취한 아동은 ADHD 발생률이 높았다.

스몰리 교수는 식생활과 정서 발달과의 연관성에 대해 주장하면서 '우리는 먹는 대로 느낀다'라고 말했다. 그의 연구는 초콜릿, 코코아, 콜라 등 카페인 성분이 있는 음식을 먹는 아동들이 흥분 상태로 유지되는 경우가 잦다고 보고한다. ADHD 아동을 14년간 추적 관찰한 연구에서는 ADHD 환자에게서 지방, 설탕, 나트륨의 섭취량이 높게 나타났고, 오메가 3 지방산, 섬유질, 엽산의 섭취량은 낮게 나타났다.

따라서 ADHD 아동에게 권장되는 식품은 달걀, 닭고기, 콩 등이다. 단순당(설탕, 꿀, 사탕 등)의 섭취를 줄이고 복합 탄수화물의 섭취를 늘려야 한다. 복합 탄수화물에는 통곡물, 채소가 대표적이며, 과일의 경우에는 사과, 오렌지, 배 등으로 수용성 식이섬유가 풍부한 것들이다.

우울증도 식품의 영향을 받을 수 있다. 인간의 정서에 영향을 미치는 호르몬인 세로토닌은 우울증 환자에게 특히 부족하다. 또한 우울증 환자의 약 1/3은 엽산이 결핍돼 있다. 엽산은 세로토닌과 도파민 같은 신경전달물질 생산에 도움을 준다. 엽산 함유 식품으로는 콩, 달걀, 녹황색 채소, 견과류, 아보카도, 시트러스 계열 과일이 있다.

알파 리포산은 오래전부터 우울증 치료에 도움을 주는 물질로 알려져 있는데, 이는 항산화물질 중 하나로 인슐린 민감성을 높여 준다. 엽산 외에도 항산화제를 꾸준히 섭취했을 때 우울증 증상이 완화된다는 보고가 있다. 인슐린이 활성화되면 뇌에서 트립토판의 이용률을 높여 세로토닌 생성에 도움을 준다. 알파 리포산은 시금치, 브로콜리, 완두콩, 쌀겨, 고기(특히 소고기), 치아씨드, 견과류 등에 많다.

PART 02

장내 세균의
비밀

우리 몸은 나쁜 바이러스로부터 방어할 수 있는 '면역력'을 갖고 있다. 그중에서도 장은 우리 몸의 면역과 관련해 큰 역할을 담당하고 있다. 우리 몸의 혈액 내 림프구 70%가 장에 몰려 있기 때문이다. 장내 면역세포는 외부에서 들어온 이물질과 음식물 안에 함유된 다양한 물질에 의해 자극 받고 대응한다. 특히 장 점막에서 분비하는 점액 내에는 분비성 면역글로불린 A$_{Secretory\ immunoglobin\ A}$가 존재한다. 분비성 면역글로불린 A는 장 상피세포에서 면역 기능을 수행하며 세균이나 바이러스 항원에 대한 식별 능력을 가지고 있다.

장은 몸속에 있지만, 겉으로 드러나 있기도 하다. 장 점막은 겉으로 드러나 있는 피부처럼 외부물질과 직접적으로 만나는 장소다. 성인의 장 점막의 넓이는 약 260~300m²이며 이것은 테니스 코트 넓이와 비슷하다. 매일 음식물을 통해 외부물질에 항상 노출돼 있다는 점에서 장의 면역 기능은 매우 중요하다고 할 수 있다.

장의 면역 기능이 몸 상태, 심지어 정신적 건강까지 좌우한다는 사실은 정말 놀랍다. 이렇게 중요한 장 면역 기능을 강화하는 것은 우리 몸 건강을 위해 꼭 필요하다. 장 건강을 위해 프로바이오틱스와 채소를 챙겨 먹는 사람이 많다. 그런데 유산균이 장의 어디에 좋은지 알고 있을까? 파트 2에서는 장내 세균의 역할과 유익균을 늘리기 위해 어떻게 해야 하는지 살펴보자.

면역력,
장내 세균이 결정한다

　장의 면역에 관여하는 물질 중 가장 중심적인 역할을 하는 것이 있다. 바로 분비성 면역글로불린 A$_{IgA}$다. '면역글로불린'이란 쉽게 말하면 항체(항원에 대항하기 위해 혈액에서 생성된 당단백질)이고, 분비성 면역글로불린 A는 면역글로불린 항체의 일종이다. 분비성 면역글로불린 A는 장에만 존재하지 않는다. 점막이 존재하는 호흡기나 비뇨기계에 널리 분포하고 있으며 온몸에 존재하는 항체의 약 15%를 이루고 있다. 장내에 존재하는 분비성 면역글로불린 A는 장 점막하층에 존재하는 장 연관성 림프성 조직 B세포에서 만들어져 장관 내로 이동해 작용한다.

　IgA는 소장 전체를 덮고 있다. 이들은 장내 항원과 결합해 소장에 유해 물질이 들러붙는 것을 막는다. 또한 항원이 세포로 흡수되는 것을 막는 필수적인 면역 인자다. 이 면역글로불린은 특정한 균과 같이 붙어있음으로써 안정적인 마이크로바이옴(장내 미생물) 형성에 도움이 된다. 즉, 장에 침입하는 병원체로부터 방어하는 역할뿐 아니라 장내 미생물 정착에 도움을 주는 것이다. 박테로이데스 등과 같은 특정 장내 세균은 IgA에 붙어 오랫동안 장 점막과 밀접한 관계를 유지한다.

신생아의 면역에 있어서도 IgA의 중요성은 잘 알려져 있다. 모유에 풍부하게 존재하는 IgA가 아기의 면역에 핵심적인 역할을 하기 때문이다. 초유에 특히 높은 농도로 존재하고 점차적으로 감소하지만 생후 7개월 정도까지 높게 유지된다. 모유의 IgA는 아기 장에 머물면서 바이러스 등의 병원체들로부터 아기를 보호한다. 정상 세균 총을 확립하고 알레르기 유발성 물질들과 결합해 중성화시키는 등, 신생아의 면역 발달에 지대한 영향을 미친다.

또한 IgA는 장에 들어온 병원균이 장의 상피세포에 붙는 것을 막는다. 병원균 표면에 IgA를 부착해 병원균을 몸 밖으로 배출시킨다. 항상성 유지는 IgA의 또 다른 역할 중 하나다. 신생아기에 모유를 통해 들어온 IgA 항체는 세균들과 결합한 채로 점막하층에 존재하는 림프조직에 들어가게 된다. 이런 과정을 통해 우리 몸은 정상 세균에 대한 '면역 관용'을 획득한다. 면역 관용이란 생물 동물이나 사람에게 자신의 조직을 이식했을 때 이를 거부 반응 없이 받아들이는 일을 말한다.

알레르기 유발 물질 또한 점막의 풍부한 IgA에 의해 중화될 수 있다는 것이 여러 연구를 통해 밝혀졌다. 즉, IgA는 알레르기 유발

물질들을 중화시켜 점막에서 염증 반응을 줄여준다.

장내 면역은 신생아기뿐만 아니라 중년 이후에도 건강을 지켜주는 중요한 역할을 한다. 장내 세균총이 무너지면 면역력도 같이 무너지기 때문에 장내 세균총을 건강하게 유지하려는 노력이 필요하다. 비정상적인 장내 세균이 증식하면 면역계 조절 장애를 유발해 균형 상태를 교란시킨다. 또한 잘못된 식생활이나 항생제 남용으로 장내 세균총의 균형이 깨지면 장내 세포 투과도 변화한다. 그 결과 면역계의 이물질 인식 능력이 저하되고 염증을 초래할 수 있다. 장내 염증이 지속되면 비만, 아토피, 우울증, 불면증과 같은 이상 증상을 겪을 수 있다.

장내 세균 비율과 장내 면역 기능이 밀접한 관계가 있고, 장내 면역이 우리 몸 건강에 중요한 역할을 한다는 사실을 명심해야 한다.

대변이란 무엇인가?

한 TV 프로그램에서 코끼리의 배변 활동에 대해 다룬 적이 있다. 코끼리는 주로 풀과 열매를 먹는 초식 동물이지만 하루 배출하는 대변의 양은 사람보다 수십 배 많은 것으로 알려져 있다. 인간의 대변 양은 개인마다 차이는 있지만 일반적으로 70g에서 450g사이다. 섬유질을 적게 먹고, 정제된 음식을 먹는 서양인의 경우 평균 70g에서 110g이지만 식이섬유 위주의 식사를 하는 아프리카인들의 대변 양은 3~4배 많은 300g 정도다.

그렇다면 대변은 무엇으로 이뤄져 있을까? 대변은 우리가 섭취하는 음식물에 영향을 많이 받는다. 채식 동물의 대변은 말려서 땔감으로 사용할 수 있다. 이것이 가능한 이유는 성분의 대부분이 섬유질이기 때문이다. 심지어 물기가 많고 냄새도 적어 과거 가뭄이 심할 때는 채식 동물의 대변을 짜서 마시기도 했다고 한다. 반면, 잡식 동물의 대변은 채식 동물의 대변과 성분이 달라서 말려도 땔감으로 사용할 수 없다.

이외에도 다양한 장내 미생물이 대변에 존재한다. 사고나 질병으로 대장이 터진 경우, 위나 소장이 터져서 복막에 염증을 일으키는 것과는 달리 분변 오염이 심하고 패혈증에 걸릴 확률이 높다. 이러한 현상은 모두 장내 세균 때문이다. 더 놀라운 사실은 장내 세균이 없어서는 안 되며 오히려 우리 몸과 균형을 잘 이루고 살아야 한다는 것이다. 대변의 수분을 빼면 그중 약 40%가 미생물 군이고 이러한 장내 미생물 총의 유전정보를 '마이크로바이옴'이라고 한다.

대변은 단순히 체내에 있는 노폐물을 제거하는 데 의미가 있는 것이 아니다. 예를 들면, 대변은 대장암 조기 진단에도 사용되고 대장 수술 전후의 경과에도 영향을 미친다. 특히 대장 내 존재하는 미생물에 의해 대장 수술 후 합병증이 유발될 수 있기 때문에 수술 전 대장을 최대한 깨끗하게 비워야 한다.

건강한 사람의 똥도 이식한다고?

미국에서는 건강한 사람의 변을 대변 은행에서 돈 주고 산다고 한다. 건강한 대변이 모여있는 대변 은행은 질병 치료에 사용할 목적으로 변을 저장한다. 대표적인 사례가 클로스트리듐 디피실감염으로 인한 만성 설사 및 복통, 고열이 발생하는 위막성 대장염이다.

위막성 대장염은 주로 노인들에게 치료 목적으로 항생제를 사용하게 되면 잘 발생하는 것으로 알려져 있다. 심각한 감염병을 치료하기 위해 항생제를 대량으로 투여하면 병원균도 죽지만 유익균들까지 모두 죽어버린다. 이렇게 황폐해진 장내 환경에 항생제 내성균만이 살아남아 지나치게 증식하면 환자는 속수무책으로 위험에 빠질 수밖에 없다. 즉, 항생제 사용으로 유익균이 죽고, 항생제 내성균인 클로스트리듐 디피실이 증식해서 병이 발생하는 것이다. 원인균인 클로스트리듐 디피실은 대표적인 항생제 내성균으로 감염되면 시도 때도 없이 설사를 일으키며, 심할 경우 환자를 사망에 이르게 한다. 치료 방법 역시 클로스트리듐 디피실에 특효약인 항생제를 사용한다. 주로 반코마이신 혹은 플라질이 대표적이다.

위막성 대장염은 치료 후에도 재발률이 높고 치료가 어려운 경우가 있다. 이 경우 유익균이 많은 대변을 대장에 이식해주면 치료율이 높아진다는 보고가 많다. 한 보고에서는 클로스트리듐 디피실감염증 환자에게 건강한 사람의 대변을 이식했더니 환자의 90%가 며칠 안에 완치되는 놀라운 일이 일어났다. 대변이식은 식염수를 섞어 믹서로 간 대변 용액을 환자의 비위관, 관장이나 대장 내시경을 통해 대장에 주입하는 방법이 주로 쓰인다. 최근 하버드 의대 부속병원에서는 건강한 사람의 대변 분말을 대장까지 도달 가능한 캡슐에 넣어 삼키는 투여 방법을 개발했다고 밝히기도 했다.

국내에서의 대변이식은 현재 클로스트리듐 디시필 감염에 의한 대장염 중 기존 치료에 반응하지 않거나 자주 재발하는 경우에만 허가된다. 염증성 장질환의 경우 크론병과 궤양성 대장염 모두에서 효능이 있다는 연구가 있지만, 일부에서는 효능이 미미하다는 보고도 있다. 최근에 외래 진료실로 대변이식을 받게 해달라는 문의와 상담이 많이 증가했는데, 아직까지는 연구 결과가 부족하고, 모든 장질환에 대변이식을 시행하는 것은 시기상조라고 생각한다.

대변이식은 4세기 중국에서 'Yellow soup'이라는 표현으로 시작됐다는 문헌도 있으나, 현대적 의미의 대변이식은 1958년 벤 에이스만 박사가 위막성 장염 환자에게 정상 변으로 관장을 시행한 것으로 보고 있다. 이후 대변이식에 대한 연구는 지연되다가, 2017년에는 380여 건의 논문이 출간될 정도로 활발한 연구가 이뤄지고 있다. 머지않은 미래에는 비만, 인슐린 저항성, 당뇨, 다발성 경화증, 파킨슨병, 류마티스 관절염, 자폐증, 우울증 등의 다양한 질환이 대변이식의 대상이 될 가능성도 있다.

앞서 말했지만 조금 자세히 설명하면, 대변이식에서 대변을 주는 경로는 다양하다. 현재까지 이용되는 투여 경로는 캡슐 형태로 제작해 투여하거나, 비위관, 상부 위장관 내시경, 대장 내시경, 에스결장

내시경, 관장을 이용하는 것이다. 현재 활발히 이뤄지고 있는 대변 이식과 관련된 임상연구는 질환의 특성에 따라 유리한 공급 경로를 선택해 시행하고 있다. 예를 들어, 소장과 대장에 모두 염증이 있는 크론병은 위 내시경으로, 대장에만 궤양이 있는 궤양성 대장염은 대장 내시경으로 시도하고 있다. 그러나 미래에는 내시경을 하는 번거로움 없이 캡슐 하나로 대변이식이 이뤄지지 않을까 싶다.

항생제의 두 얼굴

프랑스 미생물학자 루이 파스퇴르는 1855년 포도주가 자꾸 상하는 원인을 찾아달라는 양조업자들의 부탁을 받고 연구하던 중, 세균이 질병을 일으킨다는 사실을 밝혀냈다. 그 후에 세균을 죽일 수 있는 페니실린이 개발된 것은 인류의 평균수명이 50대에서 현재 80대까지 늘어나게 한 획기적인 사건 중 하나다. 그렇다면 항생제는 모든 세균을 다 죽일 수 있는 걸까?

최근 항생제를 써도 효과가 없고 오히려 항생제를 분해할 수 있는 효소를 만들어 다른 박테리아에 내성을 전달하는 슈퍼박테리아가 생겼다. 슈퍼박테리아는 항생제의 남용으로 생겨난, 아무리 강한 항생제를 써도 죽지 않는 박테리아를 뜻한다. 슈퍼박테리아를 줄일 수 있는 방법 중 하나는 반대로 항생제의 복용을 줄이는 것이다. 항생제는 세균을 죽일 수 있지만 정작 유해균인 대장균이나 곰팡이균에는 거의 작용하지 않고, 오히려 유익균에 더 많이 작용한다. 따라서 항생제를 사용하기 전후에는 유산균을 섭취하는 것이 도움 된다. 유산균이 늘어나면 유익균과 유해균이 균형을 맞춰 장 내에서 생존할 수 있기 때문이다.

태어난 지 얼마 안 되는 신생아가 항생제를 복용할 경우, 천식 아토피 등의 알레르기 질환에 걸릴 확률이 높아질 뿐 아니라 비만도도 증가하는 것으로 알려져 있다. 항생제를 쓰는 것은 특정 세균을 죽일 수 있을 뿐 아니라 몸에 좋은 유산균을 없애기 때문에 꼭 필요한 경우가 아니면 사용하지 않는 것이 좋다.

유익균과
유해균

장내 미생물은 영양, 신진대사 및 면역 체계에 영향을 준다. 장내 미생물 안에는 유익균, 유해균, 유익하지도 않고 유해하지도 않은 균들로 이루어져 있고, 주변 환경에 따라 생존에 유리한 쪽으로 변하는 중간균도 있다. 우리 몸속 특히 장에 서식하는 미생물은 매우 다양하다. 50가지 이상의 동물 문Phylum으로 구성되어 있으며 세균의 무게만으로 1kg에 이른다. 미생물의 수는 약 100조로 인간 세포보다 10배가 많고 장내 서식하는 수많은 미생물과 그들의 유전 정보를 '마이크로바이옴'이라고 한다. 이들은 다양한 면역 작용을 통해 여러 장기와 상호작용한다고 알려져 있다.

장내 세균이 우리 몸에서 하는 역할은 크게 2가지로 나눌 수 있다. 첫 번째로 대장으로 들어온 음식물 찌꺼기를 분해하는 기능이 있다. 예를 들면, 식이섬유를 분해하는 효소가 인체에는 없지만 장내 미생물들이 대신 소화해 영양소를 흡수할 수 있게 도와준다. 두 번째로 유익균들이 외부에서 침입한 유해균인 곰팡이나 식중독균의 번식을 억제한다. 몸속에 유익균이 없거나 유해균이 늘어나면 건강에 다양한 영향을 끼친다. 염증성 장질환, 과민성대장증후군 등의 소화기 질환뿐 아니라 알레르기, 천식 및 대사증후군, 심혈관 질환 등 매우 다양한 질병과 관련이 있다.

최근 자폐아의 장내 세균에서 유해균 수는 많지만 유익균 수가 낮은 것으로 나타났다. 그런데 흥미로운 사실은 태어나면서 결정된 장내 세균총이 계속 고정되어 있는 것이 아니라 주변 환경에 따라 변화가 가능하다는 것이다. 예를 들어, 아토피나 우울증이 있는 경우 식단을 바꾸고 조절하면 장내 미생물의 조성이 유익균으로 바뀌면서 질병이 호전됐다는 여러 연구 결과가 있다.

유산균은 유익균의 일종으로 아세트산이나 유산을 배출해 장 속을 산성으로 만든다. 산성은 유산균에 편안한 환경이지만 유해균들이 생존하기에는 적합하지 않은 환경이다. 따라서 유산균이 많으면 유해균이 줄어들고 반대로 유해균이 늘어나면 단백질을 부패시켜 독성물질을 배출하기 때문에 유산균 수가 줄어들게 된다. 그렇다면 얼마만큼의 비율로 유산균과 유해균이 존재해야 장은 건강하다고 할 수 있을까? 대략적으로 우리 몸에 유산균 80% 이상, 유해균 20% 이하일 때 건강한 장을 유지할 수 있다. 즉, 유익균과 유해균은 균형을 이룰 때 우리 몸은 건강하게 유지되고 균형이 깨지면 여러 가지 질병을 야기할 수 있다.

음식은 장내 미생물 군락에 영향을 미치는 가장 중요한 요인 중 하나다. 섬유소가 많은 채소, 과일과 통곡 그리고 발효식품은 유익균이 자라기에 적합한 환경을 만들어주고 반대로 밀가루, 인스턴트 음식, 고지방 음식은 유해균이 자라기에 좋은 환경을 만들어준다.

배탈이 자주 나는 이유

엄마의 자궁 속에 있는 동안 아기는 무균 상태로 있다가 태어난 지 3~4시간 후에 장내 세균이 증식한다. 가장 먼저 활동하는 세균은 유해균인 대장균이나 포도상 구균이고, 3일 후부터는 비피더스균이 증가한다. 그 후 장내 세균총은 안정화된다. 모유는 비피더스균의 증식을 돕는 물질이 많이 들어있기 때문에 모유를 먹은 아이의 장에는 비피더스균이 대부분을 차지하고 대장균이나 포도상 구균 같은 유해균이 자리 잡기 힘든 상태가 된다. 때문에 모유를 먹은 아이는 설사나 장염 등 소화기질환이 적고, 영아 사망률도 현저히 낮은 것으로 알려져 있다.

또한 제왕절개를 통해 태어난 아기는 엄마의 산도를 지나지 않아 산도에 존재하는 미생물과 접촉할 기회가 없다. 대신 엄마의 피부 상재균이나 병원에 노출된 미생물과 먼저 접촉하게 된다. 제왕절개로 태어난 아기는 자연분만을 통해 태어난 아기에 비해 좋은 유산균인 락토바실러스와 비피더스균의 수가 적고 유해균인 클로스트리듐 퍼프린젠스가 많다.

아이가 태어나면 6개월 이내에 면역의 70%가 결정된다. 실제로 자연분만 여부와 모유수유 혹은 분유를 먹었는지에 따라 유익균은 10배 이상 차이가 난다. 또 유년기에 항생제를 남용하는 것은 염증성 장질환의 발병 위험을 높이는 것으로 알려져 있다. 이는 장내 미생물의 구성이 면역체계의 변화를 가져오는 예다.

장 속의 박테리아 수는 위장관 내용물 1g당 10^{12}개가 존재하며 대장에 가장 많다. 우리 몸속에는 구강에서 대장에 이르기까지 위장관 전체에 걸쳐 박테리아가 존재한다. 구강에는 주로 혐기성 박테리아가 존재하며, 산성이 강한 위장에는 산성 환경에 생존 가능한 락토바실러스와 스트렙토코커스를 제외하고는 거의 없다. 입과 가까운 편인 근위부 소장에서는 호기성 세균과 특정 혐기성 세균이 발견되고, 회장 및 대장에서는 대부분 박테로이데스, 젖산균 및 클로스트리듐과 세균을 포함한 혐기성 세균이 발견된다. 대장에 서식하는 장내 미생물군으로 비피더스균, 메탄생성세균, 진정세균, 연쇄상구균이 있다.

박테리아는 우리가 소화하지 못하거나 흡수하지 못한 음식 잔여물로부터 영양분을 얻는다. 주로 식물성 다당류 및 기타 당과 같은 식이 탄수화물, 상대적으로 미량의 아미노산과 소화되지 않은 단백질을 성장에 이용한다. 장내 박테리아가 합성하는 특정 효소를 통해 우리가 스스로 합성할 수 없는 다양한 영양소를 소화할 수 있다. 예를 들어, 전분은 췌장에서 분비되는 아밀라제에 의해 분해되지 않으나 그람음성균인 박테로이데스와 그람양성균인 비피더스균, 진정세균에 의해 소화된다. 위장관의 점액 분비물에서 발견되는 당단백질은 박테로이데스, 비피더스균, 클로스트리듐과 세균에 의해 분해된다. 또한, 소르비톨 및 자일리톨과 같은 설탕, 알코올, 락토오스 같은 이당류, 헤미셀룰로오스, 프락토올리고당, 펙틴과 같은 일부 섬유소(프리바이오틱스)는 대장에서 발견되는 특정 박테리아에 의해 분해된다.

산소가 적은 환경에서 탄수화물과 단백질이 박테리아에 의해 분해되는 것을 '발효'라고 한다. 장내 박테리아에 의한 탄수화물의 발효는 과민성대장증후군과 같은 장 또는 위장 기능 장애와 관련이 있다. 이 질환의 전형적인 증상은 복부팽만, 가스, 복부통증, 설사 등이다. 올리고당인 프룩탄과 갈락탄을 포함한 발효성의 짧은사슬지방산, 이당류인 유당과 단당류인 과당, 솔비톨, 자일리톨, 말티톨, 만니톨, 아이소말트와 같은 폴리올이 원인을 유발하는 인자로 주목받고 있다. 원인이 되는 탄수화물을 덜 먹으면 증상은 좋아지지만, 그렇게 되면 못 먹는 음식이 매우 많아진다. 예를 들면, 과당 섭취를 최소화하려면 옥수수 시럽이 첨가된 식품을 먹지 말아야 한다. 이럴 경우, 시중에 판매되고 있는 대부분의 소스와 조미료를 포함해 통조림, 과일 음료 등을 먹을 수 없다. 현재까지 특정 식이를 제한하는 것이 장질환 자체를 치료하는 데 있어 얼마나 효과가 있는지 정확하게 입증되지 않았다.

비만과 노화, 대장암에 관여하는 장내 세균

장내 미생물 군락은 비만과도 밀접한 관련이 있다. 이와 관련된 재미있는 연구 결과를 소개하고자 한다. 고도 비만인 사람의 장내에는 퍼미큐티스(뚱보균)가 대부분을 차지하고 있었다. 그러나 체중이 줄어들면서 퍼미큐티스가 감소하고 박테로이데스(날씬균)는 증가했다. 체중 감량 52주차에는 비만인 사람의 장내 미생물이 정상 체중을 가진 사람의 장내 미생물과 비슷하게 변화했다. 이러한 결과는 비만과 장내 세균총의 분포가 높은 상관관계를 가지고 있음을 보여준다.

장내 세균이 노화에도 영향을 준다는 연구 결과도 있다. 스위스 로잔연방공과대EPFL에서 초파리를 이용한 연구에 따르면, 공생균과 숙주 사이에서 젖산균인 라크로나실러스 균Lacronacillus이 과도하게 만들어질 경우 활성산소가 증가해 초파리의 수명이 짧아진다고 한다. 연구팀은 초파리의 유전자를 변형해 장내 미생물과 면역계 사이의 신호 전달과 관련이 있는 PGRP-SD 유전자를 완전히 제거했다. 이렇게 만들어진 돌연변이 초파리는 장내 세균 중 젖산균이 비정상적으로 증가했고 이것이 활성산소의 생성을 촉발시켜 결국 세포 노화를 촉진시켰다. 이 연구는 비록 초파리로 시행된 실험이지만 인간에게서 장내 세균이 얼마나 중요한지 보여준다.

대장암에 관여하는 장내 세균도 있다. 푸조박테리아Fusobacterium 증가는 대장암과 관련이 깊다. 푸조박테리아는 종양에 집중적으로 분포하면서 염증을 유발하고 악성 종양 형성을 유도한다. 푸조박테리아가 많을수록 대장암 환자의 예후가 나쁜 것으로 관찰돼 푸조박테리아의 양을 통해 환자의 예후를 예측할 수 있다는 흥미로운 연구 결과도 있다.

유산균이란
무엇인가?

    락토바실러스, 비피더스, 프로바이오틱스 등은 유산균 제품을 고를 때 누구나 한 번쯤 들어봤을 단어다. 유산균은 건강에 좋은 균인 프로바이오틱스 중 하나로 락토바실러스가 대표적으로 알려져 있다. 이외에도 비피더스, 리코노스톡, 페디오코커스, 스트렙토코거스 등이 있다. 유산균은 무엇이고, 프로바이오틱스는 또 무엇인지 어떤 제품을 먹어야 하는지 이번 장에서 자세히 알아보자.

    유산균의 특징은 다음과 같다. 포자를 형성하지 않고, 산소가 있을 시 산소 호흡을 하고 산소가 없을 시 무산소 호흡 혹은 발효를 통해 성장하는 둥글거나 막대 모양의 미생물이다. 유산균은 보통 당을 발효해 젖산을 생성한다. 젖산의 축적으로 인한 산성화는 부패인자의 성장을 억제한다. 이러한 특징 때문에 유산균은 역사적으로 식품 발효와 관련이 깊다. 유산균은 크게 인체의 타액, 장, 치즈,

요구르트 등에 서식하는 동물성 유산균과 김치, 된장, 과일, 막걸리 등의 발효식품에서 분리된 식물성 유산균으로 나뉜다.

건강을 돕는 대표적인 유익균에는 락토바실러스와 비피더스가 있다. 락토바실러스는 당류를 발효해 에너지를 얻는 균이다. 자연적인 항균 물질을 생성해 유해균의 증식을 억제하는 것이 특징이다. 이러한 락토바실러스 중에서도 유명한 유산균이 있으니 바로 락토바실러스 플란타럼이다. 김치에서 유래한 특허 유산균인 락토바실러스 플란타럼은 서양인보다 긴 장을 가진 한국인의 장에서도 끝까지 살아남는 유산균으로 알려져 있다. 또한, 모유의 90% 이상을 차지하는 비피더스는 대장에 서식해 유해균을 배출시키고 몸의 면역 체계에 도움을 준다.

식물 유산균은 채소, 쌀, 과일 등의 식물성 소재의 발효에서 얻을 수 있다. 특히 우리나라의 전통 발효식품인 김치에는 다양한 식물 유산균들이 존재한다. 식물 유산균은 건강기능성 유산균 제품과 김치를 발효시키기 전 스타터로 이용되기도 한다.

식물 유산균은 동물 유산균보다 위산이나 담즙의 내성이 강해 생균 상태로 장까지 도달할 확률이 80% 이상이다. 유산균이 장에 도달하면 장내에 서식하는 비피더스균을 증가시키고 대장균과 같은 유해균을 억제해 장내 미생물의 균형을 유지하는 데 기여한다.

식물 유산균의 효능으로 신경전달물질인 감마 아미노낙산$_{GABA}$ 생성, 면역력 증진, 항균물질 생산, 고지혈증 및 지방간 개선, 체지방 억제, 아토피 개선 등이 보고된 바 있다. 식물 유산균은 200여 종이 있고 균주별 차이가 존재한다. 특히 락토바실러스 플란타럼은 락토바실러스 브레비스보다 위산이나 담즙에 대한 내성이 강해 생존율이 높다. 또한 발효 올리브에서 분리된 락토바실러스 플란타럼은 살모넬라균의 성장을 억제하는 항미생물 효과가 보고되고 있다.

수술 받는 부위마다 다소 차이가 있지만, 대장암 수술을 받으면 장 절제로 인해 불편한 증상이 생기곤 한다. 이와 관련해 흥미로운 연구 결과를 소개하고자 한다. 연세대학교 가정의학과 이지원 교수 팀은 대장암을 치료한 사람들을 대상으로 유산균 복용군과 복용하지 않은 군을 무작위로 배정하고 12주 후 결과를 비교했다. 유산균 복용군이 대조군에 비해 수술 후 복부팽만과 배변과 관련된 신체의 웰빙 지수가 향상됐고 암과 관련된 삶의 질을 나타내는 지표가 좋아졌다. 이는 유산균이 대장암 수술을 받은 환자들의 장 운동 개선에 도움을 준다는 근거다.

수없이 들어본
프로바이오틱스와 프리바이오틱스

요즘 건강을 주제로 한 방송이나 홈쇼핑에서 프로바이오틱스 제품을 자주 볼 수 있다. 그렇다면, 매일 쏟아지는 수많은 프로바이오틱스 제품 중에서 어떤 걸 골라야 할까?

먼저, 프로바이오틱스와 프리바이오틱스의 차이부터 알아보자.

간단히 말하면 프로바이오틱스는 유익균 자체고, 프리바이오틱스는 식이섬유가 풍부해 유익균 성장에 도움을 주는 영양분(유익균의 먹잇감)이라고 할 수 있다. 최근에는 이 2가지 제품을 한데 섞어 신바이오틱이라고 불리는 제품도 볼 수 있다. 이들에 대해 좀 더 자세히 살펴보자.

프로바이오틱스의 프로$_{pro}$는 그리스어로 '삶'을 의미한다. 이것은 먹었을 때 건강에 좋고, 살아있는 특정 균주를 포함하는 음식 또는 그 미생물 자체를 지칭한다. 프로바이오틱스는 음식(발효유, 요거트 등)으로 섭취할 수 있지만, 음식만으로는 충분한 프로바이오틱스의 효능을 얻기 힘들다. 따라서 최근에는 영양제 형태의 프로바이오틱스 유산균 제품을 찾는 사람들이 늘고 있다.

세계보건기구는 프로바이오틱스를 '적절한 양을 섭취했을 때 체내에 들어가서 건강에 좋은 효과를 주는 살아있는 균'이라고 정의했다. 유익균이 다량 들어있고(캡슐당 2~3종의 유산균이 10억~100억 개 이상 함유된 것) 다양한 균주를 제공하는 프로바이오틱스를 선택해야 한다. 프로바이오틱스는 대부분의 사람들에게 부작용이 없지만, 일부 면역력이 약하거나 항암 치료를 받는 등의 특수 상황에서는 반드시 전문가와 상의하고 섭취해야 한다.

앞서 말했지만, 대표적인 유익균으로는 락토바실러스나 비피더스균과 같은 젖산 생성 박테리아가 있다. 프로바이오틱스 선택 기준으로 2002년 발표된 FAO/WHO 식품 평가 가이드라인을 소개한다. 인체에서 유래된 균으로 산이나 담즙에 내성을 가져 위장관에서 잘 버틸 수 있어야 하며 혐기성 및 식품의 저장 조건에서 자랄 수 있어야 하며 무엇보다 안전해야 한다.

락토바실러스와 비피더스균이 대표적인 프로바이오틱스로 인정 받는 이유도, 유산균이 위산에 잘 견디고 장에 도달하여 증식이 잘 되기 때문이다. 그 외에도 유익한 유산균으로 락토코커스 등이 있 다. 한편, 살아있는 유산균뿐만 아니라 죽은 유산균이라도 장에 도 달했을 때 면역 체계를 자극해 장 속에 좋은 영향을 줄 수 있다.

프로바이오틱스는 대부분의 사람에게는 유익한 효과를 나타내지 만 일부 사람에게는 부작용을 나타낼 수 있다. 면역 기능 장애(면역 억제), 장 기관 기능 장애(장벽 투과성 증가 또는 장벽 결함) 또는 당뇨병, 암, 농양 등과 같은 만성질환이 있는 환자, 장기이식 환자에서 세균 성 패혈증(감염)이 나타날 수 있다.

유산균은 아침 공복에 먹는 것이 좋으나 식후에 먹어도 큰 차이 는 없다. 매일 일정 시간에 지속적으로 먹는 것이 더 중요하다. 특 히, 프로바이오틱스의 체내 효능을 높이는 방법으로 프리바이오틱 스와 함께 섭취하는 것을 추천한다. 프리바이오틱스는 프로바이오 틱스가 증식할 수 있도록 영양을 공급한다. 인간의 소화 효소에 의 해 소화되지 않지만 이들이 대장에 도착하면 장내 미생물들은 프리 바이오틱스를 쪼개고 발효시켜 성장과 번식에 필요한 에너지를 얻 는다. 이를 통해 대장에서 유익균의 증식을 유도하고 건강을 향상 시킬 수 있다. 예를 들어, 프락토올리고당과 같이 다양한 유형의 섬 유를 섭취하면 유익균 특히 비피더스균과 락토바실러스가 효과적으로 증가한다. 유익균의 증가는 다른 병원성 세균의 번식을 억제하는 데 도움을 준다. 또 다른 프리바이오틱스로 이눌린이 있다. 이눌린은 양파나 돼지감자 등에 풍부하게 함유돼 있고 체내에는 분해효소가 없어서 대장까지 도달할 수 있다. 장내 미생물은 이눌린을 발효시켜 짧은사슬지방산을 생성한다. 짧은사슬지방산에 대해서는 뒤에서 자세히 이야기하겠다.

우리는 프로바이오틱스의 효과를 최대한 끌어올리기 위해 프리바이오틱을 함께 먹는 것이 좋다는 것을 알았다. 꼭 영양제와 같은 제품을 통해 2가지를 섭취하는 것이 아니라 요구르트와 같은 발효 음식에 섬유질이 많은 과일이나 채소를 섞어 먹을 수도 있다.

암을 이기는 짧은사슬지방산

짧은사슬지방산(단쇄지방산)은 단어 그대로 사슬고리가 짧은 지방산이다. 체내에서 분해 및 소화되는 과정을 통해 만들어지는 지방산이 수십 개의 사슬을 갖는 반면, 짧은사슬지방산은 5개 내외다. 짧은사슬지방산은 지방의 소화과정에서 만들어지지 않는다. 이름만 보면 지방이 많은 음식과 관련이 있을 것 같지만, 과일 야채, 곡물 등에서 얻을 수 있다. 좀 더 구체적으로 말하면, 식이섬유의 분해과정으로부터 만들어진다.

짧은사슬지방산은 인간이 스스로 소화하지 못한 탄수화물을 대장의 미생물들이 발효를 통해 만들어낸 것이다. 대표적인 짧은사슬지방산은 아세트산, 프로피온산, 부티르산 등이 있다.

짧은사슬지방산은 대장 점막을 보호하고 염증을 억제한다. 부티르산은 대장 상피세포의 에너지원으로 장내 세포의 성장 및 증식을 자극하고, 상피세포가 완전한 형태로 유지될 수 있도록 한다. 프로피온산은 대장에 흡수돼 간세포에서 사용되며, 아세트산은 근육과 뇌세포에 흡수돼 사용된다. 이렇듯, 짧은사슬지방산은 대장의 세포를 살리는 영양공급원으로 대장의 신진대사에 영향을 미친다. 또한 염증을 억제하고 암세포가 더 이상 자라지 못하고 사라지게 한다.

그렇다면 내 몸을 살리는 짧은사슬지방산은 어디서 얻을 수 있을까? 짧은사슬지방산은 특히 김치가 재료가 된다고 할 수 있다. 과거 서구에 비해 낮았던 대장암 발생률에도 당시의 높았던 김치소비량이 기여했다고 볼 수 있다.

짧은사슬지방산은 장 점막을 건강하게 유지시키는 핵심 열쇠다. 짧은사슬지방산을 만들기 위해서는 프리바이오틱스인 채소와 과일에 많이 들어있는 섬유질을 먹어야 한다. 하지만 최근 식생활이 서구화되고 가공식품과 패스트푸드, 밀가루, 동물성 식품을 즐겨먹게 되면서 섬유질 공급이 줄어들었다. 짧은사슬지방산이 줄고 장 점막이 손상됨에 따라 독소와 노폐물이 장에 오래 머물면서 염증이 증가하고 결국에는 대장암 발생이 증가하고 있다. 따라서 짧은 사슬지방산을 늘리기 위한 유익균과 이들의 성장에 도움을 주는 채소와 과일은 장 건강에 반드시 필요하다.

변비에 식이섬유가 답인 이유

식이섬유는 크게 수용성과 불수용성으로 나뉜다. 먼저, 수용성 식이섬유는 말 그대로 물에 녹는 식이섬유다. 대표적인 예로 사과에 많이 존재하는 펙틴이 있다. 수용성 식이섬유는 물과 함께 있을 경우, 물을 흡수하여 부피가 커지면서 젤 형태로 변한다. 부피가 커진 수용성 식이섬유는 위장 내에서 천천히 소화되면서 포만감을 준다. 수용성 식이섬유는 과일 뿐만 아니라 해조류나 콩과 같은 채소에 많이 들어있다.

수용성 식이섬유는 탄수화물 흡수를 지연시켜서 혈당 상승을 막고, 나쁜 콜레스테롤 수치를 낮춰준다. 또한 식욕 억제 호르몬(렙틴)의 분비를 증가시켜 식욕 조절과 비만 방지에 탁월하다. 특히 수용성 식이섬유의 뛰어난 흡착력은 대장 내에 존재하는 콜레스테롤이나 유해물질을 체외로 배출시키는 스펀지 역할을 하기도 한다. 수용성 식이섬유는 프리바이오틱스의 역할도 한다. 유산균이 잘 자랄 수 있는 환경을 만들고 유해균의 과도한 성장을 막는다.

불수용성 식이섬유는 물에 녹지 않는 식이섬유로 콩나물이나 셀러리와 같은 채소의 질긴 부분이 그 대표적인 예다. 일부 동물은 불수용성 식이섬유를 소화할 수 있어 에너지원으로 이용할 수 있지만 인간은 불수용성 식이섬유를 분해할 수 있는 효소를 갖고 있지 않다. 셀룰로오스는 불수용성 식이섬유의 주요한 성분으로 물에 녹지 않고 물을 흡수한다. 대장 내에서 수분을 머금은 식이섬유는 대변의 부피를 증가시키고 장 운동을 활발하게 하여 수용성 식이섬유와 비슷하게 대장 속의 유해균을 체외로 배출시킨다. 불수용성 식이섬유는 주로 통밀, 견과류, 채소에 많이 존재한다.

모든 채소가 장 건강에 좋은 건 아니다

식이섬유가 풍부한 음식을 먹으면 장 건강에 좋다고 해서 실컷 먹었는데, 오히려 민감해진 장 상태를 경험해 본 사람들도 있을 것이다. 우선 특정 장질환을 겪는 사람들에 한해서 식이섬유가 장 건강에 안 좋을 수도 있다.

식이섬유가 장에 좋다고 말한 이유는 크게 2가지다. 첫 번째, 불수용성 식이섬유는 대장에서 수분을 흡수해서 체내 독소를 배출시킨다. 두 번째, 장내 유익균들이 식이섬유를 소화하면서 장내 상피세포를 튼튼하게 만드는 짧은사슬지방산인 부티르산 등을 생산한다.

그렇다면 왜 장 상태가 안 좋아진 것처럼 느껴질까? 그 식품들이 포드맵FODMAP에 속할지도 모르기 때문이다. 포드맵 식품 자체가 몸에 나쁜 것은 아니다. 하지만 과민성대장증후군 환자가 포드맵 식품을 섭취하면 장내에 가스가 많이 발생해 오히려 장이 안 좋아질 수 있다. 포드맵 식품들은 미생물들에 의해 발효가 쉽게 돼 가스를 많이 발생시킨다. 정상적인 장을 가진 사람이라면 '평소보다 방귀

양이 많다'면서 눈치가 보이는 정도다. 하지만 과민성대장증후군 같은 경우라면 장내 가스가 많다는 것만으로 장내벽을 자극하여 복통과 설사를 유발할 수 있다.

포드맵의 대표적인 식품 몇 가지를 기억하면 된다. 요리할 때 설탕을 적게 넣기 위해 사용하는 올리고당이 대표적이다. 채소나 과일에도 올리고당, 포도당을 제외한 단당류와 이당류가 많다. 가장 조심해야 하는 것은 과당이며, 특히 단맛이 나는 식재료와 음료수 그리고 과자를 조심해야 한다. 치아 건강에 좋다고 알려진 자일리톨이나 개운한 단맛을 내는 소르비톨 등도 포드맵 식품이다.

포드맵 함량이 낮은 과일은 딸기, 바나나, 포도, 오렌지, 키위, 블루베리가 있고, 채소는 시금치, 당근, 가지, 감자 등이 있다. 견과류 중에서는 호두, 아몬드, 땅콩, 피칸, 잣, 마카다미아 넛, 참깨 등이 있다.

PART 03

잘못된 식사로
장이 망가진다

30세의 건장한 청년이 여자친구와 함께 진료실을 방문한 적이 있다. 그는 건강했고 특별한 가족력도 없었다. 흡연을 가끔 하고 식생활도 또래와 별반 차이가 없는 평범한 젊은이였다. 어느 날 배변 후 선홍색 출혈이 보여 치질로 생각하고 대수롭지 않게 여겼다고 한다. 그 증상이 지속되자 개인 병원을 방문했고 직장암이 발견돼 나의 진료실까지 오게 된 것이었다. 추가 검사 결과, 직장암은 다른 곳으로 전이가 이뤄지지 않은 상태였다. 로봇 수술을 이용해 근치적 절제술을 시행했으며 항문은 다행히 살릴 수 있었다. 암 조직 검사에서 직장암 1기로 나와서 환자와 부모님 그리고 여자친구까지 모두 기뻐했던 기억이 난다.

최근 대장암 발병률이 높아지면서 3040 환자들이 많이 늘었다. 앞서 말한 청년의 경우 체지방량은 조금 있었지만 체질량지수가 매우 높은 편은 아니었다. 이는 대장암의 원인으로 비만 외에도 서구화된 식생활과 더불어 강도 높은 스트레스, 음주와 흡연 등이 작용한 것은 아닐까 싶다.

내가 국민학교에 다니던 시절인 1960년대 중후반을 돌이켜보면, 학교로 따뜻한 염소 젖이 배달왔고 이것을 돈 주고 사먹기도 했으며 옥수수 빵이 급식으로 나왔던 기억이 난다. 지금과는 정말 거리가 먼 이야기들이다. 과거 1950~1960년대에는 절대적인 식량부족으로 식품 품질과 위생에 대한 관심이 지금보다 적었다. 이때는 수돗물의 위생 불량으로 수인성 전염병이 많았다. 또한 육류의 섭취가 적어 과도한 동물성 지방 섭취에 따른 질환이 드물었다. 실제로 내가 전공의 수련을 하던 1980년 초에는 대장암 등 대장질환을 수술하는 경우가 상당히 적었다.

그러나 불과 30년 사이에 대장암과 염증성 장질환을 수술하는 경우가 눈에 띄게 증가했다. 그 원인으로 식탁의 변화를 꼽을 수 있다. 과거 30년간 한국인의 식탁에는 많은 변화가 일어났다. 혼밥족이 늘어나면서 간편식을 찾는 사람들이 많아졌고, 식탁이 아닌 컴퓨터 앞에서 밥을 먹는 사람도 늘었다. 바뀐 식사 문화와 생활습관을 돌이켜보면 가공음식과 가공육, 패스트푸드 섭취량이 증가했고, 적색육, 지방의 섭취량이 늘었으며, 동시에 총 칼로리 섭취 역시 늘었다. 또한 세계 1위로 알려진 한국인의 지나친 술 소비량과 함께 우유 및 식이섬유 섭취량의 감소는 최근 늘어나고 있는 장질환과 매우 관련이 깊다. 더욱이 바쁜 현대인의 스트레스와 운동 부족은 비만, 과체중 인구를 증가시켜 장질환의 위험을 부추기고 있다.

우리가 알고 있는
식사는 모두 틀렸다

    몇 년 전 학회에 참석하기 위해 미국 테네시 주 내시빌에 방문한 적이 있다. 당시 미국 가정식을 파는 식당에 갔었는데, 그곳에서 파는 음식들은 주로 닭고기 튀김, 생선 튀김, 돼지 갈비, 약간의 채소, 감자 그리고 칼로리가 높은 후식 등으로 하나같이 모두 양이 많았다. 한 끼 식사의 양만 봐도 미국 사람들의 평소 칼로리 섭취량이 어마어마하다는 것을 알 수 있었다. 이런 식단은 비만을 유발하고 평균 체질량 지수와 내장 지방량을 상당히 증가시킨다. 실제로 미국인들의 상당한 내장 지방은 대장 수술(특히 복강경)을 어렵게 한다.

    한국의 상황도 크게 다르지 않다. 2017년 질병관리본부 국민 건강 영양 조사에 따르면 과거와 비교해 한국인의 하루 에너지 섭취량과 총 지방 섭취량이 꾸준히 증가하고 있다. 조금 더 자세히 보면 곡류, 채소류, 과일류 섭취가 감소한 반면, 육류 섭취는 증가했다.

성인 남자의 하루 총 에너지 섭취량은 2017년 평균 2,239kcal인데 이는 1998년에 비해 400kcal 증가한 것이다. 또한 하루 1회 이상 외식하는 비율도 증가했다.

한국의 비만 인구 또한 날로 증가하고 있다. 비만은 고혈압, 협심증 등과 같은 심혈관계 질환과 당뇨병과 같은 대사 질환을 유발하며 암 발생에도 기여한다. 그렇기 때문에 비만을 예방하는 것은 매우 중요하다.

나는 최근 식탁 위에 올라오는 음식을 선택해서 먹기 시작했다. 잘못된 식생활과 생활환경이 비만의 가장 큰 원인이라고 한다면, 이런 위험 요인을 피해야 한다. 따라서 올바른 먹거리를 찾는 것이 건강한 장을 유지하는 현명한 방법이라 할 수 있다.

그렇기 때문에 한국인의 전통 식단을 회복하는 것이 필요하다. 한식은 포만감을 주는 섬유질과 단백질, 탄수화물로 구성된 균형 잡힌 식단이다. 물론 음식에 염분이 많다는 약간의 논란이 있을 수 있다. 하지만 맵고 짠 음식을 줄이고, 발효식품 등을 적절하게 먹는다면 한식으로 장 건강을 잡을 수 있다.

2016년 한 온라인 조사 결과에 따르면, 청소년들의 식습관은 건강과 거리가 멀다. 우유를 하루에 1번 먹는 청소년은 4명 중 1명 꼴이며 하루에 3가지 이상의 채소나 과일을 먹는 청소년이 약 14.4%, 1가지 이상인 경우도 22.2%밖에 되지 않았다. 반면 이틀에 1번 이상 피자, 햄버거, 치킨 등을 먹는 청소년은 5명 중 1명 꼴이고, 주 3회 이상 탄산음료를 마시는 청소년은 33.7%가 넘었다. 또한 청소년들은 편의점에서 판매하는 면, 김밥 등을 일주일에 1~2회 먹는다고 한다. 이러한 식사의 내용과 습관은 장 건강에 악영향을 미치며, 이는 앞으로 여러 장질환에 노출될 확률을 높인다.

건강한 식탁으로 돌아가기 위해서는 유년기나 아동기 자녀들에게 한식이 얼마나 건강에 중요한지 알려줘야 한다. 특히 유년기에 다양한 먹거리를 경험함으로써 골고루 먹는 습관을 들일 수 있다.

더불어 동료 혹은 가족과 함께 식사하는 것은 큰 의미가 있다. 특히 미식 문화를 갖고 있는 프랑스인들은 식탁에서 이뤄지는 나눔과 대화가 정체성에 중요한 부분을 차지한다고 믿는다. 한국에서는 제사와 명절 때 가족 구성원이 모두 모여서 식사하는 전통이 있다. 이러한 전통은 다소 형식의 차이가 있더라도 세계 어디에나 있다. 식탁 위의 문화는 식재료를 얻기까지 수고한 농부와 자연 그리고 조리한 분들께 드리는 감사의 표시일 것이다. 감사히 주신 음식들 중 어떤 것을 먹을지는 우리의 선택이다. 그중에서도 건강을 위한 음식 선택은 특히 중요하다.

한국인의 대장암 발병률과 사망률

우리나라는 서구에 비해 대장암 발병률이 낮아서 '대장암은 서구에서 발생하는 암'으로 알려져 왔다. 그러나 현대에 이르러 식습관이 점점 서구화되면서 우리나라의 대장암 발병률은 빠르게 증가하

주요 암 발생자 수 비교

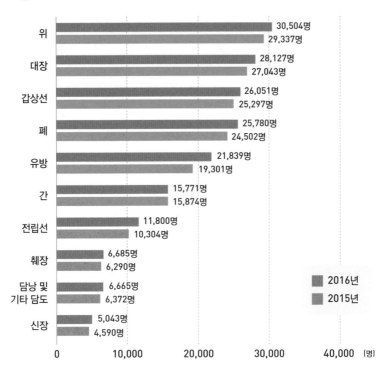

	2016년	2015년
위	30,504명	29,337명
대장	28,127명	27,043명
갑상선	26,051명	25,297명
폐	25,780명	24,502명
유방	21,839명	19,301명
간	15,771명	15,874명
전립선	11,800명	10,304명
췌장	6,685명	6,290명
담낭 및 기타 담도	6,665명	6,372명
신장	5,043명	4,590명

출처: 국가암등록통계 2016

고 있는 추세다. 2016년 국가암등록통계 자료에 의하면, 2016년 한 해 동안 새롭게 진단 받은 암 발생자는 22만 9,180명(남성 12만 68명, 여성 10만 9,112명)으로 전년도에 비해 5.8% 증가했다. 그중 대장암 환자는 2만 8,127명으로 전체 암 발생의 12.3%로 2위를 차지했다. 이는 2004년도에 대장암 발생률이 9.9%로 4위였던 것과 비교하면 빠른 속도로 늘어나는 것을 알 수 있다. 세계보건기구 산하 국제암연구소에서 발표한 연구조사 결과에 따르면, 세계 184개국을 대상으로 '세계 대장암 발병 현황'을 분석한 결과, 한국 남성의 대장암 발병률이 10만 명당 58.7명으로 슬로바키아(61.6명), 헝가리(58.9명)에 이어 세계 3위로 나타났다. 이는 아시아 국가 중 가장 높은 수치로, 17위인 일본(42.1명)은 물론이고 미국(28.5명, 51위)과 캐나다(42.6명, 16위) 등 북미 국가나 영국(36.8명, 27위)과 독일(39.7명, 25위) 등 유럽 대부분 국가를 크게 앞지른다.

급속도로 늘고 있는 대장암은 식습관과 생활습관이 직접적으로 반영되는 대표적인 암이다. 따라서 식습관과 생활습관을 바꾸는 것만으로도 예방에 큰 도움이 된다.

또한 대장암은 폐암, 간암에 이어 국내 암 사망원인 3위로 꼽힌다. 2016년 사망원인통계에 따르면, 대장암 사망률은 10만 명당 16.5명으로 1983년 국내 사망원인 통계가 작성된 이래 처음으로 위암 사망인구(10만 명당 16.2명)를 추월했다. 최근 중앙암등록본부의 대장암자료를 활용해 한국의 대장암 특성과 생존율을 분석한 자료가 대한 대장암 연구회에서 발표됐다. 1996년부터 2015년까지 전체 32만 6,712명을 나이에 따라 분석했다. 전체 대장암 중 결장암이 차지하는 비율을 보면 1996년부터 2000년까지 49.5%였던 반면, 2011년부터 2015년까지는 66.4%로 증가하는 추세를 보였다(좌측결장암 22.9%에서 31.9%, 우측결장암 15.9%에서 20.0%, 구불결장직장이행부암 6.6%에서 9.6%, 횡행결장암 4.1%에서 4.9%). 그러나 직장암은 50.5%

암종	한국			미국	캐나다	일본
	1996~2000년	2006~2010년	2012~2016년	2008~2014년	2006~2008년	2006~2008년
모든 암	44	65.2	70.6	69.2	60	62.1
위	46.6	35.1	75.8	32.1	25	64.6
대장	58	73.6	76	66.2	64	71.1
갑상선	94.9	99.9	100.2	98.3	98	93.7
폐	12.7	20.1	27.6	19.9	17	31.9
유방	83.2	91.1	92.7	91.1	87	91.1
간	13.2	28.1	34.3	18.8	19	32.6
전립선	67.2	91.1	93.9	98.9	95	97.5
췌장	7.6	8.4	11	9.1	8	7.7
자궁경부	80	80.6	79.8	68.9	73	73.4

주요 암 5년 생존율 국제 비교   단위: %

출처: 국가암등록통계 2017

에서 33.6%로 감소했다.

이는 국제적으로도 결장암 비율이 증가하는 추세와 유사한 결과를 보이고 있다. 특히 여성은 우측결장암이 남성은 좌측결장암이 빠른 증가 추세를 보이고 있다. 최근 우측결장암은 좌측결장암에 비해 장기적인 예후가 좋지 않다는 보고들이 이어지고 있고, 그 원인으로 암 자체의 생물학적 특징의 차이가 지목되고 있다.

대장암 사망률이 증가하는 이유로 조기 발견율이 낮음을 들 수 있다. 국가암검진사업으로 분변 잠혈 반응 검사 수검율이 2017년 조사 결과 33.5%였고 대장 내시경 검사 수검율은 40.5%였다. 이 수치는 위암과 유방암 등의 수검율에 비해 낮은 수치다. 꾸준한 예방을 통해 발생율을 낮추려는 노력과 더불어 정기 검진 수검율을 높여야 한다.

대장암은 더는 불치병이 아니다. 빠르게 증가하는 대장암 발병률만큼 5년 생존율 역시 증가하고 있다.

주요 암 5년 생존율 국제 비교 표는 2017년 국가암등록통계 자료로 전체 암 중에서 주요 암의 생존율을 나타낸 것이다. 대장암의 경우, 1996~2000년에 비해 2012~2016년 생존율이 58%에서 76%로 18%나 크게 향상된 것을 알 수 있다. 이는 미국(2008~2014년)의 66.2%에 비해 10% 높은 수치다.

이렇게 생존율이 증가하는 데는 치료의 발전뿐 아니라, 대장 내시경 검사 증가와 조기 암 진단 증가 등이 영향을 미쳤다. 대장암은 조기에 발견하면 수술만으로도 완치 가능한 질환이고, 진행된 암이라도 최적의 치료방법을 선택하고 적극적으로 치료한다면 완치할 수 있다.

장이 아프다

대장질환은 과거 20년간 꾸준히 증가했고, 이제는 심각하게 국민 건강을 위협하고 있다. 앞에서도 설명했듯, 대장암은 매년 5% 정도 증가율을 보이고 있으며 남녀 암 발병률 2위를 차치하고 있다. 게다가 국제암연구소 자료에 의해 우리나라는 전 세계에서 대장암 발병률이 매우 높은 나라라는 오명을 얻기도 했다. 또 다른 장질환인 염증성 장질환, 게실질환, 과민성대장증후군 등도 유병률이 높아졌다는 보고가 많다.

대장질환을 예방하기 위해서는 장 건강이 굉장히 중요하다. 또한 균형 잡힌 장내 세균은 건강의 필수 요소다. 건강한 장을 유지하기 위해서는 장의 구조와 기능을 이해하고, 어떤 노력이 필요한지 알아야 한다. 건강에 관심을 가지고 의지만 있으면 몸을 잘 이해할 수 있으며, 우리 몸을 올바르게 이해한다면 건강한 삶을 살 수 있다.

염증성 장질환

어느 날 갑자기 고등학교 동기에게 전화가 왔다. 20대 후반의 아들이 갑작스러운 복통 때문에 집 근처 대학병원에 입원했는데 급성 맹장염 같다고 했다. 수술에 대한 확신이 서지 않아 친구는 나에게 의견을 물었다. 결국 친구의 아들은 소견서와 검사 결과를 가지고 내가 있는 병원에 내원했다. 검사 결과를 확인하니 맹장 부위에 염증이 심하게 있었는데 조금 광범위해 소화기 내과에 정밀검사를 의뢰했다. 정밀검사 결과, 크론병을 진단 받고 현재 약물 치료를 하면서 경과를 관찰 중이다. 그때 친구에게 크론병에 대해 한참 설명한 기억이 난다.

염증성 장질환은 아마 많은 사람들에게 생소한 질환일 것이다. 국내 유명 가수가 크론병에 걸려 수술 받고 계속 약물 치료를 하고 있다고 밝히면서 크론병의 인지도가 높아진 것 같지만, 여전히 익숙하지 않은 질환이다.

염증성 장질환은 면역 반응으로 인하여 장에 없어야 하는 비정상적인 염증이 발생하는 병이다. 복통, 설사, 혈변, 체중 감소 외에도 탈수, 빈혈, 열, 식욕 감퇴 등 다양한 증상이 발생한다. 증상이 나타났을 때는 이미 병이 상당히 진행된 경우가 많다. 더욱 안타까운 점은 완치보다는 증상 조절과 합병증 예방을 목적으로 치료해야 한다는 것이다. 바꿔 말해, 현재까지 완치가 어렵다는 뜻이기도 하다.

일반적으로 염증성 장질환에는 크론병과 궤양성 대장염이 있다. 서양에는 거의 없지만 우리나라나 일본에서 드물게 발병하고 있는 베체트 장염도 큰 범주 안에서 염증성 장질환으로 분류한다. 염증성 장질환 환자는 얼마나 있고, 왜 늘어나는 걸까?

건강보험심사평가원 2018년 통계에 따르면, 염증성 장질환으로 진료받은 환자 수는 총 6만 6,267명으로 2014년 5만 496명에 비해 31% 증가했다. 5년 사이에 31%라면 상당히 급격한 증가율이다. 아직까지 정확한 원인이 밝혀지지 않았지만, 가장 대표적인 이유는 환경적인 요인으로 서구화된 식습관과 지나친 인스턴트 음식 섭취 그리고 흡연 등이다. 그중에서도 특히 흡연은 크론병에 매우 나쁜 영향을 미치는 것으로 알려져 있다. 이외에도 크론병 관련 유전자들이 밝혀지면서 유전적 특성들도 원인 중 하나로 꼽히고 있다. 하지만 아직까지 크론병을 유전병으로 받아들이기에는 무리가 있다. 최근에는 유전적 요인과 환경적 요인의 상호작용에 대한 연구가 활발하게 진행되고 있고 약제도 활발히 개발되고 있다. 어쨌든 대장암과 마찬가지로 염증성 장질환 환자 역시 점차 증가했고, 이는 한국인의 장이 위험에 처해 있다는 경고로 받아들여야 한다.

게실질환

40대 중반의 중견기업 사장은 잦은 출장 때마다 반복되는 게실염 때문에 복통으로 고생했다. 변비가 심해지면 왼쪽 아랫배에 통증이 생겼고 고열 등이 발생했지만 그는 크게 신경 쓰지 않았다. 하지만 이번에 해외출장 때 응급실을 갈 정도로 심한 통증을 경험하면서 게실염 치료에 대해 진지하게 생각하게 됐다. 결국 그는 귀국하자마자 나에게 상담을 요청했고, 3번 이상 반복적으로 게실염이 온 부분을 잘라내는 수술을 받았다.

게실은 평평해야 하는 장의 벽 모양이 유지되지 못하고 밖으로 돌출돼 생기는 작은 주머니를 말한다. 이 작은 주머니 안으로 대변 찌꺼기가 들어가게 됨으로써 염증이 발생하고, 대장 안에 풍부하게 존재하는 장내 세균들이 이 염증을 악화시켜 곪아버리는 것을 게실염이라고 한다. 즉, 게실염은 게실의 합병증인 셈이다. 게실의 합병증에는 게실염뿐만 아니라 혈관이 노출돼 다량의 혈변을 보는 게실 출혈도 있다. 게실 출혈은 일반적으로 복통은 없으면서 갑자기 대량의 선홍색 또는 검붉은 색의 혈변을 보는 것이 특징이다. 저절로 잘 멎었다가도 재출혈이 잘 발생하기도 한다.

동양인들은 서양인들과는 달리 우측 대장에 게실이 많이 존재한다. 맹장 쪽에 위치한 게실에 염증이 생기면 충수돌기염과 증상이 매우 흡사해서 복부 전산화 단층 촬영과 같은 영상학적 검사를 진행해야만 감별되는 경우도 있다. 이 두 질환의 감별이 중요한 이유는 충수돌기염은 응급수술이 필요하지만, 게실염은 장이 천공될 정도의 심한 경우가 아니라면 대부분 수술 없이 내과적 치료만으로도 호전되기 때문이다.

게실이 발생하는 원인은 정확히 알려져 있지 않지만, 일반적으로 고령, 고지방·저섬유질 식단 등과 관련이 있다. 동양인의 경우 게실 질환이 드물었지만, 최근 서구화된 식생활과 고령화로 증가하는 추세다.

최근 들어 우리나라에서도 게실질환이 증가하고 있다. 게실질환의 주된 증상은 갑작스러운 복통과 심한 변비다. 몸을 꼼짝 못할 정도로 복통이 심하고 급기야는 고열이 동반된다. 게실염이 의심될 경우 감별해야 할 질환들이 여럿 있는데, 급성 충수돌기염, 여성의 골반 내에 발생하는 난소 관련 질환 그리고 대장암이다. 만성 게실염이 되면, 간혹 방광이나 자궁까지 염증이 퍼져 인접한 장기에 구멍을 내는 경우도 있다.

건강보험심사평가원의 청구 자료를 살펴보면, 최근 5년간 (2014~2018년) 게실병의 진료 인원이 25% 급증했다. 2014년 4만 2,689명에서 2018년 5만 3,297명으로 약 1만 명이 증가했다. 총 진료비는 263억 원에서 433억 원으로 160억 원이 늘어났다. 진료 인원의 약 39.4%는 중년층인 것으로 알려졌다. 게실병은 20대 미만 (1.6%)에서는 거의 나타나지 않다가 30대(15.1%)부터 40대(19.2%), 50대(20.2%)에 집중되는 양상을 보였다. 그럼에도 불구하고 한국을 비롯한 아시아에서는 게실질환의 유병률과 발병률에 대한 제대로 된 연구가 부족하다.

게실질환의 예방을 위해 과일, 채소 등 섬유질이 많이 함유된 음식을 섭취하는 것이 중요하며, 지방 및 육류의 섭취는 게실의 위험도를 높이므로 섭취량을 줄이는 것이 좋다.

과민성대장증후군

40대 한 직장인은 수시로 화장실을 들락날락 한다. 늘 복부불편감과 복부팽만감, 잦은 방귀와 설사는 물론이고 배에서 꼬르륵 소리가 나서 민망할 때가 한두 번이 아니다. 특히 전날 회식을 하면서 술을 마셨거나, 매운 음식 또는 기름진 음식을 먹은 다음날에는 여지없이 설사를 했고 이 증상 때문에 일에도 집중하기 어려워졌다. 증상이 심각해지자 대장암이 아닐까 싶어 병원에 찾아왔다. 주 증상이 대장암과 비슷하여 환자가 걱정이 많았다. 대장 내시경 검사를 시행했으나, 결과는 아무 이상이 없었다. 또한 밀가루 계통의 음식을 먹고 나서 증상이 심해지지도 않았다. 배변 검사 및 혈액 검사에서도 정상으로 판명돼 과민성대장증후군으로 진단받았다.

건강보험심사평가원 보고에 따르면, 과민성대장증후군 환자는 2014년 146만 명에서 2018년 163만 명으로 5년 사이 약 17만 명(11.6%)이 늘었다. 또 연평균 진료 인원 증가율은 2.8%로 나타났으며, 총 진료비는 2014년 738억 원에서 2018년 1,171억 원으로 5년 사이 433억 원이 증가(58%)했다. 연령별 점유율은 2018년을 기준으로 50대 25.8%, 60대 21.5%, 40대 16.9%순이었다. 특히 40∼60대 점유율이 64.2%로 과민성대장증후군 환자 3명 중 2명 가까이는 중장년층인 것으로 나타났다.

그렇다면 과민성대장증후군은 왜 생기는 것일까? 그 이유로는 스트레스 등 바쁜 일상생활에서 오는 긴장감, 불규칙적인 식사, 충분하지 못한 수면 등이 있다. 특히 중장년층에서 발생률이 높은 이유도 식단의 변화, 불규칙한 식사 때문이다.

과민성대장증후군으로 고생하는 사람에게 증상을 악화시킬 수 있는 음식들을 소개하고자 한다. 피스타치오, 사과, 수박, 배, 체리, 복숭아, 자두, 아보카도, 잡곡밥, 렌틸콩과 같은 콩류, 마늘, 양파, 양배추, 브로콜리, 버섯, 아스파라거스, 치즈, 꿀, 자이리톨 등 건강에 좋은 음식들이 과민성대장증후군을 악화시킬 수 있다. 앞서 언급한 재료들은 포드맵이 높기 때문이다. 이 음식을 많이 먹으면, 가스나 액체가 생성되면서 과민성 장질환을 가진 환자들은 복부팽만감이나 불편함, 심지어 설사를 겪을 수 있다. 이러한 식사 재료가 모두에게 위협을 주지는 않지만, 과민성대장증후군을 겪고 있는 사람이라면 피하는 것이 좋다. 4주 정도 포드맵 함량이 적은 음식을 먹으면 증상 개선에 도움이 될 수 있다.

최근 브라질너트에 대한 관심이 증가하고 있다. 이는 포드맵 함량이 높은 식재료일까? 브라질너트는 셀레늄을 많이 함유하고 있어서 활성산소를 제거하는 효능이 있다. 또한 해독을 돕고 면역력을 높여준다. 브라질너트 10개(40g) 정도를 섭취했을 경우 포드맵 함량이 낮은 것으로 알려져 있다. 섭취 권장량은 2~3개 정도로 포드맵 함량이 높지 않다.

장누수 증후군

장은 소화 및 흡수 외에 장내 미생물이나 독소 등이 혈류로 유입되는 것을 차단한다. 1차 방어벽 역할을 하는 점막 세포는 단일 세포층으로 세포 사이의 일정한 간극을 유지하다가 손상을 입으면 세포 사이의 결합이 약해지면서 이 틈으로 여러 물질들이 들어온다. 이때 나타나는 여러 증상을 장누수 증후군이라고 한다.

그렇다면 장이 새면 무슨 일이 발생할까? 먼저, 세균이나 세균의 부산물, 곰팡이, 음식물 등이 혈류로 유입된다. 체내로 침투한 독소들이 각종 염증 및 면역 반응을 일으키고 질환을 악화시킨다. 패혈증부터 만성염증, 자가면역질환, 식품 알레르기 등을 유발한다. 따로 특이한 증상은 없으며 광범위하고 모호한 증상이 특징이다. 흔히 호소하는 증상은 모호한 복통과 변비, 설사 등의 소화기 증상과 무기력, 입맛 소실 등 비특이적 증상을 비롯한 감기, 방광염, 관절 동통, 호흡곤란, 천식 등이 있다. 비스테로이드성 항염증제재를 오래 쓴 경우, 항생제와 스테로이드를 쓴 경우, 항암제를 쓰거나 방사선치료를 받은 경우, 독성물질을 섭취했을 때, 지나치게 자극적인 음식물의 섭취나 다발성 외상, 정신적 스트레스에 노출됐을 때도 장누수 증후군이 생긴다.

장누수 증후군 치료는 결국 방어 기능을 복구하는 것이 첫 번째다. 우선 방어 기능을 저하시키는 원인을 찾아 피해야 한다. 대개 의사와의 세심한 면담에서 단서를 찾을 수 있다. 진통제나 항생제, 과다한 음주, 지나친 편식, 자극적인 음식, 스트레스 등 원인을 제거해야 하며 그에 따라 건강한 식습관을 갖는 것도 중요하다. 그 외에 항산화제로 셀레늄, 비타민 E, 코엔자임 Q-10 복용도 추천한다.

두 번째로 장내의 환경 변화를 통해 내독소 혈증을 줄이는 방법도 있다. 즉, 내독소를 생산하는 그람 음성 균주의 성장을 억제함으로써 내독소 혈증을 줄일 수 있다. 유산균과 IgA나 락토페린이 풍부한 젖소의 초유 섭취가 이에 도움 된다.

PART 04

명의가 알려주는
대장암의 모든 것

대장암 초기에는 대부분 별다른 자각증세를 느끼지 못한다. 정기적으로 검진을 받지 않은 사람이라면 대장암이 꽤 진행된 상태에서 알게 되기도 한다. 눈에 띄지 않는 장 출혈에 의해 빈혈이 생기기도 하고, 기타 암과 비슷하게 식욕부진이나 체중 감소가 나타나기도 한다. 대장암이 진행된 경우, 배가 아프거나 설사 또는 변비가 생기는 등 배변습관의 변화가 나타난다. 또한 직장출혈 등으로 변에서 피가 보이기도 한다.

우측 대장은 내강(내부 공간)이 크고 변에 비교적 수분이 많아 걸쭉한 액체 상태로 존재한다. 따라서 암이 충분히 커지기 전까지는 대장이 막히는 경우가 드물다. 개인이 느끼지 못할 정도의 배변습관 변화는 나타나지 않고, 변비보다는 설사를 동반하는 경우가 많다. 대부분 체중 감소와 식욕부진, 빈혈 등의 증상으로 피곤하고 몸이 약해졌다는 느낌이 든다.

반대로 대장의 좌측으로 갈수록 변의 수분이 줄어들어 변이 농축되고 내강 지름이 좁아지기 때문에 좌측 대장암은 변비와 통증을 동반한다. 잔변감을 느끼고 변 굵기가 감소하는 등 배변습관의 변화가 발생한다. 우측 대장암보다 혈변이 흔하게 나타나며 암이 진행될수록 오줌을 누는 데 불편함을 느낀다. 배변습관의 변화, 혈변 또는 빈혈 등이 있는 경우 대장 내시경을 꼭 받아야 한다.

나는 대장암 전문의로 지난 30년 넘게 수많은 환자들을 치료해왔다. 이번 파트에서는 의학적인 근거를 바탕으로 대장암을 예방하고 조기에 발견하는 방법을 살펴본다.

어쩌면
나도 대장암일까?

서양에서 가장 많이 발병되는 소화기관 암인 대장암. 불행 중 다행인 것은 다른 소화기관 암보다 치료 성적이 상대적으로 좋다. 또한 암의 전구병변(암으로 이행되는 전단계의 병변)인 샘종성 폴립을 제거하면 암을 예방할 수 있다. 이번 파트에서는 대장암 발생 부위와 원인, 증상, 진단 방법, 치료 방법과 치료 후 주의해야 할 점에 대해 다룰 예정이다.

큰 범주에서 대장암은 결장과 직장의 점막에 악성 종양이 발생하는 결장암과 직장암을 포함한다. 대부분의 대장암은 대장 점막에서 발생하며, 이외에도 림프 조직에서 발생하는 림프종, 육종, 전이성 병변 등이 있다.

대장암은 결장과 직장에서 발생할 수 있다. 하지만 대부분 에스결장이나 직장에서 발견된다. 부위별 암 발생률을 자세히 살펴보

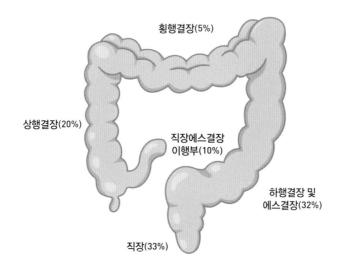

출처: H. Hur et al, Characteristics and Survival of Korean Patients With Colorectal Cancer
Based on Data From the Korea Central Cancer Registry Data, 〈Ann Coloprocto〉, 2018

면 상행결장에서 20%, 횡행결장 5%, 하행결장 및 에스결장 32%,
직장에스결장 이행부 10% 그리고 직장이 가장 높은 발생률인
33%다.

대장암의 원인

가장 주목하는 대장암의 원인으로 과도한 동물성 지방 섭취가 있다. 과거 포화지방을 많이 섭취하는 나라에서 대장암 발병 빈도가 높았던 점에 착안해 대장암의 원인에 대한 연구가 시작됐기 때문이다. 동물성 지방을 많이 먹으면 체내에 콜레스테롤이 증가하고, 콜레스테롤에서 만들어지는 담즙산이 증가한다. 분비된 담즙이 대장으로 이동하면 장내 세균은 담즙산을 분해하면서 2차 담즙산, 콜레스테롤 대사 산물, 독성 있는 대사 산물을 생산한다. 결과적으로 이것들이 대장 점막 세포를 손상시켜 발암률(대장암 발생률)을 높인다.

섬유질 부족이나 운동 부족은 발암물질과 장 점막과의 접촉 시간을 늘려준다. 따라서 수분과 섬유질을 충분히 섭취하고 규칙적인 운동을 통해 대변이 장을 통과하는 시간을 줄여야 한다.

식품 섭취에 의한 원인 외에는 질병이나 유전적 요인이 있을 수 있다. 염증성 장질환(궤양성 대장염, 크론병)을 앓고 있는 경우 대장암 발병 위험이 증가한다. 일반인과 비교했을 때 염증성 장질환을 가진 사람은 4~10배 이상 대장암 발병 위험이 높다. 염증성 장질환 환자는 주기적으로 대장 검사를 받는 것이 좋다.

유전적 요인도 영향을 미친다. 대장암이나 대장 선종을 가진 환자의 가족은 그렇지 않은 사람에 비해 대장암에 걸릴 확률이 높다. 대장암의 발병 위험을 높이는 가족 내 유전질환으로는 가족성 용종증과 유전성 비용종증 대장암이 있다. 가족성 용종증은 대장에 수백 개에서 수천 개의 선종이 생기게 되는데, 원인은 APC 유전자의 돌연변이로 밝혀졌다. 성인이 되면 거의 100% 암으로 진행하는 질병이다. 유전성 비용종증 대장암은 젊은 나이에 발병하는 질환으로 상염색체에 우성으로 유전된다. 암은 DNA 변이가 지속적으로 일어나면서 발병된다. 유전성 비용종증 대장암은 DNA가 망가졌을 때 이를 고치는 역할을 하는 유전자$_{hMSH2, hMLH1, hMSH6, hPMS1, hPMS2}$가 변이된다. 유전성 대장암 환자의 가족들은 유전자 검사와 상담을 통해 관리를 하는 것이 최선이다.

저는 대장암 몇 기인가요?

대장 내시경으로 대장암을 진단받은 환자들이 가장 궁금해하는 것이 병기다. 수술을 하지 않은 환자가 '저는 대장암 2기에요'라고 말하는 것은 맞는 말이기도 하고 틀린 말이기도 하다. 대장암의 병기는 수술 후에 정확히 알 수 있기 때문이다. 수술 전, 환자에게 알려주는 것은 대략적인 병기다.

대장암 병기는 종양의 침윤도, 주변 림프절의 전이 정도, 간이나 폐 등 원격전이 유무에 따라 결정되며 1기, 2기, 3기, 4기로 구분된다. 대장벽은 내강으로부터 점막층, 점막하층, 근육층, 장막층으로 구분할 수 있으며, 특히 골반하부에 있는 중하부 직장은 장막층이 없는 것이 특징이다. 중앙암등록본부 통계에 의하면, 2011년부터

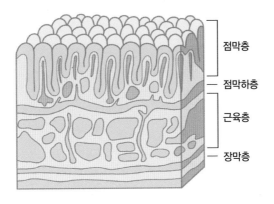

점막층

점막하층

근육층

장막층

2015년 사이의 대장암 환자의 완치율(5년 생존율)이 평균 76.3%로 조사됐다. 우리나라 대장암 치료 수준은 세계적이다. 2018년 의학 저널 〈란셋〉에 발표된 연구에서 한국은 대장암 생존 1위 국가로 꼽히기도 했다.

대장암 0기는 종양이 점막층에만 있는 경우로 점막암이라고도 한다. 이 경우, 암인 상태는 아니며 내시경을 통해 점막 내 종양을 절제한다. 대장암 1기는 종양이 점막하층을 침범했거나 근육층에 국한되고 주변 림프절에 전이가 없는 상태다. 이때의 5년 생존율은 대략 90% 이상이다. 대장암 2기는 종양이 장벽 밖으로 나갔으나 림프절에 전이가 없는 상태를 말한다. 5년 생존율은 대략 80% 이상이다. 대장암 3기는 종양이 장벽 내외에 존재하며 원격전이를 제외한 림프절 전이가 있는 경우를 통틀어 말한다. 5년 생존율이 대략 70% 이상으로 보고된다. 대장암 4기는 림프절 전이가 대장에서 먼 장기까지 진행된 상태로 간, 폐, 뼈 등의 원격전이가 있는 경우를 말한다. 5년 생존율은 대략 20% 정도다. 최근에는 원격전이가 있는 대장암 4기로 진단받더라도 간이나 폐로 전이된 병변이 절제 가능한 경우, 생존율이 40% 이상 향상됐다. 따라서 근치적 절제술이 가능한 4기 대장암에 대해서는 적극적으로 수술을 권하고 있다.

폴립은 모두 암이 될까?

폴립(용종)이란 대장 점막이 비정상적으로 자란 것으로 장의 안쪽에 돌출된 사마귀 같은 병변을 총칭하는 말이다. 대장 폴립은 육안 형태나 조직검사 소견에 따라서 다양하게 분류된다. 육안으로 목이 있는 경우(유경형)와 목이 없는 경우(무경형)로 구분하며 조직학적으로 크게 신생물성 폴립과 비신생물성 폴립으로 구분한다.

비신생물성 폴립은 과오종성 폴립, 과증식성 폴립, 염증성 폴립 등이 있으며 암으로 발전하지 않는 것으로 알려져 있다. 반면, 신생물성 폴립(샘종성 폴립)은 암으로 진행될 수 있으며 조직학적으로 관상형, 융모형, 관상-융모형으로 분류된다. 이 가운데 관상형 폴립이 가장 높은 빈도를 보이고 융모형 폴립은 5% 미만으로 빈도가 낮다. 폴립의 크기가 크거나 융모형 폴립인 경우, 암으로 진행될 수 있는 가능성이 크다.

　대장 내시경 검사를 통해 폴립이 발견되면 일반적으로 제거하고 조직검사를 한다. 이 결과에 따라 폴립의 원인을 정확히 알 수 있다. 따라서 모든 폴립이 암으로 발전하는 것은 아니다.

대장암,
어떻게 알 수 있을까?

대변 색이 중요하다

조선시대에는 왕의 대변을 '매화', 왕의 변기를 '매화틀'이라고 했다. 어의는 매화틀에서 왕의 대변 색깔, 모양, 냄새 등을 주로 확인했다고 한다. 대변의 변화는 대장의 이상을 간접적으로 알려주기도 한다. 그렇기 때문에 자신의 대변을 살펴보는 습관을 들이게 된다면 보다 빨리 대장의 이상을 발견할 수 있다.

먼저 대변의 색깔을 살펴보자. 정상적인 대변의 색깔은 황색에서 갈색이다. 변 특유의 황색은 소화액인 담즙의 색소(빌리루빈) 때문이다. 빌리루빈은 산도에 따라 색이 변하는 성질이 있다. 산성에서는 오렌지색, 알칼리성에서는 녹갈색이 된다. 장내 산도도 장내 세균의 영향을 받기 때문에 변의 색깔도 황갈색에서 갈색까지 그 차이

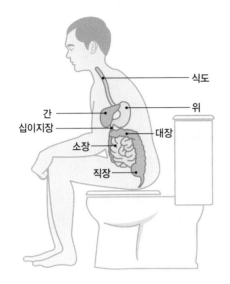

식도
위
간
십이지장
대장
소장
직장

모양

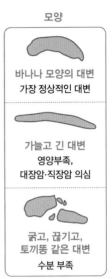

바나나 모양의 대변
가장 정상적인 대변

가늘고 긴 대변
영양부족,
대장암·직장암 의심

굵고, 끊기고,
토끼똥 같은 대변
수분 부족

색깔

갈색·황색	검은색	붉은색	흰색
정상적인 대변 색깔, 장내 세균의 분포에 따라 조금씩 다름	상부 위장관 (식도·위·십이지장) 출혈 의심	하부 위장관 (대장·직장) 출혈 의심	담도폐쇄 의심

냄새

유해균 수가 늘거나 대장암, 궤양일 경우 대변 냄새가 지독해짐

성상

점액과 함께 고름이나 혈액이 보이면 염증성 장질환이나 대장암 의심

가 있다. 탄수화물이 많은 음식을 먹으면 황색에 가깝고 고기 등 단백질이 많은 음식을 먹으면 갈색에 가깝다. 특별한 약을 먹고 있지 않은데 대변이 검게 나온다면 상부 위장관이나 대장, 혹은 소장 출혈이 원인일 수도 있다. 만약 하얀색의 대변을 보았다면, 담즙이 안 나오는 담도 폐쇄인 경우가 있으며 대개 황달이 동반되기도 한다. 변비일 때 검은 빛의 변이 나오는 것은 장 속이 강한 알칼리성이라는 것을 나타내며 이것은 유해균 즉, 부패균이 열심히 활동하며 세력을 확장하고 있다는 표시다. 변의 색으로 장내 세균의 상태를 알 수 있다. 황색이 강하면 유익균이 우세하고, 갈색이 강하면 부패균이 우세하다고 할 수 있다. 음식물에 따라 색이 변하기는 하지만 황색에서 갈색의 범주 안에 있다면 정상이다. 하지만 변의 색이 흰색이나 빨강색, 검은 타르색이라면 담도 폐쇄나 장 출혈 등이 의심되므로 전문의에게 진단받아야 한다.

대변의 상태도 살펴봐야 한다. 설사나 변비가 있는지, 굵기의 변화가 생기는지 말이다. 또한 대변 속에 점액이나 혈액이 묻어나는지 등을 확인하는 것도 중요하다. 만약 점액과 함께 고름이나 혈액이 보이면 염증성 장질환이거나 대장암을 의심할 수 있고, 검붉은 대변이 나오거나 혈액이 묻어나오면 꼭 대장 내시경 검사를 받아야 한다.

대변에서 악취가 나는 경우, 대장암 혹은 궤양일 수 있다. 궤양 부위가 떨어져 나와 냄새가 날 수 있기 때문이다. 설사와 변비가 반복되는 경우, 장이 거의 막혀 설사 증세로 보일 수도 있고, 심한 경

대장암을 조기에 발견하려면?

암은 삶을 뒤흔들 수 있는 무서운 질병이다. 암은 유전자 돌연변이에 의해 발생한다. 이 유전자 돌연변이에 초점을 맞춰서 암 발생을 미리 알 수 있는 유전자 정보에 대한 연구가 진행됐다. 일반적으로 암 유전자 검사는 병원에서 검사할 때 사용되는 혈액이나 대변 등에서 유전자를 뽑아서 분석한다.

대변에서 암의 특정 바이오 마커를 확인함으로써 대장암의 조기 진단율을 높이는 기술이 소개돼 국내외에서 실제 시판되고 있다. 메틸화된 DNA를 검출하는 방법으로 DNA메틸화란 DNA 염기서열의 변화 없이 화학적인 변화에 의해 유전자 발현에 영향을 미치는 것을 말한다. 즉, 유전자의 변형 없이 유전자 특정 부위에 메틸기가 붙어 유전자의 발현을 조절하는 현상이다. 예를 들어, DNA 메틸화가 암유발 억제 유전자의 특정 부위에 일어나면 결국 암이 발생한다.

최근 한국에서 개발된 진단 방법은 가격이 저렴하고 간편하다. 또한 검사 민감도가 90% 이상으로 기존의 잠혈 반응 검사보다 높은 정확도를 보인다. 향후 기대되는 조기 진단법이다.

우는 변이 통과하지 못해 변비로 오해할 수도 있다. 잔변감이 있거나 변이 계속 가늘어지는 경우에도 내시경 검사를 추천한다.

잠혈 반응 검사

육안으로는 대변 내 혈액이 존재하는지 파악하기 어렵다. 때문에 오래 전부터 면역 화학 반응 검사로 대변 내에 숨어있는 혈액을 찾는 방법이 개발됐고 이 방법이 현재까지도 기본적인 검진 방법으로 사용되고 있다. 바로 잠혈 반응 검사다. 이 검사의 민감도는 다소 낮지만 비용 대비 효과가 크다. 현재 우리나라에서는 1년에 1번 검사를 권하고 있고, 정부에서 검사 비용을 지불하고 있어 무료로 검사받을 수 있다. 요즘에는 기술이 더 발전하여 대변에서 유전자 메틸화 마커를 찾는 검사와 같이 가격이 다소 비싸지만 민감도가 높은 검사들이 개발되고 있다.

미국의 한 보고에 의하면, 잠혈 반응 검사 양성 환자의 74.4%가 1년 내 내시경 검사를 받기 위해 병원에 방문했고 65.9%가 대장 내시경을 받았다고 한다. 대장 내시경 검사를 받지 않은 환자들 중 절반은 여러 이유로 검사를 회피했다. 실제로 검사 결과 양성으로 확인됐지만 1~2년이 지나고 나서야 내시경 검사를 받기 위해 진료실에 오는 환자분들이 가끔 있다. 그 이유로는 주로 바빠서 또는 검사에 대한 설명과 이해 부족 등이 가장 많았다.

결국, 잠혈 반응 검사 자체만 한다고 해서 조기 진단율이 올라가는 것은 아니고 이 검사 결과에 대한 충분한 해석과 상담이 추가적으로 꼭 따라와야 한다. 비용이 들더라도 정확한 검사를 진행해야 하고 더불어 검사 결과에 대한 추적과 상담 등이 병행돼야 조기 진단율이 높아질 수 있다.

내시경 검사

대장 내시경은 환자 항문으로 튜브를 삽입해 기구 끝에 달린 확대 카메라 렌즈로 대장 점막을 샅샅이 보는 검사다. 대장암의 전구 병변인 폴립 제거와 대장암이나 기타 대장질환의 진단 및 치료에 절대적으로 필요하다.

검사를 통해 이상이 발견되면 조직검사를 하고 종양 제거나 지혈도 가능하다. 특히 이 검사는 2가지 과정을 잘 이해해야 한다.

첫 번째, 대장 안에 변이 많이 있기 때문에 검사 전에 장 정결 처치를 해야만 대장 안을 잘 볼 수 있다는 것이다. 따라서 장 청소 약을 검사 전날 복용해야 하는 불편함이 있다. 장 정결이 잘 안 되면 검사가 정확히 안 되고 심지어 다시 해야 하는 경우도 있다.

두 번째, 쭈그러진 대장에 공간을 확보하기 위해 공기를 주입한다는 것이다. 이 과정에서 검사를 받는 사람은 불편감과 복통이 있을 수 있다. 대장 굴곡이 아주 심한 사람이 아니라면 숙련된 전문의

가 진행하는 경우 힘들지 않게 검사를 받을 수 있다. 또한 수면 내시경을 통해 전혀 통증 없이 검사받을 수도 있다.

최근 증가하는 한국인의 장질환 중 게실은 내시경으로 보면 장점막에 구멍이 나 있는 것처럼 보인다. 그 모양이 마치 싱크홀 같다. 이 구멍으로 변이 빠져서 염증을 일으키는 경우가 있어 비교적 쉽게 진단이 된다. 하지만 게실이 보인다고 해서 모두 염증이 있는 것은 아니다. 염증 때문에 장 점막에 발적과 반점이 보이기도 한다. 특히 장 점막이 매끈하지 않고 울퉁불퉁해 움푹 파이는 궤양도 관찰되는 경우에는 염증성 장질환의 가능성이 크며 조직검사가 필요하다.

대장암을
치료하다

대장암을 치료함에 있어 가장 기본적이고 중요한 수술법은 근치적 절제술이다. 암이 발생한 대장 부분과 주변 림프절을 절제해 암을 제거하는 것이다. 대장암의 위치에 따라 수술 방법, 수술 범위가 다르고 난이도 또한 차이가 있다. 대장암 수술을 할 때는 병변(암)으로부터 일정 간격까지의 대장을 양쪽으로 절제한다. 절제될 장 조직의 범위를 환자와 보호자에게 보여주면 암 발병 범위에 비해 길게 자르는 것에 의문을 갖는다. 이는 암이 빠르게 전이되는 경로 중 하나인 주변 림프절을 함께 절제하기 때문이다. 전이 가능성이 있는 주변 림프절을 충분히 제거해야 재발 또는 전이될 확률이 낮아진다. 또한 주변 혈관을 잘 처리해 수술 후 장 문합 부위를 잘 아물게 하는 것이 원칙이다. 남은 대장의 끝을 이어줘서 대변이 원활하게 다시 지나갈 수 있는 통로를 만들어준다.

수술 방법에도 많은 변화가 생겼다. 원칙은 같지만 배를 열어서 진행하는 개복 수술의 빈도는 현격히 줄었고 대신 작은 구멍에 고성능 카메라와 기구를 넣어서 수술을 진행하는 복강경이나 로봇 수술이 늘었다. 복강경 수술과 로봇 수술은 수술 후 상처가 작게 남아 통증이 적고, 회복이 빠르다.

직장암 수술

대장암 수술은 수술 부위에 따라 직장암 수술, 결장암 수술이 있다. 직장암 수술은 보통 항문 보존 여부에 따라 나뉜다. 그렇기 때문에 항문에서 가까운 위치에 암이 발견된 직장암 환자들은 항문을 살릴 수 있을까 걱정한다. 요즘은 수술법과 수술 전 화학 방사선치료법의 발달로 과거에 비해서 항문을 살릴 수 있는 경우가 많아졌다. 항문을 보존하기 힘든 경우, 환자의 상태 및 암의 위치 등 여러 가지 상황을 고려하여 장루(인공 항문)를 조성한다.

장루는 일시적 장루와 영구 장루로 나뉘며, 항문 괄약근을 함께 절제하는 복회음 절제술을 시행하면 영구 장루를 착용하게 된다. 반대로 항문 괄약근을 살리고 수술하는 경우, 임시 장루를 설치하기도 한다. 이 경우에는 생성된 대변이 염증을 유발할 수 있어 임시적으로 우회 배출시키는 것이 목적이다. 문합부위가 잘 아문 후에 임시 장루를 복원하면 다시 항문으로 정상적인 배변을 할 수 있다.

결장암 수술

우측 결장암(맹장암, 상행결장암, 간만곡부암, 근위부 횡행결장암)은 주로 우반결장절제술을 시행한다. 이 수술은 소장의 말단부인 회장의 끝에서 횡행결장의 중간까지를 광범위하게 절제하고 남은 회장 말단을 횡행결장의 중간 부위에 문합하는 수술이다. 동시에 주변의 림프절은 최대한 절제해 제거한다.

좌반결장절제술은 우반절제술의 대칭적인 수술이다. 이 수술은 횡행결장의 원위부(항문쪽) 반과 비장만곡부(횡행결장과 하행결장 사이 비장과 가까운 곳에 구부러지는 모양의 대장), 하행결장 그리고 에스결장의 근위부(항문 반대쪽) 일부를 절제하고 횡행결장의 근위부와 에스결장의 원위부를 문합하는 수술이다. 횡행결장의 중간 부위에 암종이 발생하면 횡행결장 전부를 절제하고 상행결장과 하행결장을 서로 연결하는 횡행결장절제술을 시행할 수 있고 같은 이치로 에스결장 중간에 암종이 생기면 에스결장 전체를 절제하고 하행결장과 직장 상부를 연결하는 에스결장절제술을 시행할 수 있다.

에스결장절제술은 에스결장에 암종이 생기면 에스결장 전체를 절제하고 하행결장과 직장 상부를 연결하는 수술이다.

복강경 수술과 로봇 수술을 한다고 하던데?

복강경 수술은 복벽에 약 1cm 정도의 구멍 여러 개를 뚫고, 이 구멍에 카메라와 기구를 통과시켜 수술하는 방법이다. 1990년대 초반 복강경 수술이 임상에 전격 도입되면서 수술 방법은 발전을 거듭했다. 한국에서 대장암 수술은 복강경 수술이 70% 이상 차지할 정도로 보편화됐다. 그렇다면 복강경 수술의 장점은 무엇인가?

개복 수술은 개인별로 차이가 있지만 일반적으로 약 20~25cm 정도를 절개해야 한다. 이렇게 크게 절개하면 보통 수술 후 3~4일은 상처 부위의 심한 통증으로 인해 운동이나 거동이 매우 힘들다. 일상생활로의 복귀도 많이 늦어진다. 이에 반해 복강경 수술은 수술 후 통증이 경미하기 때문에 회복이 빠르다. 아울러 수술 상처의 크기가 작아서 미용적인 효과도 기대할 수 있으며 의사가 복강 내 여러 장기를 만지지 않기 때문에 수술 후 유착이나 이와 유사한 합병증을 줄일 수 있다. 우리나라 외과의사들의 수술적 기량은 세계 최고를 자부하고 있고, 고난이도의 복강경 수술을 빠른 시간 내에 수행하고 있다.

최근 로봇 수술의 적용도 점차 확대되고 있다. 로봇을 이용한 수술은 복강경 수술과 마찬가지로 배 위에 작은 구멍을 뚫고, 로봇 팔에 부착된 여러 가지 수술기구를 사용한다. 3차원의 영상을 통해 입체감 있는 수술 시야를 얻을 수 있고 로봇 팔은 흔들림 없이 다양한 각도의 동작을 취할 수 있어서 더 안정적이고 섬세한 수술이 가능하다. 로봇 팔의 조작은 따로 마련된 조종석에서 수술자의 손과 팔의 움직임에 따라서 이뤄지며 기존의 복강경에서 할 수 없었던 섬세하고 자연스러운 동작이 좁은 공간에서도 가능하다. 또한 탁월한 시야 확보로 인해 신경이나 혈관 손상이 적다.

수술 후 환자를 괴롭히는 증상 5가지

❶ 배변 장애

수술은 궁극적으로 치료가 목적이지만, 몸에 상처를 입히며 종양을 제거하는 방법이다. 따라서 수술 후 몸에 여러 변화가 생기는 것은 당연한 일이다. 대장암 수술 후 나타나는 몸의 변화는 배변과 관련된 증상이 많다. 수술 후 당황하지 않고 빠르게 적응하기 위해서는 관련 배변 증상들을 미리 숙지하는 것이 좋다. 대장암 수술 후 가장 두드러지게 나타날 수 있는 배변 변화들은 다음과 같다.

설사는 우측 대장을 절제한 후에 많이 나타나는데, 이는 우측 대장이 수분을 흡수하는 역할을 수행하기 때문이다. 시간이 지남에 따라 남아있는 대장이 새로운 환경에 적응하게 됨으로써 점차 설사 횟수도 줄어들고 변의 굳기도 정상화된다. 설사가 우측 대장을 절제한 환자에게 모두 나타나는 증상은 아니며, 심한 정도도 개인에 따라 다르다.

좌측 대장을 제거한 경우에는 예측불허의 배변, 불규칙한 배변, 한꺼번에 여러 번 배변 후 며칠 동안 배변을 안 하는 등의 변화가 생길 수 있다. 좌측 대장은 무수한 신경에 의해 지배된다. 이러한 신경들이 수술하면서 끊어지게 되고 대장운동에 영향을 미친다.

직장은 대변을 저장했다가 모아서 배출하는 역할을 한다. 직장 암으로 직장의 일부 또는 거의 대부분을 절제한 경우, 수술 후 변을 자주 보는 증상이 나타날 수 있다. 심한 경우 하루에 30~40번 배변 하기도 한다. 증상의 정도는 남아 있는 직장의 용적에 따라 다르다. 대부분 시간이 지나면서 점차 나아져, 대개 수술 후 6개월이면 호전 되고 그 이후 수년에 걸쳐 점차 회복된다.

직장을 절제한 경우 변실금이 생길 수도 있다. 이는 직장의 절제 로 인해 직장 용적이 감소하면서 변을 참지 못하게 되는 것이 원인 이다. 직장에는 가스가 차 있는지 변이 차 있는지 구분할 수 있는 신경이 분포하는데, 직장을 절제하면 감각신경이 손상돼 가스와 변 을 구분하지 못하게 된다. 괄약근 자체가 약해지는 것도 이유가 될 수 있다.

앞서 말한 이유들이 복합적으로 작용해 본인도 모르는 사이에 대 변이 나오거나, 방귀를 뀌어도 변이 나오는 등의 변실금 증상이 나 타날 수 있다. 그러나 수술 후 일정 기간이 지나면 점차 증상이 호 전되며 이 기간 동안 식사와 약물로 증상을 조절하면 된다.

❷ 항문 통증

수술 후 항문 주위에 통증이 발생할 수 있다. 주로 직장과 에스결장 수술을 한 경우 수술 자체로 통증이 발생할 수 있고, 혹은 잦은 배변으로 항문 주위 피부가 헐어 통증이 발생할 수 있다. 배변 후 휴지를 사용하기보다는 따뜻한 물로 씻어 주는 것이 좋다. 이때 샤워기를 이용하면 마사지 효과와 항문이나 회음부의 불결한 이물질을 제거하는 세척 효과를 동시에 볼 수 있다. 비누는 피부를 더 자극시키기 때문에 사용하지 않는 것이 좋으며, 비데는 사용해도 무방하나 물의 압력이 너무 세서 피부 손상이 더 심해지지 않도록 주의해야 한다. 물로 씻은 후에는 마른 수건을 사용하되, 문지르지 말고 꾹꾹 눌러서 물기를 없애는 것이 좋다. 속옷은 너무 달라붙지 않는 것을 착용하고, 땀이 많이 난다면 베이비파우더를 항문 주위에 바르는 것도 도움이 된다.

❸ 배뇨 장애

에스 결장암 또는 직장암 수술 시 배뇨 기능에 관여하는 신경이 다치거나 절제되기도 한다. 또한 대장암 절제 수술로 인해 신경으로 가는 혈액 공급이 차단되거나 수술 시 지나친 견인으로 일시적인 배뇨 장애가 나타날 수 있다. 시간이 지나면 대부분 정상으로 돌아오지만, 간혹 회복되기까지 배뇨 기능을 도와주는 약을 복용하기도 한다.

❹ 성기능 장애

수술 후 성기능 장애는 수술보다는 불안감, 스트레스 등이 더 큰 원인인 경우가 많다. 이러한 경우 가족과 배우자의 포용과 이해가 필요하다. 더불어 의사와의 상담을 통해 도움받을 수 있다. 다른 원인으로 암이 성 기능 신경에 침범하거나 근접한 경우가 있다. 이때는 불가피하게 신경을 절제하기도 한다. 또한 신경을 절제하지 않더라도 신경으로 가는 혈액 공급이 차단돼 수술 후 성기능 장애가 나타날 수 있다. 이러한 증상은 시간이 지나면서 서서히 정상으로 돌아오기도 한다. 일부 증상이 오래 지속된다면 호전될 때까지 비뇨기과나 산부인과의 진료가 필요하다. 수술 후 규칙적인 생활과 금주, 금연을 실천하고 올바른 식생활을 유지하다 보면 오히려 수술 전보다 가족과 함께하는 시간도 늘고, 부부간의 관계도 더욱 좋아질 것이다.

❺ 생리 불순

가임 여성이 수술 또는 수술 후 항암 약물치료를 받을 때 심심치 않게 생리 불순이 발생한다. 그러나 치료가 끝나면 배란 기능이 돌아오면서 생리 불순도 사라진다. 외과의사 경력이 오래되다 보니 비슷한 경우를 많이 보는데, 환자 중에는 대학생 때 대장암이 발병했지만 완치 후 결혼해 아이를 낳고 잘 살고 있는 사람들도 있다. 직장암은 완치를 위해 수술 전 화학 방사선 치료가 필요한 경우가 있다. 이때 복강경 시술을 통해 난소의 위치를 골반에서 복강으로 옮긴다. 난소의 방사선 조사를 피하고 생식 기능을 보존하는 방법이다. 수술 후 난소의 기능은 회복된다.

수술 후
무엇을 먹어야 할까?

수술 후 1개월 전후가 되면 일반 식사가 가능해진다. 이때 환자에 따라 통증이나 불편감을 주는 식품을 선별해 제한해야 한다. 일반 식사에 대한 두려움 때문에 지나치게 저잔사식을 지속하면, 장의 연동 운동을 위축시켜 변비가 생길 수 있다. 이는 장기적으로 볼 때 영양상태를 나쁘게 할 수 있다.

수술 후 지켜야 하는 식사법 5가지

❶ 하루 세끼 규칙적인 식사를 한다

수술 후 원활한 회복과 정상적인 장 운동을 위해 규칙적으로 식사하는 것이 좋다. 또 음식을 충분히 씹어 천천히 먹어야 한다. 질

저잔사식의 허용식품과 제한식품

식품군	허용식품	제한식품
곡류	정제된 밀가루, 옥수수가루, 흰빵, 파스타, 쌀밥, 죽이나 스프	통밀가루, 현미, 퀴노아, 보리, 오트밀, 옥수수, 팝콘, 토란, 피감자, 강낭콩, 완두콩
어·육류	고기, 생선, 달걀, 두부, 조개, 낙지, 굴, 게	결체조직과 지방이 많은 고기, 소시지, 베이컨 또는 핫도그, 콩류 (검정콩, 렌틸콩, 팥, 대두, 병아리콩 등)
채소	통조림, 익힌 채소(껍질, 씨, 콩깍지 제외), 채소 주스	생채소, 콩나물, 고추, 냉이, 무청, 고추잎, 생표고버섯, 미역
지방	하루 8티스푼 이하로 제한 식물성 지방(카놀라, 올리브, 참기름, 들기름 등), 버터, 크림치즈, 마가린, 마요네즈	코코넛, 아보카도, 견과류
우유	-	우유 및 유제품
과일	통조림 과일, 과일 주스, 잘 익은 과일(껍질, 씨 제거) : 망고, 귤, 두리안, 리치, 포도, 수박, 배	생과일, 베리류, 건과일, 푸른 주스, 과일 껍질이나 씨, 파파야, 매실

출처: 미국영양사협회(2016) Nutrition Care Manual

기거나 딱딱한 음식을 충분히 씹지 않으면 장폐색이 일어날 수 있
다. 그러므로 음식물의 소화 흡수를 돕고 수술한 부위가 막히지 않
도록 음식을 잘 씹는 것이 매우 중요하다. 이런 문제를 예방하기 위
해 음식을 잘게 썰어 준비하는 것도 도움이 될 수 있다.

❷ 적절한 단백질을 섭취한다

육류 섭취가 대장암의 원인으로 알려지면서 환자들이 육류를 잘 먹지 않는 경우가 있다. 그러나 수술 후 상처 회복을 위한 적절한 양의 단백질 섭취는 필요하다. 육류의 질긴 부위 또는 기름진 부위는 최대한 피하고 부드러운 살코기, 생선, 달걀, 두부 등의 단백질 식품을 끼니 때마다 섭취하는 것이 좋다.

❸ 물을 충분히 마신다

수술 후 설사 때문에 환자들이 물을 잘 안 마시는 경우가 있다. 그러나 이는 잘못된 행동으로 탈수와 변비가 생기지 않도록 물은 하루 6잔 이상 충분히 마시는 것이 좋다. 상행결장이나 대장의 많은 부분을 절제한 경우, 묽은 변이나 설사로 인해 탈수가 생길 수 있다. 하행결장을 절제한 경우에는 시간이 경과됨에 따라 변비가 생길 수 있으므로 수분을 충분히 섭취해야 한다.

❹ 식사일기를 작성한다

수술 후 저잔사식에서 일반식으로 돌아가는 과정에서 어떤 음식이 좋다고 말해주기 힘들다. 환자 개인마다 특성이 다르기 때문이다. 따라서 새로운 음식을 먹을 때 한 가지씩 시도해보면서 장 상태에 따라 음식을 가감하는 것이 좋다. 이 과정에서 가장 도움이 되는 것은 식사일기다. 수술 후 1~2개월 정도는 섭취한 음식의 종류와 양 그리고 배설 양상에 대해 기록하며 관찰하는 것이 좋다.

❺ 수술 직후, 주의해야 할 음식을 알아둔다

고춧가루, 고추장과 같은 매운 음식, 자극적인 향신료 등의 섭취는 주의한다. 또한 가능한 익힌 음식 위주로 먹고 생선회는 당분간 피한다. 수술 후 초기에는 미음을 먹고 점차 죽, 쌀로 만든 진밥으로 식사를 해야 한다. 쌀밥이 어느 정도 적응되면 잡곡밥으로 바꿔나가는 것이 좋다. 또한 당분간 찹쌀떡, 인절미와 같은 찰진 떡, 곶감 등 장폐색을 일으킬 수 있는 식품은 피해야 한다. 채소는 부드럽게 익혀서 섭취하며, 너무 많이 먹지 않는 것이 좋다. 또한 섬유질이 많은 채소(우엉, 연근, 무청 등)는 제한한다. 과일도 수술 후 초기에는 생과일보다 주스로 마시는 것이 좋으며 적응도에 따라 점차 소량의 생과일을 섭취하면서 양을 늘려간다.

수술 후 한 달 정도 지나면 배변에서 오는 불편함은 줄어든다. 그러나 수술 부위, 나이, 항암치료 유무 등에 따라 호전 기간에는 개인차가 있으므로 개개인의 불편 증상에 맞춰 식사를 조절한다. 저잔사식에서 일반식으로 넘어오는 과정에서 지나치게 식사를 제한하다 보면 장기적으로는 영양결핍이 생길 수밖에 없다. 따라서 식사일기를 쓰면서 먹을 수 있는 음식을 발견하는 것이 바람직하다.

수술 후 주의해야 할 식품

구분	증상 유발 식품	증상 완화 식품
가스	잡곡류, 옥수수, 고구마, 콩, 브로콜리, 마늘, 양파, 유제품, 견과류, 탄산음료 등	통밀가루, 현미, 퀴노아, 보리, 오트밀, 옥수수, 팝콘, 토란, 피감자, 강낭콩, 완두콩
설사	잡곡류, 옥수수, 고구마, 브로콜리, 양배추, 씨·껍질째 먹는 과일, 유제품, 커피 등	결체조직과 지방이 많은 고기, 소시지, 베이컨 또는 핫도그, 콩류 (검정콩, 렌틸콩, 팥, 대두, 병아리콩 등)
변비	탄닌이 함유된 덜 익은 과일(감, 바나나, 포도 등), 정제된 곡류(밀가루 음식) 등	생과일, 베리류, 건과일, 푸룬 주스, 과일 껍질이나 씨, 파파야, 매실

출처: 미국영양사협회(2016) Nutrition Care Manual, 미국암협회, 국가암정보센터

재발을 방지하는 식사법 4가지

항암치료가 끝난 후 환자와 가족들이 가장 걱정하는 것은 '재발'이다. 재발을 방지하기 위해서 어떻게 먹어야 할지, 건강보조식품을 먹는 것은 어떤지에 대해 많은 고민을 한다. 재발 방지를 위해 중요한 것은 적절한 체중관리, 건강한 식습관, 규칙적인 운동이다. 먼저, 재발을 막아주는 식사법에 대해 알아보고 대장암과 관련 있는 요인들을 숙지하자.

❶ 균형 잡힌 식사로 적정 열량을 섭취한다

건강을 위해서는 우리 몸에 필요한 영양소가 과하거나 부족하

대장암을 감소시키는 요인과 증가시키는 요인

구분	감소 요인	증가 요인
확실한 근거*	신체활동	가공육, 음주, 체지방
가능한 근거**	잡곡, 섬유소, 유제품, 칼슘	붉은 육류
제한적 근거	비타민 C 함유 식품, 생선, 비타민 D, 종합비타민제	과일 섭취 부족, 채소 섭취 부족, 헴철이 들어간 음식

* 암 예방을 위한 권장사항으로 정하기에 근거가 확실함
** 암 예방을 위한 권장사항으로 정하기에 근거가 타당함

출처: 세계암연구재단 WCRF, Colorectal cancer 2017 개정

지 않아야 하며, 이를 위해서는 매일 다양한 식품을 골고루 먹는 것이 좋다. 매끼 주식과 함께 단백질 급원 식품 1~2가지, 채소 반찬 2~3가지를 챙겨 먹는다면 균형 잡힌 식사를 할 수 있다. 이외에 유제품과 과일은 본인의 적정 열량 범위 안에서 먹도록 하자.

❷ 고온으로 조리된 육류와 가공육은 피한다

붉은색 육류라고 해서 무조건 피하기보다 적정량을 섭취하는 것이 좋다. 세계암연구재단에서 붉은색 육류는 일주일에 350~500g 이하로 섭취할 것을 제시했다. 이는 1일 70g 정도의 양이므로 하루의 육류 섭취량이 권장량을 넘지 않도록 조절해야 한다. 특히 외식 시 육류의 섭취량이 과해지지 않도록 주의하자. 또 육류와 같은 동물성 식품은 고온에 장시간 노출될수록 발암물질(헤테로사이클릭아민류와 다방향족탄화수소 등)이 증가한다. 따라서 삶거나 끓이는 조리법

이 좋다. 가공육의 가공과정에서 발색제 겸 방부제로 사용되는 아질산염과 질산염 등이 육류의 아미노산 성분과 반응하여 N-니트로소화합물이라는 발암물질을 생성한다. 치료가 종료된 후에는 붉은색 육류의 섭취량을 조절하며 조리법도 주의하자.

❸ 잡곡밥과 함께 매일 400g 이상의 채소와 과일을 섭취한다

식이섬유를 늘리기 위해서는 쌀밥보다는 도정이 덜 된 현미, 귀리 등의 전곡류를 선택한다. 세계암연구재단에서는 채소와 과일을 1일 400g 이상 섭취할 것을 권장한다. 이것을 우리의 식사에 적용해보면 매끼 2~3가지의 채소 반찬과 하루 1~2회 과일을 섭취하는 양이다. 과일과 채소에는 식이섬유가 풍부하고 암 억제 효과가 있는 생리활성물질(파이토케미컬)과 항산화영양소가 풍부하므로 제철 채소와 과일을 먹는 것이 좋다. 또한 과일과 채소를 선택할 때에는 색깔도 다양하게 선택해야 한다.

참고로 파이토케미컬phytochemical은 식물에서 유래한 광범위한 종류의 화합물을 가리킨다. 이들 화합물 중 일부는 식물과 인체에서 항산화제 또는 호르몬과 유사한 작용을 한다.

❹ 한두 잔의 소량 음주도 피한다

술은 세계암연구재단에서 1급 발암물질로 규정한 에탄올이 함유돼 있다. 특히 술은 대장암의 확실한 위험요인이므로, 금주하는 것을 추천한다.

PART 05

음식에 따라
장내 환경이 바뀐다

과거에는 인간의 평균 수명이 짧았고, 영유아 사망률이 높았다. 사망의 주된 원인은 감염이었다. 마을에 역병이 돌아 많은 사람들이 죽었던 조선시대의 기록들을 살펴보면 대부분 원인이 수인성 전염병이나 천연두 등의 감염성 질환이었다. 이는 문명이 발달한 유럽에서도 마찬가지였다.

산업과 문명이 발달함에 따라 감염성 질환은 줄고, 생활습관으로 인한 성인병이 늘고 있다. 식생활은 뇌와 심장혈관 질환의 원인이 되는 성인병(대사증후군)과 아주 밀접한 관계가 있다. 실제로 대사증후군 환자 중 상당수가 잘못된 식습관을 가지고 있다.

예를 들면, 과식이나 폭식, 짜거나 단 음식, 동물성 지방 함량이 높은 음식, 폭음과 흡연, 운동 부족, 불규칙한 생활 등으로 생체리듬이 깨진 것들이 해당된다. 그리고 이들은 대부분 복부 비만이며 공복 시 혈당 장애나 고혈압 등을 동반하고 있다.

서울대학교 약학대학장을 역임했던 故 홍문화 서울대 명예교수는 일반인들을 위한 건강전도사이기도 했다. 저서에서도 대사증후군인 사람들의 특징을 정리했는데 그 특징은 다음과 같다.

① 아침을 먹지 않는다(종일 식욕이 왕성해 하루 전체 칼로리 섭취량이 많아진다).
② 음식을 빨리 먹는다.
③ 저녁을 푸짐하게 먹는다.

④ 당질(과자, 음료수나 과일)이나 동물성 지방을 많이 먹는다.

⑤ 섬유질을 적게 먹는다.

아마도 다들 끄덕이면서 읽지 않았을까 싶다. 건강한 식습관이
몸에 좋다는 것은 모두가 알고 있다. 그렇다면 대체 건강한 식습관
이라는 건 무엇일까? 이번 파트에서는 의학적으로 건강한 식사는
무엇이고 몸에 좋은 먹거리에는 어떤 것이 있는지 살펴보려 한다.

내 몸을 망치는
음식

수명을 갉아먹는 패스트푸드

바쁜 직장인들에게 합리적인 가격으로 한 끼를 해결해주는 패스트푸드는 정말 고마운 존재다. 그러나 패스트푸드에는 단백질, 비타민, 미네랄이 거의 없으며 지방과 나트륨이 많다.

이렇게 칼로리가 높으면서 당 혹은 지방의 함량이 많고 섬유소와 영양소의 함유가 적은 음식을 '정크푸드'라고 한다. 이는 1972년 미국 공익과학센터의 책임자인 마이클 제이콥슨이 건강한 음식에 대한 운동을 하면서 처음 사용한 단어로 이후 널리 알려졌다. 정크푸드는 패스트푸드와 비슷한 의미이지만 조금 더 부정적인 의미를 지닌다. 또한 정크푸드는 포화 지방으로 조리된 고기와 같은 음식을 의미할 수도 있다. 햄버거, 피자, 튀김, 치킨 등의 음식을 일반적으로 정크푸드라고 한다. 건강식에 비해 패스트푸드에는 설탕, 인공 감미료, 나트륨, 포화지방, 트랜스지방, 오메가 6 지방산, 글루텐, 적색육, 가공육 등이 상대적으로 많이 포함돼 있는데, 이들은 비만과 염증을 일으키는 요소들로 건강에 악영향을 미친다. 마일러스 박사는 패스트푸드의 구성이 장 건강과 면역에 어떠한 영향을 미치는지에 대해 조사했다. 과량의 단순당은 백혈구의 식균 작용을 감소시키고 염증성 사이토카인을 증가시키며 인공 감미료, 소금, 포화지방, 오메가 6 지방산 등은 우리 몸에 염증을 유발해 자가 면역 질환을 유발한다.

패스트푸드를 지속적으로 먹으면 장내 미생물의 균형이 깨지며, 장내 염증반응을 유발하고, 장의 벽을 느슨하게 만들어 결과적으로 염증, 알레르기, 감염, 암에 취약해진다. 요약하면 패스트푸드는 비만, 거식증, 폭식증, 장내 미생물 불균형, 만성 염증, 음식 알레르기 등 다양한 병과 관련이 있다.

패스트푸드는 특히 대사적으로 문제가 있는 사람들에게 더 위협적이다. 워싱턴의대 클레인 박사 연구팀은 비만인 사람들을 대사적으로 정상인 비만군과 대사적으로 문제가 있는 비만군으로 나눠 패스트푸드를 매일 1000kcal씩 더 먹도록 했다. 두 군 모두 체중과 체지방이 증가했으나, 체중 증가 정도는 다르게 나타났다. 대사적으로 문제가 있는 비만군에서는 간, 골격근 및 지방 조직의 인슐린 감수성이 악화됐다. 또한 초저밀도지질단백질Very low density lipoprotein, VLDL 중 하나인 ApoB100 단백질의 농도와 분비가 대사적으로 문제가 있는 비만군에서 증가했지만, 대사적으로 정상인 비만군에서는 증가하지 않았다.

패스트푸드는 비만을 유발할 뿐 아니라 일상생활의 무기력을 초래한다. 이는 실험을 통해서도 밝혀졌다. 비정제 식이(건강식과 비슷)와 정제 식이(인스턴트 음식과 비슷)를 쥐에게 6개월 먹였을 때 행동 변화를 확인했다. 정제 식이를 먹은 쥐들은 체중이 더 많이 증가했으며, 물을 적게 마시며 긴 휴식을 반복했다.

임신이나 수유 중에는 특히 정크푸드를 먹어선 안 된다. 임신이나 수유 중에 부모가 정크푸드를 먹은 경우, 자식 역시 정크푸드를 선호하며 체중과 체질량지수가 그렇지 않은 부모에게서 나온 자식보다 높았다. 정크푸드는 장내 미생물 균총의 균형을 깨트려 중요한 발달시기에 감염, 자가 면역, 알레르기와 적절하게 싸우는 방법을 제대로 익힐 수 없게 만든다.

빵이 장 건강에 좋지 않은 이유

쌀과 밀의 영양학적 차이는 크게 2가지가 있다. 하나는 당지수 Glycemic Index, GI이고 하나는 단백질 함량이다. 밀가루는 쌀가루보다 당지수가 높다. 당지수는 음식 섭취 시 체내 혈당이 얼마나 빨리 증가하는지를 나타내는 지수 중 하나다. 당지수가 높은 식품은 대부분 체내 인슐린 분비량을 증가시켜 비만을 초래한다. 또 쌀가루와 다르게 밀가루에는 음식의 쫄깃함을 담당하는 단백질 성분인 글루텐이 들어있다. 물론 쌀가루에도 단백질이 있지만(쌀가루 100g당 약 6g), 밀가루에는 약 2배 이상의 단백질이 존재한다(밀가루 100g당 9g(박력분)~13g(강력분)). 단백질 함류량이 높은 밀가루는 글루텐에 민감한 사람들에게 알레르기를 유발해 두드러기, 설사, 체중 감소, 심리적 장애 등을 일으킬 수 있다.

이러한 밀가루 음식의 특징을 개선하기 위해 정제된 하얀 밀가루 외에 다른 식재료를 첨가한 빵이 등장하고 있다. 통곡물 식빵, 밤 식빵 등이 그 예다. 밀가루 정제 과정에서 섬유질이 풍부하게 들어있는 껍질 부분(밀기울)과 비타민, 무기질이 많이 함유된 배아 부분이 제거된다. 껍질과 배아를 제거하지 않은 통곡물 등을 사용하면 다양한 식감을 표현할 수 있고, 통곡물의 식이섬유가 당지수를 낮춰 혈당 상승과 비만을 예방하는 데 도움을 준다. 간혹 빵에 엽산과 같은 영양소를 첨가하기도 한다. 또한 쌀가루와 밀가루를 섞어서 글루텐 함량을 낮춘 빵을 만들기도 한다.

규칙적인 운동과 식사 조절을 하는데도 체중 감량이 잘 안 되는 경우가 있다. 이 경우 대개는 밀가루 음식을 좋아하기 때문이다. 특히 밀가루 음식에는 맛과 모양을 위해 여러 가지 다양한 것들(초콜릿이나 휘핑크림 등)이 추가되기 때문에 칼로리가 높다.

하지만 빵도 건강하게 먹는 방법이 존재한다. 통곡물이나 발아곡물을 이용한 빵을 선택하거나, 베이킹 파우더 등을 사용하지 않고 천연 발효한 빵을 선택한다면 보다 건강하게 먹을 수 있다. 천연 발효 빵 중 하나인 사우어도우(시큼한 맛이 나는 반죽)는 대개 호밀 등의 통곡물을 이용해 만든다. 통곡물 안에 있는 피트산은 가스를 유발하여 복부팽만이나 복통 등을 야기할 수 있지만 사우어도우의 피타아제(유산균)는 피트산을 중화시켜 소화를 용이하게 한다. 뿐만 아니라 사우어도우 발효에 사용되는 젖산균의 부산물은 복부팽만감을 감소시키기도 한다. 또한 사우어도우로 만든 빵은 당지수가 비교적 낮아 당뇨 예방에도 좋다. 빵을 선택하기 위해 재료를 꼼꼼히 확인한다면 장 건강도 지키고 좋아하는 빵도 편하게 먹을 수 있다.

거의 모든 음식에 있는 글루텐

글루텐이란 밀가루, 보리(맥주, 귀리 등) 등 곡류에 들어있는 불용성 단백질을 일컫는다. 글루텐은 쫄깃한 식감을 내며 뇌와 입을 즐겁게 하는 성분으로 알려져 있다. 우리가 흔히 즐겨 먹는 빵, 국수, 파스타, 피자 등에 들어있으며, 글루텐 알레르기가 있는 사람들이 이를 먹으면 소화 장애, 아토피 증상이 발생하기도 한다. 글루텐 알레르기가 있다면, 과자, 빵, 면류, 튀긴 음식(탕수육, 튀김, 부침개) 등을 피하고 미원, 조미료, 간장, 맥주 등도 먹지 않아야 한다.

쌀이 주식인 아시아권에서는 글루텐 알레르기로 인한 셀리악 병이 드물기 때문에 글루텐 알레르기의 심각성을 잘 이해하지 못한다. 글루텐 알레르기의 증상은 복부팽만, 설사, 변비 등이다. 과민성대장증후군과 증상이 매우 흡사하다. 심지어 소화기내과 교수들도 이러한 증상을 보고 글루텐과 관련 있다는 것을 상상 못하는 경우가 있다.

우리나라의 밀 소비량은 점차 늘고 있다. 1965년 33만 톤(1인당 11.5kg)이었지만, 2016년 192만 3,000톤(1인당 33.2kg)으로 1인당 소비량 기준 3배 정도 증가했다. 글루텐 알레르기 환자 역시 증가하는 추세다. 글루텐 알레르기 증상에는 철분 부족형 빈혈, 기타 빈혈, 거식증, 체중 감소, 복부팽만, 구토, 설사, 작은 키, 성장부전, 간효소 증가, 만성피로, 변비, 불규칙적인 배변활동 등이 있다. 사람에 따라 다르지만 성인은 10g 정도의 밀가루(0.9~1.3g 단백질)에 노출되면 알레르기 반응이 생기지만, 어린이는 8~10g 미만의 밀가루에 노출돼도 알레르기 반응이 생긴다. 일반적인 빵 한 덩이에는 3g의 단백질이 함유돼 있으므로, 성인 어른이 빵의 1/3 정도를 먹는 것은 괜찮다고 생각할 수 있다. 이는 개인차가 매우 커서 정확하게 어느 정도 밀가루를 섭취해야 하는지 일률적으로 말할 수 없다.

실제 글루텐 알레르기 환자의 경험담을 소개하고자 한다.

글루텐 알레르기 중에도 질병 단계인 셀리악Celiac Sprue 진단을 처음 받은 것은 2005년 여름이었다. 미국에 있던 어느 날, 나는 대변을 보았다고 생각했지만 변기 안에는 선홍색 피로 가득했다. 병원에 갔을 때 의사는 내 윗배를 꾹꾹 누르면서 "여기는 아프지 않으세요?"라고 물었다. 통증은 아니었지만 나는 늘 복부팽창감이 있었고 식사 후 소화가 잘 안 되는 느낌도 자주 받았다. 결국 대장 내시경과 조직검사 결과, 셀리악을 진단받았다. 의사는 글루텐 프리 음식을 먹어야 한다고 말했다. 글루텐 알레르기는 한 번 나타나면 평생 가지만, 음식만 조심한다면 증상과 고통은 없다고도 했다. 하지만 이런 자각 증상이 없다고 글루텐 알레르기가 치료된 것은 아니기 때문에 다시 글루텐 함유 식품을 섭취했을 때에는 알레르기뿐만 아니라 1,000명 중 1명 꼴로 대장암에 걸릴 수 있다고 의사는 말했다. 특히 셀리악을 진단받은 나는 조금의 글루텐이라도 먹어선 안 된다고 했다. 그것이 처방의 전부였다.

처음에는 어떤 음식에 글루텐이 함유돼 있는지 몰랐다. 밀가루에만 있는 줄 알았던 글루텐은 보리와 귀리에도 있었다. 결국 나는 빵과 과자, 피자, 파스타는 물론 간장이나 된장도 먹으면 안 되는 사실을 깨달았다. 미국에서는 130명 중 1명이 글루텐 알레르기 환자일 정도로 흔한 질병이다. 글루텐 프리 식료품점도 있고, 마트에도 글루텐 프리 구역이 존재한다. 하지만 한국에서 글루텐 프리 식품을 구매하거나 메뉴를 선택하는 것은 매우 힘든 일이다. 대부분의 한국 음식에는 간장이 들어가기 때문이다.

한국에서 내가 조심하던 음식 몇 가지가 있다. 가장 우선적으로 밀가루 음식이다. 빵, 국수, 과자는 물론 쌀국수나 메밀국수도 먹으면 안 된다. 또, 콩 100%로 만든 간장이 아니라면 시판용 간장은 소맥(밀)을 함유하고 있기 때문에 음식점에서 파는 찌개,

국, 나물, 조림, 볶음, 찜 등 대부분의 음식을 먹는 것이 불가능하다. 밀가루와 엿기름(보리)이 들어간 고추장, 된장을 사용한 음식 역시 피해야 하는 음식 중 하나다. 영양소가 강화된 (비타민, 칼슘 강화 등) 우유에도 소맥이 들어있다. 아이스크림이나 음료수에 들어간 인공 향신료와 자연 향신료에도 소맥이 들어간다. 쌀로 만든 빵도 조심해야 한다. 쌀가루만을 이용한 빵은 끈기가 없기 때문에 대부분 인공적으로 글루텐을 섞는다.

설탕보다 더 위험한 액상과당

대부분의 사람이 '단맛'이라 하면 떠올리는 것은 설탕이지만 그런 설탕만큼이나 많이 사용되는 것이 바로 과당이다. 과당은 포도당이나 설탕보다 단맛이 1.5배 정도 강하다. 주로 액상과당이 함유된 가공식품과 음료 혹은 요리할 때 사용하는 요리당의 형태로 접한다. 과당은 설탕이 분해되면 포도당과 함께 생성되는 단순당이다. 따라서 설탕과 달리 포도당과 과당은 추가적인 분해 과정이 필요하지 않아 체내 흡수가 빠르다.

식품 가공 중 하얀 가루 형태로 결정화되는 단점 때문에 과당은 직접 감미료로 사용되지 않았다. 그러나 고과당 옥수수 시럽의 기술 개발에 의해 현재 세계 각국의 식품 감미료로 널리 사용되고 있다. 한국인의 하루 평균 총 당류 섭취량은 73.6g이고, 가공식품에서

56.8%를 섭취한다(2016년 기준). 특히 가당 음료는 첨가당HFCS 섭취의 가장 큰 원인이다. 그렇다면 과당은 왜 우리 몸에 좋지 않을까?

　동물 실험 결과에 근거하나 액상과당이 설탕보다 건강에 좋지 않다고 알려져 있다. 액상과당은 단당류의 형태로 비교적 빠른 시간 내에 흡수되고 체내에 이용된다. 과당은 포도당보다 중성지방의 증가와 초저밀도지단백질의 증가를 초래한다. 혈액 내에서 초저밀도지단백질은 나쁜 콜레스테롤로 알려진 LDL 콜레스테롤로 전환된다. 따라서 액상과당을 많이 먹으면 인슐린 저항성과 당뇨병의 위험이 증가하며, 고지혈증을 촉진시키고 궁극적으론 지방간과 심혈관 질환 같은 병에 걸릴 확률이 높아진다.

　뿐만 아니라 체내의 음식물 섭취 조절 기전을 방해하여 비만을 유발할 수 있다. 결론적으로 주위 마트에서 판매되는 음료를 많이 먹으면 비만과 여러 질환에 걸릴 확률이 높아진다. 실제로 한 연구에서 하루 섭취 열량의 25%를 액상과당으로 먹었더니 2주 후 심혈관계 질환 위험인자가 증가했고, 총 10% 이상을 액상과당으로 먹은 경우 각종 장 질환의 위험이 증가했다.

건강한 장을 만드는 식사 ❶

　우리가 밥을 먹고, 음식을 선택하는 이유는 뭘까? 배가 고파서 혹은 정해진 식사 시간이 되어서 또는 맛있어 보이는 음식이나 맛있었던 음식을 보아서, 습관적으로 먹는 등 이유는 다양하다. 음식의 종류도 가공한 음식, 자연 그대로의 음식, 익힌 것, 날 것, 인공 감미료가 첨가된 음식, 발효 음식, 고염도 음식, 매운 음식, 기름진 음식 등 다양하다. 프랑스 미식가 브리야 사바랭은 "당신이 먹는 음식을 알려주면 당신이 누구인지 말해줄 수 있다"고 했다. 이렇듯 우리가 먹은 음식은 내 몸에 그대로 나타나게 된다. 그렇다면 건강한 장을 위해서 어떤 음식을 먹어야 할까?

　먼저, 다양한 문화권의 식사를 살펴보자. 무슬림은 할랄푸드로 인증된 식품을 조리에 사용한다. 무슬림은 아브라함을 조상이라고 믿기 때문에 구약 성경에 나오는 음식 규정을 철저히 지킨다. 예를 들면, 되새김을 안 하는 돼지 등의 고기는 먹지 않으며 비늘이 없는 생선이나 갑각류 등의 음식도 먹지 않는다. 또한 구약에서 피는 부정적인 것으로 인식되기 때문에 도살 시 완전히 피를 빼고 고기를 먹어야 한다.

유대인의 종교적 음식인 코셔푸드는 무슬림의 할랄푸드와 돼지고기를 먹지 않는 등 비슷한 점이 있다. 하지만 코셔 인증을 받은 소에서 나온 우유, 그 소의 위에 있는 레닛만을 이용한 치즈 등 깐깐한 인증 과정이 필요한 음식이다. 빵을 만들 때도 우유나 유지류를 사용하는 것보다 밀가루, 소금, 물로만 만든 베이글이 유대인의 주식인 것도 이 때문이다. 이렇게 엄격한 가이드라인과 인증 과정을 통해 만들어지는 식품이기 때문에 마돈나 저커버그와 같은 유명인사들이 건강을 위해서 선호하기도 한다.

우리 몸은 음식을 통해 생활에 필요한 에너지를 얻는다. 장을 통해 흡수된 영양분은 우리 몸에 에너지를 공급하고 몸을 구성하고 유지하는 데 사용된다. 하지만 하루에 필요한 칼로리보다 지나치게 많이 먹거나 에너지 소모가 안 되면 남은 칼로리는 지방으로 축적된다. 비만은 장 운동을 저하시킬 뿐만 아니라, 세포를 노화시키는 활성산소와 최종 당화 산물을 만들어낸다. 또한 장내 유해균을 증식시켜 장 건강에 악영향을 미친다. 이렇듯 음식은 장 건강에 영향을 준다. 장내 유익균이 적고 유해균이 많아지면 장 운동과 소화 배변 기능이 나빠지고, 면역체계가 무너진다.

최근 재미있는 연구 결과가 발표됐다. 지중해식 식단이 우울증 개선에 효과가 있다는 것이다. 이는 장 건강이 영향을 주는 범위가 다양하다는 것을 보여준다. 건강한 장은 우리가 먹는 음식, 습관, 시간, 정신 상태, 장내 세균, 장내 면역체계 등과 밀접한 관계가 있다. 장을 건강하게 유지하는 것은 삶의 질을 최대로 끌어올리는 데 필수 조건이다.

지난 수십 년간 전 세계 많은 연구를 통해 음식과 영양소 섭취가 대장암과 관련 있음이 밝혀졌다. 예를 들면 칼슘, 섬유질, 우유, 곡물 등은 대장암 위험을 낮추고 붉은 고기와 가공육은 대장암 발병과 관련이 많은 것으로 알려져 있다.

조금 더 자세히 들여다보자. 칼슘은 대장암 발생 위험을 낮춰준다. 칼슘이 담즙산, 지방산과 결합해서 담즙산이나 지방산이 대장 내막에 유해하게 작용하는 것을 막아주기 때문이다. 또한 악성 세포의 증식을 막는다. 일상에서 칼슘이 풍부한 음식을 섭취하는 것은 매우 중요하다. 칼슘은 우유 및 유제품, 뼈째 먹는 생선에 많이 들어있고 푸른 채소에도 소량 포함돼 있다. 비타민 D는 칼슘의 흡수를 돕기 때문에 부족하지 않게 섭취해야 한다. 햇빛에 20분 정도 피부를 노출하면 비타민 D 결핍은 해결할 수 있다.

오늘날 장 건강을 위한 대표적인 요리로 지중해식과 일식을 꼽을 수 있다. 그렇다면 지중해식과 일식이 장 건강에 왜 좋은지 자세히 알아보도록 하자.

지중해식

지중해식은 지중해 주변 국가인 이탈리아, 그리스, 스페인, 모로코의 식단으로 2010년 유네스코 무형문화유산으로 지정됐다. 이 지역 사람들은 대부분 오래 살 뿐만 아니라 심혈관 질환과 대장암 발병률이 낮았다. 지중해식 식단이 염증, 인슐린 저항성, 체질량 지수를 감소시켜 심혈관 질환 예방에 도움 된다는 연구 결과도 있다.

지중해식의 특징은 식물성 식품, 올리브 오일이 많이 들어가고 유제품, 싱싱한 등푸른 생선, 다양한 채소, 닭고기 등을 많이 사용한다는 점이다. 또한 동물성 식품은 일주일 2번, 붉은색 고기는 한 달에 3~4번 정도 먹으며 식단에는 한 잔의 와인이 포함된다.

특히 올리브의 폴리페놀, 적포도주의 레스베라트롤, 토마토의 리코펜 등이 대장암 발생을 막는다고 알려져 있다. 지중해 식단에 많이 쓰이는 또 다른 재료로 토마토가 있다. 토마토에는 카로티노이드, 리코펜 등이 많이 함유돼 있어 항암 효과가 있다. 그래서인지 몰라도 요즘 심심치 않게 식당에서 지중해 음식을 볼 수 있다.

일식

일식 역시 프랑스 요리, 지중해 요리, 멕시코 요리에 이어 2013년 유네스코 무형문화유산으로 지정됐다. 일식은 육지와 바다에서 나오는 다양한 식재료로 재료 본연의 맛을 살리며, 제철 음식을 강조하는 것이 특징이다. 뿐만 아니라 음식의 외형도 중요하게 여기기 때문에 눈으로 한 번, 입으로 한 번 먹는 음식으로도 잘 알려져 있다.

일식이 건강에 좋다는 이야기는 많이 들어봤을 것이다. 그러나 일식의 종류가 다양하기 때문에 모든 일식이 건강식은 아니다. 일식 중 특히 겐로쿠(1688~1704) 시대 이전의 일본 전통식이 가장 건강에 좋다고 평가된다. 그 이유는 곡류와 채소 및 도정되지 않은 통곡물이 식단의 중심을 이루기 때문이다. 메이지(1868~1867) 시대 이후 일식은 육류, 유제품, 마요네즈 등의 음식을 받아들이면서 서구화되었다.

일식의 식재료는 지리적, 종교적 영향을 많이 받았다. 불교의 영향으로 네 발 달린 짐승의 고기는 먹지 않고, 사면이 바다로 둘러싸여 생선 및 어패류를 이용한 요리가 발달했다. 일식으로 가장 유명한 것은 역시 초밥(스시)이다. 이외에도 일본을 대표하는 음식으로 고추냉이(와사비)를 활용한 음식, 메밀소바, 낫토, 간장, 미소된장국 등이 있다. 고추장과 고춧가루를 많이 사용하는 우리나라 음식과 달리 일본 음식은 간장을 많이 사용하고 매운 향신료를 거의 사용하지 않는다.

일본의 대표적인 발효식품인 된장 미소는 대두를 발효한 것으로 식이섬유, 이소플라빈, 사포닌이 풍부해 대장암 예방에 효과적이다. 또한 일본 된장국에는 바위소금이나 천일염을 사용하기도 하는 데 여기에도 대장암 예방에 좋은 미네랄, 칼슘, 마그네슘 등의 성분이 들어있다.

《일본서기》에는 신선한 생선을 날것으로 먹는 방법이 기록돼 있다. 지금의 회(사시미)나 초밥의 원조를 알 수 있는 기록이다. 참고로 날 생선은 대장암 발병을 낮춘다고 알려져 있는 반면, 말린 생선이나 소금에 절인 생선은 위암 발생을 높인다는 연구 결과가 있다.

우리가 흔히 떠올리는 초밥의 형태는 처음과 많이 다르다. 초기 초밥은 절인 생선과 밥을 함께 삭힌 나레즈시다. 이는 더운 환경에서 생선을 상하지 않게 보관하기 위한 방법이었다. 우리가 지금 떠올리는 초밥의 모양은 무로마치 시대 이후에 발달했다. 오사카와 간사이 지방에서 바쁘게 식사를 해결해야 하는 노동자들에게 판매하던 하코즈시(밥 위에 생선 토막을 올려 눌러서 모양을 만든 것)가 지금의 초밥 형태라고 할 수 있다. 1820년대 이후 동경에서 소금과 식초로 조미한 밥에 신선하고 해산물을 올린 니기리즈시(현재의 초밥)가 등장했다.

한식

우리의 한국 전통식 역시 건강에 좋은 식단으로 잘 알려져 있다. 한국 전통식은 주식과 부식이 뚜렷하게 구분돼 있다. 또한 다양한 식재료를 사용하는 만큼 다양한 조리법이 발달했다. 저장 발효식품으로 김치, 젓갈류, 장류 등이 있고, 이것들은 한국의 대표 음식이다. 또한 음식의 맛과 색을 내기 위해 다양한 양념이 개발됐고, 결과적으로 한식은 화려한 외관과 감칠맛이 특징이다.

한국인의 주식은 쌀이다. 쌀은 100g당 348kcal로 벼의 도정 정도에 따라 식이섬유 함량에 차이가 있다. 현미는 백미보다 식이섬유가 많아 식감이 거칠고 소화가 잘 안 된다는 단점이 있다. 하지만 현미에 있는 식이섬유인 헤미셀룰로오스는 체내 콜레스테롤을 낮춰준다. 또한 현미에는 백미에 비해 3배 정도 높은 무기질이 함유돼 있고 인, 칼륨, 칼슘, 마그네슘, 나트륨, 철분 등이 많이 들어있다.

2016년 국립암센터 발표 자료에 의하면, 한국의 전통음식은 대장암의 위험을 60% 감소시킨다는 역학 보고가 있다. 서구식 식사보다 한국식 식단이 대장암의 위험을 낮출 수 있다는 결과였다. 한국의 전통음식은 채소 뿌리, 해조류, 생선, 콩, 버섯류, 된장, 간장, 고추장 등을 이용한다. 반면, 서구식 식사는 적색육, 가공육, 탄수화물, 기름, 설탕 등을 이용한다. 그렇기 때문에 간편하게 먹을 수 있는 고탄수화물과 가공육보다 여러 식재료를 각종 장으로 조리한 한국 전통음식을 먹는 것이 좋다.

장수하는 한국인들에게는 공통된 식습관이 있다. 먼저, 채소, 두부, 해조류 등을 많이 먹는다는 것이다. 또한 쌀밥을 주식으로 하고 다양한 김치, 나물류 등의 채소와 더불어 청국장, 된장국 등의 식이섬유가 풍부한 식사를 한다. 이런 식단들은 대두 발효식품, 채소 발효식품, 비타민 B_{12}가 풍부한 해조류를 포함한다.

안타까운 사실은 빠른 경제 성장과 함께 서양의 식문화가 물밀 듯이 들어왔다는 것이다. 그 결과, 한국인의 장질환이 급격하게 늘고 있다. 많은 직장인들이 전통식보다는 간편한 패스트푸드와 기름진 음식을 즐겨 먹는다. 간편한 식사가 장 건강을 망치고 있다. 어떤 식사를 하느냐에 따라 장 건강이 좌우되기 때문에 식생활 개선은 반드시 필요하다. 다음 장에서 올바른 식사법에 대해 자세히 알아보자.

건강한 장을 만드는 식사 ❷

　건강식으로 알려진 식사들은 대부분 신선한 채소와 오메가 3 지방산이 풍부한 생선 그리고 다양한 식재료를 포함한다. 지중해의 요거트, 일본의 낫토나 츠케모노(채소 절임), 우리나라의 김치나 된장 등은 모두 발효음식이다. 장수하는 사람들이 발효음식을 즐겨 먹는 걸 보면, 발효음식은 장 건강 외에도 건강에 도움을 주는 것이 분명하다. 발효식품에 대해 좀 더 자세히 살펴보자.

　발효식품의 시작은 보관성을 높이고 풍미를 살리기 위함이었다. 아마 그 당시에는 각 식품의 성분들이 미생물에 의해 분해되면서 영양가가 높아진다는 사실을 모르지 않았을까? 이러한 사실을 몰랐겠지만, 세계 각국에는 다양한 발효식품이 존재한다.

　먼저, 몇 가지 발효식품의 기원을 알아보자. 유목민들이 염소의 위로 만든 물통에 우유를 넣고 더운 사막을 지나면서 적당히 흔들려 얻게 됐다는 것이 일반적으로 알려진 치즈의 기원이다. 와인의 기원은 농경생활을 하기 이전에 건기 동안 섭취할 음식 중 하나로 야생 포도를 보관했는데 포도 껍질에 자연적으로 서식하는 효모로 인해 시큼한 알코올 음료가 됐을 것으로 추측하고 있다.

대두 발효식품

대두 발효식품은 세계적으로 발달돼 있다. 한국에는 된장, 고추장, 간장, 청국장이 있고, 일본에는 미소, 낫토가 있고, 중국에는 크림치즈 형태의 수푸sufu와 삭힌 두부가 있다. 또한 인도의 스자체, 인도네시아의 템페, 부탄의 리비잇빠, 네팔의 키네마, 태국의 토아나오 등이 있다. 원료인 대두를 중심으로 균주의 종류나 방법에 따라서 다양한 음식이 존재한다.

한국의 대표적인 장이라고 할 수 있는 된장은 메주로 장물을 떠낸 후 남은 건더기에 소금물을 알맞게 부어 발효시킨 것이다. 재래식 된장은 2가지 종류로 나뉜다. 간장을 빼고 난 부산물인 막된장(보통의 된장)과 간장을 빼지 않고 그대로 만든 된장인 토장으로 분류할 수 있다. 콩이 발효되면서 생기는 이소플라본인 다이드제인과 제니스테인은 항염증과 항산화, 항암 효과가 있는 것으로 알려져 있다. 특히 발효 중 생성된 유산균은 대장의 정장 작용을 활성시켜 변비의 예방과 치료에 효과적이다.

된장과 같이 콩을 이용한 발효식품인 청국장은 삶은 메주콩을 고초균으로 발효시킨 식품이다. 다른 한국 발효식품과 달리 소금을 사용하지 않는다는 점이 특징이다. 또한 영양학적으로 된장이나 고추장보다 단백질과 지방 함량이 높다. 원료인 대두는 단백질이 40%, 지질이 20%이며 고기에는 없는 식이섬유가 12% 함유돼 있다. 발효 과정을 통해 리보플라빈 혹은 비타민 B_2가 5~10배 증가하며, 고초균에 의해 비타민 K가 많이 생성된다.

영양학적 특성 외에도 생리활성물질에 의한 이점도 있다. 식이섬유, 인지질, 이소플라본(제니스테인, 다이드제인 등), 항산화물질, 피틴산 등이 청국장에 있는 생리활성물질에 해당한다. 식이섬유는 대변이 장을 잘 통과할 수 있도록 돕기 때문에 장내 유해균 또는 유해물질이 머무르는 시간을 줄여준다. 제니스테인은 항산화, 칼슘 흡수 촉진, 골다공증 예방에 도움이 되며 발암물질에 노출된 세포가 암세포로 진행되는 것을 막아준다. 청국장 내의 펙틴은 체내에서 과도하게 존재하는 철분과 결합해 활성산소의 생성을 막아주는 효능이 있다. 이외에도 대장암을 포함한 성인병 예방에 효과가 있고, 생성된 생리활성물질은 혈압 상승을 억제해주고 지질대사를 개선하며 항암성, 향균작용의 효과를 가지고 있다.

낫토는 대두를 삶아 낫토균으로 발효 및 숙성시킨 대두 발효식품이다. 우리나라 마트에서도 쉽게 구입할 수 있다. 청국장과 비슷하게 짧은 제조 기간(2~3일 이내)이 소요된다. 낫토는 점도가 높고 실처럼 길게 늘어나며 익혀서 먹는 청국장과 달리 생으로 먹는 것이 특징이다. 다이드제인과 제니스테인 성분이 다른 콩 식품인 두부나 간장보다 높게 들어있다. 낫토를 이용한 실험에서 특정 암세포에 대한 항암 효과와 면역세포의 활성이 관찰되기도 했다.

발효유

발효유는 우유, 산양유, 마유 등에 유산균과 효모를 이용해 발효시킨 식품이다. 포유류의 젖에는 각종 영양소가 골고루 들어있으며, 특히 단백질, 칼슘, 비타민 등이 풍부하다. 포유류의 젖으로 만들어진 발효유는 영양적 가치가 크다.

우유 내 유당은 분해 효소 부족으로 소화가 잘 이뤄지지 않을 수 있다. 우유를 발효시키게 되면 유당이 포도당과 갈락토오스로 분해되기 때문에 소화가 잘된다. 또한 필수 아미노산 함량이 늘어나고 소화와 흡수가 용이한 상태의 아미노산이 생성된다. 유산균의 대사 결과물로 비타민 B군의 생성이 촉진되기도 한다. 유산균은 소화와 흡수를 촉진시킬 뿐 아니라, 항균 물질을 생성하거나 장내 유해균의 증식을 억제시킨다. 발효유는 장내 세균총을 건강하게 만들고 설사 및 장내 세균 감염에 효과적이다. 또한 혈중 콜레스테롤, 특히 나쁜 콜레스테롤로 알려진 LDL 콜레스테롤을 낮춰준다. 장내 유해균은 발암 전구물질을 발암 물질로 변화시켜 대장암 발생을 촉진하는데, 유산균은 이런 유해균의 활성을 저해함으로써 대장암 발생률을 감소시킨다. 발효유는 이외에도 유방암 발생률을 낮춘다는 연구 결과도 있다.

치즈는 우유를 발효시키고 레닛 등의 단백질 효소를 첨가해 응고시킨다. 이후 고체 상태가 되면 유청을 제거하고 숙성시킨다. 치즈는 우유가 약 10배 이상 농축된 것으로 영양적 가치가 매우 높다. 숙성 과정을 거친 치즈는 단백질과 지방이 소화, 흡수되기 쉬운 아미노산과 지방산으로 분해돼 체내 흡수율이 높다. 또한 지용성 비타민과 칼슘이 풍부해 영양가가 높고 골다공증 예방에도 좋다. 그러나 치즈를 제조하는 과정에서 비타민 C가 유청과 함께 배출돼 비타민 C의 양은 매우 부족하다. 따라서 치즈를 먹을 때 과일이나 채소와 함께 먹으면 부족한 비타민 C와 섬유소를 보충할 수 있다.

김치

김치는 소금에 절인 채소(배추, 무, 오이 등)에 생강, 마늘, 양파, 고추 등을 넣고 발효시킨 대표적인 한국 전통식이다. 비타민, 무기질, 섬유소, 유산균, 유기산 등이 풍부해 신선한 채소가 부족한 겨울에 요긴하게 먹을 수 있다. 김치를 담글 때 사용하는 마늘, 생강, 고추 등도 여러 생리 효과에 영향을 준다. 마늘의 알리신은 혈중 콜레스테롤과 중성 지방을 낮춰주며, 고추의 캡사이신은 지방 세포의 연소를 촉진시켜 비만을 예방한다. 생강의 진저론과 슈가올 성분은 매운맛을 내며, 소화를 돕는다.

예전에는 김치를 담근 후 땅속에 저장했지만, 이제는 김치 냉장고에 보관해 숙성시킨다. 이렇게 발효된 김치에는 비타민과 유산균 등 유익한 성분이 많다. 다양한 영양성분을 포함한 김치는 항암, 항산화 효능과 함께 동맥경화, 비만, 당뇨를 예방한다고 알려져 있다. 또한 풍부한 유산균 때문에 변비에도 좋다.

김치의 영양학적 우수성은 외국에서도 확인할 수 있다. 미국이나 유럽 학회에 가면 여러 교수들과 식사를 하는데 대부분의 교수들이 김치에 대해 잘 알고 있다. 김치는 시큼한 맛과 특유의 냄새 때문에 외국 사람들이 기피할 것이라고 생각했는데 의외로 잘 먹는 것을 보고 깜짝 놀랐다. 김치가 건강에 좋다는 것을 많이 듣다 보니 그런 것은 아닐까?

발효주

우리나라의 대표적인 발효주인 막걸리에는 식이섬유와 유산균이 풍부해 만성변비와 대장암을 예방하는 데 좋다. 2011년 한국식품연구원 식품분석센터는 막걸리에서 항암물질인 파네졸을 발견했다고 발표했다. 파네졸은 항암 효능이 뛰어난 물질로 포도주나 맥주보다 10∼25배 더 많이 막걸리에 들어있다. 하지만 막걸리 권장량은 1잔(400ml)으로 과한 섭취는 건강에 좋지 않다.

포도를 발효시켜 만든 와인은 식사의 풍미를 더해주며 특히 유럽 지역에서 많이 마신다. 와인도 술인데 과연 몸에 괜찮을까? 레드와인 속 레스베라트롤 성분은 암세포를 억제하는 데 효과가 있다. 항산화 기능이 뛰어나서 면역력을 증가시키고 정상 세포는 보존하지만, 암과 같이 변이된 세포는 죽게 만든다. 또한 비음주자에 비해 와인을 마시는 사람의 직장암 발생률이 10 % 낮다는 연구 결과도 있다.

막걸리나 와인은 대장암 또는 직장암에 좋다고 알려져 있지만, 가장 좋은 것은 음주를 하지 않는 것이다. 탄산, 알코올이 장벽을 자극할 뿐만 아니라 같이 먹는 기름진 안주가 장벽 상태를 더 악화시킬 수 있기 때문이다.

향신료

따뜻한 설렁탕이나 잔치국수를 먹을 때 가장 생각나는 것은 맛있는 김치와 더불어 후추다. 후추와 같은 향신료는 음식에 매우 소량 들어가지만 조금만 넣어도 입과 코를 즐겁게 해준다. 향신료는 음식의 향, 맛, 색에 결정적인 역할을 한다. 대부분의 향신료는 항균 효과가 있기 때문에 인도와 같이 더운 지방에서는 향신료가 많이 들어간 음식(카레 등)이 발달했다.

후추의 원산지는 인도, 말레이시아, 스리랑카, 보르네오, 중남미

열대지방이다. 전 세계적으로 약 13만 톤이 생산되며 이는 향신료 시장에서 1/4을 차지하는 양이다. 사람들이 국물, 볶음, 파스타, 고기 등 온갖 음식에 후추를 사용하니 많은 양을 소비하는 것은 당연하다. 사람들이 후추에 열광하는 가장 큰 이유는 바로 '향'이다. 잡냄새를 잡아주면서 식욕을 자극하기 때문이다. 후추에는 고추나 마늘과 같은 다른 향신료 속에 있는 알칼로이드 성분이 있다. 이 물질은 타액과 소화액 분비를 촉진시키고 특히 췌장의 소화 효소를 만들어낸다. 또한 혈압 조절에 도움을 주는 칼륨과 뼈 건강을 위한 칼슘이 다량 존재한다. 무엇보다 후추는 장내 가스를 줄여주기 때문에 장 점막이 자극되는 것을 막아준다.

베트남 쌀국수 덕분에 익숙한 '고수'는 강한 향 때문에 호불호가 갈리는 향신료다. 베트남 이외에도 중국, 인도, 영국, 멕시코, 스페인, 미국 등 전 세계적으로 소비되고 있다. 고수의 장점을 가장 잘 살리기 위해서는 생으로 먹는 것이 좋다. 고수에는 비타민 C가 풍부하고 혈중 콜레스테롤 수치를 낮춰주는 천연 지방산인 리놀레산, 올레산 등의 중간사슬지방산이 함유돼 있다. 무엇보다 위장관의 불균형이 생겼을 때 고수의 시네올, 리모넨, 알파피넨 등이 위장관을 진정시켜준다. 식사 전에 먹는 고수는 소화효소를 활성시키고, 소장과 대장의 연동 운동을 돕는다. 이외에도 항균 작용, 혈압 조절, 호르몬 불균형 완화, 뼈 건강 향상, 혈당 수준 조절 등 다양한 효과가 있다. 그러나 고수에 알레르기가 있는 사람이 있으며, 복용하는 약과 문제를 일으킬 수 있다. 또한 고수를 먹으면 자외선에 민감해지는 사람도 있고, 임산부와 어린이의 경우 안전성에 대한 연구가 진행되지 않아 주의해서 먹어야 한다.

조심해서 먹어야 하는 음식 3가지

흔히 몸에 좋은 음식과 몸에 나쁜 음식을 어떤 기준으로 나눌까? 발효음식이나 채소는 당연히 몸에 좋은 음식일 것이다. 그리고 밀가루나 우유를 먹으면 배가 아픈 경우도 있으니 이 식품들은 피하는 게 좋다고 생각하기 쉽다. 하지만 일반화해서 생각하면 안 되는 음식이 있어 소개하고자 한다.

첫 번째로 조심해서 먹어야 하는 음식은 요구르트다. '발효유는 장 건강에 좋다고 말했는데 요구르트를 조심해야 한다고?'라고 생각할 수 있다. 앞서 말한 장 건강에 도움이 되는 발효유는 요거트다. 유산균을 이용하여 발효시킨 식품으로 이때 당류를 추가로 넣지 않아서 달지 않고 살짝 시큼한 맛이 특징이다. 시중에 판매되는 식품으로는 그릭요거트, 플레인요거트 등이다.

조심해야 하는 발효유는 달콤한 요구르트다. 그 작은 요구르트에는 당류가 28g이나 존재한다. 우리나라 당류 섭취 기준이 하루 100g인 걸 생각하면 요구르트 한 병에 많은 양의 당류가 들어있음을 알 수 있다. 발효유를 먹지 말라는 것이 아니라 영양성분을 확인해서 당류가 적게 들어간 제품을 먹자는 이야기다.

두 번째로 조심해야 하는 음식은 건조과일이다. 건조과일을 많이 먹으면 안 되는 이유도 역시 '단맛' 때문이다. 건조과일에는 비타민이나 무기질뿐만 아니라 식이섬유가 5배에서 10배 정도 농축돼 있다. 그러나 열량도 높다. 바나나를 예로 들면, 바나나 100g은 92kcal 정도지만, 건조 바나나 100g은 600kcal다. 게다가 생과일은 수분 함량이 많아 과일 먹은 뒤에 포만감이 생기지만, 건조과일은 포만감이 덜하고 단맛 때문에 다른 음식에 손이 가게 만든다.

식사량이 충분하지 않은 경우에는 말린 과일 등 영양소 밀도가 높은 식품을 권장할 순 있지만, 일반적인 경우 건조과일보다는 생과일을 먹는 것이 좋다. 섭취량 역시 하루에 사과 2/3개 또는 귤 4개 또는 딸기 10개 또는 바나나 1개 정도가 좋다.

세 번째는 아스파탐이나 사카린을 포함한 인공감미료다. 설탕이나 과당의 섭취를 줄이기 위해 그리고 제품의 생산 단가를 낮추기 위해 등장한 인공감미료는 천연감미료보다 단맛이 100배 이상 높다. 조금만 넣어도 단맛을 충분히 내기 때문에 천연감미료를 사용했을 때보다 열량이 낮아진다. 하지만 천연감미료뿐만 아니라 인공감미료 역시 혈당 조절 이상을 유도할 수 있다는 연구 결과가 있다. 인공감미료를 장기간 먹었을 때, 장내 세균 30%가 줄었고, 대변 내 콜레스테롤 농도가 2배 이상 증가했다. 또한 '포도당 내성'을 유발할 수 있는데, 포도당 내성은 당분을 섭취해도 인슐린이 충분히 분비되지 않아 혈당을 높은 수준으로 유지하게 만든다.

저는 대장암 환자입니다.
이 음식 먹어도 될까요?

일반식을 먹을 수 있을 만큼 회복된 대장암 수술 환자들이 자주 하는 질문이 있다. "이 음식을 먹어도 될까요?"다. 가장 질문을 많이 받았던 음식들과 그에 대한 답을 모아보았다.

첫 번째로 브로콜리, 양배추, 케일과 같은 십자화과 채소다. 장점막이 손상된 상태에서 염증이 생기고 암으로 발전하는 것이 기본적인 발암 과정이다. 일반인의 경우, 손상된 장 점막이 4~5일이면 재생되지만, 대장암 환자의 경우 회복 속도가 느리고 면역력이 약해진 상태다. 십자화과 채소를 먹으면 인돌-3-카비놀이라는 물질이 생성된다. 카비놀은 위를 통과하면서 화학 구조가 달라진다. 이렇게 달라진 인돌-3-카비놀은 손상된 장 점막을 재생시킨다. 즉, 브로콜리, 양배추, 케일과 같은 채소는 대장암 환자의 면역력 증진에 긍정적인 영향을 미친다.

두 번째는 마늘이다. 마늘은 대장암뿐만 아니라 대부분의 암에 항암 효능이 있다고 잘 알려져 있다. 미국 국립암연구소의 발표에 의하면, 마늘을 주 1회 이상 먹는 사람은 그렇지 않은 사람보다 대장암 발병률이 32%나 낮았다. 이탈리아 연구에서도 동일한 결과가 나왔는데, 마늘을 많이 먹는 사람일수록 대장암 발병 위험이 최대 26%까지 낮았다.

마늘의 대표 성분은 알리신이다. 알리신은 강력한 살균, 항균 작용을 하는 것으로 이미 잘 알려져 있다. 또한 장의 면역력을 높여주는 효능이 있다. 하지만 마늘을 가열하면 알리신 함량이 낮아질 수 있으므로 마늘을 잘게 부수고 15분 뒤에 조리하는 것이 알리신의 효능을 최대로 볼 수 있는 방법이다.

또한 마늘의 S-아릴시스테인은 대장암 예방 효과에 주역을 맡고 있다. 이 물질은 우리 몸의 순찰대 역할을 하는 자연 살해 세포(NK 세포)가 지속적으로 암세포를 공격하게 한다.

건강기능식품과
건강보조식품

앞에서 소개한 식품들은 일반적인 식사를 통해 섭취할 수 있는 영양소에 해당한다. 그렇다면 이번 장에서는 건강기능식품에 대해 알아보자.

우리나라 식품의약품안전처에서 정의하는 건강기능식품은 '일상 식사에서 결핍되기 쉬운 영양소 또는 인체에 유용한 기능을 가진 원료나 성분을 사용해 제조한 식품으로 건강을 유지하는 데 도움을 주는 식품'이다. 현재 식품의약품안전처가 인정하는 건강기능식품의 기능성으로 32가지가 존재하고, 이중 하나가 장 건강이다. 장 건강에 대한 개선으로 3가지 측면을 언급한다. 바로 배변 활동 개선, 장내 균총 개선 그리고 장 손상 개선이다. 식품의약품안전처에서 명시하고 있는 장 건강에 도움이 되는 기능성 원료 중 쉽게 접할 수 있는 식재료는 다음과 같다.

감초는 전통 약재로 생강, 대추와 함께 체내 해독에 효과가 있다. 설탕 당도의 50배에 달하는 당 성분 때문에 한때 감미료로 사용되기도 했다. 또한 대표적인 생리활성물질로 글리시리진이 들어있다. 감초의 항산화물질 중 하나인 이소리키리티제닌은 궤양성 대장염의 염증 억제에 효과적이다.

대추는 보양식으로 잘 알려져 있고, 과육에는 주로 당분이 들어있으며 점액질, 능금산, 주석산 등이 들어있다. 궤양성 대장염 증상의 하나인 체중 감소를 막아준다.

생강은 독특한 맛과 향으로 세계적으로 소스, 차, 디저트에 활용된다. 몸을 따뜻하게 해주고 살균 및 항균작용, 항암효과, 식용 증진 및 소화 흡수 등의 효능이 있다. 특히 궤양성 대장염 환자의 경우, 생강이 손상된 대장 조직을 개선시키고 염증을 완화시키는 효과가 있다.

건강보조식품

홍삼의 경우 건강기능식품에 해당하지만 우리가 친숙하게 생각하는 인삼, 로열젤리 등의 건강식품은 식약처에서 인정하는 건강기능식품과는 다르다. 여기서는 건강보조식품에 사용되는 식재료와 그 원리에 대해 소개하겠다.

❶ 인삼

인삼은 예로부터 원기 회복, 면역력 증진, 자양 강장에 효과적인 식품으로 알려져 있다. 인삼은 중국삼, 미국인삼 등도 있지만 특히 우리나라의 고려인삼이 최고의 약효를 자랑한다. 이는 생리활성물질인 사포닌이 고려인삼에 5.22% 함유돼 있기 때문이다. 사포닌은 진센노사이드라고도 불리며, 인삼과 배당체가 결합된 물질로 일반 생약 사포닌과 약효가 다르다. 다른 나라 인삼과 다르게 고려인삼에는 약 20여 가지 이상의 진센노사이드가 들어있다.

《동의보감》에 따르면 인삼은 정신을 안정시키고 신경을 가라앉히며, 놀라 가슴이 뛰는 것을 멈추고, 두뇌 활동을 활발하게 하며, 건망증을 없앤다. 한방에서 인삼은 무기력한 체질이나 선천적 허약 체질자, 몸이 항상 차고 추위를 많이 타는 사람, 땀을 많이 흘리는 사람, 소화 기능이 약한 사람에게 효과가 있다고 말한다.

최근 일부 연구에서 인삼을 사용했을 때, 면역세포가 활성화되고 호중구 감소증 환자가 섭취했을 때 백혈구 수치가 증가했다는 보고가 있다. 에스트로겐과 유사한 작용을 하고, 아편과 같이 진통 효과도 있다. 인삼은 암 환자의 면역 기능, 망상내피 계통을 부활시켜 암의 재발을 막고 암세포의 증식을 억제한다. 즉, 인삼에 들어있는 사포닌과 항산화물질인 폴리페놀이 암세포의 증식을 막고 유해산소를 없애며, 면역력을 높여준다. 암 환자가 인삼을 복용하면 방사선, 항암제의 부작용을 줄일 수도 있다.

하지만 인삼이 모든 사람에게 맞는 음식은 아니다. 혈압이 높거나 두통이 많은 사람, 임산부는 먹지 않는 것이 좋다. 또한 인삼은 카페인, 혈압약, 스테로이드제, 여성호르몬(에스트로겐) 등의 약효를 지나치게 높일 수 있다는 점을 명심해야 한다. 커피, 녹차 등 카페인 음료와 인삼을 함께 먹는 것은 피해야 한다.

❷ 로열젤리

로열젤리는 여왕벌의 먹이로도 알려져 있다. 농축된 영양분을 갖고 있고, 다른 일벌과 비교해 여왕벌의 수명이 40배나 더 긴 점에서 장수와 회춘의 비약으로 여겨져 왔다. 그리스신화에 따르면 제우스도 꿀을 먹고 자랐다고 한다. 그리스인들은 꿀을 '신들의 식량'이라 불렀다. 성서에서는 가나안을 '젖과 꿀이 흐르는 땅'이라고 표현했으며, 솔로몬은 "내 아들아 꿀을 먹으라. 이것이 네 입에 달고 건강에 좋다"라고 말했다. 이처럼 예로부터 인류는 꿀을 귀하게 여겼다.

로열젤리에는 67%의 물, 12.5%의 단백질 및 소량의 아미노산, 11%의 당류와 40여 종의 생리활성물질이 들어있다. 반면, 비타민류는 비타민 B군이 대부분이며 약간의 비타민 C도 들어있다. 반면, 비타민 A, D, E, K는 포함돼 있지 않다. 아세틸콜린이 풍부해 집중력 향상에 도움을 준다는 보고가 있다. 일본의 로열젤리 연구(1978)에 의하면, 로열젤리는 꿀에 비해 200배 정도 약리 효과가 강력한 것으로 나타났다. 로열젤리는 신진대사를 촉진시켜 몸에 활력을 제공한다. 또한 로열젤리는 생체 저항력 강화 및 성장 촉진, 항암 작용, 항균 작용, 내분비 순환계통 조혈기관 등에 영향을 준다. 로열젤리는 혈중 콜레스테롤 수치를 낮춰주기 때문에 동맥경화 예방에도 좋다. 신경장애 특히 우울증 환자에게 도움이 되고, 수술 후 회복이 필요한 환자에게도 좋다. 로열젤리에는 타액선 호르몬인 파로틴parotin과 유사물질이 다량 들어있어 노화 방지에 효과적이다.

❸ 오메가 3 지방산

오메가 3 지방산은 '몸에 좋은 불포화지방산'으로 알려져 있다. 불포화지방산은 인체 내에서 합성되지 않지만 대사 활동에 필수적인 지방산이다. 영양학적으로 중요한 오메가 3 지방산으로는 알파리놀렌산ALA, 에이코사펜타엔산EPA, 도코사헥사엔산DHA이 있다. 일반적인 공급원으로는 생선 기름과 아마씨 기름을 포함한 식물성 기름이다.

1970년대 덴마크 연구자에 의해 불포화지방산이 주목받기 시작했다. 이누이트족이 고지방 음식을 섭취하지만 심혈관 질환에 잘 걸리지 않는 이유가 오메가 3 지방산을 많이 섭취하기 때문이라는 것이다.

생선 기름에 들어있는 불포화지방산 중 대표적인 오메가 3 지방산이 DHA와 EPA다. DHA는 성인 뇌세포 지방의 약 10% 정도를 차지할 정도로 뇌 건강과 밀접한 연관이 있다. DHA는 뇌 활동뿐만 아니라 콜레스테롤 수치를 낮춰준다. EPA 역시 뇌와 망막에 있는 지질을 구성하고 있다. 항염증 효능을 갖고 있으며, 중성지질과 LDL 콜레스테롤의 혈중 수치를 낮추는 데 기여한다.

많은 전문가들은 EPA와 DHA가 관상 동맥 질환의 위험을 줄일 수 있다고 말한다. 또한 DHA는 뇌와 눈, 신경의 정상적인 발달을 돕는다. 오메가 3 지방산은 간에서 중성지방과 초저밀도지질단백질 VLDL 합성을 억제함으로써 중성지방 수치를 낮추고, 항염증, 항암 효과가 있다.

일상에서 사용하는 식용유 중에서 오메가 3 지방산 함량이 높은 기름은 들기름(50%), 콩기름(7%), 카놀라유(10%) 등이 있다. 결핍되면 우울증, 조현증, 주의력결핍과잉행동장애, 시력 저하, 심장 질병 등이 발생할 수 있으며, 스트레스를 가중시킬 수 있다.

❹ 커큐민

카레는 대표적인 항암 식품이다. 카레는 강황을 포함한 여러 향신료를 섞어 만든 것으로 이중에서 강황(울금), 생강, 허브류에 들어 있는 커큐민 성분이 주로 항암 효능을 가지고 있다. 커큐민은 울금이나 강황에 포함돼 노란색을 띄는 알칼로이드의 일종이다. 간 기능 개선, 근육 피로 개선, 피부 수분 증가에 효과적이다. 폴리페놀 성분인 커큐민은 강황 뿌리에서 추출한 것으로 항산화물질이 풍부해 세포를 손상시키는 활성산소를 억제한다. 또한 커큐민은 대장암의 초기 발암 과정을 차단한다. 대장암뿐만 아니라 위암, 구강암 등에도 효과가 있다.

❺ 마늘

마늘은 예로부터 많은 사람이 즐겨 먹는 식품이다. 우리나라는 세계에서 압도적인 비율로 마늘을 소비하는 나라다. 중국에서는 열병, 두통, 콜레라 및 이질을 방지하기 위해 차 형태로 마시기도 했다. 마늘의 대표적인 성분은 알린이다. 알린은 마늘 조직이 상하는 순간 자기방어물질인 알리신이 된다. 알리신은 콜레스테롤과 중성지방을 줄여주는 역할을 한다.

마늘의 대장암세포 성장 억제 효과는 홍삼 추출물보다 약 30% 높은 것으로 확인된다. 가공하지 않은 마늘을 규칙적으로 먹으면 위암 및 대장암을 포함한 몇몇 종류의 암이 진행될 위험성을 줄여주기도 한다. 이외에도 마늘은 여러 가지 약리 효과를 가지고 있다. 혈당치 감소 및 동맥경화 개선 등 각종 대사질환 개선과 함께 마늘의 지용성 성분이 종양세포 성장을 늦추는 것으로 알려져 있다.

마늘은 생으로 먹는 것이 가장 좋다. 만약, 마늘을 조리해서 먹어야 한다면, 가급적 마늘을 깐 후 바로 조리하지 말고 몇 분간 놔둔 후 열을 가하는 것이 마늘의 효과를 최대로 얻을 수 있는 방법이다.

명품 장을 만드는 생활습관 10

장은 몸과 마음의 건강을 좌우할 뿐만 아니라 삶의 질에도 영향을 미친다. 장이 건강하면 자연스레 삶의 질도 높아진다. 따라서 건강한 장을 위한 건강한 생활습관은 반드시 필요하다.

① 일정한 시간에 규칙적으로 식사한다.

② 식사는 가급적 천천히 잘 씹어서 삼킨다.

③ 하루에 섭취하는 칼로리를 계산한다.

④ 가능한 자연의 식재료를 사용하고, 포만감을 주는 식이섬유부터 단백질, 탄수화물순으로 먹는다.

⑤ 채소 및 과일 등의 식이섬유와 발효식품을 먹는다.

⑥ 패스트푸드를 멀리한다.

⑦ 자신에게 맞는 운동을 규칙적으로 한다.

⑧ 불필요한 항생제를 남용하지 않는다.

⑨ 스트레스를 해결할 수 있는 방법을 찾는다.

⑩ 충분한 물(하루 2리터)을 마시고 자극적인 음식은 피한다.

대장암은 발생률이 높고, 두 번째로 사망률이 높은 암이다. 또한 유전적 원인보다는 환경적 요인 때문이라고 알려져 있다.

최근 미국 피츠버그 의과대학 스테판 키페 교수는 가공육과 적색육이 대장암 발병 위험을 높이고, 섬유질은 발병 위험을 낮춰주며, 이러한 기전에 대장 내 미생물 대사$_{\text{Microbial metabolism}}$가 중요하다고 주장했다. 즉 식사, 장내 미생물 환경, 면역체계 등이 건강에 영향을 주기 때문에 모두 관리를 잘해야 한다고 강조한다. 앞서 언급한 바와 같이 프리바이오틱스는 유익균의 먹이가 돼 장 환경에 긍정적 영향을 미친다. 특히 장내 유익균이 프리바이오틱스를 발효해 짧은사슬지방산인 부티르산을 생산하며, 파이토케미컬과 폴리페놀과 같은 항산화물질을 생성해 대장암 발생을 억제한다고 알려져 있다.

PART 06

병에 걸리지 않는
운동법

우리는 산소의 존재를 전혀 느끼고 있지 않지만, 산소 없이는 단 몇 분도 살아갈 수 없다. 만약에 우리가 평상시에도 산소의 부족함을 느낀다면 심폐기능에 이상이 생긴 것이다. 이처럼 우리가 장의 존재를 전혀 느끼고 있지 않을 때가 건강한 상태다. 장에 문제가 생기면 식사 전후로 속이 쓰리거나 불편감을 느끼고, 가스 배출이 원활하지 않아 복부 팽만감이 생긴다. 변비 증상이 나타나기도 하고, 혹은 과민성대장증후군으로 화장실을 자주 가야할 수도 있다.

그렇다면, 운동은 장 건강에 어떤 영향을 미칠까? 일반적으로 적절한 운동은 위암과 대장암의 발병을 줄이며, 장의 연동 운동을 촉진시켜 소화를 돕고, 또한 게실과 담석증 등을 예방하는 것으로 알려져 있다. 하지만 마라톤이나 철인 삼종 경기 같은 심한 운동을 장시간 했을 경우 소화불량은 물론 장내 출혈, 복통 그리고 만성 염증을 유발하기도 한다. 여기에서 '적절한 운동'이라는 것에 대해 생각해보자.

적절한 운동이란 언제 어떤 운동을 얼마나 힘들게 그리고 얼마나 오랫동안 할 것인가에 달려 있다. 운동을 하면 근육이 산소와 에너지를 필요로 하기 때문에 많은 양의 혈액이 필요하다. 예를 들어, 가벼운 달리기를 10분 정도 할 경우 장으로 가는 혈액의 양은 약 20% 정도 감소하고, 약 1시간 정도 달리기를 할 경우 장으로 공급되는 혈액의 80%가 감소한다. 이렇게 되면 장내 여러 부분이 혈액 부족으로 인한 심한 복통이 오기도 하고, 손상이 발생할 수도 있다.

그럼 밥 먹고 나서 운동을 하면 안 될까? 어떤 운동을 하느냐에 따라 그 답이 다를 수 있다. 예를 들어, 식사 직후라고 할지라도 가볍게 걷는 정도의 운동은 소화에 도움을 주어 위와 장에 부담을 덜어준다. 반면, 매우 힘든 운동을 하게 될 경우 오히려 소화에 안 좋은 영향을 주기도 한다. 물론 운동으로 인한 장의 불편감과 부분 손상은 대부분 운동이 끝나고 휴식 중에 회복된다. 따라서, 식사 후 힘든 운동을 하는 것은 피하는 것이 좋지만, 낮은 강도의 운동(걷기)은 오히려 소화를 도와줄 수 있다.

의학적으로
올바른 운동이란

그럼 장 건강에 좋은 운동은 무엇일까? 전반적으로 가벼운 걷기 혹은 조깅이 장 건강에 긍정적인 영향을 미친다. 최근 연구들에 의하면, 적절한 유산소 운동은 장내 세균총의 다양성을 증가시켜 장 건강을 개선한다고 보고하고 있으며, 운동선수 혹은 체력이 좋은 일반인의 장내 세균총이 더욱 다양하게 존재한다는 것을 발견했다. 이외에도 복부강화 근력 운동과 골반 기저근을 강화시켜주는 운동은 배변 기능을 향상시켜 잔변감을 줄이고 변비를 예방한다.

앞서 말한 것처럼 장과 뇌는 매우 밀접한 연관성을 가지고 있다. 따라서 똑같은 운동을 한다고 할지라도 어떤 마음가짐으로 운동을 하느냐에 따라 장에 주는 영향이 다를 수 있다. 남자들이 군대에 입소한 지 얼마 안 됐을 때 변비로 고생하는 경우가 많다. 군대는 사회에서의 환경과 완전히 다르기 때문에 사회초년생인 남자들은 잔

뜩 긴장하게 된다. 이는 자율신경계에 영향을 미치고 변비를 야기한다. 혹자는 훈련에 의한 신체 활동량의 증가가 변비를 야기시키는 것은 아닌가 하는 의문점을 가질 수도 있겠다. 군대의 신체 활동은 크게 나누면 훈련과 여가시간에 하는 운동인데, 둘의 가장 큰 차이점은 자발성이다. 즐겁게 운동하면 몸에 약이 되지만, 스트레스를 받으면서 어쩔 수 없이 운동하면 오히려 건강을 해칠 수도 있다. 이는 미국의 한 연구를 통해 밝혀졌다.

연구자들은 자발적으로 운동하는 그룹, 강제로 운동하는 그룹, 운동을 하지 않는 그룹으로 나뉜 쥐의 운동이 수명에 어떤 영향을 미치는지 조사했다. 가장 긴 수명을 가진 그룹은 자발적으로 운동한 그룹이었으며, 가장 짧은 수명을 가진 그룹은 억지로 운동을 한 그룹이었다. 이 연구는 군대 훈련소에서의 운동이 대부분 강제적으로 진행된다는 점에서 스트레스가 장 건강에 나쁜 영향을 미칠 것이라고 추측할 수 있다. 다만, 군대에서 하는 운동이라고 하더라도, 자발적으로 한 경우라면 얼마든지 장 건강에 도움을 줄 수 있다.

규칙적인 생활습관이 건강에 좋다는 것은 누구나 알고 있다. 매일 일정 시간에 밥을 먹고, 몸에 무리가 가지 않는 운동을 꾸준히 하며, 잠을 푹 자는 것은 장 건강에 매우 좋을 것이다. 또한 스트레스는 장에 매우 좋지 않다. 과민성대장증후군 역시 스트레스로 인한 장질환이다. 큰 시험이나 면접을 앞두고 갑자기 배가 아프고 설사를 하는 것 또한 스트레스에 의한 과민성대장증후군 때문이다.

암을 이기는
운동법

괴도한 에너지 섭취 그리고 낮은 신체활동은 비만을 초래할 뿐
아니라, 대장암, 간암, 유방암 등을 포함해 많은 암의 위험률을 높
인다. 많은 지방 세포들이 체내 염증 물질의 분비를 증가시키고, 인
슐린 그리고 에스트라디올$_{Estradiol}$과 같은 호르몬이 대사에 영향을 미
쳐 결국 암을 유발하기 때문이다. 특히 비만으로 인해 발생률이 높
아지는 암 중에서 유방암은 폐경 후 더욱 위험률이 높아질 수 있다.
이는 폐경 이후 늘어난 지방조직에 의해 에스트로겐 수준이 증가하
는 것과 관련이 있다.

폐경 전기와 폐경기 여성들을 대상으로 시행한 연구에 따르면,
활동이 적은 사람들보다 중·고강도로 신체활동을 한 여성들에게서
유방암 발병률이 약 25% 감소한 것으로 나타났다. 또한, 대장 용
종 제거술을 받은 환자 300명을 대상으로 대장 용종의 재발 정도를

조사한 결과, 비만인 환자들은 비만이 아닌 환자들에 비해 용종 재발의 위험이 무려 5배가 높은 것을 확인할 수 있었다. 반면에 신체활동이 적은 환자들에 비해 신체활동에 많은 환자의 용종 재발 위험은 3분의 1 수준으로 낮았다. 대장암의 예방을 위해 체중을 감량하고 적극적으로 운동하는 것이 얼마나 중요한지 최근 연구 결과를 통해 확인됐다.

운동은 어떤 강도로 얼마나 해야 할까?

현재까지 암과 운동에 관한 연구들을 종합했을 때, 암 재발에 도움이 되는 특정 운동이나 동작은 없다. 그러나 암 환자 및 암 생존자들의 운동과 신체활동이 재발 위험을 낮춘다는 연구 결과가 지속적으로 나오고 있다. 실제로 대장암 생존자들을 대상으로 신체활동과 사망 및 재발 위험을 살펴본 연구에서 암 진단 이후 규칙적인 신체활동 또는 운동을 했던 대장암 생존자는 어떤 신체활동이나 운동도 하지 않았던 대장암 생존자에 비해 대장암으로 사망할 위험이 26% 더 낮은 것으로 나타났다. 암을 진단 받은 후에 많은 신체활동을 한 대장암 생존자는 낮은 신체활동만 한 대장암 생존자에 비해 대장암으로 사망할 위험이 35% 더 낮았다.

그렇다면 운동을 얼마나 해야 하는 걸까? 2008년 미국인 신체활동 가이드라인은 성인은 중강도 신체활동을 매주 150분 이상, 고강도 신체활동은 매주 75분 이상 해야 한다고 말한다. 세계보건기구의 신체활동 가이드라인에서는 건강한 몸을 위해 매주 300분 이상의 중강도 유산소 신체활동과 150분 이상의 고강도 유산소 운동이 효과적이라고 했다. 미국 암협회의 암 생존자를 위한 신체활동 지침에 따르면, 암 생존자들이 규칙적인 신체활동을 하는 것은 매우 중요하며, 주당 최소 150분 이상의 중강도 신체활동을 진행하면서 대근육(우리 몸에서 큰 비중을 차지하는 근육군으로 하체, 등, 배, 팔, 가슴 등)을 자극하는 근력 운동을 최소 주 2회 권고한다.

체중이 줄면 비만과 관련된 대장암, 유방암 그리고 간암 등의 위험률도 줄어들기 때문에 적절한 운동을 통한 체중 감소 및 유지는 암을 예방하는 데 있어 매우 중요하다.

연령에 따라 운동 강도를 적절하게 설정하는 것도 중요하다. 아동 및 청소년들은 비교적 안전하게 중·고강도 운동을 할 수 있다. 그러나 40세 이상이면서 만성 질환을 앓고 있거나, 심혈관 질환이 있는 노인들의 경우, 반드시 운동하기 전에 의사와 상담을 해야 한다. 또한 운동 전후로 워밍업과 정리운동을 반드시 해야 근골격계 부상과 근위축을 방지할 수 있다. 또한 스트레칭은 몸의 유연성을 유지하는 데 도움을 준다.

일주일에 적어도 150분씩 중강도의 유산소 운동을 하는 것이 좋으며, 한 번에 유산소 운동량은 1,000보(10분)나 3,000보(30분)가 적당하다. 적극적으로 체중을 관리하려면 일주일에 250~300분으로 운동량을 늘려야 한다. 여기서 중강도 신체활동이란 심장이 약간

중·고강도 운동의 예시

중강도 신체활동	고강도 신체활동
• 평지에서 천천히 자전거 타기 • 테니스(복식), 배드민턴, 탁구 • 활기차게 걷기 • 가벼운 조깅	• 아쿠아로빅 • 에어로빅댄스 또는 빠른 박자의 댄스 • 빠르게 자전거 타기 • 등산, 줄넘기, 달리기 • 달리기가 많은 스포츠(야구, 하키, 축구) • 수영, 테니스(단식)

출처: 미국 암협회 암 생존자를 위한 신체활동 지침

빠르게 뛰고, 숨이 약간 차며 땀이 맺히는 정도로 옆 사람과 대화하기 힘든 정도의 신체활동 또는 운동을 의미한다. 우리가 일상생활에서 쉽게 접하는 중강도 및 고강도 운동의 예시는 위의 표와 같다.

그렇다면, 150분 이상 유산소 운동을 할 때 쉬지 않고 해야 하는 걸까 아니면 나눠서 해도 되는 걸까? 위의 기준은 일주일간 운동의 총합이며 암협회에서는 한 번 운동할 때 최소 10분 이상 지속할 것을 권고하고 있다. 즉, 한 번에 얼마나 많이 하느냐보다는 하루 10분 이상 꾸준히 유산소 운동을 하는 것이 더 중요하다.

암의 재발을 막아주는 다니엘 운동

근력 운동은 근력을 향상시키고, 골밀도와 제지방량(체중에서 지방량을 뺀 무게)을 늘려주기 때문에 암 생존자들이 체력을 기르는 데 매우 중요한 역할을 한다. 운동을 처음 시작하는 사람들에게는 대근육을 자극하는 운동이 기초대사량을 늘려주기 때문에 좋다. 그렇다면 대근육을 자극하는 근력 운동을 하려면 어떻게 해야 할까?

근력 운동은 크게 기구를 이용하는 운동과 맨몸으로 하는 운동이 있다. 기구를 이용한 운동은 전문가의 지도를 받으며 실시하는 것이 좋다. 전문가는 근육이 다치지 않고 제대로 자극받을 수 있게 도움을 준다. 반면, 자신의 체중을 이용한 근력 운동은 장소나 장비에 구애받지 않는다는 점이 특징이다. 기구 운동보다 근육에 자극이 덜하지만, 상대적으로 배우기 쉽고, 언제 어디서든 할 수 있다.

연세대학교 스포츠응용산업학과 전용관 교수팀은 대장암 환자들이 손쉽게 맨몸으로 할 수 있는 근력 운동을 개발해 그 효과를 검증했고, 현재는 세브란스에 내원한 수천 명의 암 생존자들이 이 운동을 하고 있다. 이 운동은 '다니엘 운동'으로 성경에 다니엘이 친구들과 함께 하루 3번 기도한 것에서 착안했다. 하루 3세트 8가지 동작을 반복하는 다니엘 운동은 어깨관절, 허리관절, 고관절, 무릎관절 운동을 포함한다. 다니엘 운동을 꾸준히 하면 근력 강화, 근육량 유지, 관절 강화, 오십견 및 요통 예방 및 치료에 큰 도움이 된다. 다니엘 운동 8가지는 다음 페이지의 그림과 같다.

다니엘 운동

• 아래의 동작을 매일 10초 또는 10회씩 3세트 해보세요.

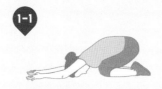

엎드려 기도자세

무릎을 꿇고 팔을 뻗은 상태에서 상체를 숙여 엉덩이가 떨어지지 않도록 10초 유지한다.

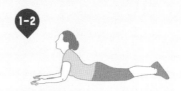

상체 스트레칭

땅을 보고 편하게 엎드려 팔꿈치를 땅에 대고 상체를 일으켜 세워 10초 유지한다.

팔굽혀펴기
가슴 운동

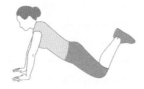

바닥에 손과 무릎을 대고 엎드려 몸이 일자가 되도록 유지하며 엎드린다.

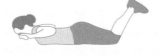

자세를 유지하며 팔을 굽혔다 펴기를 10회 반복한다.

3
균형 잡기
밸런스 운동

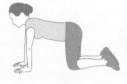

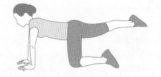

바닥에 손바닥과 무릎을 대고 엎드린다.

한 쪽 다리를 뒤쪽으로 바닥과 수평이 될 때까지 올렸다가 내리기를 양 다리 각 10 회 반복한다.

4
골반 기울이기
복근 운동

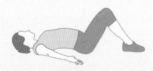

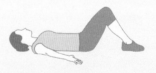

하늘을 보고 누운 상태에서 다리를 구부린다.

엉덩이와 머리가 떨어지지 않도록 허리 밑에 뜨는 공간을 10초 눌러준다.

5
크런치
복근 운동

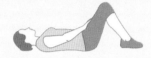

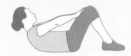

하늘을 보고 누운 상태에서 다리를 구부린다.

손을 허벅지 위에 올리고 상체를 일으켜 무릎 아래에 닿고 내리기를 10회 반복한다.

6
브릿지
허리 운동

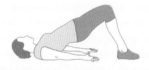

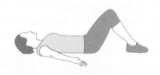

하늘을 보고 누운 상태에서 다리를 구부린다.

팔을 펴서 지면을 지지하며 허리를 들어올렸다가 내리기를 10회 반복한다.

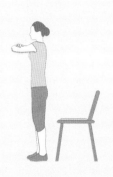

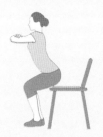

7

스쿼트
하체 운동

팔을 자연스럽게 포개어 올린 후 의자 앞에 선다.

엉덩이가 의자 끝에 닿을 때까지 다리를 굽혔다 펴기를 10회 반복한다.

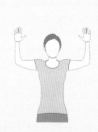

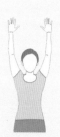

8

Wall 숄더 프레스
어깨 및 상지 운동

벽에 기대어 서고 팔을 직각으로 만든다.

팔꿈치와 손등이 벽에 떨어지지 않도록 올렸다 내리는 것을 10회 반복한다.

운동이 대장암에 미치는 영향은 크게 2가지다. 초기 대장암 발병에 미치는 영향과 대장암 환자의 재발과 생존에 미치는 영향으로 나눌 수 있다. 운동이 대장암 발병에 미치는 영향을 조사한 많은 논문을 종합해보면, 운동은 대장암의 발병을 20~30% 정도 감소시킨다. 뿐만 아니라 운동을 전혀 하지 않는 대장암 환자들에 비해, 조금이라도 운동하는 환자는 재발이 약 30% 정도 그리고 운동을 주당 3시간 정도 하는 사람은 재발이 약 50% 정도 감소했다. 최근에는 이러한 운동의 참여가 대장암의 전구병변인 대장 용종 발생을 낮춘다는 연구 결과 또한 발표됐다. 이를 통해 운동이 대장암 예방과 재발에 긍정적인 영향을 미친다는 것을 알 수 있다.

운동이 대장암의 재발을 줄이는 가장 큰 요인 중 하나는 인슐린 저항성을 개선시킨다는 점이다. 운동으로 인한 인슐린 저항성 개선은 혈중 인슐린을 낮추고, 이는 대장암 재발 예방에 직접적인 영향을 준다. 인슐린과 대장암과의 관계는 1995년부터 대두됐지만, 실제 대장암 환자들을 대상으로 운동이 혈중 인슐린을 낮춘다는 연구는 연세대학교 스포츠응용산업학과 전용관 교수와 내가 처음으로 규명했다. 암 생존자는 매일 하루 30분 정도의 걷기 운동과 하루 2~3세트씩 다니엘 운동을 했다. 그 결과, 운동에 참여한 암 생존자의 근력이 향상되고, 인슐린이 감소했으며, 암의 재발을 유발하는 염증 지표 역시 감소했다. 더 나아가 운동에 참여한 대장암 생존자들의 배변 문제가 개선돼 삶의 질 또한 향상됐다.

운동이 대장암 환자들에게 주는 이점은 이뿐만이 아니다. 혈압과 심혈관 질환, 당뇨병의 위험을 낮춰준다. 최근 조기 발견한 대장암 환자들의 5년 생존율이 90%에 가깝다는 점에서 암을 예방하고 삶의 질을 높이는 것은 매우 중요하다. 암 재발을 예방하는 것 외에도 개선된 식습관과 운동은 대사 질환의 위험을 낮추고, 더 나아가 삶의 질을 올려준다. 암 생존자에게 운동은 선택이 아닌 필수라고 할 수 있다.

PART 07

다이어트 성공률을
높이는 방법

2019년 한국건강증진개발원이 조사한 결과에 따르면, 성인 남자 비만율이 41.8%로 전년 대비 2.2% 늘었고 지난 8년간 5.2% 증가했다고 한다. 여성의 비만율은 29.2%였고 증가폭이 줄었다. 남자는 소득이 높을수록 비만율이 높았고 반대로 여자는 소득이 높을수록 비만율이 낮았다.

다이어트에 성공하고 요요 없이 건강한 체중을 유지하기란 쉽지 않다. 고도 비만의 경우, 수술을 하면 효과가 있다고 알려져 있지만 선뜻 수술을 받기가 어렵고 식이조절만으로는 살을 빼기 힘들다. 칼로리를 제한해서 먹으면 체중을 줄일 수는 있지만 유지가 쉽지 않다. 체중 조절 보조제들이 개발되고 있지만 아직까지 특별한 효과를 주는 약물은 없다.

가벼운 몸을 얻기 위해서는 음식을 잘 먹고 꾸준히 운동해야 한다. 나 역시 늘 건강한 식습관을 실천한 건 아니다. 그동안 비만이었던 나는 공복 혈당이 잘 조절되지 않았다. 지병으로 고혈압이 있어 꾸준히 약물을 복용했지만 혈압 조절이 잘 되지 않았고, 고지혈증과 고콜레스테롤혈증까지 앓고 있었다. 위기감을 느낀 나는 식단 조절과 운동을 시작했다. 그리고 딱 4가지의 생활습관을 고쳤다. 첫 번째는 운동이었다. 매일 1시간의 유산소 운동을 했다. 두 번째는 탄수화물을 적게 먹으려고 노력했다. 탄수화물은 체내에 지방으로 축적되기 쉬운 영양소 중 하나이고, 가장 먼저 소비되는 영양소다. 빠르게 소모되는 탄수화물 뒤로 지방을 효율적으로 태우기 위한 선택이었다. 세 번째는 장내 유익균의 생장을 돕기 위해 식이섬유를 충분히 섭취했다. 마지막으로 염분 섭취를 줄이기 위해 국물을 일절 먹지 않았다. 나는 개운한 국물을 먹는 걸 상당히 좋아하기 때문에 국물을 먹지 않는 것이 가장 힘들었다. 그렇게 약 1달 동안 2~3kg을 감량했고, 이를 4개월간 유지하자 약 9kg을 감량할 수 있었다. 이 기간 동안 매일 운동을 했다. 그 결과, 혈압은 약으로 조절되고 있으며 11개월 전에 비해 약 13kg가 감량된 상태로 유지 중이다. 물론 식사량에 따라 1~2kg정도의 변화는 있다.

나의 체중 감량은 주변 사람들의 눈에도 뚜렷하게 보이는 것 같다. 아내가 말하기를, 살을 빼기 전에는 잘 때 코를 너무 많이 골아서 내 옆에서 잠들기 어렵다고 투덜거렸지만, 지금은 전혀 골지 않는다고 한다. 또한 피곤하면 구취가 심해지는 것이 느껴졌는데, 확실히 생활습관 개선 덕분인지 소화기관도 건강해져 구취로 스트레스 받는 일이 거의 없다. 나는 이제 단순 체중 감량이 아닌 근력을 키워 체중을 유지하고 체력을 증가시키는 것이 목표다. 나이에 맞게 적당한 강도의 근력 운동과, 감소된 관절의 유연성을 위해 스트레칭을 하는 등 지금도 꾸준히 운동하고 있다.

다이어트에 실패하는
이유

비만은 여러 대사 질환을 유발하는 것 외에도 각종 암의 발병률을 높이는 것으로 알려져 있다. 먼저, 세브란스 가정의학과 이지원 교수의 연구를 소개하고자 한다. 세브란스에 내원한 대장암 환자 497명과 같은 기간 검진센터에 내원한 건강한 성인 318명을 비교했을 때 대장암 환자의 복부 내장지방 면적이 크게 나타났고, 내장지방의 양이 많을수록 대장암 발생이 증가했다.

분당 서울대병원 소화기 내과 이동호 교수팀이 국민건강보험공단 자료를 이용해 비만과 대장암의 상관관계를 조사했다. 총 40만 8,931명을 대상으로 2013년까지 9년간 추적 조사한 결과, 총 5,108명의 대장암 환자가 발생했다. 저체중인 여성(BMI 18.5 이하)은 대장암의 위험이 낮았던 반면 비만인 남성(BMI 25 이상)은 위험이 높았다. 대장암의 위험인자로 높은 체질량지수, 당뇨병, 고혈압 등이 발견됐는데, 고도 비만(BMI 30이상)인 경우 젊어도 대장암의 위험도는 컸다. 또한, 비만이 아닌 남자도 대사증후군이 있으면 대장암의 위험도가 올라가는 것을 관찰할 수 있었다. 이 연구는 한국인 대상으로 비만과 대장암이 연관돼 있다는 것을 보여준다.

뚱보균 때문이다

장내 세균은 다방면으로 체내 대사에 영향을 준다. 이는 일반 쥐와 무균 쥐의 비교를 통해서도 알 수 있다. 무균 쥐는 일반 쥐보다 약 30% 정도의 열량을 더 먹지만, 체지방량 수준은 약 40% 수준으로 낮은 상태였다. 또한 일반 쥐의 장내 미생물을 무균 쥐에 이식했을 때, 체지방량이 60% 이상 올랐고 인슐린 저항성도 증가했다. 이뿐만 아니라 장내에서 다당류 탄수화물을 소화하면서 장에서 에너지를 더 많이 흡수했다. 또한 근육 및 지방조직에서 지방세포를 에너지원으로 사용할 때 작용하는 지단백질 리파아제의 활성을 억제해 체내 지방이 분해되는 것을 막았다. 세포 내 에너지 상태를 감지하는 '에너지 센서'로 알려져 있는 효소인 AMPK_AMP-activated protein kinase의 활성을 저해시키기도 한다. 일반적으로 식사량이 부족할 때 활성화되는 AMPK는 지방의 분해를 촉진하여 에너지원으로 사용할 수 있게 해준다. 하지만 미생물에 의해 AMPK가 억제되면 인슐린 분비가 저하되고, 콜레스테롤과 중성 지방 합성을 유도한다. 이 연구를 통해 장내 세균이 비만과 관련 있다는 것이 밝혀졌다. 또한 이 세균들은 장내 호르몬을 조절하기도 한다.

세브란스 가정의학과 이지원 교수팀이 과체중인 사람 43명을 대상으로 12주간 유산균을 복용하게 한 결과, 복용군에서 복부 내장 지방, 복부 피하지방, 체중 감소 등이 관찰됐다. 또 다른 흥미로운 연구 중 하나는 산모가 출산 4주 전부터 수유 기간 6개월간 유산균을 복용했을 때, 향후 10년 후 자녀의 비만 예방에 도움 된다는 보고가 있다.

2006년 미국 워싱턴대학교 제프리 고든 박사의 '무균 쥐 실험'도 장내 미생물과 비만의 관계를 뒷받침해준다. 고든 박사는 무균 쥐에게 뚱뚱한 쥐와 마른 쥐의 대변을 각각 주입해 관찰했다. 같은 양의 먹이를 먹어도 뚱뚱한 쥐의 대변이 주입된 쥐의 체중은 마른 쥐의 대변이 주입된 쥐보다 2배나 늘었다. 장내 미생물이 소화와 흡수를 도울 뿐 아니라 비만에도 영향을 준다는 사실이 밝혀졌다. 이 연구 결과는 저명한 학술지 〈네이처〉에 실려 전 세계적으로 큰 반향을 일으켰다.

이후 장내 미생물총에 대한 연구가 봇물 터지듯 쏟아졌고 지금까지 미생물총이 비만, 당뇨와 같은 대사 질환은 물론 아토피, 류마티스 관절염 같은 면역 질환, 우울증, 자폐증과 같은 정신 질환, 파킨슨병과 같은 신경계 질환, 암, 골다공증, 노화 등과 밀접한 관계가 있다는 사실이 밝혀졌다. 세계적인 과학 저널 〈사이언스〉는 장내 미생물총이 암, 당뇨, 비만과 관련 있다는 사실을 2013년 10대 과학

뉴스로 꼽기도 했다.

그 후 제프리 고든 박사는 후속 연구로 쌍둥이의 미생물 균총을 무균 쥐에게 이식하는 실험을 했다. 두 쥐의 먹이는 같았지만 쌍둥이 중 뚱뚱한 쪽의 미생물 균총을 이식받은 쥐는 뚱뚱해지고 마른 사람의 미생물 균총을 이식받은 쥐는 날씬해졌다. 이 후속 연구를 통해 미생물 균총이 비만과 밀접하게 관련 있다는 사실이 더욱 공고해졌다. 미생물 균총은 게놈Genome으로도 설명 안 되는 질병의 수수께끼를 풀어줄 열쇠로 기대되면서, '제 2의 게놈'이라고 불린다.

장내 세균 중에 뚱보균이 많아지면 에너지 대사에 영향을 주어 비만이 될 수 있다. 또한 높은 에너지 섭취와 인슐린 저항성, 운동하지 않는 습관 등은 쉽게 비만을 초래하고 나아가 심혈관계 질환, 당뇨, 암 등의 질환에 걸릴 확률을 높인다. 반면, 운동을 많이 하고 통밀, 과일, 야채, 콩 그리고 발효식품 등을 섭취하는 건강한 식생활은 장내 세균총의 비율을 건강하게 만들고 유전자에 우호적 영향을 준다. 건강한 식단과 생활습관은 매우 중요하다고 할 수 있다.

올바른 식단 조절과 습관은 장 운동을 활발하게 해주고, 장내 세균총의 유익균을 증가시켜 체중을 줄이고 비만을 예방한다. 건강한 장은 올바른 식생활과 장내 세균총에 대한 이해에서부터 출발해야 한다. 장내 미생물의 불균형이 장내 면역 불균형을 초래하고 질병을 일으킬 수도 있다는 점을 명심해야 한다. 굶지 않고 적정한 칼로리를 섭취하면서 운동을 병행한다면 건강한 장을 가질 수 있을 것이다. 고칼로리 음식, 야식, 패스트푸드, 단 음식 등은 음식 자체의 질이 낮을뿐더러 칼로리가 높아 다이어트의 적이다. 아울러 액상 과당이 다량 들어있는 음식은 고칼로리 음식을 부른다. 이는 다이어트 실패의 요인이 되기도 한다.

죽음의 문턱으로 안내하는
비만

비만의 문제점은 이미 널리 알려져 있다. 우리 몸에 고지혈증, 당뇨, 고혈압, 심지어 암까지 불러올 수 있다는 사실을 말이다. 먼저 비만의 정의에 대해 알아보자.

비만은 지방이 정상보다 많이 축적된 상태를 일컫는다. 따라서 체내 지방량을 측정하는 것이 비만 정도를 평가하는 데 도움 된다. 동양인의 경우 체형에 따른 평균 체지방량을 다음과 같이 분류할 수 있다.

매번 정확한 지방량을 측정하기는 어렵기 때문에 가장 많이 사용하는 방법이 체질량지수와 허리 둘레 측정이다. 체질량지수$_{BMI}$는 몸무게$_{kg}$를 키의 제곱$_{m^2}$으로 나눈 수치다. 대한비만학회는 체질량지수 $23 \sim 25kg/m^2$을 과체중, $25kg/m^2$ 이상을 비만, $30kg/m^2$ 이상을 고도 비만으로 정의한다.

대한비만학회에서 제시하고 있는 비만 기준은 아래와 같다.

대한비만학회의 비만 기준

분류	체질량지수(kg/m^2)
저체중	18.5 미만
정상	18.5~22.9
비만전단계(과체중)	23~24.9
1단계 비만	25~29.9
2단계 비만	30~34.9
3단계 비만	35 이상

출처: 대한비만학회

하지만 체질량지수로 비만을 판단해서는 안 된다. 체질량지수는 비만을 분류하는 척도 정도로 생각해야 한다.

복부 비만은 허리둘레로 판단할 수 있다. 복부 비만의 기준은 성인 남자 90cm 이상, 여자 85cm 이상이다. 측정 위치는 갈비뼈 가장 아래 위치와 골반 가장 높은 위치(장골능)의 중간이다. 비만 중 특히 내장지방이 많은 경우, 대사 질환의 위험성이 높다고 알려져 있다. 내장지방과 피하지방의 분포를 평가하려면 복부 전산화 단층 촬영 검사가 필요하다.

비만은 에너지 섭취량이 에너지 소비량보다 과다하게 높을 경우 생긴다. 에너지 소비량은 기초대사량과 활동대사량으로 구분할 수 있다. 기초대사량이란 생명을 유지하는 데 필요한 최소한의 에너지량을 말한다. 체온 유지나 호흡, 심장 박동 등 신진대사에 쓰이는 에너지량으로 보통 휴식 상태 또는 움직이지 않고 가만히 있는 동안 소모되는 에너지다. 기초대사량은 우리가 하루에 소모하는 총에너지의 60~70%를 차지하며, 개인의 기초대사량은 신진대사율이나 근육량 등 신체 구성성분에 따라 차이가 생길 수 있다. 일반적으로 남성의 기초대사량은 1시간을 기준으로 체중 1kg당 1kcal이고 여성은 0.9kcal다. 즉, 70kg 남성의 하루 기초대사량은 1,680kcal이고, 50kg인 여성이 소모하는 기초대사량은 1,080kcal다.

반면, 활동대사량이란 일상 생활에서 운동이나 활동을 하면서 소모되는 에너지의 양으로 개인 활동량의 정도에 따라서 변화폭이 크다. 가벼운 움직임의 활동대사량은 기초대사량의 20~40% 정도이며, 중강도 활동의 활동대사량은 기초대사량의 55~65% 정도다. 축구나 농구와 같은 고강도 활동을 할 때는 활동대사량이 기초대사량의 80~100% 정도다.

날씬해 보이는데 나도 비만이라고?

체질량지수 기준으로 구분한 한국의 비만 인구 비율은 약 34.8%다(2016년 기준). 미국 71.0%, 멕시코 72.5% 등과 비교했을 때 낮은 수준이라고 볼 수 있다. 하지만 이는 근육량이나 체지방량 등을 고려하지 않은 비만 기준법이다. 따라서 체성분을 이용한 비만 구분과는 결과가 다르다.

체성분이란 몸을 구성하는 성분을 의미한다. 크게 체수분, 단백질, 체지방, 무기질로 나뉘며 이들의 합을 체중이라고 할 수 있다. 체성분은 생체전기저항법을 이용해 측정할 수 있고 우리는 '인바디 Inbody'라는 기기로 더 잘 알고 있다. 키 180cm에 체중 90kg인 운동선수(체지방률 10%, 체질량지수 27.8)와 같은 키에 체중 75kg인 운동량 적은 일반인(체지방률 25%, 체질량지수 23.1) 중 누가 더 건강할까? 체질량지수로만 보면 운동선수는 25가 넘는 1단계 비만이기 때문에 일반인보다 건강이 안 좋을 것이라고 생각할 수 있다. 하지만 실제로는 제지방량(체중에서 지방을 제외한 부분)이 운동선수는 81kg, 일반인은 56.25kg으로 같은 키에 몸무게는 더 나가지만 운동선수가 일반인보다 건강한 상태라는 것을 알 수 있다.

그렇다면 보기에 날씬해 보이는 사람은 체지방량이 적을까? 정답은 '그렇지 않다'다. 체지방은 우리가 섭취한 에너지 중 쓰고 남은 에너지를 저장한 것이다. 지방은 역할에 따라 크게 필수지방과 저장지방으로 나뉜다. 필수지방은 골수와 같은 지질 섬유 조직 안에 포함된 지방으로 정상적인 생리 기능을 위해 필요하며, 우리 몸의 3~8%를 이루고 있다. 저장지방은 피하지방과 내장지방으로 축적되는 지방조직 형태로 외부로부터 몸을 보호하고 체온을 유지한다. '보기에 날씬해 보인다'는 피하지방이 적다는 것을 의미할 수도 있

구분	남자	여자
동양인의 체형에 따른 평균 체지방량		
마름	12% 미만	22% 미만
표준	12~17%	22~27%
통통	18~22%	28~35%
비만	23~27%	36~40%
고도 비만	28% 이상	41% 이상

출처: WHO guidelines for Asian populations 2004

다. 그러나 신체 활동량이 낮은 사람들은 내장지방이 많을 수 있다. 즉, 미용을 위해 감량해야 하는 지방이 피하지방이라면, 건강을 위해 감량해야 하는 지방은 내장지방이다.

예를 하나 들어보자. 체중이 48kg인 마른 여성은 운동을 하지 않고, 체중이 60kg인 여성은 체중 감량 등의 이유로 운동을 한다면 둘 중 누가 건강하다고 말할 수 있을까? 시간이 지날수록 단언컨대 후자라고 말할 수 있다. 당장 체중 조절이 필요하지 않더라도, 당장 아프지 않더라도 가까운 보건소에서 체성분을 측정해보고 자신의 건강 상태가 어떤지 확인해보자.

가장 이상적인
다이어트

사람들은 건강하고 아름다운 몸을 갖기 위해 다이어트를 한다. 그러나 나이가 들수록 음식의 유혹을 떨치지 못하는 경우가 많다. 또한 운동 부족으로 인해 체중이 늘고 대사성 증후군이 생기기도 한다. 최근에는 저탄수화물, 저지방 식이나 간헐적 단식뿐만 아니라 약물 등 다양한 형태의 다이어트가 유행하고 있다.

비만과 에너지 섭취는 어떤 관계가 있을까? 오래 전부터 사람들의 머릿속에는 "비만=지방을 많이 먹어서"라는 공식이 존재했다. 따라서 체중 유지를 위한 전통적인 권고안은 저지방, 열량 제한 식사였다. 서양에서 비만 인구를 줄이기 위해 저지방 식품 생산과 유통을 늘리고 교육을 통해 지방 섭취율을 낮췄음에도 비만의 유병률은 오히려 증가했다. 과연 비만의 원인으로 지방만이 문제일까?

많은 사람들은 다이어트를 하는 사람들에게 무작정 음식을 적게 먹으라고 한다. 또는 식욕 조절제를 이용해 섭취량을 무리하게 줄이는 사람들도 있다. 하지만 그 순간에만 효과가 있을 뿐, 다시 원래의 식습관으로 돌아올 때에는 낮아진 기초대사량 때문에 체중이 급증하는 '요요현상'까지 겪을 수 있다.

그렇다면 건강하게 체중을 감량하고 유지하는 방법은 뭘까? 자기 체중의 10%를 3개월에 걸쳐서 천천히 빼는 것이 가장 좋다. 즉, 몸에 적응할 시간을 주면서 체중을 감량하는 것이다. 이는 60kg 성인을 기준으로 1주일에 약 0.5kg 정도다. 이렇게 천천히 체중을 감량하는 것이 몸에 무리를 주지 않기 때문이다.

운동이나 식단을 통해 하루 500kcal를 꾸준히 낮게 유지하면 된다. 500kcal 정도 적게 먹어도 되고, 유산소 운동과 근력 운동을 통해 500kcal를 소비해도 된다. 하지만 후자의 경우, 걷기 2시간, 계단 오르기 70분, 수영 55분, 줄넘기 50분을 연속적으로 해야 한다(60kg 성인 기준). 우리 몸은 운동 후 몸의 회복을 위해 근육에 저장돼 있는 글리코겐(탄수화물)을 에너지로 바꿔서 사용하는데, 무리한 운동을 할 때는 근육의 단백질까지도 에너지로 바꿔서 사용하기 때문에 오히려 근손실이 발생하기도 한다. 따라서 식사량 감소와 운동을 병행하는 것이 가장 이상적이다. 하지만 효과가 단기간에 나타나지 않기 때문에 어느새 원래대로 돌아가는 우리의 모습을 보기도 한다.

살이 빠지는 식사

전체 섭취 열량을 줄였다면 식사의 구성을 어떻게 해야 좋을까? 체중 감량 식단인 존, 저지방 식단인 오니쉬, 저탄수화물고지방 식단으로 알려진 앳킨스, 고혈압 예방을 위한 DASH 등 다양한 식단이 있다. 간단하게 소개하자면 다음과 같다.

	체중 감량(kg)	탄수화물(%)	단백질(%)	지방(%)	나트륨(mg)
존 식단	-1.6 ~ -5.2	40	30	30	-
오니쉬 식단	-2.2 ~ -3.3	70	20	10	-
앳킨스 식단	-3 ~ -13	10~20 (100g 이내)	15~20	60~75	-
DASH 식단	-0.5	55	20	25	1,500~2,300

체중 감량 식단의 구성

존 식단은 특히 체내 염증을 낮추면서 호르몬 조절을 정상으로 돌려준다. 식단의 2/3는 채소와 탄수화물로 이뤄져야 하며, 당이 많이 함유된 과일이나 녹말 종류는 피해야 한다. 식단의 1/3은 단백질로 섭취해야 하며 저지방 고단백 식품을 먹고, 지방은 올리브오일이나 견과류를 통해 단일 불포화 지방 중심으로 먹어야 한다.

오니쉬 식단은 식품을 5가지 그룹으로 나눠서 건강에 좋은 음식

(1그룹)에서 그렇지 않은 음식(5그룹)으로 순위를 매긴 것이다. 이 식단은 그룹1의 식품을 선택할수록 체중 감소와 긍정적인 몸의 변화를 경험할 것이라고 설명한다. 글루텐 단백질과 지방을 피하는 것 외에는 다른 제약 조건은 없다. 식단을 완벽히 조절할 수 없는 직장인들에게 적합한 식단이다. 다이어트 중에 햄버거를 먹진 않겠지만, 어쩔 수 없이 점심으로 햄버거를 먹게 된다면, 최소한 콜라를 생수나 커피로 바꿔서 먹는 것이 좋다.

앳킨스는 저탄수화물 고지방 식단이다. 주로 운동선수들이 체지방 감량을 위해 단기간에 먹는 식단이다. 당지수(GI)가 낮은 탄수화물을 소량 섭취해(50~100g 이내) 혈당의 변화를 낮추고, 잉여 포도당을 만들지 않아 지방으로의 축적을 막는다. 풍부한 단백질 섭취로 근육 손실을 방지해 기초대사량 손실을 줄이고 포만감을 느끼게 하는 호르몬 분비를 유도한다. 저탄수화물 고지방 식단은 신체에서 비정상적으로 작용하던 인슐린 저항성 수치를 정상적으로 되돌리는 데 목적이 있다. 원래 저탄수화물 고지방 식단은 뇌질환 환자를 위한 치료식이였으나 비만인 사람들에게 체중 감량 효과가 뛰어나다는 점에서 최근 주목받는 식이요법이다.

앳킨스는 견과류나 올리브유 등 몸에 좋은 지방산 섭취를 권장한다. 실제로 이렇게 섭취한 지방은 체내 세포를 구성하는 물질을 이루는 데 우선적으로 사용된다.

앳킨스 식단보다 더 강하게 탄수화물을 제한하는 식사는 케톤생성식단이다. 케톤생성식단은 하루 섭취 탄수화물을 50g 이하로 제한하며 단백질 15-20%, 지방 75-80%로 섭취해야 한다. 이 식단은 단기간의 체중 감량 효과를 주지만 기간이 길어질 경우 체중이 증가하거나 심혈관계 질환 등에 노출될 수 있으므로 주의해야 한다.

마지막으로 DASH는 미국에서 시작된 고혈압 예방 및 관리를 위한 식단이다. 과일과 채소, 저지방(또는 무지방) 유제품, 콩, 견과류 섭취를 권장하고 하루 섭취 나트륨을 1,500~2,300mg으로 정하고 있다. 이 식단의 목적은 수축기, 이완기 혈압을 낮추는 데에 있지만, 동시에 체중 감량 효과도 있어서 다른 체중 조절 식단과 함께 진행하기도 한다. 국, 찌개, 장아찌 등 한국 음식은 나트륨 함량이 높다. 과도한 나트륨 섭취는 몸을 붓게 만들어 수분의 가용성을 낮춘다. 정부의 나트륨 저감 운동을 통해 실제로 국내 나트륨 섭취가 2013년 4,600mg에서 2017년 3,600mg으로 줄어들었으나, 세계보건기구에서 권장하는 하루 나트륨 권장량인 2,000mg(소금 5g)보다는 높은 수준이다.

다양한 식단이 존재하지만 공통적으로 말하는 것은 다음과 같다. 첫째, 포만감을 유지하기 위해 신선한 채소를 먹어야 한다. 둘째, 탄수화물 섭취를 줄여 체내에 잉여 에너지가 생성되는 것을 억제해야 한다. 셋째, 기초대사량을 유지하기 위해 충분한 단백질을 섭취해야 한다. 넷째, 나트륨을 적게 먹어야 한다. 이 4가지를 지키면서 섭취 열량을 줄이면 된다.

요요를 막아라

다이어트에 성공한 후 가장 주의해야 할 것은 요요현상이다. 요요현상은 다이어트 중에 제한했던 식사 섭취량이 다시 증가하고 운동량이 줄면서 일어난다. 굳이 요요현상이 아니더라도 체중이 늘어나는 이유는 다양하다.

같은 음식을 먹어도 사람마다 체내에 축적되는 지방량은 다르다. 왜일까? 바로 기초대사량의 차이 때문이다. 기초대사량은 호흡, 혈액순환, 세포 활동 등 기초 기능을 수행하는 데 필요한 에너지다. 20대 평균 기초대사량은 여성 1,300kcal, 남성 1,700kcal이며 나이가 들수록 낮아진다. 성별이나 나이 외에도 근육량이 많을수록 기초대사량은 높다. 따라서 기초대사량을 높이면 다이어트 성공률을 높일 수 있다. 즉, 다이어트는 섭취하는 열량을 줄이고 운동을 통해 일시적인 에너지 소모량을 늘려야 한다. 이외에도 근육량을 늘려 기초대사량을 높여야 한다. 이렇게 하면 잉여 에너지가 줄어 체내 지방이 줄어든다. 운동은 하지 않고 무조건 식사를 제한하면 근육을 분해해 에너지를 충당하기 때문에 기초대사량이 낮아진다. 이는 요요를 부르는 최악의 다이어트 습관이다.

기초대사량을 유지하며 다이어트하는 방법은 의외로 간단하다. 우선, 적절한 단백질 섭취가 가장 중요하다. 식사량을 줄이게 되면 우리 몸은 빠르게 에너지를 가져오기 위해 어쩔 수 없이 근육을 분해한다. 이때 적절한 단백질 섭취가 이뤄지면 근육 생성을 도와 근손실을 막아준다.

두 번째로는 유산소 운동과 근력 운동을 모두 해야 한다. 일반적으로 살을 빼기 위해서는 유산소를, 덩치를 키우기 위해서는 근력운동을 해야 한다고 생각한다. 하지만 30분 정도의 유산소, 관절에 무리가 안 되는 정도의 근력 운동 그리고 유산소 운동으로 마무리하는 것이 가장 좋다. 유산소 운동의 강도는 숨이 턱턱 막히는 정도가 적당하다. 처음에는 혈중 포도당을 소비하고, 이후에는 근육에 저장돼 있던 글리코겐과 피하지방을 분해한다. 이때 에너지 소모량이 많고 근육을 자극하는 근력 운동을 하면 지방 분해율을 높일수 있다. 근력 운동이 처음인 경우에는 트레이너를 통해 기구 사용법을 익히고, 본인의 근육 상태, 나이와 관절 상태를 고려해 강도와시간을 결정해야 한다. 마지막으로 가벼운 유산소 운동을 통해 근육과 몸의 피로를 풀어줘야 한다.

생활습관을 개선하는 것 역시 기초대사량을 높이는 좋은 방법이다. 계단이나 대중교통을 이용하는 습관은 근육을 자극한다. 최소 5시간에서 6시간의 충분한 수면을 하는 것도 기초대사량을 높이는방법이다. 수면 장애는 혈당을 높이고, 인슐린 분비를 촉진한다고알려져 있다.

따라서 식욕 조절제나 다이어트 약을 복용하면서 식사량을 제한하는 것보다는 건강한 식단과 적절한 열량 섭취 그리고 기초대사량을 높이려는 노력을 해야 한다.

적당히 통통한 사람이 더 오래 산다

대부분의 사람은 마른 사람이 장수할 가능성이 크다고 생각한다. 하지만 노인의 경우 다를 수 있다는 연구 결과가 있어 소개하고자 한다. 비만은 보통 BMI를 이용해 판정한다. BMI 18.5 미만은 저체중, BMI 18.5 이상 23 미만은 정상, BMI 23 이상 25 미만은 과체중, BMI가 25 이상이면 비만이다(대한비만학회 기준).

65세 이상 노인 BMI와 사망률의 관계를 분석하기 위해 1999년도부터 12년간 약 20만 명의 노인을 추적한 연구가 있다. BMI 23 이상 24 미만을 기준으로 그보다 체중이 적게 나가는 BMI 21 이상 22 미만은 약 12% 사망위험률이 높았으며, BMI 20 이상 21 미만은 약 19% 사망위험률이 높았다. 과체중과 비만 수준인 BMI 24 이상 33 미만인 경우에는 사망위험률이 낮았지만, BMI 33 이상을 기준으로 다시 사망위험률이 증가했다. 즉, 단순하게 BMI만을 사용해 사망위험률을 측정했을 때 남녀 상관없이 BMI가 23 초과 33 미만인 경우(우리나라 과체중 기준) 상대적인 사망위험률이 감소한다는 결과다. 다만, 저체중과 BMI 32 이상의 고도비만에서는 사망위험률이 크게 증가한다. 65세 이상 노인의 경우, 과체중은 사망위험률을 증가시키지 않았다.

이는 한국인을 대상(당뇨병이 없는 940만 명)으로 한 연구에서도 같은 결과였다. BMI와 사망위험률의 상관성을 보여주는 U자형 곡선은 연령이 증가함에 따라 두드러지면서 노년기(65세 이상)에 접어들

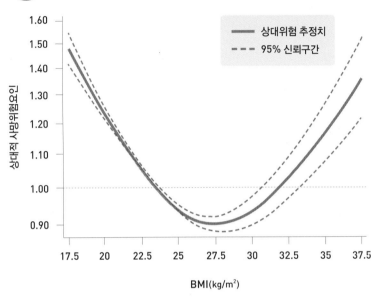

출처: BMI and all-cause mortality in older adults: a meta-analysis 2014

수록 U자형 곡선의 형태가 뚜렷해진다. 이는 노년기에 충분한 영양 공급이 이뤄져야 한다는 것을 보여준다. 노년기의 영양 불량은 체중 감소와 직결되고, 이때 면역력이 떨어지면서 각종 질환에 노출될 수 있다. 따라서 노년기에는 체중을 줄이기보다 충분한 영양 섭취를 통해 BMI를 23~30 사이로 유지하는 것이 좋다.

건강한 장으로 거듭나기 위한 Q&A 8

❶ 동물성 지방을 많이 먹으면 대장암에 걸릴까요?

대장암, 직장암 수술을 앞두고 있거나 수술을 받은 환자들이 '고기를 먹어도 되는지'에 대해 자주 묻는다. 국제암연구소 자료에 따르면, 암 발생의 원인 중 '음식'이 약 30%로 가장 높았다. 특히 30~40년 전 우리나라에서 보기 힘들었던 대장암과 전립선암, 유방암의 발병률이 급증했다. 발병 요인으로 크게 4가지를 꼽고 있다. 소고기와 돼지고기와 같은 적색육과 동물성 지방, 식품 첨가물(발색제 등)이다. 대장암, 직장암 발병률과 동물성 지방 섭취와의 연관성은 많은 역학 조사를 통해 밝혀졌다. 여러 가지 작용 기전이 있겠지만 지방 섭취에 의한 혈장 내 지방산이 대장 염증과 암의 요인이다. 두 번째로는 지방을 소화하기 위해 이차 담즙산, 리토콜릭산, 디옥시콜릭산이 분비되는데 이 물질들이 장 점막에서 낮은 확률로 암을 유발한다. 담즙은 대장 이외에도 식도와 담낭에서 암을 유발하기도 한다. 세 번째로는 동물성 지방이 많은 음식을 섭취한 경우 장내 미생물 중 비만균으로 알려진 퍼미큐티스 균이 증가하고 박테로이드 균이 감소한다. 마지막으로 일부 동물성 지방 섭취가 문제되기도 한다. 대개 동물성 식품(소고기, 돼지고기 등)을 먹을 때 채소를 적게 먹게 되는데, 이런 습관이 장 건강에 나쁜 영향을 미친다. 채소의 식이섬유는 장 점막을 자극하는 동물성 지방과 담즙산 등을 장에서 빠르게 배출시켜 장 점막이 자극받는 시간을 줄이는 데 기여한다. 하지만 모든 동물성 지방이 대장암에 나쁜 것은 아니다. 동물성 지방이라고 하면 흔히 삼겹살이나 적색육과 같은 고기의 지방만을 생각하는데 불포화 지방산이 포함된 생선 기름 역시 동물성 지방에 속한다. 불포화 지방산인 오메가 3가 많이 함유된 생선 기름을 먹으면 대장 내 종양의 성장을 억제하는 효과가 있다.

❷ 스트레스를 받으면 계속 먹고 싶어요. 어떤 음식을 먹어야 할까요?

현대인들은 폭식으로 스트레스를 해소하기도 한다. 우리가 스트레스를 받으면 찾게 되는 자극적인 음식들은 일시적으로 스트레스 수준을 낮춰줄 수 있다. 단 음식을 먹으면 스트레스 호르몬으로 알려져 있는 코르티솔의 분비가 일시적으로 줄고, 매운 맛의 캡사이신 성분은 혈관 확장을 유도하고 혈액 순환을 도와주면서, 천연 진통제로 알려져 있는 엔도르핀 분비를 촉진시킨다. 그런 의미에서 《죽고 싶지만 떡볶이는 먹고 싶어》라는 책 제목은 충분히 이해된다. 그러나 자극적인 음식은 비만과 음식 중독으로 이어질 수 있다. 음식 중독 증상은 폭식과 밀접한 상관관계가 있다. 섭식 장애(폭식증)로 발전하면, 충동 조절이 어려워지면서 오히려 스트레스를 받는 악순환으로 이어진다. 따라서 스트레스 때문에 생긴 음식 중독을 줄이기 위해서는 자극적인 음식으로 스트레스를 해결하려 하지 말고, 그 원인을 찾아 해결해야 한다.

그렇다면 스트레스 해소에 도움이 되면서도 건강한 음식은 무엇일까? 먼저 엽산을 포함한 비타민 B군은 체내 호모시스테인 수치를 낮춰 신경전달물질인 세로토닌과 도파민의 분비를 촉진한다. 비타민 B는 통곡물, 고기, 달걀 및 유제품, 견과류, 과일(귤, 아보카도, 바나나 등)등에 많이 들어있다. 아연은 스트레스 호르몬으로 알려져 있는 코르티솔 분비를 낮추는 효능이 있다. 엽산이 많이 함유돼 있는 식품으로 콩, 달걀, 녹황색 채소, 견과류, 아보카도, 시트러스 계열 과일과 고기, 조개류, 콩, 초콜릿, 통곡물 등이 있다.

스트레스를 받을 때 초콜릿 한 조각이면 기분이 좀 나아지는 걸 느낄 수 있다. 정확히 말하면, 초콜릿에 들어있는 카카오 성분이 스트레스 완화에 도움을 준다. 항산화물질이 풍부해 혈압을 낮춰주며, 카페인 성분이 중추신경을 흥분시킨다. 장수하는 사람들의 특징 중 하나가 초콜릿을 즐겨먹는 것이다. 특히 카카오가 70% 이상 함유된 다크 초콜릿이 좋다고 알려져 있다. 비타민 C가 풍부한 과일 역시 코르티솔 수치를 정상으로 되돌리면서 스트레스 완화에 도움이 된다. 또한 시트러스 향은 뇌의 혈류를 원활하게 해준다.

❸ 커피를 많이 마시면 대장에 안 좋을까요?

커피는 현대인이 즐겨 먹는 대표적인 기호 식품 중 하나다. 커피에는 카페인이 많이 함유돼 있지만, 대장암 발병에 있어서 커피는 좋은 역할을 한다는 연구 결과가 있다. 미국인들을 대상으로 한 역학 조사에서 하루 4잔 이상의 커피를 마시는 사람이 그렇지 않은 사람보다 대장암 발병률이 약 15% 낮았다. 일본과 중동 지방에서 진행된 연구에서도 커피 소비량과 대장암의 발생 빈도는 반비례했다. 디카페인 커피나 카페인이 없는 차를 마신 사람들의 대장암 발병률에는 차이가 없었기 때문에 카페인이 가장 유력한 생리활성물질로 대두되고 있다. 이외에도 커피에 들어있는 폴리페놀과 테오필린 등이 몸에서 항산화 역할을 하는 것으로 알려져 있다. 이들은 암의 성장과 노화를 억제한다.

또한 하루 4잔 이상의 커피를 섭취한 환자는 전혀 마시지 않는 환자와 비교했을 때 대장암 발생뿐 아니라 대장암 재발이나 사망률이 절반 이상 낮았다. 이는 대장암 재발에 관여하는 여러 요인 중 인슐린 작용에 커피가 긍정적 역할을 하며, 특히 클로르제닉산이 혈당을 낮추는 데 효과가 있기 때문이다.

카페인은 장 건강에 긍정적 역할을 하지만 카페인에 예민한 사람이거나 하루 1~2잔의 아메리카노를 마시는 사람이라면 추가적으로 더 마실 필요 없다. 한국인 1인당 연간 커피섭취량은 426잔으로 하루 1.2잔의 커피를 마시는 수준이다(2016년 기준). 이미 많은 양의 커피를 충분히 마시고 있기 때문에 굳이 더 챙겨먹을 필요 없다.

❹ 음식과 약도 궁합을 따져야 하나요?

우리는 치료를 위해서 약을 복용하기도 하고, 몸에 좋은 음식을 찾아서 먹기도 한다. 하지만 약과 음식에도 궁합이 있다는 것을 알고 있는가? 우리가 착각하기 쉬운 병과 잘못된 식품 섭취의 예를 살펴보자. 평소 변비가 심한 사람이 변비약과 함께 커피, 녹차, 홍차 등을 마셨다. 수분 섭취가 변비에 좋다는 이야기를 들었기 때문이다. 과연 변비가 해소됐을까?

커피, 녹차, 홍차는 물이 99% 이상으로 구성돼 있어 변비에 이로울 것 같지만 오히려 반대다. 이 음료들에는 카페인이 들어있는데 잘 알다시피 카페인은 이뇨작용을 돕는다. 즉, 대장으로 이동해서 대변을 부드럽게 해줘야 하는 물이 소변으로 빠르게 배출된다.

커피와 차의 탄닌 성분이 오히려 장 점막세포를 자극해 변비를 악화시킬 수 있다. 따라서 변비가 심한 사람은 카페인과 탄닌 성분이 들어있지 않은 차나 물을 마셔야 한다.

이외에도 변비약과 함께 먹으면 안 좋은 식품으로 우유가 있다. 시중에 유통되는 대부분의 변비약은 장 내부를 매끈하게 하거나 대장을 팽창시키는 등의 원리로 배변을 돕는다. 둘코락스와 같이 대장 신경을 직접적으로 자극하여 배변을 촉진하는 변비약은 우유와 함께 먹으면 부작용이 생길 수 있다. 약알칼리성인 우유가 변비약의 보호막을 손상시켜서 약이 위장에서 녹아버릴 수 있기 때문이다. 또한 변비약이 위를 자극해 복통을 일으킬 수도 있다.

부작용이 적어서 약국에서 쉽게 구할 수 있는 마그밀 역시 변비약으로 사용된다. 마그밀은 원래 제산제 역할을 하기 위해 생산됐지만, 최근에는 변비약으로 더 많이 사용된다. 장 속의 수분 함량을 높여주면서 약한 설사 작용을 일으킨다. 마그밀과 함께 먹으면 안되는 식품으로는 우유, 유제품, 칼슘제제 등이 있다. 2가지를 함께 복용하는 경우 혈중 칼슘 농도가 높게 유지되면서 우유 알칼리 증후군이 나타날 수 있다. 현기증, 두통, 구강 건조를 포함한 부작용이 일어나며 심한 경우 신장 기능을 현저히 떨어지게 할 수 있다.

한때 유행하던 다이어트 방법의 하나로 '덴마크 다이어트'가 있다. 덴마크 다이어트는 탄수화물과 지방, 염분의 섭취를 제한해 체중 감소 효과를 기대할 수 있다. 이 식단은 토스트, 블랙커피, 자몽, 삶은 달걀과 소금 간을 하지 않고 삶거나 찌거나 구운 고기들로 구성돼 있다. 많은 사람들이 이 방법을 추천하지만 한 가지 중요한 주의사항을 알려주지는 않는다. 바로 '자몽'이다. 영양소, 식이섬유, 항산화물질이 풍부한 자몽은 식품 자체로는 항바이러스, 항염증, 피로 회복, 수면 유도, 풍부한 칼륨과 비타민 C 등 장점이 매우 많다. 하지만 약을 복용하고 있다면 자몽은 오히려 독이 될 수 있다. 자몽에 들어있는 활성 성분인 푸라노쿠마린이 간과 장에 존재하는 약물대사의 활성을 낮춰주기 때문이다. 즉, 약이 체외로 배출되지 않아 혈중 약물 농도가 높아질 수 있다. 이 과정에서 두통, 어지럼증, 얼굴 붉어짐 등의 증상이 함께 나타나기도 한다.

가장 대표적인 것은 콜레스테롤 약이다. 이 약과 자몽을 함께 먹으면 혈중 스타틴 농도가 높게 유지되면서 부작용이 나타난다. 고농도 스타틴은 근육의 피로, 근육통, 당뇨 등의 부작용뿐만 아니라 심한 경우 근육 독성도 보고되고 있다. 특히 자몽을 과일이 아닌 주스 형태로 먹는 경우, 한 번에 더 많은 양의 자몽을 먹을 수 있어 주의해야 한다.

❺ 야식, 왜 장에 안 좋을까요?

우리나라 야식 문화는 매우 보편화되어 있다. 예전에는 치맥이나 라면이 주된 종류였지만 이제는 족발, 만두, 피자 등 그 종류가 다양해졌다. TV 프로그램에서는 야식을 잘 만드는 방법을 소개하기도 한다. 원래 야식은 밤새워 일하는 사람들에게 제공되는 음식이었으나 이제는 밤 늦게 출출하면 먹는 음식의 개념으로 바뀌었다. 전공의 시절, 밤 10시가 되면 야식을 주는 병원 내 식당이 문을 열었다. 당시에는 근무 시 저녁을 거르는 경우가 다반사였으므로 야식이 너무도 반가웠다. 물론 먹고 또 해야 할 일들이 많이 남아있었지만, 이때 먹지 않으면 응급환자가 언제 또 들이닥칠지 모르기 때문에 야식은 중요했다.

그러나 야식은 숙면을 방해하고 비만을 유도한다. 배고픔 호르몬인 그렐린은 성장호르몬의 일종으로 밤 10시부터 새벽 2시까지 분비량이 증가해 새벽 1시쯤 최고치에 이른다. 이것이 밤에 야식을 찾게 되는 이유 중 하나다. 밤 늦은 시간에 높은 칼로리의 음식을 먹는 것은 우리가 자는 동안 쉬어야 할 소화기관에 휴식 시간을 뺏는 것과 동시에 음식물의 소화를 힘들게 한다. 또한 양질의 수면을 방해한다.

❻ 식욕 조절은 어떻게 이뤄지나요?

우리 혀는 단맛, 쓴맛, 신맛, 짠맛, 감칠맛, 기름진 맛을 느낀다. 나이가 들면 혀의 미각 돌기가 퇴화돼 음식 맛을 전혀 못 느끼기도 한다. 여기저기 병원에 다녀 봐도 노화의 과정이라며 특별한 처방이 없는 경우도 있다. 이러한 경우, 환자들은 그저 죽지 않기 위해 음식을 먹는다고 말하기도 한다. '식도락'이라는 단어와 같이 이 음식 저 음식을 먹으면서 다양한 미각의 자극을 느끼는 것은 인생의 큰 즐거움이다. 그렇다면 식욕은 어떻게 조절되며, 어떠한 경우에 우리는 과식하게 될까?

우선 간단하게 식욕 조절과 포만감에 대해 살펴보자. 식욕 조절에는 위장관, 지방조직 그리고 시상하부가 관여한다. 각각에서 분비되는 신호들에 의해 체내의 에너지 항상성이 유지된다. 위장관에서는 콜레시스토키닌$_{CCK}$과 뉴로메딘 B 등 다양한 펩타이드가 분비된다. 이는 포만감을 뇌로 전달해 몸이 더 이상 음식을 섭취하지 않도록 한다. 렙틴은 인슐린과 함께 지방의 증가에 따라 혈중 농도가 증가해 식욕을 감소시키고 열을 발생시켜 비만을 막아준다. 따라서 지방이 감소하면 렙틴의 분비가 감소해 식욕이 증가하고, 위장관에서 분비되는 그렐린 또한 식욕 촉진제로 작용한다.

그렇다면 포만감을 느끼지 못하고 사람들이 계속해서 음식을 먹는 이유는 무엇일까? 우리 몸에서는 렙틴과 다양한 펩타이드가 분비되고 이를 통해 포만감을 느낀다고 앞서 설명했다. 음식을 먹어도 포만감을 느끼지 못하는 것은 체내의 포만감 기전이 망가졌다는 것을 의미한다. 즉, 렙틴 부족으로 비만이 되는 것이 아니라 렙틴의 신호를 전달하는 기구에 이상이 있기 때문이다. 예를 들어, 비만의 경우 지방세포에서 분비되는 렙틴 호르몬의 신호가 뇌로 적절하게 전달되지 않는다.

잘못된 식습관도 포만감을 느끼지 못하는 원인이 될 수 있다. 우리가 음식을 먹으면 뇌에서 행복 호르몬이 나온다. 우리가 아는 맛 중에서 특히 단맛과 짠맛은 행복 호르몬 중추를 강하게 자극한다. 단맛과 짠맛에 많이 노출될수록 뇌는 더욱더 강한 자극을 원하게 되고 이로 인해서 포만감을 제대로 느끼지 못한 채 계속해서 음식을 먹게 된다. 옛말에 '음식의 지나친 자극을 피하는 것이 장수의 비결이다'라는 말이 있다. 지나치게 미각을 자극하는 음식이 우리의 장 건강을 해치지 않도록 음식을 먹을 때 주의해야 한다.

❼ 소화가 안 되면 살은 안 찌나요?

소화가 잘 된다는 것은 소화 효소가 충분히 분비되고 장 운동이 활발해 효소와 음식이 잘 섞여서 장으로 이동하는 것을 말한다. 이 때 음식은 효소에 의해 분해되고, 분해된 음식 내 성분은 소장과 대장으로 흡수된다. 즉, 소화가 잘 되면 체내에서 필요로 하는 여러 영양소들의 공급이 원활하게 되는 것이다.

당연한 이야기지만, 과식을 하면 체내 잉여 에너지가 많아져 살이 찐다. 소화가 잘 되는 경우, 살이 찔 수 있고 반대로 소화가 잘 안 되는 경우, 신체에서 필요로 하는 열량 및 영양소가 제대로 공급되지 않아 체중이 감소할 수 있다. 소화가 잘 안 되는 경우는 다음과 같다.

병적인 원인 때문에 체내 소화 효소의 분비가 원활하지 않거나, 충분히 익히지 않은 음식(감자 혹은 콩 등)을 먹었을 때 음식 내 존재하는 소화효소억제물질(트립신 저해제 등)이 소화 효소의 작용을 방해함으로써 일어날 수 있다. 혹은 인 함량이 높은 콩과 칼슘 함량이 높은 치즈 등을 함께 먹으면 인과 칼슘이 결합해 체내에 흡수되지 않고 배출되기도 한다. 음식 내 영양소가 특정 음식의 소화, 흡수를 방해하는 경우도 있다.

그렇다면 변비와 비만은 어떤 상관관계가 있을까? 변비와 체중 증가의 연관성은 논쟁의 대상이다. 한 연구 결과에서 변비가 실제로 체중 증가의 원인이 될 수 있다고 주장한 바 있다. 변비는 신진대사 속도를 늦춰 칼로리 소모가 적게 이뤄지기 때문이다. 일시적인 결장의 대변과 수분 축적이 체중 증가의 원인이 될 수도 있다.

❽ 유전성 대장암이 진짜 있나요?

최근 어머니와 함께 병원에 방문한 20대 중반의 대학원 학생이 있었다. 그의 아버지는 39세에 대장암으로 사망했다. 암이 유전될 것이라고 생각조차 못했던 그들은 위 내시경을 통해 폴립이 발견돼 대장 내시경 검사까지 받게 됐다. 그는 '가족성 대장 폴립증'이었고 이미 에스결장에 있는 폴립은 암으로 변화하고 있어 수술적 치료가 필요했다. 복강경 전대장 절제술 후 소장주머니를 만들어 항문에 연결하는 수술을 시행했다. 수술 후 환자는 잘 회복돼 정기적으로 관리를 받고 있다.

건강 검진에서 대장에 수백 개의 작은 폴립이 발견돼 병원을 찾은 항공사 승무원도 있었다. 이 환자는 가족력이 전혀 없었지만 '가족성 대장 폴립증'을 진단받았다. 다행히 대부분이 아주 작은 폴립들이었고, 암은 발견되지 않아서 규칙적으로 관찰하기로 했다.

또 다른 사례가 있다. 캐나다에 거주하는 30대 여성은 그녀의 어머니와 함께 병원에 방문했다. 그녀의 어머니는 이미 2차례의 대장암 수술을 받고 완치된 상태였다. 또한 그녀의 이모도 대장암 치료를 받은 병력이 있는 상태였다. 검사 결과, 그녀는 횡행 결장암이었

다. 무사히 복강경 수술을 받고 캐나다로 돌아갔고 정기적으로 검
진받기 위해 고국을 방문하고 있다.

위 환자의 사례들은 특정 유전자 이상으로 발생하는 유전성 대
장암이다. 대장암 가족력이 있는 경우 그렇지 않은 사람에 비해 대
장암에 걸릴 확률이 더 높다. 평소 자신의 건강 상태를 세심히 살펴
이상 징후가 관찰되는지 보고 그렇지 않더라도 정기적인 암 검진을
받아보는 것이 좋다.

답은 장에 있다

최근 초고령화 사회가 되면서 건강과 장수에 대한 관심이 높아졌다. 이러한 현상과 더불어 한국인의 식탁에서 밥은 사라지고 다양한 나라의 음식과 인스턴트, 가공식품 등이 늘고 있다.

한국인의 주식인 쌀의 소비량은 점차 줄고 있다. 먹을 것이 부족하던 시절에는 주로 고봉밥을 선호했다. '밥심으로 일한다'라는 말이 있을 정도로 한국인에게 밥은 중요했다. 그러나 이 말도 이제 옛말이 됐다. 쌀의 소비량은 급격히 줄었고, 면이나 기타 밀가루 음식이 그 자리를 차지하게 됐다. 간편식이나 편의점 도시락을 찾는 직장인들이 늘어나고 있으며 혼밥족 역시 많아졌다. 우리의 식탁과 먹는 행태가 많이 변했다.

병원에서 일하다보면 아픈 사람이 얼마나 많은지 모른다. 그분들을 보고 있으면 내가 해줄 수 있는 것이 많지 않은 것 같아 마음이 아프다. 그러나 식생활 습관만 바꿔도 장 질환만큼은 예방할 수 있다. 그런 의미에서 올바른 식생활 습관은 너무나도 중요하다.

외과의사인 내가 음식과 장 건강에 더욱 관심을 갖게 된 계기는 필리핀, 베트남, 인도, 중동 등 다양한 국적의 젊은 제자들을 만나면서부터다. 연수를 받기 위해 다양한 종교와 문화적 배경을 가진 외과의사들이 한국에 온다. 이들과 함께 식사할 때면 식당을 선택하는 게 정말 어렵다. 무슬림 제자들은 할랄푸드를 먹고, 힌두교도 중에서도 완전 채식주의자가 있고 해산물은 먹지만 비늘 없는 생선은 먹지 않는 사람이 있고 소고기를 안 먹는 사람들도 있다. 또, 카톨릭 신자이지만 돼지고기를 먹지 않는 사람도 있다. 다양한 음식 문화를 보면서 장 건강에 좋은 음식 및 조리 방법이 많다는 것을 알게 됐다.

개인적으로 〈한국인의 밥상〉이라는 방송을 보면서 한국 음식에 큰 관심이 생겼다. 우리나라 곳곳에서 생산되는 건강한 식재료와 그것을 조리하는 사람들의 모습은 경이롭기까지 하다. 또한 그들의 얼굴에 보이는 평온함은 마치 종교에서 말하는 가장 이상적인 모습과도 같았다. 생업에 일생을 바치고 궂은 일도 열심히 하는 어부와 농부들의 모습을 보며 큰 감동을 받곤 한다.

다양한 매체를 통해서 건강 관련 정보가 매일 쏟아지고 있다. 그만큼 잘못된 정보도 많다. 물론 개중에는 좋은 정보도 있다. 특히 환자들이 식사, 운동, 건강식품에 대해 물어볼 때면 근거 없이 떠돌아다니는 의학 정보가 많다는 사실을 절감하게 된다.

나는 대장암 전문의로서 일반인에게 올바른 건강 정보를 전달하기 위해 20년 동안 방송에 출연하고 강연을 해왔다. 지난 40년 동안 환자를 보면서 다양한 장 질환을 조기에 발견하고 예방하는 것이 무엇보다 중요하다는 것을 깨달았다. 특히 장이 좋지 않으면 대장암, 대사 질환 등 온갖 병에 걸리기 쉽다. 면역력을 키우기 위해서 장 건강은 선택이 아닌 필수다.

장 건강은 우리의 수명을 결정한다고 해도 과언이 아니다. 나는 비만과 건강한 장은 아주 밀접한 관계가 있으며 건강한 장은 우리 몸 건강을 좌우한다고 확신한다. 심지어 정신적인 건강과도 관련 있다고 믿는다. 이 책은 건강한 장을 가지기 위한 구체적인 팁을 제시한다. 물론 현실에서 모두 실천 가능한 것들이다. 나는 진료 일선에 있는 의사로서 그동안 경험하고 배운 것들을 의학적 근거를 바탕으로 정리했다.

이 책을 읽고 나면 장 건강을 위해 어떤 운동을 해야 하며 어떤 음식을 선택해야 하는지 그 기준이 명확해질 것이다. 아무쪼록 독자들이 건강한 장, 튼튼한 몸을 가지고 장수를 누리게 되길 기원해 본다.

참고문헌

프롤로그

- 김형근, 김다영, 김태연, "주방 조리 시 실내 미세먼지(PM2.5) 분포와 위해성 평가", 〈대한건축학회〉, 36(2), 2016, p.1383-1384

- Talley, N. J., "Functional dyspepsia:advances in diagnosis and therapy". 〈*Gut and liver*〉, 11(3), 2017, p.349

- 보건복지부, 질병관리본부, 〈2017 국민건강영양조사〉

- 함정희, "국민 식생활과 건강 수준에 관한 연구:변비 질환의 원인 분석", 〈한국보건복지학회〉, 18, 2016, p.73-89

- 환경부, 〈주택유형별 주방요리시 오염물질 발생 현황〉, 2016

- 환경부, 〈환기유형, 요리재료별 미세먼지 발생량 비교〉, 2016

- Bouvard V et al., "Carcinogenicity of consumption of red and processed meat", 〈*Lancet Oncol*〉, Dec 16(16), 2015

- Chan, D. S., Lau, R. et al., "Red and processed meat and colorectal cancer incidence:meta-analysis of prospective studies", 〈*PloS one*〉, 6(6), e20456, 2011

- Satoh, A. et al., "SIRT1 promotes the central adaptive response to diet restriction through activation of the dorsomedial and lateral nuclei of the hypothalamus", 〈*Journal of Neuroscience*〉, 30(30), 2010, p.10220-10232,

- Yamada, K. A., "Calorie restriction and glucose regulation", 〈*Epilepsia*〉, 49, 2008, p.94-96

- Jenkins, D. J. et al., "Glycemic index of foods:a physiological basis for carbohydrate exchange", 〈*The American journal of clinical nutrition*〉, 34(3), 1981, p.362-366

- Atkinson, F. S. et al., "International tables of glycemic index and glycemic load values :2008", 〈*Diabetes care*〉, 31(12), 2008, p.2281-2283

- Gallant, A. et al., "Nutritional aspects of late eating and night eating", 〈*Current obesity reports*〉, 3(1), 2014, p.101-107

PART 1

- 나가누마 타카노리, 〈장뇌력〉, 전나무숲, 2016

- 서재걸 《슈퍼유산균의 힘》, 위즈덤하우스, 2017

- Lee JY, Chu SH, Jeon JY, Lee MK, Park JH, Lee DC, Lee JW, Kim NK., "Effects of 12 weeks of probiotic supplementation on quality of life in colorectal cancer survivors:a double-blind, randomized, placebo-controlled trial", 〈Dig Liver Dis〉, 12, 2014, p.1126–1132

- Koen Venema and Ana Paula do Carmo, "Probiotics and prebiotics:current research and future trends", 〈Caister academic press〉, 2015

- 김현진, "FODMAP이란?", 〈대한내과학회지〉, 89(2), 2015, p.179-185

- Gibson, P. R., & Shepherd, S. J., "Evidence-based dietary management of functional gastrointestinal symptoms:the FODMAP approach", 〈Journal of gastroenterology and hepatology〉, 25(2), 2010, p.252-258

- Kinsinger, "Cognitive-behavioral therapy for patients with irritable bowel syndrome:current insights", 〈Psychology Research and Behavior Management〉, 2017

PART 2

- Kosuke Mima., et al., "Fusobacterium nucleatum in colorectal carcinoma tissue and patient prognosis", 〈Gut〉, Dec 65(12), 2016

- Yutaka Suehiro., et al., "Highly sensitive stool DNA testing of Fusobacterium nucleatum as a marker for detection of colorectal tumours in a Japanese population", 〈Annals of Clinical Biochemistry〉, Vol.54(1), 2017, p.86–91

- 김영훈, "인간 건강과 프로바이오틱스, 프리바이오틱스 그리고 신바이오틱스", 〈한국생물공학회〉, 23(1), p.17-22

- Tochio, T., Kadota, Y., Tanaka, T., & Koga, Y., "1-Kestose, the Smallest Fructooligosaccharide Component, Which Efficiently Stimulates Faecalibacterium prausnitzii as Well as Bifidobacteria in Humans", 〈Foods〉, 7(9), 2018, p.140

- Iatsenko I , Kondo S Mengin-Lecreulx and Lemaitre B., "PGRP-SD, an extracellular pattern- recognition receptor, enhances peptidoglycan-mediated activation of the Drosophila Imd Pathway", 〈Immunity〉 45, Nov 15, 2016, p.1013-1023

- Akihito Harusato et al., "Insights on the impact of diet-mediated microbiota alterations on immunity and diseases", 〈AJT〉, 2017

- Mantis et al., "Secretory IgA's Complex Roles in Immunity and Mucosal Homeostasis in the Gut", 〈Mucosal Immunol〉, Sep, 2013

- Smolinska et al., "Biology of the Microbiome Interactions with the Host Immune Response", 〈Gastroenterol Clin〉, 2017, p.19–35

- Choi, C. S. et al., "High sucrose consumption during pregnancy induced ADHD-like behavioral phenotypes in mice offspring", ⟨*The Journal of nutritional biochemistry*⟩, 26(12), 2015, p.1520-1526

- McCracken, J. T. et al., "Evidence for linkage of a tandem duplication polymorphism upstream of the dopamine D4 receptor gene (DRD4) with attention deficit hyperactivity disorder (ADHD)", ⟨*Molecular psychiatry*⟩, 5(5), 2000, p.531

- Pelsser, L. M. et al., "A randomised controlled trial into the effects of food on ADHD", ⟨*European child & adolescent psychiatry*⟩, 18(1), 2009, p.12-19

- Patrick, R. P. et al., "Vitamin D and the omega-3 fatty acids control serotonin synthesis and action, part 2:relevance for ADHD, bipolar disorder, schizophrenia, and impulsive behavior", ⟨*The FASEB Journal*⟩, 29(6), 2015, p.2207-2222

- Hyman, S. L. et al., "Nutrient intake from food in children with autism", ⟨*Pediatrics*⟩, 130(Suppl 2), S145, 2012

- Loh, G. et al., "Inulin alters the intestinal microbiota and short-chain fatty acid concentrations in growing pigs regardless of their basal diet", ⟨*The Journal of nutrition*⟩, 136(5), 2006, p.1198-1202

- Karabudak, E. et al., "The relationship between body weight, fiber and fluid intake status and functional constipation in young adults", ⟨Nutrition & Food Science⟩, 49(1), 2019, p.129-140

PART 3

- 질병관리공단, ⟨2016 국민건강통계 보고서⟩, 2018

- 보건복지부, ⟨2016년 국가암등록통계⟩, 2018

- Hyuk Hur., et al., "Characteristics and Survival of Korean Patients With Colorectal Cancer Based on Data From the Korea Central Cancer Registry Data", ⟨*Ann Coloproctol*⟩, 34(4), p.212-221, 2018

PART 4

- 김남규, 《대장암 완치 설명서》, 헬스조선, 2016

- Academy of nutrition and dietetics, 《*Nutrition care manual*》, 2016

- World Cancer Research Fund, American Institute of Cancer Research, "Food, Nutrition, Physical Activity and the Prevention of Cancer:a Global Perspective", ⟨*American Institute of Cancer Research*⟩, 2007

- American cancer society, ⟪*Nutrition and Physical Activity for Cancer Prevention*⟫, 2017

- Han YD, Oh TJ, Chung TH, Jang HW, Kim YN, An S , Kim NK, "Early detection of colorectal cancer based on presence pf methylated syndecan-2 (SDC-2) in stool DNA", ⟨*Clin Epigenetics*⟩, Mar 15 11(1): 51d, 2019

- 미국영양사협회, Nutrition Care Manual 2016

- 미국암협회(www.cancer.org)

- 국가 암정보센터(www.cancer.go.kr)

- 세계암연구재단(WCRF), Colorectal cancer 2017

PART 5

- 마키타 겐지, ⟪식사가 잘못 됐습니다⟫, 더난 출판사, 2018

- 마이클 그레거, ⟪의사들의 120세 건강 비결은 따로 있다⟫, 진성북스, 2017

- 마이클 로이젠, 메멧 오즈, ⟪내몸 사용 설명서⟫, 김영사, 2013

- 기울리아 엔더스, ⟪매력적인 장 여행⟫, 와이즈베리, 2014

- Solomon H. Katz, ⟪Encyclopedia of food and culture⟫, William Woys Weaver, 2003

- 최영희, 윤재영, 이춘자, 정외숙, 전정원, 김귀영, 양영숙, ⟪발효식품 이론과 실제⟫, 교문사, 2017

- 보건복지부, 한국영양학회, ⟨2015 한국인 영양소 섭취기준⟩, 2015

- Pelsser, L. M., Frankena, K., Toorman, J., Savelkoul, H. F., Pereira, R. R., & Buitelaar, J. K., "A randomised controlled trial into the effects of food on ADHD", ⟨*European child & adolescent psychiatry*⟩, 18(1), 2009, p.12-19

- Patrick, R. P., & Ames, B. N., "Vitamin D and the omega-3 fatty acids control serotonin synthesis and action, part 2:relevance for ADHD, bipolar disorder, schizophrenia, and impulsive behavior", ⟨*The FASEB Journal*⟩, 29(6), 2015, p.2207-2222

- Sun, S. Z., & Empie, M. W., "Fructose metabolism in humans–what isotopic tracer studies tell us", ⟨*Nutrition & metabolism*⟩, 9(1), 2012

- Ferder, L. et al., "The role of high-fructose corn syrup in metabolic syndrome and hypertension", ⟨*Current hypertension reports*⟩, 12(2), 2010, p.105-112

- 질병관리본부, ⟨2016 건강행태 및 만성질환 통계 보고서⟩, 2017

- 질병관리본부, ⟨2017 청소년 건강행태 온라인조사 통계⟩, 2017

238

- Myles, I. A., "Fast food fever: reviewing the impacts of the Western diet on immunity", 〈Nutrition journal〉, 13(1), 2014

- Fabbrini, E. et al., "Physiological Mechanisms of Weight Gain-Induced Steatosis in People With Obesity", 〈Gastroenterology〉, 150(1), 2016, p.79-81

- Chaoui, A. et al. "Effect of natural starters used for sourdough bread in Morocco on phytate biodegradation", 2003

- 장 앙텔므 브리야 사바랭, 《브리야 사바랭의 미식 예찬》, 르네상스, 2004

- Katz, Solomon H., 〈Encyclopedia of Food and Culture, Volume 2〉, 2002

- Srinivasan, K., "Black pepper and its pungent principle-piperine:a review of diverse physiological effects", 〈Critical reviews in food science and nutrition〉, 47(8), 2007, p.735-748

- Fang, J. et al., "Thioredoxin reductase is irreversibly modified by curcumin a novel molecular mechanism for its anticancer activity", 〈Journal of biological chemistry〉, 280(26), 2005, p.25284-25290

- Wang, C. Z. et al., "Steamed American ginseng berry:ginsenoside analyses and anticancer activities", 〈Journal of agricultural and food chemistry〉, 54(26), 2006, p.9936-9942

PART 6

- Peters H.P.F et al., "Potential benefits and hazards of physical activity and exercise on the gastrointestinal tract", 〈Gut〉, 48:435-439, 2001

- Costa, R.J.S et al., "Systematic review:Exercise-induced gastrointestinal syndrome-implications for health and intestinal disease", 〈Aliment Pharmacol Ther〉, 46:246-265, 2017

- Petriz B.A., et al., "Exercise induction of gut microbiota modifications in obese, non-obese and hypertensive rats", 〈BMC Genomics〉, 15:511, 2014

- Je Y et al., "Association between physical activity and mortality in colorectal cancer:a meta-analysis of prospective cohort studies", 〈Int J Cancer〉, 133:1905-13, 2013

- Park JH et al., "The Effects of Physical Activity and Body Fat Mass on Colorectal Polyp Recurrence in Patients with Previous Colorectal Cancer", 〈Cancer Prev Res〉, 10:478-484, 2017

- Lee MK et al., "Effect of home-based exercise intervention on fasting insulin and Adipocytokines in colorectal cancer survivors:a randomized controlled trial", 〈Metabolism〉, 76:23-31, 2017

- American cancer society, 《*American cancer society guidelines on nutrition and physical activity for cancer prevention*》, 2017

PART 7

- Lee JY, Lee HS, Lee DC, Chu SH, Jeon JY, Kim NK, Lee JW., "Visceral fat accumulation is associated with colorectal cancer in postmenopausal women", 〈*PLoS One*〉, 17;9(11), e110587, 2014

- Aune, D., Sen, A., Prasad, M., Norat, T., Janszky, I., Tonstad, S., & Vatten, L. J. , "BMI and all cause mortality:systematic review and non-linear dose-response meta-analysis of 230 cohort studies with 3.74 million deaths among 30.3 million participants". 〈*Bmj*〉, 353, i2156, 2016

- Shin CM, Han KD. Lee DH, Choi YJ. kim NY, Park YS, Yoon H., "Association among obesity, metabolic health, and the risk for colorectal cancer in the general population in Korea using the national health insurance service-National sample cohort", 〈*Dis Colon Rectum*〉, 60:1192-1200, 2017

- Crovesy. L. et al., "Effect of Lactobacillus on body weight and body fat in overweight subjects:a systematic review of randomized controlled clinical trials", 〈*International Journal of Obesity*〉, 41, 2017, p.1607–1614

- J. Gordon, "An obesity-associated gut microbiome with increased capacity for energy harvest", 〈*nature*〉, 444, 2006, p.1027-1031

- 대한비만학회, 〈비만진료지침 2018〉, 2018

- Winter et al., "BMI and all-cause mortality in older adults:a meta-analysis", 〈*The American Journal of Clinical Nutirition*〉, 99, 2014, p.875-890

- Boulangé, C. L. et al., "Impact of the gut microbiota on inflammation, obesity, and metabolic disease", 〈*Genome medicine*〉, 8(1), 42, 2016

- Ley, R. E.et al., "Microbial ecology:human gut microbes associated with obesity", 〈*nature*〉, 444(7122), 2006

- Dansinger, M. L. et al., "Comparison of the Atkins, Ornish, Weight Watchers, and Zone diets for weight loss and heart disease risk reduction:a randomized trial", 〈*Jama*〉, 293(1), 2005, p.43-53.

- Strychar, I., "Diet in the management of weight loss". 〈*Cmaj*〉, 174(1), 2006 p.56-63

- Winter, J. E. et al., "BMI and all-cause mortality in older adults:a meta-analysis", 〈*The American journal of clinical nutrition*〉, 99(4), 2014, p.875-890

- Who, E. C., "Appropriate body-mass index for Asian populations and its implications for policy and intervention strategies", ⟨Lancet⟩(London, England), 363(9403), 2014 p.157

부록 및 에필로그

- Reddy, B. S., "Diet and colon cancer:evidence from human and animal model studies", ⟨*In Diet, nutrition and cancer:a critical evaluation*⟩, CRC Press, 2018, p. 47-66

- Baena, R., & Salinas, P., "Diet and colorectal cancer", ⟨*Maturitas*⟩, 80(3), 2015, p.258-264

- O'keefe, S. J., "Diet, microorganisms and their metabolites, and colon cancer", ⟨*Nature reviews Gastroenterology & hepatology*⟩, 13(12), 691, 2016

- Schmit, S. L., Rennert, H. S., Rennert, G., & Gruber, S. B., "Coffee consumption and the risk of colorectal cancer", ⟨*Cancer Epidemiology and Prevention Biomarkers*⟩, 25(4), 2016, p.634-639

- Akter, S., Kashino, I., Mizoue, T., Matsuo, K., Ito, H., Wakai, K., & Tamakoshi, A. , "Coffee drinking and colorectal cancer risk:an evaluation based on a systematic review and meta-analysis among the Japanese population", ⟨*Japanese journal of clinical oncology*⟩, 46(8), 2016, p.781-787

- Alexander, D. D. et al., "Meta-analysis of animal fat or animal protein intake and colorectal cancer", ⟨*The American journal of clinical nutrition*⟩, 89(5), 2009, p.1402-1409

- Dhobale, M. et al., "Altered maternal micronutrients (folic acid, vitamin B12) and omega 3 fatty acids through oxidative stress may reduce neurotrophic factors in preterm pregnancy", ⟨*The Journal of Maternal-Fetal & Neonatal Medicine*⟩, 25(4), 2012, p.317-323

- Nakamura, H. et al., "Psychological stress-reducing effect of chocolate enriched with γ-aminobutyric acid (GABA) in humans:assessment of stress using heart rate variability and salivary chromogranin A", ⟨*International journal of food sciences and nutrition*⟩, 60(sup5), 2009, p.106-113

- Michels, K. B. et al., "Coffee, tea, and caffeine consumption and incidence of colon and rectal cancer", ⟨*Journal of the National Cancer institute*⟩, 97(4), 2005, p.282-292

- 식품의약품 안전처, 식품의약품 안전평가원, ⟨약과 음식 상호작용을 피하는 복약안내서⟩, 2016

몸이 되살아나는 장 습관

초판 1쇄 2019년 6월 15일
초판 10쇄 2022년 4월 13일

지은이 김남규
일러스트 신현철
펴낸이 서정희
책임편집 임경은
마케팅 강윤현 이진희 장하라

펴낸곳 매경출판㈜
등록 2003년 4월 24일(No. 2-3759)
주소 (04557) 서울시 중구 충무로 2(필동1가) 매일경제 별관 2층 매경출판㈜
홈페이지 www.mkbook.co.kr
전화 02)2000-2610(기획편집) 02)2000-2636(마케팅) 02)2000-2606(구입 문의)
팩스 02)2000-2609 **이메일** publish@mk.co.kr
인쇄·제본 ㈜M-print 031)8071-0961
ISBN 979-11-5542-974-7(03510)

이 도서의 국립중앙도서관 출판예정도서목록(CIP)은 서지정보유통지원시스템 홈페이지(http://seoji.nl.go.kr)와
국가자료공동목록시스템(http://www.nl.go.kr/kolisnet)에서 이용하실 수 있습니다.
(CIP제어번호: CIP2019017564)

전기기술과
과학문명

야마자키 토시오(山崎俊雄)·키모토 타다아키(木本忠昭) 공저

안병원 옮김

Original Japanese edition
"Shinpan Denki no Gijutsu-shi"
By Toshio YAMAZAKI and Tadaaki KIMOTO
Published by Ohmsha, Ltd., Tokyo, Japan
© 1992 by Toshio YAMAZAKI and Tadaaki KIMOTO

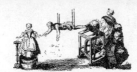
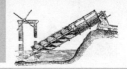

목
차

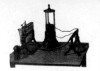
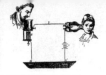

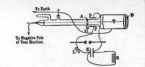

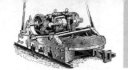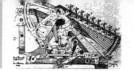

평소에 알고 싶은 이야기였던 항해의 발달, 선박의 이야기, 전기의 역사, 과학의 역사 등이 자세히 나와 있는 책을 은사님 집에서 우연히 보았고, 흥미가 있어 은사님에게 책을 얻었다. 과학관련 기술사를 학생들에게 강의를 하면 좋겠다는 생각으로 번역을 시작했다. 이에 우리대학의 교과과정개편으로 교양과정에 '문명과 과학기술'이라는 과목이 신설되어 이 책으로 강의를 하면 좋겠다는 생각으로 열심히 번역을 했다. 역사와 문화, 과학발전에서도 역사는 되풀이되고 있었고, 과학 기술의 혁신을 생각하지 않으면 기업은 망하게 된다는 사실을 계속 이야기하고 있다. 개인의 역사도 마찬가지일 것이다. 급변하는 사회에 적응하기 위해서는 끊임없는 노력이 필요하며, 냉혹한 사회에서 부족하기 쉬운 배려와 공동체라는 마음도 배워야 된다는 것을 느꼈다.

번역과정에서 어려운 점은 일본어로 번역된 영어였다. McDonalds를 마

쿠도나루도(マクナルド)라고 번역이 되어 있어 한국어인 맥도날드를 찾기가 고역이었다. 특히 발명자의 이름이나 지명 등을 번역하는 데 인터넷을 이용하여 찾느라 많은 시간을 보냈다. 대부분은 번역이 되었지만 일부는 본문 그대로 번역하고 일본어를 괄호로 처리하였다.

　과학의 역사를 발견된 순서로 알고 과학교과를 공부한다면, 좀 더 이해하기 쉽고, 재미를 더할 수 있을 것으로 생각한다. 이 번역서는 과학 분야에 국한되어 있지만 역사라는 관점에서 보면 같다. 전기기기가 전동기에서 발전기로 옮겨가고, 직류에서 교류로 발전한다. 이 과정에서 특허를 이용한 독점적 기술을 확보한 에디슨 제국은 결국 이 특허와 신기술에 의해 멸망한다. 특허를 지키기 위해 사용되는 비용과 차세대의 기술 경향을 읽지 못하고, 갖고 있는 기술의 우위성을 믿고 신기술의 장점을 과소평가한 결과는 멸망이다. 오늘날도 계속되고 있는 삼성과 애플의 특허분쟁은 평행이론으로 여겨진다. 이 책을 번역하면서 느낀 점은 독식보다는 함께, 개인보다는 공동의 이익을 위해, 평화를 위해, 배려와 감사, 인류의 평화를 위해 노력해야 한다는 진리를 깨달아야 한다는 메시지를 곳곳에서 느낄 수 있었다.

　독자 여러분은 과학기술에 대해 유연한 생각을 가져주길 바란다. 과학기술과 특허가 돈벌이가 되겠지만 궁극적으로는 여러 사람들에게 유용하고 편리하게 사용되어지기를 바란다면 결코 망하지 않는 기업이 될 것이다.

　번역을 하는 데 오류가 있을 수 있고, 원본에서의 오류도 있을 수 있다는 것을 느꼈다. 발명의 순서나 자료의 명확성에서 보기에 따라서 다르게 해석할 수 있다. 독자들의 지적을 바라고 있다. 야마자키(山崎俊雄) 선생님은 이미 작고 하셨고, 키모토(木本忠昭) 교수님과 연락을 취해 출판을 허락

받았다. 이 번역서가 나오기까지 출판사 섭외와 교정 등 관심과 협력해준 한국해양대학교 김성준 교수에게 존경과 감사를 드리며, 일본어 번역에 많은 도움과 조언을 주신 이시즈카 지카코(石塚智加子) 선생님, 타이핑과 교정을 도와준 나의 아내 장윤경, 그림 편집과 자료정리를 해준 연구실 박상협 군, 이 책이 나오기까지 편집과 교정을 해준 도서출판 문현의 한신규 사장님과 관계자에게 감사의 말씀을 드립니다.

2017년 11월

유달산이 보이는 연구실에서
번역자 씀

　20세기는 전기의 세기라고 불린다. 소위 산업과 인간의 생활에 전기가 응용되고, 무엇보다 눈부시게 현대기술의 발달에 기여한 것은 넓은 의미로 일렉트로닉스 분야를 포함해서 전기기술이다. 전기기술을 무시하고는 현대문명을 이해하는 것은 있을 수 없다.

　그럼에도 불구하고 전기에 관한 지식은 어렵다고 해서 많은 사람들이 그 학습을 경원시한다. 고도의 수학적 소양이 없으면 전기에 관한 지식이 얻어지지 않을 것이라고 생각하고 있다. 공학은 공학부분에서 배운 이론을 쉽게 생각하지만 사람들은 무미건조하고 친숙하게 생각하지 않는다.

　사람들에게 친숙하지 않는 전자기학과 전기공학은 긴 인류의 일상적인 생활 속에서 만들어진 것이다. 결코 대학의 연구실이나 대 연구소로부터 홀연히 생기거나 떨어진 것이 아니었다. 생산과 생활과의 절신한 요구가 이론을 필요로 하고, 사람들이 확립시킨 이론은 우리 생활 주변에 많이

13

사용되고 있다. 이러한 인간의 역사 속에서 전기기술이 어떤 일의 결과로 탄생하였는지에 대해서 공학도에게 알리고 싶었다.

소위 고도성장 뒤에는 학원 분쟁, 공해문제, 에너지문제가 차차로 일어나고, 과학과 기술의 인류사적 의의에 대해 진지하게 성찰되었다. 기술사는 대부분 학교, 대학에서 원래 사회인의 미래 활동, 실천을 위해 필요한 지식이다. 특히 21세기의 사회를 만드는 중책을 가진 젊은 기술자, 연구자, 공학계 학생들에게는 반드시 필요한 학습과제이다.

그러나 공과계 대학에서의 교재는 메이지유신 이래, 기성의 지식을 수학, 물리학, 화학 등의 순수 자연과학만을 기초로 편성되어진 체계이고, 역사와 사회에 관한 과학을 완전히 배제해 왔다. 일부 예외로 건축학만이 있고, 교양과목으로 사회과학은 전문 공학과 완전히 분리되어져 있다.

따라서 현대사를 추진하는 최대의 힘이 된 전기기술을 사회와 관련하여 설명하는 전기기술사는, 또는 전기공학의 세계는 시민권을 갖고 있지 못한다. 지금까지 만들어진 역사서는 많지만 간단하게 연표식의 것이거나 유명한 전기관계자의 위인열전밖에는 없었다. 여기서는 종래의 공학과 같은 기술사도 사람들에게 관계없는 존재라고 보는 사람은 없다.

전부터 저자의 한사람인 야마자키(山崎)는 전기공학도 출신은 아니지만 전기기술사에 관심을 갖고『물리기술사(1) 전기문명에의 길』(1952),『전기기술사』(加茂儀一編 :『技術の歷史』, 1952) 등을 저술해 왔다. 1970년대에는 지메 고등학교의 학습지조요령을 대신해『전기공학』과『기계공작』의 교과서에 역사적요소가 가미되어 나도 집필을 분담해왔다.(오옴社版)

전기기술통사를 체계화한 교과서의 집필을 의뢰받음으로써 결과적으로 고등교육에 기술사가 처음으로 도입될 기회가 마련되었다. 다행히도 나의 연구실에서는 전기공학 출신의 재능 있는 젊은 연구자 키모토씨(木本氏)의 협력을 얻게 되었다. 본서의 구성은 세계에 관한 장은 『신전기(新電氣)』잡지(1971~1972)에 집필한 원고를 기본으로 해서 키모토(木本)씨, 서장과 일본에 관한 장은 내가 분담했다.

키모토씨가 일본사기술연구소를 위해 유학한 독일민주공화국에서 기술사가 생산력사(生産力史)로 불려지고, 경제사 즉 생산관계의 역사와 나란히 중시되고 있다. 본서도 전기기술을 생산력의 한 요소로서 그 내부구조를 설명할 뿐만 아니라 역사를 전 노동수단의 체계와 생산관계에서 세계에 영향을 미치고 있다는 관점을 견지하였다. 이러한 특징은 1930년대에 일본에서 기술사 연구가 시작되면서 전통의 계승 발전을 위해 의도한 측면이 있다.

본서의 내용에 미숙한 점이 많이 있다. 그러나 자연과학과 사회과학의 통일을 목표로 사람의 과제에 응하고 싶다는 염원은 저자의 공통된 것이다. 성의 있고, 기탄없는 비판을 받고 싶다.

본서의 출판에서 출판부 모리타다(森正樹)씨의 지극정성의 도움을 받았다. 모리타다씨의 열의와 조언이 없었다면 본서의 실현은 불가능했다. 모리타다씨 및 옴사 관계자 여러분에게 깊은 감사를 드린다.

1976년 2월 11일
(에디슨 탄생일, 도쿄공업대학 기술사연구실에서)

야마자키 토시오(山崎俊雄)

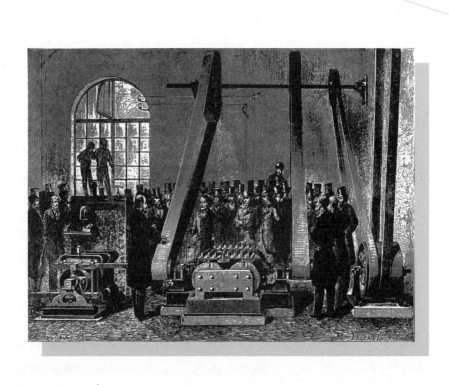

序

인간사회와 기술
기술과학의 기원과 전기기술

1. 기술의 기원

1) 인간의 형성

인류의 발생에 대해서 생물로서 진화의 과정이 어디서부터 인간이라고 부를까에 대해서는 의견이 나누어진다. 그러나 최근의 선사인류학의 급속한 발전에 의해 지구상에 나타난 최초의 인류는 제4기 홍적세의 초기에 나타난 원인(猿人), 즉 오스트랄로피테쿠스 류라고 인정되고 있다. 그 출현의 시기는 칼륨 아르곤법이라는 연대 측정법의 진보에 의해 정확하게 되었고, 아프리카 동부 탄가니카의 올드와이 유적으로부터 발견된 화석유골 오스트랄로피테쿠스의 연대로 대략 175만 년 전으로 측정된다. 이것은 1959년, 영국의 인류학자인 나이로비의 고린던 박물관장 리키(Leakey, L.S.B.)에 의해 발견되었다. 돌아가신 아버지의 유업을 이어받아 케냐국립

박물관장 R. 리키는 1972년 이것보다 더 오래된, 약 250만 년 전의 유골을 발견했다고 말했다. 여기서 중요한 것은 이것들이 가장 오래된 유적으로서 원시적인 석기가 발견되었기 때문이다. 결국 인간의 선조는 약 200만 년 전, 직립보행에 의해 자유롭게 된 손으로 최초의 도구를 만들기 시작한 때부터이다. 여기서 직립 2족보행과 도구의 창조가 인간의 진화에 결정적인 역할을 하였다는 설이 지금은 정설로 되어 왔다. 이것을 기술의 기원으로 잡고, 기술이라는 것이 무엇일까를 생각하는 중요한 의의를 갖고 있다.

여기서 생각해야 하는 것은 대부분 지금부터 100여 년 전인 1876년에 엥겔스(Engels, Friedrich)가 발표한 논문 「원숭이가 인간에 상응하는 노동의 역할」이다. 엥겔스는 미국의 민속학자 모건이 수립한 인류학에 관해 진화주의의 사상을 취해서 그의 논문을 출판했다. 그 논문은 1925년, 엥겔스의 자연과학에 관한 유고로 『자연변증법』의 이름으로 출판되기까지 거의 잊혀져있었다. 그의 설명에 의하면 직립보행에 의해 손이 자유롭게

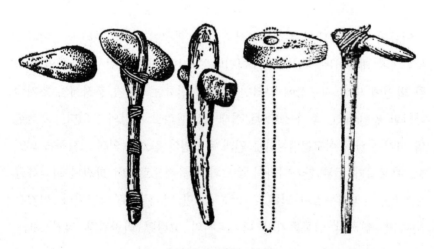

그림 1. 돌도끼와 곡괭이

되었고, 손은 자연에 대한 인간의 지배를 가능하게 하였다. 손이 노동을
낳고, 노동은 인간의 사회적 협력을 필요로 하였고, 따라서 또 손의 발달
로 작용했다. 노동이야말로 언어 발생의 근본적인 원인이 되었고, 이것이
직립에 의한 시계(視界)의 확대와 촉각기관으로서의 손의 역할을 증대시
켰다는 것이다.

2) 노동과 기술

동물은 본능적으로 그 목적에 맞도록 행동하지만 인간은 자연에서 일을
함으로써 목적을 의식적으로 개조하고, 이용하며, 그 목적에 맞추어 나간
다. 이와 같이 도구(수단)를 갖고 목적에 맞는 활동을 하며, 인간이 동물과
구별되는 것은 독자적인 활동, 즉 노동이다. 인간은 노동에 의해 사회적인
부를 확충하고, 소비생활을 풍부하게 하는 동시에 노동을 통해 인간 자신
을 진화·발전시킨다. 이런 점에서 노동은 인간에게 가장 본질적인 행위
이고, 노동이 가치의 근본이다. 노동가치설은 17세기 영국의 경제학자 페
티(Petty, Sir William)에 의해 착안되었고, 18세기에 스미스(Smith, Adam),
19세기에 리카아도(Ricardo, David)에 의해 발전되었지만 이것을 비판적으
로 계승하고 완성시킨 것은 엥겔스가 협력한 마르크스(Marx, Karl)이다.

마르크스는 인간의 노동과정에 충족되어야 할 3요소가 있다고 했다.
첫째는 목적에 맞는 노동이다. 전문가가 아닌 건축가라 할지라도 가장
정교하고 아름답게 집을 짓는 벌꿀보다도 뛰어난 것은 실제 건축하기 전에
전부 자신의 머릿속에 짓고자 하는 것을 생각한다. 인간의 노동은 노동과
정을 시작하기 전에 관념 속에 존재하는 성과의 실현으로 행해지는 것이

19

있고, 인간이 동물로부터 멀어지면 멀어질수록 자연에 대한 인간의 적극성
은 목적에 맞는 합법적이고 계획적 행동이라는 성격을 더욱더 갖게 된다.

둘째는 인간이 노동에 의해 적극적으로 행하는 노동대상이다. 노동대상
에는 원시림의 목재와 광석, 석탄 등의 지하 매장물과 같은 천연으로 '존재
하는 노동대상과, 제련업에서 광석과 방적업에서 면화와 같이 과거의 노동
이 더해지는 노동대상이었다. 후자를 원료라고 하는데, 결과적으로 생산물
의 주요 실체가 되는 주요 재료와 염료, 첨가제, 연료, 조명용 석탄, 가스
등의 보조 재료이다.

셋째는 노동의 대상에 대한 인간의 노동일을 매개하는 것, 또는 물건
의 복합체는 노동의 수단이다. 노동의 사용 및 창조는 다른 동물과 구별
되는 인간의 목적의식적인 노동의 본질적 특성이다. 인간은 동물과 달리
자신의 유기적인 신체기관뿐만 아니라 물자를 개조하고, 자신의 비유기
적인 생산기관을 사용하여 노동생산성을 발전시키고, 자기 자신의 목적
활동을 더욱더 대규모로 실현한다. 도구, 기계, 장치 등의 노동수단은 목
적활동으로 인간 노동을 질적으로 규정하고, 그 발달수준을 나타내는 객
관적인 존재이다.

노동수준은 간단한 도구로부터 요즘의 자동화에 이르기까지 가속도적
으로 복잡화하고, 체계화되어 왔다. 이 전인류적인 카테고리에 있는 노동
수단의 체계를 기술의 개념규정으로 하는 것은 1930년대의 전반기에 일본
에서 행하여졌다. 기술의 개념을 확립하고자 하는 세계의 다른 나라들에
대해서 더욱더 넓게 사용되고 있는 것이 '노동수단의 체계(또는 총본)'이다.

3) 도구의 진화

원시공동체의 제도는 계급이 없는 사회였으므로 노동수단은 공동체의 소유라고 하였다. 원시 석기부터 마제석기로 넘어가고, 불의 사용법을 습득함에 따라, 원시적 집단사회로부터 모계씨족공동체로 넘어갔다. 석기를 만드는 특별한 석기를 사용하게 되면서 석기의 도구는 분화하기 시작한다. 그 도중에 활촉, 토기의 발명이 이루어졌다. 수렵의 발달, 야수의 가축화, 원시적 목축의 발생은 모권제 씨족 공동체를 붕괴시키고, 부권제 가족에 의한 원시적 농업을 발생시켰다. 그 시대는 후기신석기시대로 그 시대에 구멍을 뚫는 활 드릴이 발명되고, 발화법 및 도구제작에 응용되었다. 석재는 도구의 제작뿐만 아니라 주거와 사회적 구조에도 필요하게 되었다. 지하로부터 계획적으로 돌을 채굴하는 과정에서 구리를 발견하고, 토기

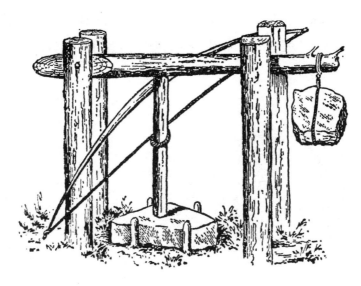

그림 2. 석기에 구멍을 뚫는 활 드릴

가마를 사용하여 금속을 제련하는 방법을 습득하였다.

이렇게 해서 신석기 시대에 인류의 한 종족은 채집생활로부터 농경생활로, 수렵생활로부터 목축생활로 이동했다. 가축의 사육으로부터 고기, 모피, 피혁, 동물의 젖을 이용하고, 농업에 가축을 이용하게 되었고, 농업의 발달을 촉진시켜 성(性)과 연령에 의한 자연적 분업으로 목축, 농업, 수공업의 사회적 분업이 나타나게 되었다. 사회적 분업과 교환의 확대로부터 원시공동체 속에서 사유재산과 계급이 발생하였다.

원시공동체 제도에서부터 노예제도로의 발전은 우선 고대 오리엔트제국에서 시작되었고, 노예제 생산은 그리스와 로마에서 전형적으로 발달했다. 이 시대에 석기로부터 금속기로의 이동이 최종적으로 마무리되어졌다. 이것에 동반해서 농업이 확립되고, 철의 제련법이 습득되었으며, 방적, 도자기의 제조 등의 수공업이 확립되었다. 수공업과 상업의 발달에 관해서 도시가 형성되고, 도시에서 궁전, 사원 성벽 등의 건축기술이 발달하였으며, 건축 재료의 수요증대로부터 광산 등이 발달하였다. 또 노예 확보를 주요 목표로 하는 전쟁을 위한 군사기술이 급속히 발달하였다.

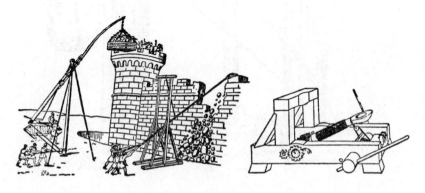

그림 3. 노예제의 그리스와 로마의 병기

2. 과학의 기원

1) 노동과 과학

인간은 자연의 대상에 직접 일을 하지 않고, 그 자체의 객관적 재료인 도구(노동 수단 체계=기술)를 매개로 하여 일을 한다. 이것은 노동 대상과 노동수단, 사물과의 사이에 연관을 객관적으로 인식을 하는 가능성을 열어 놓았다. 인식의 원천은 노동에 있지만 노동을 하는 중에 최초로 만들어진 것은 경험적인 지식이다. 생산력이 발전하여 이 경험적인 지식이 많이 축적되면 단편적인 지식이 결국 노동에 의해 늘어나게 되는 것은 확실하다. 개별적 경험적인 지식으로부터 체계적이고 보편적인 인식으로 그 체계화가 진전된 것은 철기시대에 들어가서부터이다.

과학이라는 것은 인류의 긴 역사 중에서 획득되고 집적시킨 인식의 성과이다. 지식의 총체로 끊임없이 계속되어온 인식활동을 가리킨다. 즉 법칙을 발견하는 활동과 법칙을 보편화하는 지식을 체계화하는 양면성을 갖고 있다. 인간은 물질적 생산노동과정 중에서 그 정신적 능력을 사용하면서 노동대상으로 한 자연물의 법칙을 인식하고, 이것을 다시 노동과정에 적용한 활동의 목적을 실현시키는 일면을 갖고 있다. 이와 같이 법칙을 발견하는 정신노동을 과학적 노동이라 한다.

과학적 노동은 노동의 기원, 즉 인간의 기원과 더불어 시작되었지만 법칙을 보편화한 지식의 체계는 노예제도를 확립한 철기시대부터 시작되었다. 과학적 노동의 대상은 자연물이거나 혹은 자연의 여러 가지 운동 형태이지만 그 자연물이 노동수단을 구성하는 인공적인 자연물, 즉 제2의 자연, 도구, 기계, 장치, 원료, 재료 등을 자연인 경우에는 과학적 노동과 구별한 기술적 노동이라 부른다.

여기서 자연법칙은 자연의 사물과 현상 사이에 일반적이고 본질적인 모든 관계 및 그것들의 생성, 발전, 바뀌어 가는 것의 필연적인 이치를 말한다. 이와 같이 이런 관계를 탐구하는 법칙이 아니라 경험적인 지식에 기초로 한 실천적인 효과로 나타난 것이지만 충분히 이론화시키지 못한 이론은 규칙으로 구별된다. 기술학적 노동의 생산물은 규칙이고, 결국에는 과학적인 노동의 생산물인 법칙으로 고양된다.

2) 과학의 발생

정신적인 과학 = 기술학적 노동에는 축적된 지식을 체계화하고 계승시킬 수단으로 문자, 점토판, 종이, 인쇄, 도서관, 학교 등이 필요하다. 이것의 정보전달 수단이 기술적으로 가능하게 된 것은 노예제로 오리엔트, 그리스, 로마 시대부터이다. 과학사는 여기부터 시작되었다.

그러나 노예제의 밑바탕에서 사회의 기초적인 생산은 노예에게 맡겨졌다. 노예소유자는 노예의 중노동을 경감할 도구의 개량에 관심을 갖지 않았고, 노예도 역시 자신의 이익이 되지 않는 노동생산성의 향상에는 일체 관심을 나타내지 않았다.

대형의 중량물을 이동할 필요가 있는 대규모의 건설작업에는 다수의 노예의 힘을 단순히 결합시킨 것에 그치지 않고, 출력이 작은 인간 '원동기' 와 이동시킨 중량물과의 사이에 새로운 인공적 자연물인 동력을 전달하는 기구를 필요로 했다. 거기서 지렛대, 경사면, 쐐기, 나사, 도르래 등 모든 요소와 그것들을 조합시켜 사용하는 것이 시작되었다.

이것의 요소 운동을 이론적으로 설명하고, 아르키메데스(Archimedes)에 의해 물체의 정역학의 기초가 되었고, 비트루비우스(Vitruvius Pollio, Marcus) 와 헤론(Heron)에 의해 기계학의 개념이 시도되었다. 이것들이 기술학의 시초가 되었다. 또 농업생산의 요구에 대해서 천문학, 수학 등의 자연과학이 탄생하였고, 전자기현상에 관해서도 기록과 설명이 시작되었다. 그러나 육체노동과 정신노동의 분리가 시작되고 양자의 사이에 대립이 발생하게 된다.

봉건제도 아래에서 기본적인 생산관계는 봉건영주에 의한 생산수단이 사적 소유와 생산노동자인 농노의 불완전 사적 소유에 있다. 영주로부터 부여 받은 토지가 있지만 농노는 농기구, 가축 등을 소유하기 때문에 노예와 다르게 노동생산성의 향상, 따라서 노동 용구의 개량에 관심을 갖게 되었다. 이것은 노예제도에 비해서 큰 진전이었다. 수공업은 같은 업종끼리 조합이 조직되고, 감독, 장인, 도제제도의 주종관계가 일어나게 된다. 철제의 농구, 마구와 직기가 보급되고, 가축에 의한 농경, 수차에 의한 제분, 정미, 술의 양조 등이 발달했다. 중국에서 발명된 화약, 인쇄술, 나침반이 널리 사용되게 되지만, 대부분의 도구가 수동으로 그 발달은 늦었다.

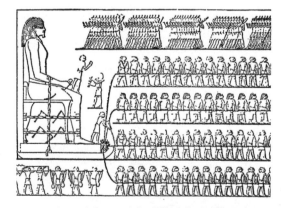

그림 4. 이집트 노예에 의한 거대 석상의 운반

3) 실험과학의 탄생

노예제 시대의 과학은 아라비아인에 의해 계승되고, 인도 및 중국 문화와의 교류에 의해 그 유산은 풍부해졌다. 르네상스의 거인 레오나르도 다빈치, 코페르니쿠스, 아그리콜라(Agricola, Georg) 등에 의해 자연현상과 법칙의 관계적인 연구가 시작되고, 근대적인 자연과학의 기초가 다져졌다. 노예제도 시대의 과학은 경험에 의하지 않고 순수한 이성에 의하여 인식되어 설명하는 것이고, 자연철학이라고 불리어지지만, 봉건시대의 과학은 더욱더 경험에 기초하게 되었다. 프랜시스 베이컨은 경험과 실험적 연구가 과학적 인식의 원천이라고 주창했다. 여기서 과학에서 실험적인 방법이 시도되고, 현대 실험과학의 기초가 구축되었다.

봉건시대의 말기 나침반을 이용한 항해술의 발달에 의해 지리상의 대발견이 연달아 이어지고, 봉건제도에서 자본주의적 생산방식이 발생했다. 노동생산성을 대폭 끌어올린 새로운 형태의 생산조직으로 매뉴팩처(공장제 수공업)가 생겨났다. 매뉴팩처는 부품별 또는 작업별로 분업에 의한 협업으로 노동과정을 단순화하고, 과거의 숙련된 전문가를 대신할 많은 미숙련 노동자를 생산에 끌어들이는 것이 가능해졌다. 노동자는 일정의 단순한 부분작업을 반복함으로써 작업용의 도구는 개량되었고, 전문화되었으며, 종류가 크게 늘었고, 노동생산성은 높아졌다. 과거의 도제(스승과 제자)가 작업

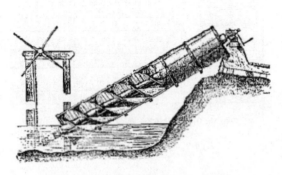

그림 5. 아르키메데스의 양수나선(揚水螺線)

하고 있던 보조적인 생산과정, 예를 들어 분쇄, 혼합, 송풍, 양수 등에는 출력이 큰 수력원동기가 보급되었다. 수력원동기의 수차는 대부분 노예제도에서 발전된 것으로 알고 있지만, 노예제가 그 사용을 가로 막아온 것도 사실이다. 수차의 출력은 인간의 출력보다 엄청나게 크기 때문에 여태껏 인력에 의해 움직이던 다수의 도구가 한 대의 수차에 의해 움직이게 되고, 도구 자체의 크기와 중량도 이전보다 크게 할 수가 있었다. 따라서 수력원동기와 도구에 동력을 전달하는 기구, 특히 왕복운동과 회전운동을 서로 전환하는 전달기구가 진자시계의 발달로 인해 크게 진보했다.

또 이 시대에는 금속에 대한 수요가 더욱 더 크게 되어 광산도시가 발달하고, 광산과 야금 기술이 최고로 발달했다. 동시에 화기의 보급에 따라서 상공업 도시에서는 화기를 취급하는 도시를 방위하는 군사기술자라는 직업적 집단이 나타나게 된다. 야금에는 용광로의 높이가 높아지고, 송풍이 수차에 의해 보다 강력하게 되어, 광석으로부터 선철, 연철로 연속적인 고로정련법이 출현했다. 18세기 영국에서는 석탄으로부터 코크스라는 새로운 연료가 채용되었다. 선철을 정련해서 단철을 만드는 방법과 주조, 단조, 신선 등의 금속가공기술도

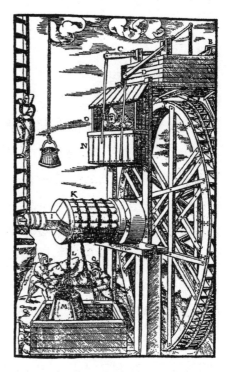

그림 6. 광산에서의 수차이용(Agricola)

개발시켰다.

이렇게 해서 기계가 산발적으로 사용된 제조업은 역학의 발전에 토대가
되었고, 물체의 운동에 관한 동력학이 갈릴레이에 의해 기초가 만들어졌
다. 역학을 더욱더 넓게 체계화하고, 물체의 일반적인 운동방정식에 의해
정식화한 것은 뉴턴이다. 제조업의 요구도 역학, 천문학, 기타 과학부분에
서 얻어진 성과가 수학의 발전을 촉진시켰다. 대수학은 대수의 발견이
다음에 나오는 미적분학의 기초가 되었다. 나침반에 의해 원양항해의 경험
으로부터 길버트에 의해 전기자기학이 처음 기초가 마련되었고, 정전기에
관한 실험이 흥미를 갖고 수행되었다. 수학과 역학은 18세기에 자연과학
의 여러 가지 부문에 응용되기 시작하였다.

4) 기술학의 성립

17 · 18세기 프랑스의 절대왕정은 위에서부터 제조업을 창설하고, 국외
로부터 기술을 이식하는 동시에 정치적, 군사적 목적으로부터 교통수단
및 군사시설을 적극적으로 확충하였다. 철로, 교량, 운하, 요새 등이 왕권
하에서 건설되었고, 여기에 종사하는 토목건축기술자가 18세기에 양성되
기 시작했다. 역학에 응용된 수학이 물을 이용하는 건설기술에도 응용되었
고, 수력학, 동역학에 관한 체계적인 책이 저술되게 된다.

당시 콜베르(Colbert, Jean Baptiste)주의(중상주의)가 발족되었고, 철로, 교
량의 학교가 발전되었지만, 프랑스혁명 중에 설립된 종합기술교육기관이
"에콜 폴리테크"이다. 여기서 백과전서파의 계몽주의를 배경으로 19세기
기술학의 기초가 되고, 모든 과학, 즉 화법(畵法), 기하학, 해석역학, 구조역

학, 열역학, 전자기학 등이 연구되어
뒤에 기술학교육제도의 원형이 만들어
졌다. 백과전서파의 지도자 디드로
(Diderot, Denis)는 아트(art)를 "동일의
목적에 협력하는 도구와 규칙"이라는
규정을 만들고, 현대의 기술과 기술학
의 양방 개념의 원형을 만들었다. 달랑
베르(d'Alambert, Jean le Rond)는 기술사
를 자연사의 일부분으로 고쳐 현대의
기술사학을 예언했다.

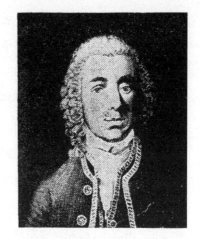

그림 7. 베크만

기술학의 체계를 준 종합대학에서 고전학과 똑같이 교육하는 최초의
시험은 학문의 자유를 표방하는 독일의 괴팅겐(Goettingen) 대학에서 시
작된다. 동 대학교수인 베크만(Beckman, Johann)은 1772년에 기술학
(technologie)이라고 하는 교과목 명칭을 최초로 사용하고, 도구의 목적별
분류로부터 출발하여 그 체계에 진력을 다했다. 기술학의 원어 'Techno'는
그리스어의 "기술(기법, 재주)"을 의미한다.

산업혁명의 발상지 영국에서는 엔지니어링(engineering)의 개념이 도입되
었다. 이 단어의 어원인 엔진은 라틴어로 '발명' 또는 '천재의 소산'을 의미
한다. 1771년 영국의 엔지니어의 동료를 결집한 스미턴(Smeaton, John)은
'시빌 엔지니어링'이란 언어를 처음 사용했다. 엔지니어는 봉건시대의 군
사기술자와 반대로 시민을 위한 기술자라는 의미이다.

일본에서는 "테크놀러지"를 기술(정확히는 기술학), "엔지니어링"을 "공학"
이라고 번역하고 있지만, 이는 서로 다른 어원에 의한 것이므로 성립 시기는
1770년대이다. 스미스에 의한 경제학도 또한 이 시대에 성립되었다.

봉건사회까지는 통신기술이 별로 필요가 없었지만, 절대봉건주의와 나란히 자본주의 사회에서는 통신기술이 정치지배와 상품유통을 위하여 필요했다. 18세기 말까지 기계장치의 빛 통신에 의존하였고, 프랑스혁명과 그 이후의 전쟁 시기에 클로드 샤프 (Chappe, Claude)의 샤프통신기로 대표되는 빛 통신방식은 극도로 체계화되었다. 최초로 빛 통신망이 도입되었지만, 1830년대부터

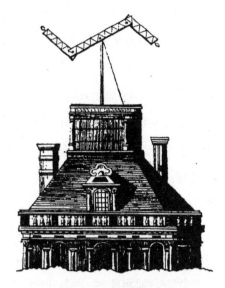

그림 8. 샤프의 광통신기

는 전기통신망으로 바뀌기 시작한다. 18세기 말부터 19세기 초반에 걸쳐 급속히 발전한 전자기학이 이것을 가능하게 했다. 동시에 전기통신기술의 성립은 이 기술과 관련한 군사기술과 철도기술을 전제한다. 따라서 전기기술사의 이해에는 모든 기술사와 과학사, 특히 전자기학사와의 쌍방이 필요하다.

3. 근대의 전기기술

1) 전류의 발견과 유선통신기술

인간의 의지와 정보의 표시는 언어 또는 문자에 의해 전달된다. 이와

같은 시청각적 의사표현을 전달하는 인공적 수단이 통신기술이다. 통신은 이와 같은 전달을 통해 공간적 거리를 극복한다. 우편은 전달이 수송의 수단에 의존하여 공간적 거리를 극복하는 점에서 통신기술이라 할 수 없다.

산업혁명 이전에는 신속한 정보를 전달할 필요성은 전쟁을 할 때였다. 봉화와 연기, 망원경에 의해 신호의 전달 등 빛에 의한 통신은 노예제 때부터 있었고, 이것이 최고도로 발달한 것은 18세기 말 프랑스혁명 중이었다. 나폴레옹 원정 이후 확대된 샤프 빛 통신망은 산업혁명을 거치는 각국에 의해 통신기술의 위력을 인식하게 되었다. 특히 통신기술이 필요한 것은 1830년대 급속히 건설, 개발된 영국 철도이다. 동시에 미국서부로의 진출 러시를 이룬 서점(西漸)운동이다.

빛에 의한 통신 대신 유선전신을 기술학적으로 가능하게 한 것은 19세기 초반부터 급속하게 발전한 전류에 관한 과학적 연구 덕분이었다. 전류에 의한 신호를 전달하는 시도는 전류의 발견 후 곧 개시되었고, 1837년 영국에서 자침전신기가 철도에 사용되어 동년 미국에서 최초로 전자석전신기가 공개 실험되었다. 이 해가 전기기술이 탄생한 해였다. 미국의 모스(Morse)전신기가 세계에 급속히 보급되었고, 미국 전신사업은 남북 전쟁 후 더욱더 빨리 독점기업이 되었다.

육상전신의 실현에 관해서 해저 전신의 부설이 유럽 각국에 의해 계획되고, 남북전쟁 후에 대서양 해저케이블의 매설이 완료되었다. 부호(符號)를 매개로 하지 않고 직접 인간의 음성을 전달하는 전화기가 1878년에 전자(電磁)형 수화기와 저항형 송화기의 조합에 의해 오늘의 전화와 같은 원형이 만들어졌다. 1837~1878년은 전기기술사에서 유선통신기기의 성립기이다. 그 후는 통신전류를 왜곡하거나 방해하는 것을 제거하여 원거리에 전송하는 유선전송기술의 발전기에 들어간다.

　그러나 유선전송기술은 전기기술의 주류가 되지 못한다. 1837~1878년의 전기기술 제1기를 특징짓는 것은 유선통신기기의 성립이다. 산업혁명이 영국에서 완료되었고, 프랑스, 독일 등 유럽 대륙 및 미국의 서점운동으로 파급된 시대의 철도, 증기선에 의해 수송기술의 급속한 발전과 깊은 관련이 있다.

2) 동력기기와 계통의 성립

　1870년대부터 자본주의는 독점의 단계에 들어갔다. 독점 단계에서의 자본주의의 특징은 생산력 발전의 불균등성이 두드러지게 되면서 기술이 분야에 따라 특별히 비약하는 가능성이 생겼다는 것이다. 동시에 자본주의가 제국주의적 단계로 접어들어 국제간의 연합이 강해지고, 지구의 구석구석까지 자본주의는 더욱더 침투하게 되었다. 상품 수출 외에 자본수출이 감소하게 되어 자본주의 최강국에 의한 세계의 양분이 시작되었다. 이 독점단계로의 이전에 대응하여 중요한 역할을 한 것은 역시 운송수단이었다. 세계의 재분할은 최신기술로 정비된 운송체계 없이는 풀 수 없었다. 철도망의 눈부신 발달, 대양횡단 항로의 개발, 다리·터널·운하의 건설, 대자본의 위력을 과시하는 고층건축, 총포의 자동화, 증기터빈과 내연기관을 원동기로 하는 거대한 군함 등 운수, 건설, 군사의 기술혁명을 있게 한 것은 전로(轉爐)·평로에 의한 강재의 대량생산이었다. 세계의 선철 생산고는 1870년부터 1900년까지의 30년간에 16.6배가 되었지만 같은 기간에 동의 생산고는 121배나 되었다.

　이 시대에 해결된 가장 큰 기술적 문제의 하나는 공업과 수송에서 새로운 형태의 에너지를 구하는 것이었다. 전기의 이용은 전적으로 전신기술로 1850~60년대에 정착됐지만 발전기가 실용화 되지 않는 한 전기조명은 소용이 없었다. 아크방전에 의한 전등의 시도는 전적으로 19세기 초반에 시작됐지만, 도시가스사업의 발달과 전원이 전지의 한계 때문에 실현을 기대하기 어려웠다. 패러데이가 전자유도의 현상을 발견한 것으로부터 약 40년 간 발전기 실용화의 많은 시도가 있었지만, 겨우 1860년대 말에 자기여자(自己勵磁)의 원리가 발견되었다. 처음 세계공황의 해에 독점단계로의 이행의 계기가 되었던 1873년에 개최된 빈(Wien) 만국박람회는 이제

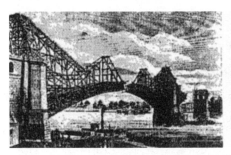 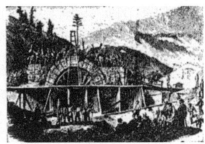

그림 9. 1870년대 초기 미국에 다리와 터널 공사

막 발전기, 전동기, 전력수송이라는 에너지 변환기관의 탄생을 알린 역사적 의의를 가진다.

에디슨이 전등개발을 시작한 후로 오랜 기간의 현안이었던 발전기가 실용화되었다. 1879년 에디슨은 탄소선을 사용한 진공식 백열전구의 시작(始作)에 성공하고, 전등사업에 필요한 모

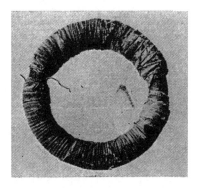

그림 10. 패러데이가 전자유도의 발견에 사용한 코일

든 부대기기를 발명했다.

　도시의 중앙 화력발전소 방식으로부터 곧 교외의 수력발전소방식이 탐구되고, 직류송전에서 교류송전으로, 직류기기에서 교류기기로의 개발이 급속히 진행했다. 1891년 독일의 만국 전기박람회 겸 만국전기공학자대회에서 3상 고압교류 장거리전력수송의 실험을 하였고, 이 실험에 기초해서 나이아가라 수력발전소의 완성(1895)은 20세기를 "전기의 세계"로 이끄는 결정적인 역사적 의의를 가진다.

　1879년 에디슨의 백열전구로부터 얼마 되지 않는 십수 년 사이에 발전, 변전 및 전동기기의 여러 가지가 출현하였고, 1895년에 그것들을 총합시킨 수력발전기의 일대체계가 나이아가라에서 완성되었다. 이 17년간을 전기기술사상 조명전력기기 성립기라 불러도 좋다. 전력의 획기적 특질은 이것이 유동적, 호환적, 정량적인 에너지이고, 용이하게 순간적으로 전송하여 힘, 빛, 열 또는 화학적인 에너지의 형태로 변환하도록 하는 것이다. 따라서 수송과 분배에서는 되도록 에너지의 손실이 없는 전송로가 필요하였다. 그래서 전력생산에는 발생, 송전 소비를 포함해서 일관된 체계, 전력계통을 가진 것이 필요하였고, 그 기술적 가치는 기업의 합동·독점을 촉진하고 점차 통일 확대하여 대전력 계통이 된다. 이것의 특질, 즉 사회적 성격은 자본주의의 무계획성과 서로 받아들일 수 없는 모순을 내포하고 있었던 것이다.

3) 전송기술의 발달과 산업의 전기화

　전력의 고압원거리수송이 개시되면서 전동기를 기초로 하는 기계체계는 일단 비약적으로 발전한다. 증기기관시대에는 각 공장이 각자 동력원을 설치해야 했고, 전동기의 보급은 동력발생부문과 사회적 분업을 촉진하였다. 전동기는 기계의 집단 운전으로부터 단독운전으로 이동하였다. 생산이 라인작업에 의한 대량생산방식이 가능하고, 증기기관은 중소공장의 원동기로 적당하지 않았지만 전동기는 중소공장에 좋은 원동기였다. 미국은 1879년에 전 공장의 동력을 사용하는 공장 수가 40%를 넘겼지만 1909년에는 69%, 39년에는 98%로 올랐다. 그 공장의 총사용 동력 내에서 전력의 비율은 1889년에는 5%를 넘지 않았지만 1919년에는 55%, 25년에는 73%에 달하였고, 전동기가 증기기관을 대체하였다.

따라서 1896년 나이아가라 수력발전 후 제1차 대전 후가 되는 1920년 전후에 세계 각국은 그 자원과 산업구조에 어울리는 장거리 초고압전력의 전송기술을 확립했다. 미국의 초전력방식, 영국의 그리드시스템, 독일의 석탄, 전력, 화학생산 콤비네이션 방식, 소련의 국가 전기화 계획, 일본의 수주화종(水主火從)방식 등의 계획은 1920년대 경에 이루어졌다. 수력의 개발이 대규모화하는 것에 힘입어 장거리 송전전압은 해마다 높게 되었고, 1910년에는 최고 110 kV, 20년에는 2배로 증가했다. "전기화의 세기"라고 하는 20세기 현대의 여명을 맞이했다.

전력과 보조를 같이 하여 통신의 전송기술도 이 시기에 비약적으로 발전을 이루었다. 맥스웰의 빛의 전자파설은 헤르츠에 의해 실증되고, 무선통신의 공개실험은 1896년 포포프와 마르코니에 의해 독립적으로 이루어졌다. 다음해 1897년에 무선전신기업을 창립하고, 1920년경까지 이 기업은 영미의 무선사업과 그 기술을 전부 독점했다. 이 시기 무선통신기술의 목표는 되도록 전송거리를 연장하는 방향에 두었다.

한편 백열전구를 개량하는 과정으로 잠시 잊고 있던 열전자 방사의 현상이 추가로 연구되어 텅스텐 필라멘트전구가 1913년 GE사에서 완성되었다. 검파, 증폭, 발진에 고성능을 가진 진공관의 제작도 가능하게 되었다. 제1차 대전 중 무선은 각국에 의해 군사적으로 이용되었다. 미국의 4대 전기자본은 1920년경 무선에 관한 특허를 공유하고, 대외무선통신 및 국내방송을 개시하였다.

유선전송도 이 기간 전송의 장거리 케이블이 요구되어 전화회로의 수학적 해석에 의한 자주적 개량이 과제로 되었다. 장하¹⁽裝荷⁾방식, 진공관 중계기 및 반송방식은 세계의 유선전화 케이블망을 급속히 보급시켰다. 그후 무선부문의 진보로부터 신호전류주파수대의 확대가 요구되고, 유선전송기술은 무선전신기술에 종속됨에도 불구하고 발전되었다고 볼 수 있다.

이렇게 해서 1896년 무선통신의 발단으로부터 1920년경까지 통신 전력부분에도 원거리 전송기술이 특징적이고, 특히 무선장파전송기술은 차기의 단파, 초단파전송기술의 선구가 되었다. 1920년 전후를 계기로 유선방식은 통신기술의 주류로부터 퇴장하지만 진공관을 이용하는 국제적 유선통신망은 완성되었다. 산업의 전력화 기초가 되는 대전력망의 형성을 가지고 다음 새로운 시대로 나아간다. 새로운 시대 마이크로 파, 레이저기술, 정보처리장치와 동반하여 전자기술, 전력용 전자장치 등의 토대가 되는 고체소자와 디바이스의 개발 시스템기술의 발전을 내용으로 하는 오늘날의 일렉트로닉스의 개화기가 된다.

---

1 역자 주 : 통신 선로에 직렬로 장하 코일을 삽입함으로써 선로의 음성 주파 감쇠를 경감시킨 케이블. 선로 전체에 걸쳐 균일하게 인덕턴스를 증가시키는 연속(평등) 장하 방식과 일정 간격(약 1.83 km)마다 코일을 삽입하는 집중(코일) 장하 방식이 있다. 보통 후자를 발명자의 이름을 따서 푸핀(M. Pupin) 방식이라고 하는데, 선로의 1차 정수 간의 관계가 RC=GL이 되도록 하여 감쇠를 최소로 한 것이다.

4) 일본의 전기기술

에도 봉건사회 하에서는 근대의 실험과학에 의한 생산기술을 육성하지 않았다. 개국 전에는 일본도 서구와 기술격차가 많았지만, 일본은 독자의 전통기술이 발달해왔다. 토쿠가와 요시무네(德川吉宗)의 양학해금 후로부터 점차 서구의 자연과학에 관한 지식만 수입되게 되었다. 전기학에 관한 일본인의 지식은 이 시기부터 네덜란드 서적을 통해 도입되고, 많은 네덜란드학자들에게 관심을 갖고, 그들은 기전기와 전신기의 실험을 했다. 메이지유신 후 상공업 우선 정책 아래에서 공부성 직영의 사업과 학교에 많은 영국인 기술자와 공학자를 초청하였고, 그들에게 배운 청년들에 의해 일본의 전기기술이 구축되었다. 막부 말까지 열정적인 지식의 흡수는 유신 후에 급속한 기술발달의 토대가 되었다.

일본의 유선통신망은 철도망의 전국 보급보다 10수년이 빠르고, 서남전쟁전후에 정비되었다. 통신망의 발달은 국가의 치안유지, 자유민권운동의 억압, 대외침략의 수단으로 이용되었다. 따라서 통신사업은 공부성의 사업 중에서는 민간에게 넘기지 않는 유일한 사업으로 남아 지금까지 그 관료적 성격이 남아있다.

전력사업의 발족은 화력, 수력과 함께 미국과 영국이 거의 동시에 이루어졌다. 그 개발의 시기는 유럽에도 유신이후에 해당한다. 일본의 전력사업이 빨랐던 것은 전등요금이 고액으로 시장이 안정되었고, 방적 심야업이 유력한 무기가 되었기 때문이다. 그러나 도시의 화력발전은 공해문제로 러일전쟁 후에 석탄비용이 상승한 것으로 산촌의 화력발전개발을 정부가 조장하게 되었다. 원거리 수력발송전에 의한 대전력 계통의 발달은 제1차 대전 발발로부터 1920년대까지에 공업동력의 전기화율을 30%에서 90%

로 급상승시켜 일본을 농업국에서 공업국으로 전환시켰다. 이 사이에 중소기업으로의 전력보급이 거대 공업지대를 출현시켰고, 도시문제, 공해문제, 노동문제 등 많은 사회문제를 야기하는 원인이 되었다. 한편 이 사이에 연구기관이 신·증설되어 과학자의 인구가 증대되고, 타이쇼(大正)데모크라시의 자유로운 분위기 하에서 1920년대 후반부터 30년대에 걸쳐 통신부분에는 많은 독창적인 연구가 꽃피었다.

이것들의 독창적인 연구는 태평양전쟁 후에는 영국과 미국에게 감시당해 군사개발에 동원할 수 없었다. 반파시즘 망명과학자의 협력에 의해 레이더, OR, 원자력 등이 개발되었다. 이러한 군사기술이 세계 대전 후에 민수(民需)로 전환되어 즉시 기술혁명의 시대가 열렸다.

세계 대전 후 일본의 전기기술은 전전의 유산을 토대로 하여 비약적으로 발달했다. 그러나 태평양전쟁기의 일시적인 쇄국은 결정적인 기술 격차를 가져왔고, 세계 대전 후의 기술혁신은 주로 미국으로부터 도입에 의존할 수밖에 없었다. 따라서 고체소자와 기기를 부분적으로 개량한 것을 빼면 본격적인 독창적인 기술 육성은 방해가 되었다.

전력부분에서는 전시중의 국가관리가 해체되고, 전력기술을 가진 사회적 성격이 분단되었다. 처음으로 대형 토목건설기계가 도입되어 대저수지식 수력발전소가 점차 건설되었다. 외국기술의 도입에 의해 화력발전의 획기적인 대용량화가 실현되고, 연료를 국산석탄으로부터 중동산 석유로 전환하는 것에 의해 발전비용을 반감시켰다. 대폭 확충된 초고압전력망은 경제의 고속성장과 일반가정의 전기화에 큰 공헌을 했다. 또 원자력발전은 새로운 에너지원으로 착안하여 각지에 원자로의 건설이 진행되었고, 발전력에 점하는 비율을 점점 높여갔다.

통신부문의 진보도 눈부셨다. 트랜지스터와 집적회로의 출현에 의해 기기는 소형화되고, 전자계산기가 급속히 보급되었다. 새로운 전송방식으로 시분할 다중통신이 개발되고 전자관에 의한 밀리파통신, 레이저광을 이용한 광통신도 실용화되었다. 미국에서 쏘아올린 인공위성을 이용한 위성통신이 개시되어, 텔레비전 중계와 국제전화 개통에 큰 역할을 했다.

이와 같이 일본의 전기기술은 다른 기술과 같이 세계 대전 후 유럽과 미국에 의존하여 조금씩 혁신을 달성하여 왔다. 그것이 기술 격차를 줄이는 것에는 유효했지만 일본 독자의 국민적 과제에 부응하는 기술개발이라는 면에서 보면 큰 문제점을 남긴 결과가 되었다. 유황성분을 많이 함유한 중동산 원유를 사용한 화력발전은 대기오염을 가져왔고, 원자력발전은 온배수에 의한 근해 어업에 악영향을 미쳤고 지진에 의한 방사능오염, 폐기물 처리문제를 초래했다. 통신기술의 혁신도 오용되면 인권을 침해하고, 정보 과다를 초래하는 무서움이 있다. 앞에서 지적한 바 있는 텔레비전의 퇴폐 프로그램 등이 그 일례이다.

따라서 금후 기술의 과제로서 그 자주성은 말할 것도 없이 인간생활을 존중하는 안전성이 우선되어야 한다. 인간노동의 자주적인 주체성과 노동수단을 가진 체계적이고 안전한 객체성은 하나이다. 특히 전기기술은 그 본래가 갖고 있는 사회적 계통성을 현대에 살리기에는 국민 전부가 전기기술의 인류사적 의의를 파악하고, 전기기술의 역사적 동향에 깊은 관심을 가질 필요가 있다. 전기기술사의 학습과 연구가 요구되는 이유가 여기에 있다.

1

전기자기학의 시작
자기현상의 연구와 쿨롱의 법칙의 발견

1. 항해와 자기현상의 인식

1) 일렉트론과 자석

전기와 자석의 과학은 고대 중세에는 생산과 기술에 직접 관계가 없었기 때문에 다른 자연과학부문에 비해 그 성립이 특히 늦었다. 인류가 전기와 자기에 의한 현상을 처음 만난 것은 호박과 자석의 흡인·반발 또는 전기뱀장어 등에 의한 쇼크, 번개 등이었다.

기원전 6~5세기경 유럽에서는 고대 그리스의 철학자 탈레스(Thales)가 호박이 먼지 등 가벼운 물체를 끌어당기는 것과 자석이 철을 끌어당기는 것을 알고 있었다. 또 로마의 루크레티우스(Titus Lucretius Carus)는 자석의 척력(반발력)에 관해서도 언급했다.[1] 그리스인들은 호박을 "일렉트론" 즉 "끌어당기는 것"이라고 불렀고,[2] 페르시아에서는 호박을 희생의 제단에

41

바치는 제물로 사용했으므로 헌납이라는 의미로 카랍(carab)이라 했다. 중국에서는 "사개선생(捨芥先生)"으로 불렸다.2] 이것들은 호박이 가벼운 물체를 흡인하는 것에 기인한 것이고, 호박 고유의 특성이라 생각했다.

한편, 자석(magnet)의 어원은 유럽에서 자철광의 산지로 알려진 소아시아의 마그네시아에서 유래되었다.3] 고대 중국에도 전한시대에 자석이 철을 흡인한다는 사실이 기술되어 있고, 이것이 마치 엄마가 갓난아기를 끌어안는다는 의미로 자애로운 돌, 즉 "자석(磁石)"이라고 불렀다.5]

전기와 자기에 관한 이해는 과학적인 지식의 체계에는 도달하지 못했다. 고대 중국에는 자석은 우선 점술(占術)로 사용했다. 자석을 스푼 모양으로 한 점판 위에 던져서 운세를 점친 것으로, 후한시대 왕충(王充)의 책『논형(論衡)』에 쓰여 있다. 이것은 드디어 방위를 알고 사용하기 시작하였다는 증거로, 줄에 자석을 매달고 잎사귀와 같이 가벼운 것에 자석을 붙여 물에 띄웠다. 또 <그림 1.1>과 같이 나무로 만든 물고기의 배에 자석을 넣고 물에 띄우는 방법을 취했다.

이것이 11세기경이 되면서 항해에 사용되기 시작하였고, 아라비아를 경유해서 유럽에 전달되었다.4]

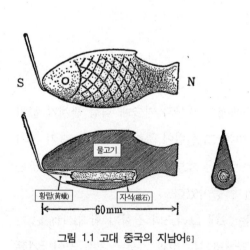

S   O   N

물고기

황랍(黃蠟)   자석(磁石)

|←———60mm———→|

그림 1.1 고대 중국의 지남어6]

2) 항해와 자석

중세에 들어가면서 교역은 급속히 발달하는 조짐을 보였다. 그러나 교통용의 육로는 아직 충분히 개척되지 않았다. 육상운수의 속도는 하루에 10 km 정도였다. 10~12마리의 소가 끄는 2륜차(수레)의 최대적재량은 2톤 정도의 화물을 운송했지만, 같은 크기의 배는 600톤 이상의 화물을 운송했다. 14세기경 콘스탄티노플로부터 베네치아까지 육로는 해로의 3배의 시간이 걸렸다고 한다.[6] 이와 같은 사정과 상업의 팽창은 해상운송방법이 불완전했음에도 불구하고 더욱더 높아져갔다.

고대의 항해술은 주로 연안 항해였다. 연안 항해는 지형에 대한 위험이 끊임없이 동반되었고, 시간도 걸렸다. 원양항해를 바랐지만, 그것에는 조선기술의 발달과 해상에서 배의 위치와 방위를 결정하는 방법을 알 필요가 있었다. 고대 농사용의 필요로부터 어느 정도까지 발달한 천체에 관한 지식과 중국에서 전해진 나침반을 병용하여 처음으로 천문항해법이 생겼다. 자석은 항해용 도구의 하나로서 반드시 필요한 물품이었다.

유럽에서 항해용으로 시작한 나침반을 사용한 기록은 캔터베리 수도원 원장 네캄의 것이다(1187). 아라비아에도 1282년에 『상인의 보물』이라는

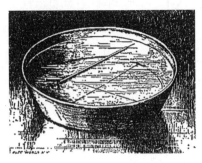 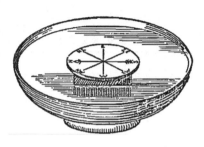

그림 1.2 물에 띄운 자침과 아라비아인의 물나침반[8]

저서에도 기록이 있다. 이 기록에 의하면 별에 의해 방위각을 정하지 않을 때에는 <그림 1.2>와 같이 바늘을 짚 줄기에 찔러서 물에 띄우고 이것에 자석을 문질러 남북을 알아내는 방법이 기술되어 있다. 13세기에는 전부 바늘을 물에 띄우는 방법으로 자침을 축에 지지하는 방법을 알게 되었다. 페레그리누스(Peregrinus, Petrus)는 1269년 <자석에 관한 편지>에서 판에 도수 눈금을 새긴 것에 관해 기록하고 있다. 그 후 나침반은 무수히 많은 선원들에 의해 개량되었고, 그중에 카르다노(Cardano, Geromino)에 의해 자침의 현수방법이 개량되어 발달해 왔다.

　해도도 13세기 중반 피사(Pisa)의 항해도가 만들어진 후 서서히 발달하고, 1436년에는 비안코(Bianco)가 사항술(斜航術, 배가 지나간 길이 곡선이 되

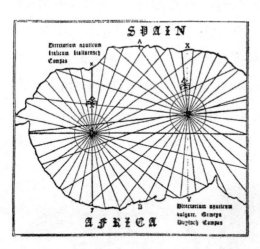

게 하는 항해술)을 위해 항해도를 작성했다. 1569년에 벨기에의 메르카토르(Mercator, Gerhardus)[1]가 만든 근대적 지도도 항해자를 위해 제작되었다. 레기오몬타누스(Regiomontanus)에 의해 편찬(編纂)된 항해력은 시대의 요청이었다. <그림 1.3>은 바렌츠(Barentsz, Willem)의 해도[2]

그림 1.3 바렌츠(Barentsz)의 해도의 일부[2]

1 역자 주 : http://en.wikipedia.org/wiki/Mercator_1569_world_map

의 일부로 좌측의 컴퍼스는 지자기에 의한 위치관계를, 우측은 자기의 편차 6°를 기초로 한 진방향을 나타낸다.

3) 지자기의 편각과 복각

이와 같이 항해와 교역의 발달 가운데 지자계의 편각과 복각[3]을 발견하였다. 육상에서는 1543년 하르트만(Hartmann)이 독일의 상업의 중심지 뉘른베르크(Nürnberg)에서 발견하였고, 웨핑(Wapping)의 나침반 제조자 노먼(Norman, Robert)도 런던에서 복각계를 제작하고 복각을 측정했지만, 해상에서 편각과 복각을 발견한 것은 좀 더 빨랐다. 콜럼버스(Columbus, Christophorus)는 아메리카 발견 항해 도중에 아조레스제도(Azores Islands, N38°, W25°)의 동쪽에서 1492년 9월 13일 나침반의 자기편차가 북동에서 북서로 변하는 것을 관측하고, 복각과 편각이 지역에 따라 다르다는 것을 알게 되었다. 당시 복각과 편각이 지구의 위도, 경도에 역할을 하고 해상에서 배의 위치를 결정하는 것에 관하여 많은 토론이 있었다. 본드(Bond, Henry)

---

2 역자 주 : http://en.wikipedia.org/wiki/Willem_Barentsz
3 역자 주
  편각 : 해도는 지구의 회전상태를 기준으로 적도, 양 쪽의 극을 정한 것이다. 지구자장의 양쪽 극(지자기극, 자북)은 양극에서 약 22.5도만큼 떨어진 곳에 형성되어 있다. 현재 사용되는 해도의 북쪽(진북, 자이로컴퍼스의 북극)과 나침반이 가리키는 북쪽의 차이를 편차라 하고, 이 편차는 위치에 따라 서로 다르다.
  복각 : 나침반은 지구자장의 자력선 방향을 나타내는 것으로, 지구자장이 적도근처에서는 지면과 수평하고, 양쪽극지방에서는 수직형태이다. 나침반을 적도지방에서 점차 극지방으로 이동시키면, 나침반은 수평에서 점차 수직상태로 된다. 복각은 위도에 따라 나침반 바늘의 방향과 수직과의 각도를 말한다.

의 저작 『경도의 발견』은 이와 같은 정세 중에 호평을 받았다. 그러나 이런 개념을 완벽히 정립되지 못한 것을 그레셤 칼리지의 천문학교수 제리브랜드(Gellibrand, Henry)는 자기편각이 연중으로 변화하는 것을 발견하였다(1635). 본드의 저서는 대략 1678년경에 블랙보로우(Blackborrow, Peter)의 『경도의 미발견』이라는 책에 의해 완전히 뒤집혔다. 배의 위치를 결정하는 것은 위도의 비율로 그 지점의 북극성의 고도를 측정하면 되지만, 정확한 경도의 결정은 어려웠고, 이것을 해결하기 위하여 많은 노력을 했다.

4) 크로노미터의 발명

해상에서 경도를 결정하기 위해 시계를 사용하는 것을 제안한 것은 이탈리아 페레그리누스(Peregrinus, Petrus)이다. 시계는 군사기술상 포술의 문제부터 자연인식의 발전단계를 보면 "초" 단위의 필요성이 제기되었다. 정확한 시계의 제작은 시대의 요청이었다고 할 수 있다. 호이겐스(Huygens, Christian)의 진자시계와 후크(Hook, Robert)의 용수철 발견 등도 시계제작기술의 일정부분 진보된 것은 물론이지만, 이것은 아직 항해용 시계로서는 오차가 크고, 선박의 흔들림과 충격 등으로 사용의 내구성도 없었다.

1714년 영국정부는 경도를 0.5도의 오차 범위 내에서 결정하는 발명4을 할 경우 20,000파운드 상금을 걸었다. 당시 해외에 식민지를 구하고 적극적인 상업, 해운을 진보시키기 위한 영국 정부는 좀 더 정확한 항해시계를

---

4 역자 주 : 지구의 자전은 24시간에 360° 회전하므로 1도 돌아가는 데 걸리는 시간은 24h × 60m / 360° = 4분 / 1°, 경도 0.5°를 시간으로 환산하면 2분이다.

원했다.

크로노미터(chronometer, 항해시계)의 개발을 위해 영국정부가 내건 현상금을 받기 위해 많은 사람들이 응모했고, 영국정부는 보수와 보조금으로 1828년까지 10만 파운드 이상을 지불했다. 요구되는 정확도를 가진 크로노미터를 해결한 것은 1728년 요크셔의 해리슨이었다. 그의 발명의 초점은 열팽창계수가 다른 두 개의 금속을 펴 붙인 진자에 있다. 최초의 계획을 세운 이래로 30년이 지난 노력 끝에 1759년 4번째 개량시계는 그의 아들에 의해 서인도제도 항해에서 정확성이 확인되었는데, 오차는 5초 밖에 나지 않았다. 그의 시계는 현재도 그리니치 천문대에 보존되어 있다. 해리슨 이후 프랑스의 로이, 스위스의 벨트우드에 의해 더욱 개량되었지만, 생산량이 적은 결점이 있었다. 예를 들어 벨트우드시계는 연간 2대나 3대 밖에 생산되지 못했다. 분업에 의해서 대량생산의 길이 열린 것은 영국의 아놀드(Arnold, John)와 언쇼(Earnshaw, Thomas) 덕분이다.[13] 그들은 분업과 소형 크로노미터의 제작도 같이 해서 "탈진기"를 발명했다.

5) 중세의 대학

중세의 학문연구는 많은 성직자에 의해 이루어졌고, 목적도 크리스트교의 범주 안이라는 한계가 있었다. 대성당의 부속학교가 발전하여, 1160년에 종합대학이 된 파리대학과 볼로냐대학, 옥스퍼드대학, 캠브리지 대학 등은 중세 카톨릭교권의 "학문저장소"로 특수한 위치를 가졌다. 종합대학은 지배계급의 행정적 지적담당자로서 성직자를 양성하는 성격을 가졌기 때문에 고대 자연인식의 집적이라는 측면을 가진 아리스토텔레스의 이론이 아베로에스(Averroes)와 토마스 아퀴나스(Aquinas, Thomas) 등에 의해 일면적으로 당시 중세사회구조에 합치하도록 "개변(改變)"을 받아 그 교세가 자연과학의 최고권위라고 여기는 사태를 낳았다. 거기에는 아리스토텔레스의 저서에 들어 있는지 없는지가 진리의 기준이 되고, 자연이 "신의 섭리"에 합치하고 있는가를 명확히 하는 것이 자연연구의 목적이 되었다. 중세과학연구를 담당하는 사람은 목사, 수도원승, 탁발승 등의 성직자로 그 체계로부터 일보도 나아가지 못했다. 17세기에 와서야 다음과 같은 정황이 밝혀졌다. 키르허(Kircher, Athanasius)가 어느 시골의 예수회 소속의 교수를 향해 새로운 발견을 한 태양의 흑점을 망원경으로 관찰할 것을 권했을 때 그의 대답은 "그럴 필요는 없다. 나는 아리스토텔레스를 2회 통독했지만 그중에 태양의 흑점에 관한 어떤 것도 없었다. 태양에 흑점은 없을 것이다. 흑점은 당신의 망원경이 불완전한 탓이거나 당신 자신의 눈의 결함에 의한 것이다."[10]라고 말했다. 대학이 이와 같은 상황에 머물렀으니 거기에 새로운 과학의 발견을 기대할 수는 없었다.

6) 발달하는 기술과 항해학교

생산의 발전은 광산의 경영문제, 환기방법의 문제, 갱도를 견고히 구축하는 것과 배수, 군사적으로 병기(화기)와 요새의 설계 및 구축, 대포를 명중시키기 위한 탄도학상의 문제, 항해기술상의 문제 등을 제기했었다. 이같이 생산기술상의 문제 해결을 하고자하는 사람들 중에서 새로운 지식계층이 생겨났다. 광산기술면에서는 독일의 후거(Fugger) 가(家)를 중심으로 개발이 진행되었고, 16세기에 들어와서 1556년 아그리콜라(Agricola,

Georg)의 『디·레·메타리카(De re metállica, 『금속론』)』와 비링구치오
(Biringuccio, Vanoccio)의 『화공술(火工術)』(1540) 등, 채광, 야금, 시금에 관한
기술서가 인쇄되기 시작하였다. 군사 면에서 프랑스의 샤를르 8세가 포병
대대의 조직을 처음으로 독립시키고, 1506년에는 베네치아에서 포술학교
를 창립했다. 치륜총(齒輪銃)과 선조총(旋條銃)을 만들고 하르트만은 포신의
구경을 규격화 하였고, 듀러(Durer, Albrecht)는 축성이론을 세웠다(1529).

항해술에는 나침반, 지도, 항해 용구 등을 제작하여 수학적 소양을 갖춘
새로운 신지식인 층을 출현시켜 그들을 상업의 중심지에 집결시켰다. 포르
투갈, 잉글랜드, 네덜란드, 프랑스에서 생산과 운수에 필요한 모든 문제를
취급하는 것으로부터 중세대학과 극명한 대조를 보였다.

7) 페레그리누스의 신서

자기현상의 연구에서 최초로 실험적 연구를 행한 것은 군사기사장으로
십자군에 참가한 것으로 보이는 페레그리누스(Peregrinus, Petrus)이다. 그는
중세학자로서는 예외적으로 당시 발전하고 있던 영역의 기술에 관심을
갖고 있었다.

베이컨(Bacon, Roger)에 의하면 그는 "금속의 주조와 금, 은 기타 금속과
일체의 광물을 가공하는 것에 정통했다. 그는 병법, 병기, 수렵에 관한
전부를 알고 있었다. 그는 농업과 토지의 측량과 경작을 조사했다. 그는
마녀의 마술과 운명의 판단과 그녀들과 이른바 마법에 사용되는 마력과
마술사의 마술도구와 사술을 고찰했다."[15] 1269년 자연의 연구가, 점성가,
항해사 등에게 알리는 것을 목적으로 자석에 관한 연구 성과 "페레그리누

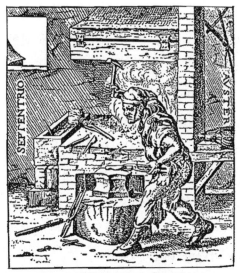

그림 1.4 중세의 자석 만드는 기술자[16]

스의 신서"[43]를 저술하고, 자석의 극에는 두 종류가 있는 것과 두 극간에 인력과 척력을 명확히 하고, 자석을 만드는 방법을 설명하였다. 이것은 다음 자기학 발견의 토대가 되는 적극적인 의의를 가졌지만, 영구운동 등의 신비적인 한계도 있었다. 중세 봉건사회는 그의 후계자를 키우지 못했다. 그의 연구는 300년이 지난 뒤에 영국의 의사 길버트(Gilbert, William)에 의해 계승되었다. 그러나 페레그리누스에서 길버트에 이르는 과도기는 전적으로 공백기는 아니었다. 배에 승선하고 나서 나침반 제작자가 되었던 노먼(Norman, Robert)과 배에 승선한 윌리엄 버러 등은 계측 기구를 제작하여 정확한 실험을 했고, "권위"가 있는 것으로 여겨졌던 라틴어 상의 박식과 인용을 배척하였다.

전기학의 아버지라고 불리는 길버트의 연구에서 볼 수 있는 많은 특징은 전적으로 노먼의 연구에서도 찾아볼 수 있다.[18] 길버트의 성공은 현실 사회가 요구하는 기술상의 문제를 해결하기 위한 노력의 집적과 발전하는 과학적 반영이었다. 실제 길버트의 물리학용 계기의 대부분이 항해 용구이거나 또는 적어도 밀접한 관련을 갖고 있었다.

8) 길버트

런던의 의사였던 길버트는 항구의 근로자와 광산의 광부와도 접촉을 갖고 실험을 진행했다. 1600년에 『자석에 관하여』라는 책을 발간하였다. 나침반의 자침이 천구의 일정 점을 가리킨다고 설명한 것에 대해 지구를 한 개의 자석으로 생각했다. 여기에 작은 구형자석(소 지구)를 대응시켜 자석

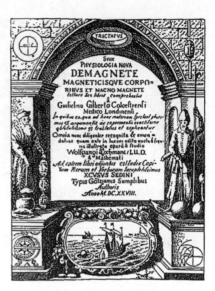

그림 1.5 길버터의 자석에 관해서
제2판(1628)의 겉표지[17]

상의 각점에서 복각이 서로 다른 것을 쉽게 밝혀냈다. 자기에 대한 실험적 연구 외에 전기에 대한 연구도 했지만 자기와 구별했다. 전기적 성질을 가진 것이 호박(琥珀)만이 아니라는 것을 밝혔지만 "호박 성질의 것"만이 전기를 띄는 것이 가능하다고 생각했다. 전기소5가 되는 불가칭 양적물질(不可秤量的物質)이 있음을 믿었다. 전기소란 예를 들어 열을 발생시키는 원인이 "열소(熱素)"라고 하는 특정물질의 성질에 대한 현상을 만드는 특정의 작은 입자로 존재한다고 18세기까지 계속 생각한 방법의 하나로 말하자면 전기의 "기본"이 공중과 물체에 충만되어 있다고 생각한 것이다. 이런 근본적인 오류에도 거리낌 없이 자연과학의 실체적 방법을

---

5 역자 주 : 전기소량(an effluvium or elementary charge)은 전기량의 최소 단위로 크기는 양성자 혹은 양전자 1개가 갖는 전하의 크기, 즉 전자의 전하의 부호를 바꾼 크기이다.

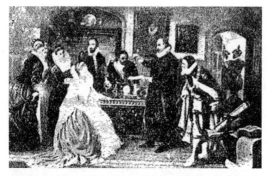

그림 1.6 엘리자베스 여왕 앞에서 실험하는 길버트[23]

초기에 좀 더 진전시킨 길버트의 공적이 크다. 자연과학에 대한 길버트의 기여는 항해술에 관한 연구를 진행시킨 것이다. 갈릴레이가 그에 대해 "존경하고 부럽다."라고 말한 것은 그의 훌륭한 실험적 방법만이 아니라, 카톨릭계와 크게 대립을 할 수밖에 없었던 갈릴레이와는 다르게 항해가 발달하는 당시의 시대요구에 맞아떨어졌고, 좋은 조건에 혜택과 환경이 있었다고 해석할 수 있다.

2. 정전기의 발달과 라이덴병

1) 전기소

정전기를 일으키는 기기를 최초로 발명한 것은 30년 전쟁(1618~1648)의 황폐로부터 일어선 독일 마그데부르크(Magdeburg)시의 시장 게리케(Guericke, Otto von)였다. 게리케는 또 진공펌프 실험으로 유명한 사람이다. 1672년 그는 유황 구(球)[6]에 회전축을 만들어 유황(硫黃)을 마찰시켜 방전을

---

6 역자 주 : 유황구를 일본어로 이오우(イオウ)구, 유리구의 내측에 유황을 덧붙인 것.

일으키게 하는 것에 성공했다(그림 1.7). 길버트는 자기의 인력과 전기의
인력을 구별했지만, 게리케는 이것으로 전기적 척력을 발견했다. 유황 구
를 제작한 방법은 유리구에 유황을 흘려 넣었다. 유리를 사용하지 않고
유황을 사용한 것은 당시 17세기의 이론을 반영한 것이다. 당시 인력에
대한 설명은 예를 들어 게리케와 동시대 사람으로 명성이 높은 보일에
의하면 다음과 같이 말했다. 여기된 물체로부터 끈적끈적하거나 미끈미끈
한 "불가칭량물 effluvium"이 방출되고, 도중에 소물체에 남고, 다시
"effluvium"이 원래의 방출물체의 궤적을 따라서 되돌아올 때 인력이 생긴
다는 것이다. 그런데 유황은 전기소라고 하는 effluvium과 잘 친화하고
마찰에 의해서 effluvium을 방출하며, 전기를 일으키기 쉽다고 생각했다.
게리케도 이와 같은 일반적인 생각에 영향을 받았고, 따라서 전기적 척력을
발견했다고 해도 이것은 불가칭양물질과 연결되어 있다고 생각한 것에 전기
의 본질로 부터는 아직 꽤 먼 거리에 있었다. 게리케는 또 어떤 대전된
물체의 근처에 다른 물체를 두면 그 물체도 대전하는 것을 발견했지만 그
무렵 뉴턴도 역시 effluvium을 상상했고, 유리의 이면을 대전시키면 반대
쪽의 면도 또 대전하는 것을 발견했다.[21] 이것도 피카르드(Picard, Jean)에 의해
토리첼리(Torricelli,
Evangelista)의 진공 내
에 발생하는 인광(燐
光)의 발견 등에 의해
유황에 이어서 유리
가 주목받게 되었다.

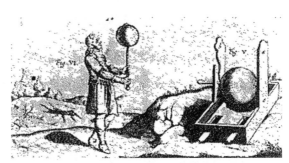

그림 1.7 게리케의 유황 구 기전기(球起電機)[19]

2) 마찰기전기의 발달

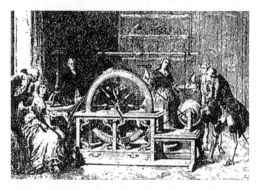

그림 1.8 혹스비의 정전기 실험22]

유리구로 마찰기전기를 최초로 제작한(1709) 사람은 혹스비(Hauksbee, Francis)였다(그림 1.8). 이후 마찰기전기는 보다 강하고 보다 멀리까지 전도시키기 위해 여러 가지 시행착오를 겪었다. 그레이(Gray, Stephen)는 마찰물체로서 구 대신에 유리관을 사용하였고, 1740년 이후는 보스(Bose, George Mathias)와 하우젠(Hausen, Christian Augustus) 등의 독일 과학자들에 의해 다시 구가 사용되었다. <그림 1.9>는 하우젠의 마찰 기전기 실험으로 이런 실험은 아벨 등 당시의 많은 사람들이 했다.

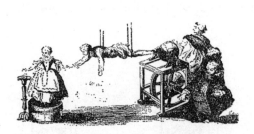

그림 1.9 하우젠의 마찰 기전기(起電機)24]

1744년 보스는 집전도체로 절연된 철관을 설치하고, 집전도체에 수집 브러시를 달아서 기전기의 형태를 대략적으로 갖췄다. 그 후 램즈덴(Ramsden, Jesse)이 원판을 마찰물체로 바꾸어 넣었고(1768), 네언(Nairne, Edward)이 정부(+, -)의 쌍방으로 전기를 뽑아낼 수 있도록 했다.(1787) 마찰기전기의 원리에 대해서는 더 이상

연구할 것이 없었다. 그 외에도 다량
의 전하(電荷)를 뽑을 수 있도록 예를
들면 <그림 1.10>은 프리스틀리
(Prestley, Joseph)가 4개의 구를 사용하
여 기전기(起電機)를 만드는 실험 등
여러 연구가 이어졌지만, 마찰기전기
와 같이 전기의 연구에 큰 역할을 한
것은 다음에 설명하는 라이덴병의 발
견이었다. <그림 1.11>은 라이덴병
의 실험을 나타내고 있다.

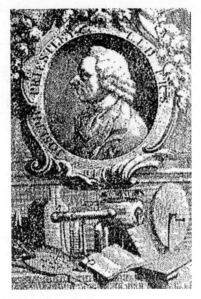

그림 1.10 프리스틀리 기전기[24]

3) 라이덴병

라이덴병(Leyden jar)의 발명은 전기공학에서 중요한 개념의 하나로 정전
기(capacitance)와 자체 전기계측의 방법으로 없어서는 안 될 수단이 되는
축전기(condenser)의 도입이다.

라이덴병은 1745년 클라이스트(Kleist, Ewald Georg von)와 네덜란드 라이
덴의 물리학자 뮈스헨브루크(Musschenbroek, Peter von)가 3개월 후에 각각
독자 발명한 것이다. 뮈스헨브루크는 크네우스(Kneus)와 알라맨드(Alla
mand)와 같이 일반적인 대전물체가 곧 그 효과를 잃어버리는 이유는 공기
혹은 공기에 포함된 전기소(effluvium)와 증기로부터 흡인되기 때문이라고
생각했다. 그래서 긴 대전 상태를 가지게 하기 위해서는 절연체로 대전물
체와 공기를 차단하면 좋다는 발상을 했다. 이것이 라이덴병 발명의 발단

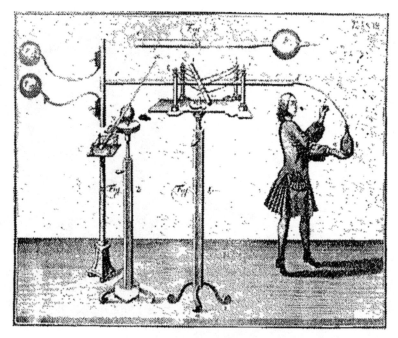

그림 1.11 라이덴병의 실험25]

이었다. 그들은 절연한 유리 용기에 넣은 물과 대전시켰고, 유리용기와
말찰한 유리봉을 철사로 물과 연결시켰다. 또 용기와 봉에 동시에 만지는
것을 "프랑스의 왕에게 해보도록 말했지만, 두 번은 이런 무서운 실험은
반복하지 말라."41]고 말할 정도로 쇼크를 받았다.

클라이스트는 물 대신에 못과 수은을 넣어서 앞에서와 같은 실험을 했
다. 라이프치히의 빙클러(Winkler)에 의해 물과 못 대신에 병의 내외에 금속
을 펴 붙여도 좋다는 것이 명확하게 되었다. 라이덴병은 마찰 기전기 대신
에 사용하게 되었지만 라이덴병과 마찰 기전기는 한가한 귀족들의 놀이
도구로서 인기가 높았다(그림 1.11). 그들은 전기 쇼크로 새를 죽이기도
하고, 국왕에게 구경거리로 180명의 군인을 손잡게 하고 전기 충격을 주어

일제히 뛰어오르게도 했다. 이때까지의 전기는 소수의 학자 손에 있었지만 그 덕분에 처음으로 널리 알려지게 되었다. 그런데 이것에 관해서 설명해 보면 정전 기전기는 후에 볼타(Volta, Alessandro)와 애피누스(Aepinus, Francis Maria Ulricus Theorus)의 연구에 의해 정전유도의 원리를 이용한 "감응 기전기"로 발전되었다. 기전기의 발명, 개량에 관해서는 마찰기전기의 경우와 같이 각 연구자가 전기의 연구를 하는 데 꼭 필요한 것이었으므로 실험실을 준비하여 여러 가지 형과 개량기가 만들어졌다. 발리(Valli, Eusebio)가 1860년에 최초로 특허를 얻었고, 퇴플러(Töpler, August)가 1865년에, 또 홀쯔(Holtz, Wilhelm T. Bernhard)도 그 다음 해에 개량기를 만들었지만 결국 1884년의 웜셔스트(Wimshurst, James)의 것이 완성단계에 도달한 것으로 볼 수 있다.

4) 유리전기와 수지(樹脂)전기

기전기와 라이덴병이 만들어지고, 예를 들면 영국의 왓슨(Watson, Sir William)에 의한 전기 전도속도의 측정 등 많은 실험이 행해졌고, 전기의 성질이 개별적으로 서서히 밝혀지기 시작했다.

우선 뒤페이(du Fay, Charles François Cisternay)가 여러 가지 물체를 마찰해서 대전시키고 서로 흡인·반발의 상황을 조사하였고, 전기에는 2종류가 있다는 것을 발견했다.(1733) 그는 한쪽을 "유리전기(Vitreous electricity)", 다른 쪽을 "수지전기(resinous electricity)"라고 이름을 붙였고, 1747년에 프랭클린(Franklin, Benjamin)이 각각을 정의 전기(+), 부의 전기(−)라고 명명했다. 그 전에 그레이(Gray, Stephen)는 유리를 사이에 두어서 대전시키는 것이

가능한지 불가능한지를 연구로부터 알았고, 결과로 처음 도체, 부도체를 구별했다.(1720)[27]

5) 프랭클린의 공중전기

프랭클린은 40세 때 영국 왕립학회 회원 콜린슨(Collinson, Peter)으로부터 전기실험용 기기를 받고 처음 전기학을 알게 되었다(그림 1.12). 뾰족한 전극의 특이한 현상으로부터 방전현상을 설명하는 실마리로 사용했다. 그 무렵 공중전기에 대해서 관심이 높았고, 볼타의 과학아카데미도 1749년에 "벼락과 전기의 유사성에 관하여"라는 논문을 현상금을 걸고 모집하였다. 3년 후 프랑스의 달리바르(Dalibard, Thomas Francois)와 프랭클린은 독자적으로 뇌전(雷電)을 라이덴병에 축전시켜 벼락의 방전(放電)이 전기였다는 것을 알아내었다. 프랭클린은 "전기의 빛과 벼락의 빛이 같다."면서 건물을 낙뢰로부터 보호할 수 있는 피뢰침을 발명하였다(그림 1.13).[29] 러시아에

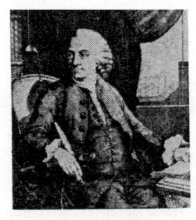

그림 1.12 프랭클린[28]

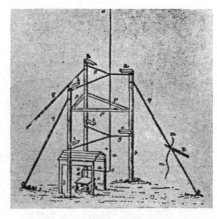

그림 1.13 프랭클린의 피뢰실험[29]

서도 리치먼(Richman, Georg Wilhelm)과 로모노소프(Lomonosov, Michael Wassiljewitsch) 등에 의해 공중 전기의 연구가 되었다. 리치먼은 러시아 최초의 전기실험실을 만들고 정량적 연구를 먼저 시작하여 "전기 지시계"를 고안하였다. 로모노소프는 피뢰침에서 접지의 의의를 지적하고 공중전기 이론을 제출하였다. 리치먼이 실험 중 낙뢰로 사망한 것은 서구에 보고되었지만 로모노소프의 연구는 많이 알려지지 않았다.

6) 1액설과 2액설

전기현상을 일으키는 원인에 관한 이론으로 뒤페이의 2종의 전기의 발견을 직접적으로 뒤를 이은 짐머(Symmer, Robert) 등이 2종의 전기 유체의 대소에 의해 설명하려고 한 "2액설"이 있다.[30] 프랭클린은 라이덴병의 두 개의 얇은 금속판은 정반대로 대전하고, 방전은 정반대의 전기를 서로 상쇄시킨다고 설명하였다. 이것들의 2액설에 대하여 하나의 전기유체 electric fire가 전 물질계에 침투하여 이것의 과부족으로부터 전기의 정과 부가 생기는 "1액설"을 주창하였다. 1액설 논자와 2액설 논자의 논쟁에 대하여 로모노소프 또는 오일러 등은 특수한 당시의 불가칭량적인 전기물질의 존재를 전면적으로 부정한 전기를 에테르의 운동형식으로 봤다. 애피누스는 1752년 전기의 대전실험으로부터 파이로(pyro) 전기현상[7]을 발견

---

7 역자 주 : 초전 효과(pyroelectric effect)란 온도 변화에 따라 유전 분극(표면 전하)이 변화하는 현상으로 이 현상을 나타내는 물질은 초전체라 한다. 초전체는 압전 효과도 나타내므로, 압전체의 일종이다. 이 이름은 1824년에 브루우스터(Sir David Brewster)에 의해 그리스어로 불(fire)을 뜻하는 pyro로부터 이름을 지었다.

했고, 전기현상과 자기현상과의 연관을 지적하였다. 물론 안전한 전류를 얻기 전이었기 때문에 애피누스의 이론은 프랭클린의 1액설에 입각했고, 자기현상에 관해서는 자기소의 존재를 가정한다고 말한 불충분한 것도 있지만 그 선구적 의의는 인정된다.

애피누스는 정전유도현상에 주목했고, 후에 언급한 볼타의 전기분(電氣盆)과 같은 실험을 했지만, 이것도 리치먼, 로모노소프, 또는 오일러, 애피누스 자신의 전기현상에 관한 수학적 파악의 접근은 쿨롱 등의 정량적 전기측정법의 발달과 같이 전기학이 새로운 발전단계를 맞이하도록 하는 시점에 그러한 것을 나타내는 것이었다.

3 측정기의 등장

1) 혹스비

정전기의 현상을 다소라도 계통적으로 연구한 것은 현상이 일어나는 것을 확인하는 도구, 즉 검전기가 필요했다. 처음 검전기 비슷한 것에 접근한 것은 혹스비(Hauksbee, Francis)의 실험이었다(1705).[27] 그가 <그림 1.14>와 같이 중앙의 유리관에 마찰로 대전시킨 털실이 방사상의 형태로 갖게 되거나, 혹은 마찰하지 않아도 밖에서 별도

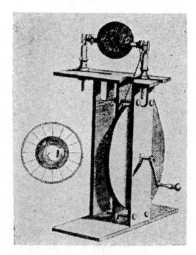

그림 1.14 혹스비의 기전기[30]

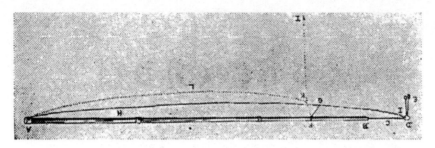

그림 1.15 카발로의 공중 검전기[31]

로 대전체를 가까이 가져가면 역시 방사상(放射狀)으로 정렬되는 것을 발견
했다. 이 실험은 전기력선과 정전유도를 나타내는 것이지만 물론 전계의
개념까지 도달하지 않았고, 혹스비의 경우는 반발의 의미도 몰랐던 것
같다. 후에 18세기 중반의 놀레(Nollét, Abbé Jean-Antoine)의 경우에도 고양
이와 비둘기를 전기화로 해서 가볍게 되었는지를 실험하는 등 시행착오가
계속되었고, 대체로 무엇으로 측정하면 좋은가를 알아낼 때까지 시간이
걸렸다.

2) 검전기

여기서부터 약 20년 후 그레이(Gray, Stephen)와 뒤페이(1733), 휠러
(Wheler) 등에 의하여 "반발하는 것은 동종의 전기다."라는 것을 알아냈고,
검전기로서 의식적인 개량이 더해지게 된다. 휠러는 약 30 ㎝의 실을 폭
1 ㎝의 간격에 늘어뜨리고 실의 끝에 깃털을 달아서 감도를 좋게 했다.
이것은 "시험용 실(絲)"로서 명확하게 검전기의 목적으로 사용했다. 검전기
유도를 발견한 영국의 캔턴은 이 시험용 실에 나무 공을 달았고(1753~4),

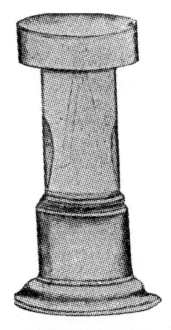

그림 1.16 베네트의 금박검전기[33]

이것을 프랑스의 놀레가 대전물체의 "degree of electricity"를 측정하는 목적에 사용했다. 엘리콧(Ellicott, John)은 "the strength of the electric effluvia"를 측정하기 위해 구형보다 원판의 검전기를 생각했다.[32] 엘리콧의 연구는 에피누스와 캐번디시의 연구와 비슷했다.

당시 공기 중의 전기에 관심을 갖고 검전기도 미량의 전기를 검출할 수 있도록 감도를 높이는 연구가 진행되었다. 바람 등의 영향을 없애기 위해 검전기의 가동부분을 병에 넣었지만 아직 전기소(effluvium)에 관한 생각을 떨칠 수가 없어서 병의 뚜껑과 바닥에 구멍을 뚫어 공기가 통하도록 하였다. 가동부는 볼타가 1787년경 스트로(straw)를 이용하여 열리는 방식에서부터 양적인 관계를 알도록 했고, 베네트(Bennet)는 1786년경 이 중에서 금박을 이용하여 더욱더 감도가 좋은 검전기를 만들었다(그림 1.16)[33].

3) 볼타의 콘덴서

공기전기의 검출방법으로 여러 가지 검전기가 연구되었지만 전기적 모든 성질의 개념이 극히 애매했던 것을 이 시기에 해결한 볼타의 역할이 높게 평가된다. 애피누스는 정전유도의 연구로부터 기전반(起電盤, Electro-

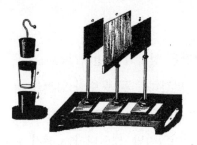

그림 1.17 애피누스의 콘덴서[34]

phorus)을 착안하여 전기유체의 압축도와 전기의 축적능력이라는 개념을 도입했다. 전위와 전기용량의 개념에 가까웠지만(그림 1.17), 볼타의 연구도 아직 전기의 기전반을 발전시켜 평행평판 축전기라고 할 수밖에 없는 것을 고안하고 그것을 콘덴서(condenser)라고 이름을 붙였다. 기전반과 구별해서 특별히 콘덴서라고 부른 것은 볼타가 전기의 "intensity"는 대전체의 용량에 역비례하고, 도체의 용량은 그의 표면적의 증감에 대응하는 등 축전기에 관한 일반적인 성질을 이해하고 있었기 때문이다.

볼타가 기전반을 발명한 것은 1775년이고, 콘덴서의 논문은 그 3년 뒤에 발표되었지만 처음에는 예를 들면 영국의 화학자로 과학사가였던 프리스틀리 등으로부터도 그다지 주목을 받지 못했다. 그러나 나폴레옹의 치하에서 1782년 유럽의 제국을 여행하고 당시의 뛰어난 과학자 리히텐베르그(Lichtenberg)와 폰마룸(von Marum), 라부아지에(Lavoisier), 라플라스, 놀레, 그리고 영국의 과학자들과 모였을 때 처음으로 평가되었다. 영국에서는 왕립학회의 회원으로도 추천되었다.

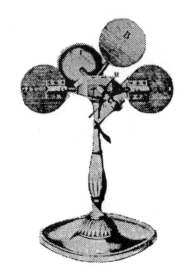

그림 1.18 니콜슨의 배증기(Doubler)[35]

4) 캐번디시의 알려지지 않은 연구

이 무렵 정전용량의 개념을 이해한 사람은 영국의 캐번디시(Cavandish, Henry)였다. 그는 화학 분야에서도 수소를 발견하는 등 우수한 업적을 남겼다. 라이덴병의 발명에 의해 전기유체의 양이라는 개념이 생겨났다. 이것을 캔턴(Canton) 등이 측정하려고 했던 것이었지만, 캐번디시는 전기 쇼크의 크기를 조사할 목적으로 라이덴병을 다수 접속하고, 전기량과 크기의 관계를 고찰하는 쪽으로 실험하였다. 여기서 그의 정전용량이라는 것을 생각하지 않을 수 없었지만, 그것에 관해서 그는 모양과 크기가 다른 금속 박막을 붙인 유리병을 같은 힘으로 대전시킬 때, "그것에 축적되는 전기량은 금속박의 표면적에 비례하고, 유리의 두께에 반비례 한다."라고 설명했다.

여기서 공기 등과 미량의 전기를 측정하기 위해 영국의 카발로(Cavallo, Tiberius)와 니콜슨(그림1.18), 또는 베네트 등은 1780년대가 되어서 검전기의 전하를 어떤 조작을 가하는 것에 의해 점차 배가(倍加)되어 가는 "doubler(배증기 倍增器)"라든가 "revoling doubler(회전 배증기)"가 연구되었고, 미량전하검출의 방법이 연구되었다. 이와 동시에 80년대에 유명한 쿨롱의 법칙이 발견되었다.

5) 쿨롱의 법칙

쿨롱의 법칙은 전기와 자기현상의 수많은 정성적인 연구로부터 정량적인 연구로 결정적으로 진일보한 것이다. 쿨롱은 군대를 제대하고, 프랑스혁명 중에 비약적인 발전을 한 토목사업을 추진한 기술자였지만 과학적인 연구도 했다. 최초에는 모발과 철사의 비틀림 탄성을 연구하였고, 이것으로부터 비틀림 저울(秤)로 발전했지만 이보다 먼저 영국의 미첼도 같은 모양의 비틀림 저울을 제안한 바 있었다. 비틀림 저울에 의한 측정방법은 이후 약 1세기에 걸쳐 전기측정의 기본이 되었다(그림 1.19). 쿨롱은 이 저울을 사용해서 뉴톤의 역2승 법칙이 전기와 자기의

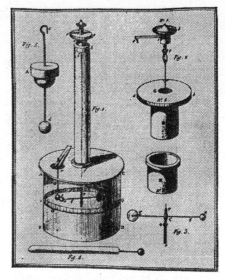

그림 1.19 쿨롱이 사용한 비틀림 저울37]

인력 및 척력에 각각의 경우에 도 성립하는 것을 알았고, 이 작용을 전기량의 곱에 비례하는 것을 입증하였다(1785). 쿨롱은 "2유체설"을 주창하고, 원격작용을 주장하였다. 쿨롱의 연구는 1875년부터 89년에 걸쳐 출판되었고, 후에 쁘아송(Poisson)의 전기 수학적 연구에 기본 데이터가 되어 중요한 역할을 했다. 탄성체로부터 전기현상을 설명하려고 한 캐번디시도 오늘날에는 역2승의 법칙의 발견자로 유명하다. 그는 전기와 도체의 표면에만 대전하는 것은 껍질(球殼)의 내부 만유인력은 서로 간에 소멸한다고 말한 뉴턴의 껍질정리(구각이론)[8]에 의해 역2승 법칙을 가정하면 좋다고 생각했다. 역2승 법칙에 관해서는

---

8 역자 주 : 껍질정리(구각이론)
 1. 구 껍질의 표면과 외부에서는 구의 중심에 모든 전하가 모여 있다고 생각해도 무방하다.
 2. 구 껍질의 내부에서 받는 알짜 전하의 효과는 0이다.

수학적인 완전한 설명이 되지만, 문제는 전기와 도체의 표면만이 대전한다고 하는 것의 진위(眞僞)를 검정하는 것이었다.

1770년 그는 도체 구에 중첩된 두 개의 속이 빈 반구를 놓고 이것에 전하를 주어 가운데의 도체의 유무를 조사했다. 검전기의 감도를 고려해서 그는 전기력은 역2승의 법칙에 따른다. 만약 다르다고 해도 1/50 이하라고 했다. 그러나 그의 성과는 다른 많은 연구와 같았지만, 특유의 사람을 싫어하는 성격으로 인해, 19세기 중반에 맥스웰이 발굴하기까지 그의 전체 연구는 알려지지 않은 채 묻혀 있었다.

4. 갈바니 전기와 볼타의 전지

1) 갈바니 전기

18세기의 마찰기전기의 발달과 라이덴병의 발명은 의학과 생리학부분까지도 주목을 집중시켰다. 전기쇼크를 병의 치료에 이용하도록 했다. 전기쇼크에 의한 근육의 수축운동에 관심을 갖은 의학자와 생리학자의 실험실에는 대부분 마찰기전기가 준비되어 있었다(그림 1.20).

이탈리아 볼로냐(Bologna) 대학의 해부학교수 갈바

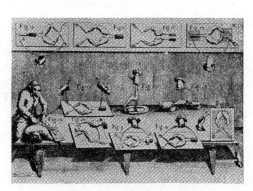

그림 1.20 갈바니의 개구리 실험38]

니(1737~17981)도 이런 연구자의 한 사람으로 계속 활동을 했고, 어느 날 우연한 발견을 했다. 기전기가 불꽃을 낼 때 메스를 개구리의 신경에 갖다 되면 급격한 근육수축을 일으키는 것이었다. 갈바니는 최초에는 이 원인을 마찰기전기의 방전에 의한 것이라고 생각했다. 결국 공기 중 전기에 의한 같은 형태의 수축이 일어나는가를 조사하기 위해 개구리의 신경의 한 쪽을 피뢰침에, 다른 쪽을 접지시켰다. 번개가 칠 때마다 확실히 수축은 일어났다. 그러나 신기한 것은 다른 두 종류의 금속으로 개구리 신경을 건드리면 같은 수축이 일어났다. 원인으로 두 가지를 생각했다. 즉, 개구리(동물)의 체내에 기전력이 존재하고 금속은 도선으로서 역할을 한다는 것과 2종류의 금속에 원인이 있어 개구리의 다리는 단순히 검전기의 역할을 했을 개연성을 생각했다. 갈바니는 약 10년간 연구를 계속해 전자의 가설을 선택하여, 이것에 동물전기라는 이름을 붙였다(1791)39]. 갈바니의 연구는 갑자기 큰 반향을 불러 일으켰고, 갈바니 협회도 설립되고, 이후 전기연구에 중점은 갈바니즘(갈바니전기, 1796년 할레대학의 글렌이 제창)으로 옮겨갔다.

2) 볼타의 전지

갈바니의 논문이 발표되고 바로 추가 실험은 없었지만 시간이 지나면서 갈바니 연구를 비판하고, 이 연구를 통해 전자기학이 새로운 단계로 열어준 사람은 이탈리아의 볼타였다. 그때 유럽에는 프랑스혁명이 계속되고, 나폴레옹에 의한 전쟁의 광풍이 몰아치던 시기였다. 이탈리아도 오스트리아, 프랑스와의 전쟁와중에 휘말려 들었고, 1796년 이탈리아는 나폴레옹

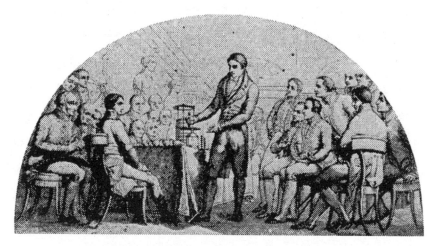

그림 1.21 나폴레옹의 앞에서 실험을 하는 볼타[40]

군대에 공략당해 다음해 치살피나(Cisalpina) 공화국이 건설되었다. 1799년에 오스트리아, 러시아 연합군에 의해 북 이탈리아가 점령당하지만 나폴레옹은 1800년 오스트리아군을 대파하고, 다시 이탈리아를 평정하고, 다시 치살피나 공화국은 이탈리아 공화국이 되어 나폴레옹을 대통령으로 추대했다. 갈바니는 나폴레옹의 침입을 계기로 해서 만들어진 치살피나 공화국에 대한 충성을 거부한 죄로 볼로냐 대학의 교수직을 박탈당했다. 반면 볼타는 민중의 집회를 허락하고, 지식계급을 우대한 나폴레옹의 정책을 적극적으로 받아들였다. 1801년에는 나폴레옹의 초대를 받아 프랑스 학사원의 대집회에서 전기 실험을 공람(供覽)했다. <그림 1.21>은 기전반과 검전기에 전지가 그려져 있다는 것을 보여준다.

볼타는 처음에는 갈바니의 논문을 믿었지만 후에는 아연판과 동판의 일단을 접촉시키고, 다른 단에 혀를 갖다 대면 자극을 느낀다고 말한 줄처(Sulzer, Johann Georg)가 발견한 같은 현상을 알고 나서, 갈바니와는 반대로 전기의 원인이 동물전기가 아니라 금속전기라고 생각했다. 갈바니와 논쟁의 과정에서 정전기의 연구과정에서 고안한 예민한 검전기가 역할을 하게 되었다. 이종의 금속을 접합하여 여러 가지 조사한 결과, 1796년에

아연 − 주석 − 납 − 철 − 동 − 백금 − 은 − 석묵 − 목탄

이라는 금속의 전압열을 발견했다. 실험을 거듭한 결과 1797년에는

아연 − 납 − 주석 − 철 − 동 − 은 − 금 − 석묵

으로 수정되었다. 이 순서가 의미하는 것은 열의 좌측의 금속과 우측의 금속을 접촉시키면 반드시 좌측의 금속은 (+)로 대전된다(그림1.22).

볼타는 이것을 그의 검전기를 사용하여 명확히 했다. 마침내 볼타는 열의 좌우에 금속접촉에 의한 전기차(전위차의 것)의 비율을 수량적으로 측정하고, "전압열 중 임의의 2개항에 대한 전기차는 그 중간에 존재하는 전부의 항간의 차의 합과 같다"는 관계도 발견했다.

금속과 액체 사이에도 전기차가 생기는 것을 나타내고, 금속과 제1

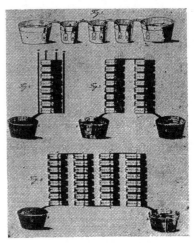

그림 1.22 볼타의 전지[17]

류의 동전체(動電体), 액체의 경우는 일정의 규칙성을 보이지 않았기 때문에 제2류의 동전체라고 했다. 그래서 "2종의 제1류 동전체를 제2류의 젖은 동전체에 접촉시켜 이것을 제3의 도체로 연결하면 전류가 생긴다."는 법칙을 발견하는 데는 결정적으로 공헌한 것이다(1799년). 소금물에 아연판과 동판을 넣어 전퇴(電堆,Voltaic Pile, 전지와 같음)를 발명한 것은 이 해 9월이었다.[41]

3) 접촉설과 화학설

독일에서 리타가 갈바니 전기가 동물체에 무관한 것을 증명했다. 기전력이 원인으로 금속의 접촉부분에서 구하고, "접촉설"을 주장한 것에 대해서 리타는 어떤 금속이 다른 금속을 용액으로부터 유리되는 극성(전기 화학열)이 볼타의 전압열(電壓列)에 일치하는 것을 명확히 하고, 갈바니 전기의 원인을 화학작용이라 주장한 볼타와 대립했다. 두 사람의 대립은 19세기 후반에 이르기까지 계속되었고, 전기의 본성에 관한 이해는 화학과 기타 화학에 비해 극도로 늦었다. 긴 혼란의 길을 걷게 되었다. 그러나 전류를 정상적으로 만드는 방법은 명확히 한 것은 그 후 전기기술의 성립에 결정적이었다.

2

유선통신 기술의 성립

산업혁명과 전신의 발달

1. 클로드 샤프의 수기 통신기의 활약

1) 통신과 사회

통신은 인간사회의 의지전달의 수단으로 발달해왔다. 통신의 성격은 그 사회를 구성하고 있는 경제적 또는 정치적인 조건을 강하게 반영하고 있다. "아라고의 원판"을 발견한 저명한 프랑스의 아라고는 발레아레스 (Baleares)제도에서 측량 중 당시 나폴레옹에게 반항하여 일어섰던 스페인 주민에게 스파이 혐의로 체포되었던 것은 그가 섬에서 불을 피웠기 때문이라고 한다.[2]

불과 연기(봉화)는 고대부터 사용하여 왔던 통신방식이다. 고대 그리스에는 봉화를 조직하고, 또 봉화와 물시계를 연결하여 문자를 전송해 왔다. 이 방법은 같은 치수의 물시계를 각각 신호 중계점에서 송신소의 봉

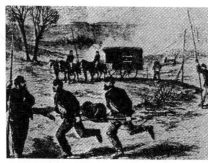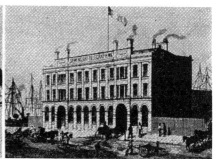

그림 2.1 남북전쟁시의 통신선 부설(좌)와 런던 근교의 지멘스형제 월위치 전신공장(우)11

화가 오르는 것과 동시에 송수신소의 물마개를 뽑았다. 다음 봉화에서 마개를 닫았다. 이때 수면의 높이를 표시하고 눈금을 다시 한 번 정한 기호를 보면 보내온 말의 뜻을 아는 방법이었다. 그러나 이와 같은 방법은 복잡해서 널리 이용되지는 않았다. 봉화의 조합에 의한 방법에는 예를 들어 "크레테 사람 100명이 도주했다"라는 급보에도 173개의 신호가 필요했다.

봉화는 무엇보다도 봉화신호가 도착하는 거리가 가깝고, 많은 중개소를 필요로 했다. 많은 중개소를 경유하는 사이 최초에 보내진 신호가 전혀 다른 신호로 도착한 것도 있었다. 단발의 봉화나 연기는 간단하므로 오랫동안 전쟁에 사용되었다. 로마인은 로마제국의 확대와 같이 대규모의 도로망을 건설한 것으로 유명하지만 도로망과 같이 신호탑도 각지에 건설했다.

17세기에 네덜란드에서 망원경이 발명되면서 중계거리를 길게 할 수 있었다. 후크(Hook, Robert)에 의해 신호와 문자판의 조합 등 복잡한 방법이 고려되게 되었지만 채용되지 않았다. 이와 같이 광학적인 통신방법이 최대한으로 발달한 것은 18세기 말의 프랑스 혁명이 한창일 때였다. 프랑스 혁명에 의해 새로운 정치체제 중에서 공화제 프랑스를 구하기 위해 많은 과학자와 기술자가 국민과 같이 적극적으로 활동을 했다. 샤프 형제 중의 장남인 젊은 목사 클로드 샤프(Chappe, Claude)도 그 중 한 사람이었다.

2) 샤프의 통신기

샤프는 신학교 재학 시절부터 신호기에 흥미를 갖고 형제가 연구에 매진하여 1791년에 최초로 통신기를 조립했다. 파리에서 공개된 최초의 통신기는 시민에 의해 파괴되었다. 그 이유는 당시 잡혀있던 루이16세와 비밀연락을 하고 있다는 뒤마(Dumas, Thomas-Alexandre)의 말에 격앙된 군중이 이것을 믿었기 때문이다. 2번째 실험은 같은 눈으로 봤기 때문에 혁명정부는 이내 샤프통신기의 가치를 인정하고, 그것을 완성하기 위해 6,000프랑을 지원해 주었다. 1793년 7월 2일 국민회의의 위원회는 샤프통신기에 호의적인 평가를 하였고, 이것을 역사적 문헌상에 처음 "télégramme"이라고 불렀다(샤프 자신은 tachygraphe라고 불렀다고 말함). 위원회의 보고를 받아서 국민회의는 8월 4일 몽마르트를 경유해서 파리-릴(Lille) 간에 통신선을 건설하도록 명했다. 유명한 시계 기술자였던 브레게(Breguet, Abraham-Louis)가 기계기술부문을 도왔고, 통신선은 다음해 7월에 완성, 8월 15일 최초의 통신이 릴로부터 몽마르트에 보내졌다. 역사상 최초로 "télégra- mme"이 통신기술과 사회에 적용된 예는 오스트리아군(軍)으로부터 케누에가 돌아왔다는 사실을 보고한 것이었다. 8월 30일에는 개회중의 회의에 콘디의 생환이 2번째 통신으로 받고, 흥분(興奮)의 소용돌이에 빠져들었다. 샤프의 통신기는 이후에도 전쟁의 결과를 최고 빨리 전달해 아군의 군사적 위기를 종종 구하고 통신의 중요성을 크게 했다.

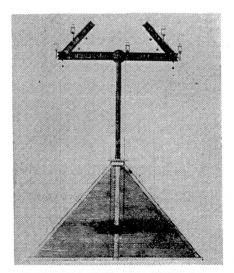

그림 2.2 샤프가 설계한 프랑스의 통신기[4]

그 결과 샤프는 공화국의 통신기사장에 임명되었고, 2명의 형제는 그 보조를 맡았다. 통신선은 98년에는 덩케르크(Dunkerque)에, 1803년에는 브뤼셀(Brussel)까지 확장되었다. 황제가 되었던 나폴레옹은 유럽 각지로 침공을 강행했고, 샤프통신기도 또한 나폴레옹의 군사행동과 같이 확장되었으며, 1805년에는 밀랑(Milin)까지 확장되었다. 샤프가 사망한 후는 형제들이 건설에 매진하여 암스테르담, 마인츠, 포르스트, 이탈리아의 베네치아, 만시아까지 연장하여 나폴레옹제정 말 통신선은 1,789마일, 224곳의 통신기지가 있었다. 1830년의 루이필립의 부활에 맞추어 샤프 형제는 파면 당했지만 샤프의 통신선은 확장을 계속하여 1844년까지 프랑스는 533개소의 통신기지와 5천 km의 유럽 최대의 통신망을 과시했다.[6]

클로드 샤프의 통신기는 그림 2.2와 같이 수기의 조합으로 신호를 보냈다. 밤에는 전주에 램프를 달았지만 통신망을 유지하는 것은 많은 노력을 필요로 했다. 중계거리는 망원경의 성질에 의존했지만 대개 10~13km가 한도였다. 파리와 툴롱간 764km에는 120개의 중계기가 필요했고, 통신 소요시간은 대개 10~12분, 파리-릴 간에는 10~12개의 중개기지에서 시간은 2분이 걸렸다고 전해진다.[7]

3) 각국의 수기식 통신기

클로드 샤프의 통신기는 프랑스 이외에도 건설되었다. 영국에서도 나폴레옹의 상륙 공포로 항구와 런던을 연결하였다. 영국이 샤프의 통신기를 받아들인 것은 1790년대에 영국군대가 대륙에서 군사행동을 일으킬 때였다. 플랑드르의 메닌에서 정찰 중 프랑스군대의 행동에 따라 부서진 풍차와 같이 건물로부터 긴 수기를 기묘하게 움직이는 것이 발견되었다.

영국해군은 그때까지 통신망을 갖고 있지 않았기 때문에 프랑스의 포로로부터 샤프통신기에 관한 설명을 듣고, 캠벨(Campbell, George Ashley)에게 전하고, 개량하도록 명령했다. 그는 즉시 5장의 판자를 개폐에 의해 31개의 신호를 송신할 수 있는 샤프와 완전히 다른 통신기를 생각해냈다. 이 원리는 애석하게도 아서 공작의 아들 맥레이경의 6장의 판자를 이용한 63변화방식에 먼저 추월당해 해군성으로부터의 2,000파운드는 맥레이에게 돌아갔다.

1814년 나폴레옹이 엘바섬에 유배당한 이후 영국에서는 통신기를 거의 사용하지 않았다. 그러나 나폴레옹이 탈출하여 재차 군사상 필요로 인해 통신기는

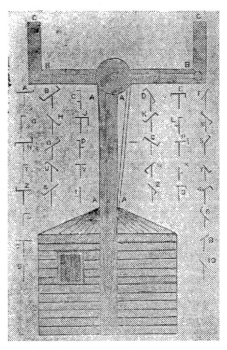

그림 2.3 1978년경의 프랑크푸르트에서의 수기식 통신기[8]

다시 등장했고, 해군대장 포팜(Popham)이 여러 가지 방향에서도 통신이 보이도록 개량했다.

다른 유럽의 제국들 중에서는 스웨덴이 제일 먼저 샤프의 수기 통신기를 채용하고, 1795년 건설을 시작하였다. 덴마크는 1802년에, 독일지방에서는 1798년에 만들어졌다. 프로이센에서는 1832년에 베를린과 마그데부르크, 파더보른, 코블렌츠를 연결, 국가 통신망을 완성했다. 러시아에서도 니콜라이 I세가 페테르브르그와 바르샤바, 모스크바 기타 중요도시를 연결하는 통신망 건설을 지시했지만, 이 통신망은 막대한 경비와 인원을 필요로 하는 것이었다. 예를 들어 페테르부르크로부터 바르샤바를 경유하여 독일 국경까지 통신선에는 하나의 통신기지에 6명씩 220개의 통신기지가 있으므로 1,320명의 조작기수가 필요했다.9」 미국에서는 클로드가 1800년에 최초로 수기식 신호를 만들었다.

4) 상업과 통신

샤프의 통신기는 사상 처음으로 대규모 통신망이었고, 그것은 우선 군용으로 사용되었다. 1815년에 유럽의 동란이 끝날 즈음에 무역상인과 자본가가 통신에 주목하기 시작했지만, 군대가 독점하고 있었기 때문에 바로 산업 활동에 적용하지는 못했다. 상업 측면을 보면, 1840년대에는 전 유럽 각국의 상인에 의해 발달되었다. 통신 속도의 차가 사업의 성패를 결정하는 요인의 하나가 되었다. 예를 들어 1840년대 초기에는 영국의 통신은 식민지 인도로부터 홍해와 수에즈 지협(地峽)을 통과해야 배로 지중해를 통해 마르세유에 도착하여 프랑스로 횡단하고 칼레로 가서 다시 배를 타고 영국으로 건너갔다. 다른 방법으로는 마르세유로부터 샤프의 통신기로 칼레로 보내고, 영국 선박으로 보내졌다. 프랑스 상인은 인도로부터 영국으로 가는 통신내용을 도중에 프랑스에서 "훔쳐서", 영국보다 12시간 차이로, 때로는 하루정도 빨리 프랑스에서는 전해지고, 영국 상인보다 빨리 행동을 하는 것이 가능했다(1844~1845년).

5) 산업혁명과 철도

광산기술의 발달로부터 증기 펌프가 생겨났고, 마침내 증기기관이 만들어졌다. 그리고 최후에 광산으로부터 직접 유래된 철도가 생겨나기 시작했지만, 이 철도는 영국 면화공업으로부터 시작된 산업혁명 중에 경제의 집중과 대공업을 더욱 진척시켜, 동맥으로 경제활동에 반드시 필요한 수단으로 위치를 잡기 시작하였다.

1830년, 방적업의 필요로부터 맨체스터 - 리버풀 간에 최초의 공공철도가 스티븐슨에 의해 건설된 이후, 각국에서 차츰차츰 철도건설이 시작되었다. 미국에서는 1830년 찰스톤 - 오거스타 간 46km, 프랑스에서는 1833년 리용 - 세인트에티엔느 간 58km, 계속해서 파리 - 생제르맹 간에, 독일에서는 1835년 뉴른베르크 - 퓌르트 간 7km를 시작으로 라이프치히 - 드레스덴 간, 마그데부르크 - 할레 간 등에, 러시아에서 1837년 페테르부르크 - 짜르스코예셀로에 간, 일본에서는 1872년에 신바시(新橋) - 요코하마 간이 개통되었다. 이렇게 해서 세계 각국에서 19세기 후반에는 여러 가지 어려움을 제거하는 철도망이 급속한 세력을 형성하였다.

1886년 베를린회의는 여기까지 각 철도에서 서로 다른 궤도간 거리에 대해서 스티븐슨 표준궤도(4' 8.5")를 기준으로 채용했지만, 철도공학의 발달은 육상교통의 성질을 일변하여, 철도는 산업 활동의 동맥으로 자리를 잡았다. 마초스(Matschoss, Conrad)에 의하면 프랑스에서 육상교통속도의 변천은 17세기에는 매시 1km, 18세기 말에는 3km, 1814년에서 매시 4km, 1830년에는 매시 6km, 1848년에선 매시 9km였다. 이것이 최초의 철도가 놓여진 뒤 1883년에는 매시 30km, 1905년에는 급행열차로 60~90km/h에 달했다.[12]

6) 운송과 통신

이와 같이 급속한 운수의 발달은 통신기술의 발전을 재촉할 뿐만 아니라, 오히려 유선통신은 철도망의 발달 집중화를 더욱 진척시키는 불가결한 수단이 되었다. 전신이 확립되지 않으면, 철도의 안전은 보증할 수 없고, 체계적인 수송과 경제 활동에 대응하는 수송체계를 확립할 수 없었다. 규칙적으로 빠르고, 대량으로 운임이 저렴한 철도와 전신망의 급속한 발달은 자본의 유통속도를 더욱더 빠르고, 자본주의적 경제권의 확대를 진척시키는 역할을 담당하게 되었다. 이런 성격은 통신이 과거

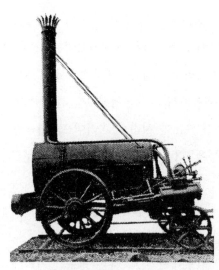

그림 2.4 스티븐슨의 로켓호[10]

주로 군사용에 사용되어 온 역사를 더해서, 이윤을 향한 기업가 단체의 경쟁과 투쟁이라는 성격을 더했다.[13]

이런 요청으로 샤프의 수기식통신기는 전달속도가 느리고, 막대한 유지보수비가 들고, 도버해협을 건너 통신하는 것도 불가능한 것이 명확해졌다. 통신기술은 군사와 사회통치의 수단으로 중요한 기능을 갖는 동시에 상업과 운수, 산업의 발달과 깊은 연관이 있지만, 그것이 인간사회의 생산활동의 발전과 불가분의 관계가 되었다.

2. 전신기 발명의 시도

1) 전기의 사용

수기식 통신기를 대신할 새로운 통신방식은 말할 필요도 없이, 18세기 말에 막 탄생된 전류를 사용한 것이었다. 전류를 이용하기 이전 포르타 (Porta, Johannes Baptista)(1558)와 슈벤터(Schwenter, Daniel)(1636) 등은 자석과 상호작용 하는 것으로부터 자석에 의한 통신을 생각했지만, 물론 이것은 성공하지는 못했다.

1729년 영국의 그레이(Gray, Stephen)가 도체와 부도체의 구별을 한 것은 18세기에 정전기적인 통신기술연구의 개막을 알리는 것이었다. 영국은 연구자를 조직해서 템즈강에서 전기전도속도를 실험한 왓슨경(Watson, Sir William)(1748)과 같은 방법으로 전도속도를 측정하려고 한 미국의 프랭클린(Franklin, Benjamin) 등의 실험은 그 자체가 전기학에서 기본적인 확인에 지나지 않았지만, 전신의 발달에 중요한 실험이었다. 이 시대 및 19세기 전반의 전기와 자기의 연구에 관한 과학자의 대부분은 전신의 연구도 관심이 있었다. 당시의 전자기연구의 상황을 나타내는 것으로 주목할 점이다. 초기에는 전기적 흡인과 반발이 일어나는지와 라이덴병이 1745년에 발명된 것으로 쇼크와 불꽃이 어디까지 연장해도 일어나는지 등에 대한 이유로 왓슨과 프랭클린 외에도 보스(Bose, George Mathias), 글라스, 프란츠, 놀레, 디 락 등의 여러 시행착오를 반복한 뒤에, 1753년 초반 전기를 통신에 이용하려는 의식적인 계획이 나왔다. 스코틀랜드의 C.M.(Charles Morrison이라고 전해지지만 미확인)이 그것이다.15] 다른 방법으로 마찰전기를 이용한 것으로 알파벳의 1글자에 통신선을 대응시켜 수신단에서 대응하는 문자 종이를 통신선이 잡아당기는가를 판단하는 것이었다.

C.M. 이후 정전기로 통신기를 만들려고 하는 시도는 몇 번이나 반복되었지만 결국 성공하지는 못했다. 그림 2.5의 프랑스인 르 사즈(Le Sage, Georges Louis) (1774)와 로몬드(1787)은 검전기, 즉 수신기로 목심(木心, 나무고갱이) 검전기를 사용했다.

영국의 카발로(Cavallo, Tiberius)도 불꽃을 튀겨 시간적 간격으로 신호를 조립하려 했다(1795). 스페인의 살바(Salva, Francisco)는 마드리드와 아란후에스(Aranjuez) 간에 카발로의 통신선을 깔았다고 탐험가인 훔볼트(Hum-

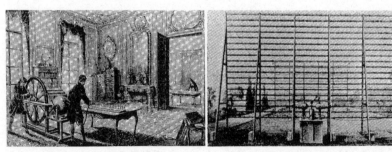

그림 2.5 르 사즈의 통신실험13]　　　그림 2.6 로날즈의 통신실험(1816)16]

boldt, Alexander von)는 말했지만 확인할 수는 없다.

정전기 또는 라이덴병을 사용한 이 방법의 통신실험으로 더욱 진보된
것은 영국의 귀족 로날즈(Ronalds, Francis)의 전신기였다(그림 2.6). 그의 전신
기는 전원용의 라이덴병, 수신, 송신단으로 시계 장치에 의해서 동기회전
하기 위한 알파벳을 새긴 문자반, 수신기에는 목심 검전기로 구성되어있
다. 이 방법은 수신단에서 문자반을 동기 회전시켜 두고, 송신단에서 수신
한 문자가 소정의 위치에 회전했을 때 라이덴병을 단락시킨다. 그러면
수신단에서 목심 검전기가 흔들려서 그때 소정의 위치에 있는 문자를 보면
좋다는 것이다. 그는 스스로 정원에서 약 12.8km 전선을 견사로 매달아
두고 실험해 봤다(1816). 결국 영국해군에 팔렸으나, "이런 종류의 전신기
도 오늘에는 전혀 쓸모없는 것이다. 그래서 현재 채용되고 있는 것 이외의
것은 채용할 수 없다."[17]라면서 거부되었고, 결국 그는 전신을 단념해 버렸
다. 나폴레옹의 패배 후 1815년 제2회 파리평화조약이 체결된 후의 독일
에서는 군사목적의 통신에 관한 관심은 일시적으로 옅어졌다.

2) 전해식 전신기

1800년 볼타 전지발명에 의해
전류의 발견은 전기학의 발전에
결정적인 역할을 했다고 전술한
바가 있지만, 동시에 그 발명이 전
기적 통신에 대한 영향은 결정적
이었다. 전류를 최초로 통신에 이

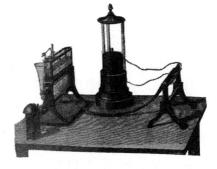

그림 2.7 죔머링의 전기분해식 전신실험[18]

용한 사람은 전술한 스페인의 사바르(Savart, Francisco)라고 하지만 명확하지는 않다. 조금 늦게 독일의 죔머링(Sömmering, Samuel Thomas von)(그림 2.7)이 바이에른 수상의 의뢰를 받아 연구를 시작하였다. 전란 중에 샤프 통신기의 동작의 우수성에 감격한 것이 동기였다. 전기분해작용이 칼라일(Carlisle, Sir Antony)와 니콜슨(Nicholson, William)에 의해 발견되었고, 전기분해는 갈바니 전기의 기본적 특성이라고 생각한 것으로, 전류(Galvani 전기라고 한다)는 전지에 전기분해작용이 딸려 있는 것에 지나지 않는 것이라 생각했다. 1809년의 죔머링의 전신기도, 수전단에 검출장치로서 전기분해장치를 이용한 것으로, 알파벳의 문자의 수만 전기분해용기를 준비하고, 송수신단을 전선으로 연결하고, 각 용기에 문자를 대응시켰다. 수신단에서 전기분해가 일어나는 기체를 보고 용기에 대응하는 문자가 송신되는 문자라고 하는 것이다. 후에는 개량되어 8쌍의 전극으로 끝나도록 했다(그림 2.7).

3) 전자식(電磁式) 전신기

죔머링의 발명을 들은 슈바이거(Schweiger, Salomo)도 전기분해식 통신기를 생각했다. 죔머링과 다른 점은 문자 하나하나를 대응해서 전기분해용기를 준비하지 않고 두 개의 전선에 단속한 전류를 흘려 발생한 기포의 시간 간격으로 문자를 표시하는 것이었다. 고대 봉화의 조합방식과 같은 원리로 근대통신의 싹이 트이게 되었다. 기타 전기분해식은 미국의 콕스(Coxe, John Redman)를 시작으로 다이어(Dyar, Harrison Gray), 스미스(Smith, Robert) 등 다수의 발명이 보인다. 1820년 외르스테드(Oerstead, Hans

Christian)에 의해 전류가 자침에 작용을 미칠 수 있다는 획기적인 발견이 있었고, 슈바이거는 전류의 자기작용에 의해 수신장치를 생각하기 시작하였다. 수신장치의 감도를 예민하게 하는 연구를 하는 동안, 그는 자침의 흔들림이 전류의 강함과 코일의 권수를 증대하면 크게 되는 것을 발견했다. 그의 장치는 배율기(multiplier)라고 불렀고, 후에는 전류계와 자침 전신기의 기초가 되었다. 앙페르(Ampere, Andre Marie)도 전류의 자기작용을 연구하는 동안 자석을 이용한 전자식 통신기를 착안했다. 그 방식은 30개의 자침을 문자에 1개씩 대응시키는 것이었다. 정전기에 의한 전신의 연구로부터 전기분해식, 전자식을 거쳐 모스(Morse, Samuel Finley Broese)에 이르는 과정은 각 단계에서 전부 혼란을 보였다. 죔머링이 신호의 개수만 수신기를 만들어 대응시키도록 했고, 앙페르도 같은 방식을 생각했다. 이것에 대해서 슈바이거는 전류를 흘리고 있는 시간적 간격을 조합시켜 신호를 얻는 것을 생각했다. 전자식의 단계에 들어가면 이 방식을 따른 것은 말할 것도 없이 모스였다.

앙페르는 스스로 전신기의 발명에 착수하지는 않았지만 그의 제안을 시작(試作)으로 실현한 것은 프로이센의 쉴링(Schilling, von Canstadt)이다 (1829). 쉴링의 통신기는 송신용선로 6개, 그것을 불러내는 선과 공통전선의 8개로 되어있다. 수신기에는 무정위(無定位) 자침식의 배율기가 달려 전류계를 이용하고, 6개의 자침이 흔들림을 조합해서 문자를 표현했다. 쉴링의 전신기는 외국에서 반향을 불러 일으켰지만 러시아 국내에서는 시험용 이외에는 건설되지 않았다.

쉴링의 연구 이후 각국은 특히 독일에서 활발하게 전신기 연구가 이루어졌다. 괴팅겐 대학 교수인 가우스(Gauss, Karl Friedrich)와 베버(Weber, Wilhelm Eduard)는 예민한 수신기를 제작할 목적으로 수신기 가동부분에

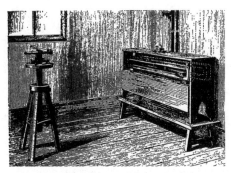

그림 2.8 가우스와 베버의 통신기[20]

거울을 달아 진동을 확대하는 장치를 제작했다. 이것은 후에 검류계의 기초가 되었다.

두 사람의 연구를 이어 받은 스타인하일(Steinheil, Carl August von)은 1838년 대지가 귀선(歸線)의 역할을 하는 것을 발견하였다. 이러한 독일의 선진적 연구에도 불구하고 전신선의 건설은 독일이 늦었다. 그 원인은 독일에서 산업혁명이 아직 일어나지 않았고, 경제적 정치적인 통일도 되지 못한 사회적 요인에 있었다.

4) 영국의 전신 발달

전신은 최초로 영국이 보급의 선두에 섰다. 1830년 스티븐슨 등에 의해 영국에 처음으로 철도가 개통되었고, 1834년에 런던-버밍검 간의 철도 부설공사는 스티븐슨의 아들인 로버트에 의해 시작되었다. 초기 전신의 개척자는 계속 건설되는 철도에 반드시 전신을 장비하도록 했다. 쿡과 휘트스톤과 경쟁적으로 연구하고 있던 더베이(Davay, Edward)는 1838년 전신 특허를 얻고, 바로 철도회사와 교섭을 시작했다. 그러나 그는 바로 오스트리아에 특허를 넘겨야만 했기 때문에 교섭은 묻히고 말았다.

쿡은 독일에 있을 때 쉴링의 전신기를 알게 되었다. 그러나 물리학에는 문외한이었기 때문에 런던의 킹스칼리지 대학교수인 휘트스톤에게 도움

을 요청했다. 휘트스톤은 1836년
5침식 전신기를 발명했다. 이 두
사람은 협력하여 다음 해 휴스턴
과 캠던 간에 시험선을 개설하고
4침식 전신기로 실험을 계속했다.

또 헨리(Henry, Joseph)의 전자석을
사용한 문자판 전신기도 같은 해 발
명되었다. 문자판 전신기는 후에 더
욱 간단한 ABC전신기가 되었다.

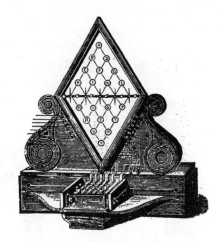

그림 2.9 쿡과 휘트스톤의 5침식 전신기[21]

1839년에는 기다리고 바라던 철도
에, 즉 대서부철도회사의 패딩턴-
웨스트 드레이튼(West Drayton) 간에
21km 전신기를 부설하였다. 다음
해는 슬라우(Slough)까지 연장되었
다. 이 성공에 의해 철도 전신은 가
능성이 있어 보였다. 1844년까지는
블록웰철도의 노리치(Norwich)-셋
포드(Thetford) 간, 런던-고스포트
간, 런던-사우스햄프턴 간, 톤브
릿지-메이드스톤 간, 윌버튼-피
터버러 간에 차례차례로 부설되었
다. 쿡은 확대하는 전신망의 건설을
위해 1846년 전신회사를 설립하고,
이후 회사의 경영자로 나섰다. 전신

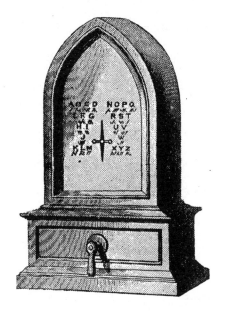

그림 2.10 1침식 전신기[28]

85

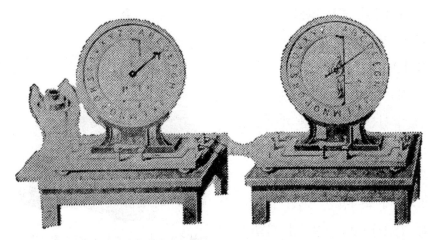

그림 2.11 휘트스톤의 지침 스텝바이스텝 전신기[27]

망은 급속히 팽창하는 철도망에 따라서 급속히 확대되었다[22].

그런데 전신기는 최초 5침식의 것을 사용했다. 5침식은 통신선로가 5개가 필요했다. 어떤 때 사고로 5개의 통신선 중에 3개가 절단된 적이 있었다. 전신수는 중단하지 않고 2개로(결국 2선으로) 송신 가능한 기호를 만들었지만 이것이 2침식으로 확대하는 계기가 되었다. 전신기용 전지는 다니엘(Daniell, John Frederic)전지가 사용되었다.

전신이 실용적인 단계에 도달하면서 쿡의 전신회사 이외에도 차츰 전신회사가 창립되었고, 영국 국내는 전신망으로 뒤덮이기 시작했다. 각 회사는 쿡과 휘트스톤의 지침식전신기와 베인(Bain, Alexander)의 인자기(印字機), 그것에 발레이(Varley, Samuel Alfred)의 개량 특허에 의한 전신망을 넓혔고, "마그네틱 컴퍼니"는 하이던의 시스템을 장비하였고, "유나이티드 킹덤 컴퍼니"는 휴즈(Hughes, David Edward)의 인쇄전신 시스템을 추진하였고, "유니버설 프라이비트 컴퍼니"는 휘트스톤의 간단한 ABC전

신기라는 것으로, 각사는 더욱더 자기 회사의 전신망을 계속해서 넓혀갔
다(표 2.1)24].

표 2.1 형식별 영국의 전신기 대수

년 \ 형식	자동식	음향식 (사운더)	인쇄	지침형	벨식	ABC 전신기	기타	계
1877	164	1,294	1,692	3,680	210	4,572	129	11,741
1886	384	3,181	1,368	4,003	388	3,883	5,179	18,386

1855년에 쿡의 전신회사는 총연장 7,200km의 전신선을 보유했고, 같은
잉글리쉬·아이리쉬 자기전신회사는 3,520km였다. 1862년 전신이 1년
간(1867.7.1~1868.6.30)의 이익의 20배 금액으로 팔렸고, 국유화된 때는 영
국 전국토에 총연장 2,500 km에 달했다.26]

3. 서점운동과 전신기술의 확립

1) 헨리

19세기 산업 발흥기에 있던 미국에서, 프랭클린에게 전자기학의 개척자
로서 역할을 한 것은 헨리(Henry, Joseph)였다. 그는 올버니 아카데미에서
어렵게 배우면서 전진하는 산업혁명의 와중에 차츰차츰 변혁되어 가는
사회정세와 유럽에서 1820년대의 전자기학상의 모든 성과를 바탕으로 올
바르게 현재 발견의 수확을 기다렸고, 더욱더 많은 분야에 그 전기학이
사용될 것으로 예측했다.

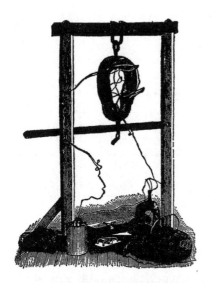

그림 2.12 헨리의 전자석[23]

헨리는 당시 미국에서 유행하던 과학 계몽 강연을 촉발시키고, 처음으로 전자석을 발명한 영국의 스터전(Sturgeon, William)과 놀레의 논문을 읽고 앙페르의 이론을 기초로 전자석을 개량하기 시작했다. 공심(空心) 코일 대신 철심코일을 이용하고, 이것의 권수와 자석의 세기 등을 명확히 했다. 전지의 용량 문제에 관심을 두었지만, 중요한 공적은 전자유도현상의 발견이다. 이것은 영국의 패러데이와 독립적인 발견이었지만, 자기유도의 발견(1831)에 관해서는 헨리쪽이 빨랐다.

헨리와 패러데이가 나란히 전자기학의 발전에 위대한 공로자였지만 두 사람의 연구조건과 사회적 조건은 대조적이었다. 당시 미국에는 패러데이가 이용한 것과 같은 연구소와 연구조직이 없었기 때문에 헨리는 자신의 발견이 가진 의미를 이해하는 것에 시간이 필요했고, 학회에 보고하는 것에도 늦었다. 신흥 미국과 전적으로 산업혁명을 마친 영국과의 차이도 있었다.[28]

1846년 헨리는 스미소니언 연구소장이 되었고, 연구의 제1선에서 물러났다. 1893년의 시카고 국제전기공학자회의에서 그의 공적을 기리기 위해 전기단위의 하나인 코일의 인덕턴스 단위인 "Henry (H)"로 결정했다. 헨리의 연구는 게일(Gale, Leonard D.)을 시작으로 모스에게 전승되었고, 모스의 전신기의 발명에 연결되어 있다.

2) 서점운동

미국에서는 17세기 초 버지니아 식민 이래 원주민을 쫓아내면서 차츰 서부로 향하여 진격을 계속했다. 영국 식민지로서 상업, 항해의 규제, 모직물법, 숙련공의 식민지 이동금지정책, 화폐법, 포말(泡沫)법 등 공업의 발전을 방해하는 규제를 받게 되었지만, 독립전쟁에 의해 13개주의 독립이 이 상태를 타파했다(1776). 독립에 의해 대서부는 개척농민과 토지투기업자들에게 개방되어 미시시피, 켄터키, 테네시 등등에 서점운동이 전개되었다. 독립달성 후 수년에 걸쳐 알레가니 산맥을 넘어서 대서부에 진출한 개척농민의 수는 25만 명을 넘었다.

서(西)로, 서(西)로 사람들의 무리가 계속해서 밀려가는 대서점 운동은 대륙횡단도로와 운하의 건설, 철도와 통신시설을 요구하였다. 그러나 1830년에 찰스톤-오거스타 간 46km에 건설된 철도를 처음으로 하여, 운수기술의 체계가 충분히 발달할 때까지 통신의 발달을 볼 수가 없었다. 서점 이외에도 무역 상인에 의해 당시의 유럽과 미국 간에 지리적 조건과 시장문제로 해서 일초라도 빨리 시황정보를 손에 넣고 싶어 하는 상업 활동상 중요성이 있고, 여기에 통신발달을 재촉하는 잠재적 요구가 있었다.

3) 수기식 통신기와 철도

이러한 초기의 요구를 알아차린 것은 샤프의 수기식 통신기였다. 샤프의 통신기를 미국에 최초로 건설한 것은 보스턴의 다트머스(Dartmouth)

기술주임 그라우트(Grout, Jonathan)였다. 그는 1800년 통신선의 부설허가를 받았고, 다음해 1801년 건설하여 보스톤과 마서즈 빈야드(Martha's Vineyard)를 수기식통신기로 연결하였고, 상선의 도착 등을 2달러에서 100달러의 요금을 받고 통지하도록 사용했다.

1830년 미국에서 처음으로 찰스톤-오거스타 간에 철도가 부설된 이후 서부개척(西漸)과 맞물려 있던 미국의 철도는 굉장한 속도로 발전했다. 1840년 세계의 철도 총연장은 7,619km이었지만, 이 동안 4,759km 즉 60%가 미국의 철도였다. 서점운동의 결과 오하이오, 인디애나, 일리노이, 위스콘신, 아이오와 등 북동부 모든 주의 주민은 1800년에 겨우 5,021인이었지만, 1820년에는 792,719명이었고, 1840년에는 2,967,000명으로 폭발적으로 인구가 늘어났다.

1869년 뉴욕과 샌프란시스코를 연결하는 북미 대륙에 최초의 대륙횡단철도(연장 5,259km)가 부설되었다. 이래 1883년에는 북태평양 철도와 남태평양철도, 1885년에는 캐나다 태평양 철도와 대륙횡단철도가 개통되고 대륙은 철도망으로 나누어지게 되었다. 영국의 경우와 같이 철도를 중심으로 하는 운송망의 발전은 전신의 변혁을 동반하게 되었다.

4) 모스

모스(Morse, Samuel Finley Broese)가 전신 연구를 시작한 동기는 1832년 유럽에서 회화 수업을 마치고, 귀국선에서 잭슨(Jackson)이라는 과학자에게 전신에 관한 이야기를 듣고 나서라고 한다. 1835년 뉴욕시립대학에서 미술교수가 되었지만 아틀리에를 실험실로 개조해서 전신기 연구에 몰입했

다. 과학에 대해서는 거의 알지 못했기 때문에 곤란한 것이 많았다. 화학
교수 게일과 국립박물관의 헨리가 협력하였다. 실험을 반복한 결과 1837
년에는 우선 전자적 전신기를 만들어 대학 구내에서 공개실험을 하기에
이르렀다. 재무성이 밀수 감시선(監視船) 등을 위한 통신기개발을 요구한
것도 하나의 자극이 되었다.[29] 이 해 제24의회에 뉴욕－뉴올리언즈 간에
통신건설 의뢰가 제출되었고, 전문가에게 통신의 가능성을 들어보았다.
헌터는 포햄(Popham, Home)경의 수기 신호식을 추천했다. 그것에 의하면
보스턴－워싱톤 간에는 통신 중개기지를 56개소 만들고 연간 유지비가
18,000달러, 잘해야 뉴올리언즈－워싱턴 간에 1시간에 송신될 것으로 생
각했다. 모스는 이것에 대해 포햄경의 수기식 통신의 불확실성을 주장하

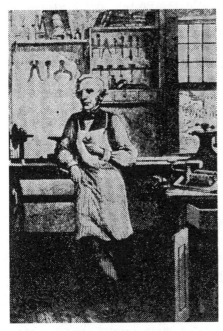

그림 2.13 모스의 실험실[29]

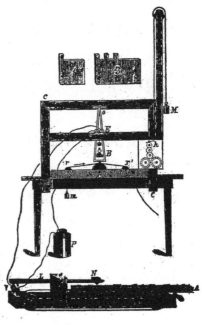

그림 2.14 모스 최초의 전신기[29]

고, 반대했으며, 자신이 전신을 개발하고 있는 것을 소개했다.

이때 다른 지역에서도 수기식이 만들어지고 있던 때였다. 모스의 전신기는 전류를 단속하여 조합하고, 부호화하여 전류의 단속을 기계적인 운동으로 전환하기 위하여 계전기에 기록장치까지 추가되었지만 당시는 충분하지는 않았다. 그는 1837년에 공개실험을 보인 사람 중에 뉴저지 주의 철공소 사장 베일(Vail, Judge Stephan)의 아들 알프레드(Vail, Alfred Lewis)가 모스 전신기의 중요성을 알아보았고, 아버지와 형제를 설득하여 자금과 공장 설비를 제공했다. 기술적으로도 모스에게 협력하여 수신장치를 테이프식에 대해 직각방향의 톱니모양의 눈금을 새겨 기록하던 방식을 버리고, 상하운동으로 선과 점을 기록시키는 자기(自記)인자(印字)방식으로 개량하는 등 모스 전신기를 사실상 완성자로서의 역할을 다했다.

다음해 1838년 개량된 새로운 모스기가 완성되었다. 정부의 지원을 받기 위해 의원들에게 공개실험을 했지만 지원을 받지 못했다. 유럽에도 건너갔지만 영국에서는 전적으로 휘트스톤과 쿡의 자침(磁針)전침(電針)망이 확장일로에 있었고, 프랑스에서도 특허를 받는 것도 실패했다. 경제공황이 끝나고 모스의 노력이 알려지는 날이 왔다. 1843년 워싱턴─볼티모어 간의 시험선을 부설하기 위해 정부로부터 30,000달러의 지원을 받는 의안이 통과되었다. 개통은 다음해 봄으로 모스는 그의 발명을 십만 달러에 정부에 팔기로 했지만, 당시 정부는 운하와 거대한 철도망건설을 위해 막대한 채권을 발행하고 있어, 새로운 통신사업투자는 할 수 없었다. 그래서 모스는 자본을 모집하여 전신선 부설을 위한 자기전신회사(Magnetic Telegraph Co.)를 조직했고, 1846년에는 뉴욕─보스턴, 필라델피아─피츠버그, 토론토─버팔로 및 뉴욕 간을 연결하고, 1847년에는 뉴욕과 몬트리올이 연결되었으며, 전신사업이 미국 사회에 대체로 뿌리를 내리기 시작했다. 이 회사가 성공함에 따라 1849년에 하우스 전신회사가 설립되고, 1850년에는 머천트라인을 부설하는 등 경쟁회사도 계속 나타났다. 1856년 모스는 실업가 시프레의 지도와 지원을 받아 65개의 전신회사를 합병하고, 일대(一大)기업 "웨스턴 유니온 전신회사"를 만들었다. 이때에는 이 회사 이외에도 굴드의 "아틀랜틱 앤드 퍼시픽 전신회사"와 그 계열의 "오토매틱 전신회사"가 독점기업으로 발전하기 시작했다. 이 사이 수신장치의 자기인자기는 음만 판별하는 것에 전신 기수(技手)가 알도록 1846년까지는 음향수신기(사운드)가 사용되었다.

5) 인쇄전신기

모스가 몰두했던 1872년까지 모스기는 유럽의 대부분 나라에서 대체되고 국가에서 채용하였으며, 개량을 거듭하고 있었다. 인자기를 대신해 수신기로서 음향기가 채택된 송신기는 속도가 1분에 30자로 높아졌다.

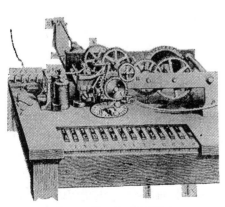

작은 철도 사무실에서 전신을 이해하지 못하는 사람이 취급할 때에는 모스기는 불편했지만, 문자를 직독할 수 있는 정도로 성능이 발전했다. 그러기 위해서는 휘트스톤의 ABC 전신기가 이용되었다. 제일 이상적인 방법은 문자를 인쇄하는 것이지만, ABC 전신기와

그림 2.15 휴즈의 인쇄전신기[32]

93

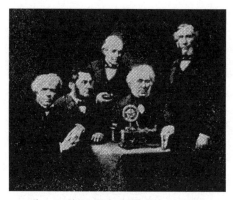

그림 2.16 휘트스톤의 자동송신기[33] 좌로부터
패러데이, 헉슬리, 휘트스톤, 브류스터, 틴달

자침식은 송수신 처리속도는 조작하는 사람의 숙련도에 많이 의존했고, 매분 35~50자를 보냈다. 베일(Vail)을 시작으로 각국의 기술자가 만들었지만 미국(런던에서 출생)의 휴즈(Hughes, David Edward)의 것(1855 개발)이 프랑스 등에서 가장 많이 사용되었다. 휴즈의 인쇄전신기(그림 2.15)는 1분간에 250~300자의 속도로 통신을 처리했다. 휘트스톤은 1858년에 자기 인자기에 힌트를 얻어 시계장치를 붙여 자동 송신기를 발명, 다음해 종이 테이프에 모스부호의 구멍을 뚫는 장치를 완성했다. <그림 2.16>의 송신기는 휘트스톤의 자동 송신기로 매분 500자의 송신이 가능한 획기적인 발명이었다. 좌로부터 패러데이, 헉슬리, 휘트스톤, 브류스터(Brewster, David), 틴달(Tyndall)이 모여 있다.

4. 해저케이블 부설

1) 브레트 형제

육상에 통신망이 형성되자 다음에는 당연히 해저케이블로 대륙과 대륙, 식민지와 본국을 전신으로 연결하는 것이 제안되었다. 휘트스톤은 1840년 해저케이블의 개념을 고안했지만 2가지의 어려운 점이 있었다. 하나는

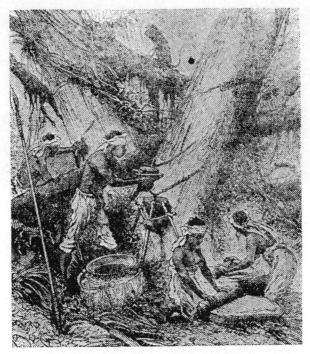

그림 2.17 식민지 경영으로 모은 **구타페르카**[34]

수압을 가진 해수에 대한 절연 및 기계적인 강도가 필요하였고, 또 하나는
장거리가 되었을 경우 전기적인 특성이 불명확했다. 절연에 관해서는 내수
성과 절연성을 가진 남양산의 수액으로 만든 구타페르카(gutta-percha)가
적당한 것을 바로 알았고, 이것을 전선에 장비하는 전선 제조기는 지멘스
(Siemens, Werner von)가 1846년에 발명했다. 그는 로날즈(Ronalds)와 같은
원리의 동위상 동기방식을 기본으로 전신을 발명한 야코비(Jacobi, Moritz
Hermann von)의 것을 개량한 이래 전신전화사업에 도전했다.

1849년 워크(C. V. Walker)가 해저케이블 부설의 실험적 원리를 영국의
포크스톤 해안에서 실시했지만 최신 사업으로는 브레트(Brett)형제가 시작

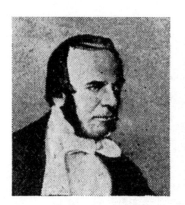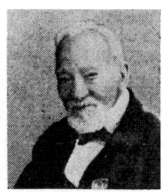

그림 2.18 브레트 형제[35]

했다. 브레트 형제는 우선 1845년에 "영국에서 대서양을 횡단해서 노바스 코셔 및 캐나다에 이르는 전신선을 건설하는 것과 병행해서 모든 식민지와의 사이에 육지와 해상의 전기통신선을 건설하는 것"을 목적으로 하는 회사를 설립하였고, 프랑스 정부로부터 도버 해협에 해저 전신을 설립하는 허가를 얻었다. 5년 후 1850년 칼레-도버 간에 세계 최초로 해저 전신이 부설되었다. 그러나 다음 날 바로 불통되었다. 전선이 잘린 것이다.

크램프턴식 증기(蒸氣)기관차의 발명자인 크램프턴(Crampton, Thomas Russell)이 필요경비의 50%를 제공하여 다음해 다시 부설을 개시하였다. 새로운 전선제조에도 협력하였다. 이번에는 4개의 경동선을 필요로 하고, 구타베르카를 마(麻)로 피복하여 그 위에 철선 10본을 감은 것으로 성공하였다.

이 후 영국과 아일랜드, 독일과 네덜란드, 이탈리아와 사르디니아, 코르시카 사이 등에 해저 전신선이 부설되기 시작하였다. 1855년에 지중해와 흑해에 매설된 전신은 그리스전쟁에서 군사목적으로 이용되었다. 세바스토폴을 포위한 영국, 터키, 프랑스 등의 연합군이 본국으로 통신에 이용하

96

여 최대한의 기동력을 발휘했다.

2) 대서양해저케이블

유럽제국 다음으로 당연히 유럽과 미대륙 간의 해저케이블 연결은 제지업으로 많은 부를 축적한 미국의 필드(Field, Cyrus West)가 대사업을 착수했다. 해저 전신의 유용성은 전적으로 실증된 것으로 유럽과 미국을 연결한다면 상업상이익은 클 것 같았기 때문에 많은 자본가가 출자를 했고, 영국 정부도 고액의 보조금을 약속했으며, 영미 양 해군도 각각 최신의 군함을 부설선으로 제공했다. 해저선 제조로 유명한 기술자 브라이트(Bright, Charles Tilston)도 참여를 허락했다. 대서양 해저전선계획의 직접 발단이 되었던 뉴펀들랜드 횡단선 건설도 어려운 사업이었지만 이번의 곤란함은 도버해협에 비할 바가 아니었다.

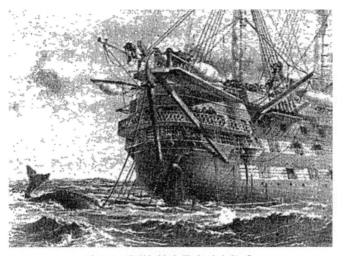

그림 2.19 케이블 부설 중인 아가멤논호[35]

1857년 8월 최초의 부설선이 아일랜드로부터 케이블을 설치하면서 출항했지만 6일 만에 끝났다. 1858년 전과 같은 아가멤논(Agamemnon)호와 나이아가라(Niagara)호에 케이불이 실렸다. 대서양의 한가운데부터 두 선박은 미국과 유럽으로 각각 향했지만 3마일을 전진하지 못한 채 끊어지고 말았다. 출발점으로 다시 돌아와 케이블을 결합해서 세 번째 출발했지만 200마일 이상 전진한 지점에서 또 절단되고 말았다.

그해 7월에 네 번째 도전이 시작되고 8월 4일 케이블은 양 대륙 쪽에 양육되어 부설에 성공하였다. 빅토리아 여왕과 미국 대통령 사이에 축전이 교환되고, 사업의 성공은 열광적인 환영을 받았다. 영국정부의 "제62연대는 귀국 필요가 없다"라는 1통의 전보로 영국정부는 군대 이송비 수 만 파운드를 절약할 수 있었다고 한다. 그러나 이 성공도 짧은 시간뿐 3개월 후에는 불통되고 말았다. 육상의 전신에는 저항손실을 보상하기 위해 일반적으로 전압을 올릴 수 있지만, 해저의 경우 500개의 전지를 접속한 것이 케이블의 절연이 훼손되는 하나의 원인이 되었다. 이번에는 출자자들도 하지 않으려 했다.

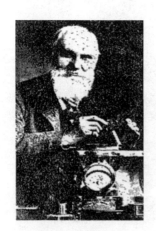

그림 2.20 켈빈경36]

이 실패로 50만 파운드를 잃었고, 다음해에는 홍해 케이블의 실패로 결국 80만 파운드를 잃었다. 그러나 산업 활동의 강한 요청은 다시 부설항해에 나서게 했다. 이번에는 당시 세계 최대 거함인 그레이트 이스턴호가 나섰다 (1865). 케이블의 개량에도 불구하고 실패로 끝났다. 1,200마일 정도 부설했을 때 케이블이 절단되었고, 절단된 케이블도 해저 깊은 곳으로 가라앉아버렸다. 전신회사들은 막대한 손해

를 입고 도산했다. 그럼에도 불
구하고, 결국 6번째 도전이 성공
했다. 대서양해저케이블은 1866
년 7월에 성공했다. 그것뿐만 아
니라, 전년에 분실됐던 케이블
도 해저로부터 인양하고, 연결
하여 동시에 2개의 해저케이블
이 부설된 것이다. 필드가 절찬

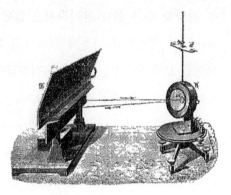

그림 2.21 켈빈의 거울 검류계[37]

(絕讚)을 한 것은 말할 필요도 없
다. 이 성공은 그레이트 이스턴호에서 직접 지휘를 맡은 당시 제일 유명했
던 물리학자 톰슨(Kelvin경)의 공적이었다.

　케이블은 심선과 외복(外覆) 사이에 유전체를 채운 일종의 축전기로 보이
는 것을 패러데이가 지적했다. 그 결과 전류의 파형은 왜곡되었고, 전압을
높이는 것으로도 해결되지 않았다. 톰슨은 이것을 수학적으로 해석하고
수전단에 신호파형이 왜곡되는 것이 케이블의 단위 길이당의 저항과 정전
용량과의 곱에 중요한 관계를 갖는 것을 알았다. 결국 수신파형이 왜곡되
는 것도, 수신되는 예민한 수신기를 만들기 위해 톰슨은 거울검류계를
발명하고(그림 2.21) 1867년에 고안한 자동기록기(사이펀 레코더)를 조합하
여 수신기의 문제를 해결했다.

3) 다중통신

　통신선로 1개에 송신, 수신을 교대로 반복하는 방법은 증대하는 통신량

을 감당할 수가 없고 유리하지도 않았다. 우선 1852년 파머(Farmer, Moses Gerrish)가 계전기를 이용해서 하나의 통신선로에서 반대방향으로 동시에 통신을 보낼 수 있는 연구를 시작하였다. 다음해 1853년에는 빈(Wien, 오스트리아의 수도)의 긴틀(Gintl, Wilhelm J.)이, 1854년에는 지멘스 할스케사(Siemens & Halseke AG)의 프리셴(Frischen, Carl)도 만들었다.

스타크(Stark, Johannes)와 번스타인(Bernstein, Joremy)도 1855년에 만들었지만, 결국 실용적인 2중통신의 발명은(차동계전기법)은 미국의 스틴스(Steans, John Brown)에 의해 완성되었다.(1585)

2중 통신 방법으로는 차동계전기법 외에도 1863년 로만이 발명한 브리지법이 있다. 어떤 경우에도 그림 2.22와 같이 실제 통신선로를 전기적으로 모델링한 모의선을 만들어 평행을 잡아야만 했다. 실제의 선로는 저항과 정전용량이 분포되어 있었다. 이것을 집중정수회로에서 바꾸어 놓는

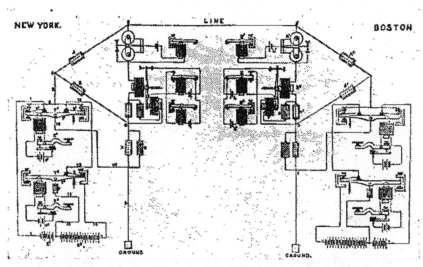

그림 2.22 1874년 웨스턴 유니온사가 뉴욕-보스턴간에 부설한 4중통신[38]

것은 이론적인 해석은 명확하게 도달하지는 못했지만, 모의선에는 파라핀을 녹여 넣은 콘덴서를 이용했다. 2중통신은 갑자기 각국으로 퍼졌지만 막대한 투자자본을 필요로 하는 해저전신케이블에서는 다중방식이 극찬을 받았다. 대서양케이블에는 뮈어헤드(Muirhead, Alexander)가 테일러(Taylor, Frederic Winslow)와 공동으로 해서 1870년에 2중 통신을 개시했다.

동방향을 동시에 통신하는 4중통신도 1855년 스타크의 연구 이래 많은 사람들이 발명을 했지만 이것은 1874년에 에디슨이 발명한 것으로 되었다.

4) 남북전쟁과 전신

1861년부터 65년의 남북전쟁은 북부공업자본의 승리와 함께 광대한 국내시장의 통일을 갖고 왔다. 남북전쟁에 참가한 사람은 쌍방에 300만명이라 전해진다. 전쟁에서는 대량의 군수물자가 제조, 동원되었다. 헨리를 중심으로 한 과학자 동원과 종래의 기술적 성과도 최대한으로 동원되었다. 콜트(Colt, Samuel) 등의 호환성 총도 발명되었고 이것은 대량생산방식을 추진하는 원인이 되었다. 크림전쟁[1](Crimean War)에서 증기자동차와 함께 처음으로 군용에 사용된 전신은 수송문제와 같은 중요한 역할을 해냈다. 남군은 정비된 철도망이 없었던 것이 치명적이었지만 전신도 압도적으로 북군에게 유리했다. 남북전쟁을 통해 군사목적으로 확장된 전신선은 세계

---

1 역자 주 : 1853~1856년 러시아와 오스만투르크 · 영국 · 프랑스 · 프로이센 · 사르데냐 연합군이 크림반도 · 흑해를 둘러싸고 벌인 전쟁이다.

대전 후의 전신사업의 토대를 형성하는 동시에 이미 설치된 전신기업의 독점의 정도를 강하게 하는 역할을 했다.

5. 전화의 발명과 전신과의 경쟁

1) 라이스의 발명

1851년 도버해협에 해저 전신이 부설되고, 전신사업은 새로운 단계를 맞이했다. 눈부신 발전을 하던 전신사업의 덕택으로 1860년 독일의 젊은 물리학자 라이스(Reis, Johann Philip)는 기묘한 장치를 발명했다(그림 2.23). 맥주통의 나무를 귀의 형상으로 깎고 구멍의 입구에 돼지 소시지를 만드는 얇은 막을 붙여 음성에 의한 막의 진동을 전류의 강약에 의해 변하도록 한 것을 송신기로하고, 수신기로서는 봉침(縫針)에 코일을 감은 것을 바이올린 위에 올려놓은 것과 같은 간단한 것이었다.

그는 이것을 텔레폰이라 불렀지만 후크에 의한 철사와 전성관(傳聲管)을 사용한 음성을 원격전달방식으로 한 것을 별도로 하면 틀림없이 이것은 최초의 전화였다. 후에 다른 전화 발명자가 발명자로서의 영예를 한 사람만 점하도록 하기 위해, 라이스의 전화는 음성을 전달할 수 없었다는 악평을 한 것도 있지만 실제는 "당신의 이름은?"이라든가 "몇 시예요?" 정도의 짧은 단어라면 전송이 되었다고 전해지고 있다. 물론 라이스 전화는 개량의 여지를 많이 갖고 있었다는 것은 말할 것도 없었지만 아쉽게도 국내의 정치적 통일과 군사적 강화에 필사적이었던 당시 독일에서는 라이스의 전화를 개량하고 실용적인 것으로 발전시키도록 하는 선행투자도 이루어

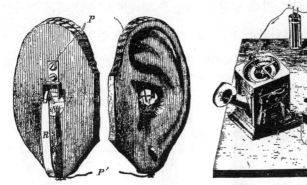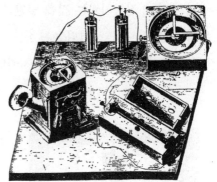

그림 2.23 라이스의 전화[18]

질 여지가 없었다.

2) 벨과 그레이의 특허권 신청

실용적인 전화의 발명은 라이스와는 독립적으로 미국에서 이루어졌다. 1876년 2월 14일 두 사람의 발명가 벨(Bell, Alexander Graham)과 그레이(Gray, Stephen)가 각각 별도로 전화 특허권을 신청했다.

아버지가 발명한 시화법을 가르쳤던 농아학교의 교사 벨은 언젠가 런던에서 휘트스톤으로부터 전자석으로 소리굽쇠를 진동시키는 헬름홀츠(Helmholtz, Hermann Ludwig Ferdinand von)의 실험을 듣고 화음전신의 가능성을 생각하게 되었다.

1844년 미국으로 이주한 파머(Farmer, Moses Gerrish)의 조언을 얻고, 1875년 전기를 좋아하는 숙련공 왓슨(Watson, Thomas Augustus)과 협력하

기 시작했다. 송신기의 리드는 진동에 의해 전류의 강약이 일어나고, 수신기의 리드는 진동시키는 것을 알았다. 실험을 몇 번이나 반복해서 전화를 완성한 것은 다음 해였다(그림 2.24). 그 방법은 얇은 철판을 영구자석에 접근시켜 철판을 음성으로 진동시키면 자석과의 상호작용으로 코일에 유

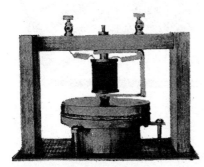

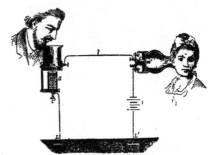

그림 2.24 벨의 전화[40]   그림 2.25 그레이의 전화[41]

도전류를 발생시킨다. 수신기는 이것의 역현상을 일으키게 된다.

그레이의 송화기는 다른 것으로 송화기의 진동판에 금속 봉을 붙여 이 금속 봉에 액체를 넣고 용기를 붙였다. 진동판(막)의 진동에 의해 금속 봉이 상하운동을 일으키고 밑의 금속봉과의 사이에 저항이 변하고 따라서 전류의 강약을 일으키는 것이었다. 그런데 특허는 벨에게만 허가되었다.

3) 벨의 전화사에서 ATT로

벨은 발명품을 1876년 필라델피아 박람회에 출품하고 각지에 실연여행에 나섰고 인기가 좋았다. 처음으로 벨은 전화개량 자금을 얻기 위해 특허를 당시 대철도 자본 밴더빌트(Vanderbilt, Cornelius)에 경영을 맡기고, 19세기 중반 동부의 전신망을 지배적으로 경영하고 있던 전신기업 "웨스턴

유니온"에 10만 달러를 빌리려고 했다. 그러나 전신부문에서 독점적 이윤을 획득하고 있던 회사는 전화의 장래성을 알아보지 못하고 벨의 서류를 거부했다. 벨은 다음해가 되어 벨전화 회사를 만들어 전화의 개량과 제조를 하는 방향으로 계획을 세웠다. 그런데 전화가 실용적인 것은 알지만 알고 있는 만큼 수요는 없었고, 산업혁명의 중심지 보스턴을 시작으로 각지에서 전화회사가 난립했다. 그 수는 1879년에는 148개사로 늘었다. 전화의 발전 가능성을 뒤늦게 알고 웨스턴 유니온은 당황하여 대책을 세웠는데, 그레이의 발명을 사는 것이었다(그림 2.25). 또 같은 회사에서 에디슨이 탄소가루에 의한 송화기를 발명했다(1887).

이것은 벨의 자석식 송화기에 비해 확연히 우수했다. 두 회사 사이에 특허전쟁이 벌어졌다. 특허전쟁은 말할 것도 없이 단순히 발명자의 영예만을 다투는 것이 아니라 기업 활동의 수단도 있기 때문에 전쟁은 격렬하게 벌어졌다.

다음해 1878년에는 인쇄전신기의 발명자 휴즈가 마이크로폰을 발명했다. 이것은 양단의 빛나던 탄소봉 2개의 탄소덩어리의 사이에 느슨하게 끼워놓아서 에디슨의 송화기의 성능을 훨씬 능가하는 것이었다. 웨스턴 유니온에 비해 송화기를 늦게 만든 벨 전화 회사는 빨리 그것을 샀지만, 이것까지도 에디슨과 특허 분쟁에 휘말렸다. 에디슨은 마이크로폰의 원리가 자신

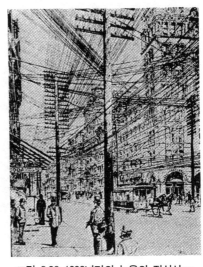

그림 2.26 1890년경의 뉴욕의 전신선42]

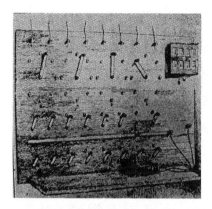

그림 2.27 최초의 전화교환기[44]

의 발명에 포함되어 있는 것이라고 생각했다.

벨 전화회사와 웨스턴 유니온의 특허 분쟁에서 결국 정치적인 타협으로 해결되었다. 즉 웨스턴 유니온은 전화로부터 손을 떼고, 자회사의 전화시설을 벨전화 회사에 넘기는 대신에 벨전화 회사는 수입의 20%를 17년간 웨스턴 유니온에 납부하고, 전신부문에는 진출하지 않는 것을 내용으로 했다. 이것으로 벨 전화회사는 전화로 웨스턴 유니온은 전신부문으로 각각 독점적으로 이윤을 획득

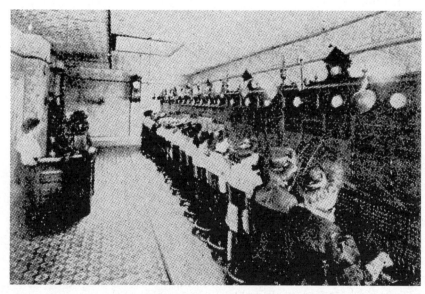

그림 2.28 1908년경 미국의 위스콘신주의 전화교환풍경[45]

하는 보증을 얻었다. 벨 전화회사는 그 후에도 계속 만들어지는 회사들에게 특허를 이용하여 지배하에 두고, 전화의 벨 시스템을 완성했다. 그 이름은 내셔널 벨, 전화회사 아메리카 벨전화 회사를 계속해서 확장하고 변화시켜, 마침내 아메리카 전화전신회사(ATT)를 설립, 결국 웨스턴 유니온을 계열 하에 두고 대독점 기업으로 성장했다.

전화는 최초 전화선과 직접 연결한 특정의 상대만이 통화가 가능했다. 이것이 전화가입자의 증가에 따라서 전화교환국을 만들었고, 교환으로 가입자간에 통화 가능한 방식을 생각하였다. 1878년 1월 28일 처음 교환국이 코네티컷에 의해 만들어졌다. 교환국은 최초에는 일일이 사람 손을 통해 통화가 가능했다. 그로부터 13년 후 1891년에 스트로저(Strowger, Almon B.)에 의해 자동교환기가 발명되었다.

전력기기의 선구적 발명

전자기학의 발전과 에너지변환 기관의 탄생

1. 전자기학 제법칙의 발견

1) 전기화학작용의 연구

볼타전지에 의해 정상전류가 쉽게 얻어지게 된 지 약 20년간 사람들의 관심은 오로지 전기의 화학작용으로 향해 있었다. 산업혁명에 의해 경제활동은 더욱더 확대되고, 자연과학연구는 새로운 것 외에도 강력한 추진력을 얻었다. 이러한 기운에 의해 발명된 것으로 전지와 전자기학연구 자체도 다양한 산업 활동과 타 분야의 자연과학과 관련짓기 시작하였다.

볼타는 1800년 3월 20일부로 영국 왕립학회 회장 뱅크스(Banks, Sir Joseph) 앞으로 전지의 발명을 보고했지만 그의 편지는 당시 영불전쟁의 영향을 받아 일부밖에 도착되지 않았다. 영국의 해부학교수 카알라일 (Carlisle, Sir Anton)은 그 편지를 보고 액체 비중계를 발명한 기술자 니콜슨

(Nicholson)과 공동으로 볼타전지를 시작(試作)해 봤다. 이 추가 시험으로 두 사람은 금속판과 물의 접촉면적으로부터 기포가 나오는 것을 발견하고, 이것이 물의 전기분해라는 것을 알아내었다. 물이 라이덴병의 방전으로 분해할 수 있다는 것은 전적으로 1789년 펫츠(Pats)와 트루츠비크 (Troostwijk)가 지적했지만 전지에 의한 전기분해의 성공은 사람들의 관심을 전기화학작용으로 돌렸다. 이것과 동시에 당연한 것이지만 갈바니 전류와 무엇이, 왜, 생기는가라는 문제가 주로 논의되었다.

당시는 18세기에 지배적이었던 특유의 불가칭량적 물질을 가정하는 사상적 조류를 받아 전기소, 자기소의 개념이 아직 불식되지 않았고, 또는 1유체설과 2유체설의 논쟁이 이와 얽혀서 전기자기에 관한 이해는 혼란의 와중에 있었다.

이 혼란과 더불어 생화학의 연구로부터 나온 볼타 전지는 접촉설, 화학설의 논쟁과 같은 새로운 문제를 던진 것처럼 보였다. 그러나 볼타 전지의 객관성은 전기에 관한 본질적적으로 이해하는 유력한 기초를 가졌던 일대 비약이었다. 접촉설, 화학설 논쟁에 관해 논하면 접촉력이 없고, 전기적 분리력이 에너지원이라고 말한 원래 볼타가 주장한 접촉설에 대해, 화학설을 갖고 대항한 독일의 리터(Ritter, Johann Wilhelm)는 에쉬(Ash, Edward)와 훔볼트(Humboldt) 등의 연구를 받아들여 금속의 전압열과 전기 화학열이 일치하는 것을 명확히 했다.

명반(明礬)의 전기분해를 하는 등 선진적인 연구를 진행하였고, 전기분해를 형성하는 것은 전적으로 여기물질이 화학적으로 작용하고 있기 때문이라고 주장하고, 갈바니현상과 전기현상의 동일성도 증명하였다. 이 논쟁의 최종적인 결론은 화학과 에너지 이론 등 다른 자연과학분야의 이론적 발전에 의해 결론을 짓게 된 19세기 중반까지 아직 기다려야만 했다.

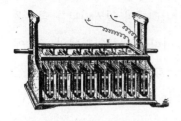

그림 3.2 월스톤 전지[2]

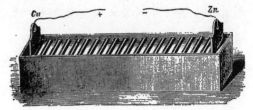

그림 3.3 초기 화학전지의 한 개[2]

2) 데이비

영국에서는 산업혁명의 시작으로 새로운
사회경제적 요구에 의해 중세의 대학과는
다른 학문적인 새로운 조류가 생겨났다.
1799년에 왕립 연구소가 설립되고 여기서
화학교수 데이비(Davy, Humphry)는 리터의
연구를 계승·발전시켜 전류의 화학작용
을 연구의 신분야로 개척했다.[5]

데이비는 콘월주에서 산업혁명 이래 활
황을 보이고 있던 주석광산을 갖고 있는 집
안에서 태어났다. 처음 팬잰스(Penzance)의
외과 의사겸 약제사의 밑에서 약제의 조제
를 하고 후에 브리스톨의 공기연구소로 옮
겼다. 여기서 연구가 인정되어 1801년 왕
립연구소에 초대된 것이었다. 데이비의 연
구는 당시 많은 칭찬을 받았고, 그 명성은
사교계에도 미쳤다. 그는 화학친화력을 물

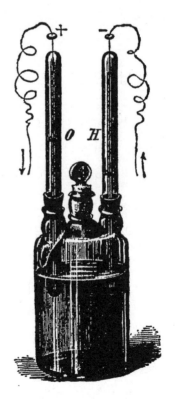

그림 3.4 그로비의 가스전지[2]

111

질입자의 전기적 특성으로 설명했다.[6] 또 알카리류와 알카리토류 금속은 당시로서는 불명확한 원소와 산소의 화합물이라는 라부아지에의 추측에 반대하고 수산화칼륨과 수산화나트륨을 용융하면서 동시에 전기분해를 시켜 나트륨, 칼륨을 각각 분리·발견했다(1807).

1808년에는 벨세루스에게 가르침을 받아서 칼슘과 마그네슘도 전기분해로 발견했다. 이렇게 해서 데이비는 많은 미지의 원소를 분리·발견하고, 염기와 산의 연구 등으로부터 대부분의 산이 산소를 포함하고 있다고 말한 라부아지에의 설을 타파하는 동시에, 화학을 새로운 사실에 의거 명확하고 다양한 전기화학의 연구는 자연과학연구의 중요한 부분이 되었다.

3) 납축전지의 발명

데이비는 전기분해의 실험에 사용했던 250매의 금속판을 이용한 당시 최대의 전지를 만들었지만 이후 많은 전지의 개량이 있었다. 볼타 전지는 취급이 불편하고 전기분해에 의해 전지의 능력이 비교적 급속하게 열화하며 실용적인 면에서도 약점을 갖고 있었다. 페렌스와 샨포니 등은 접촉설 옹호의 목적도 얽혀 금박과 은박을 적층하여 건전지를 만들었지만 실용화에 공헌한 것은 적지 않았다. 이것에 대하여 원리적으로 새로운 전지를 만든 것은 프랑스의 베크렐(Becquerel, Antoine Cesar)이었다. 그는 1826년 전해 분극을 발견했지만 그것을 수소의 거품이 구리전극에 쌓인 결과라고 생각했고, 그 분극을 방지하기 위해 전지 중에 소소판(素燒板) 등의 다공물질로 구획을 만들어 분극화 방지제를 넣는 방식을 생각해냈다. 이것이 만들어진 초기에는 단액식 갈바니 전지는 사용이 되지 않았다. 이후 전지의 개량이 차츰 이루어졌다(표 3.1).

표 3.1 초기의 각종 전지[7], [8]

구분 년	발명자	음극	양극	전해액		기전력	내부 저항
				음극측	양극측		
1836	Daniell	표면을 아말감으로 한 아연동	동(銅) 원통	$ZnSO_4$액 또는 묽은 황산	$CuSO_4$ 용액	0.99~ 1.07	0.7~ 1.2
1839	Crove	〃	백금	묽은 황산	진한 HNO_3	109	0.8
1840	Bunsen	표면을 아말감으로 한 아연동	탄소봉	묽은 황산	진한 HNO_3	1.9	0.3
1843	Poggen-dorf	표면을 아말감으로 한 아연동	탄소봉	묽은 황산	$K_2Cr_2O_7$과 묽은 염산	2.0	
1852	Weston	카드뮴	수은	10% Cd 용액	Hg_2SO_4와 $CdSO_4$	$E_t = E_{20} - 0.004(t-20)$	
1859	마이틴 게일	표면을 아말감으로 한 아연동	동(銅) 원통	묽은 황산	$CuSO_4$ 포화용액	1.18	3.0~ 3.58
1868	르클랑쉐	아연봉	과산화 아말감과 동에 붙인 목탄	NH_4Cl 포화액	NH_4Cl 포화액	1.5	0.2~ 0.8
1874	클라크	아연후에 아말감	수은	$ZnSO_4$ 포화액	황화아연과 황화수은의 분말	1.452 (0℃)	
1882	Raund	아연봉	동	$NaOH$ 액	산화동	1.1	

이 동안 가장 많이 보급된 것은 번센전지였다. 전지는 일반적으로 취급 상 복잡하고 고가여서 번센전지도 이 결함을 면하지는 못했다. 다니엘전지 는 기전력을 안정하게 하기 위해 표준으로 사용(다니엘 단위)된 이외에 전신

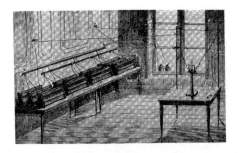

그림 3.5 플랑테의 연축전지[2]

의 발명 후는 그의 전지가 이용되었다.

축전지의 원리는 1802년 고데로(Gautherot, Nicolas)가 발견했지만 최초로 만든 사람은 리터(1803)였다. 그로브(Grove, William)도 1839년에 알콜과 수소 등 여러 가지 기체를 사용해서 "기체전지"를 만들어 보였다. 이것은 실용적이지는 못했다. 1854년 독일의 진스티덴(Sinsteeden, Wilhelm Joseph) 및 1859년 프랑스의 플랑테(Planté, Gaston Raymond)가 각각 별도로 발명한 연축전지가 최초로 실용화의 길을 닦았다.

4) 전류와 자기작용의 발견

전류가 발견된 이래, 전기현상에 관한 주요한 연구대상은 전기화학으로 20년간 지속되었고, 우연히 새로운 연구 분야가 열렸다. 코펜하겐의 물리학 교수 외르스테드(Oersted)가 학생의 강의에서 갈바니 전기가 흐를 때 철사와 자석의 자침이 평행하게 놓여진 자침이 철사와 직각 방향에 움직이는 것을 봤다. 전류의 자기작용의 발견이었다. 외르스테드의 실험은 이미 볼타전지를 바탕으로 각지에서 추가 실험되고, 새로운 발견이 잇따라 보고되었다.

게이 뤼삭(Gay Lussac)은 강철을 자화시켰고, 전류가 통하고 있는 도선을 하나의 자석으로 볼 수 있다고 지적했다. 제베크도 게이 뤼삭과 독자적으

로 도선이 철분에 영향을 미치는 흡인작용을 발견하였다. 도선의 주위에
힘이 움직이는 방향을 연구하고 하나의 도선에 자력선이 다른 도선에 의해
영향을 받고 있는 것을 알아냈다. 베를린 대학의 포겐도르프(Poggendorf)는
장방형 코일의 속에 자침을 놓고 최초의 전류계를 고안하였고, 동료인
슈바이거(Schweiger, Salomo Christoph)는 이 분류기를 생각했다. 프랑스의 에
콜 폴리테크닉의 교수로 미터법제정위원인 비오(Biot, Jean Baptiste)는 사바
르(Savart, Felix)와 같이 비오-사바르의 법칙을 제출했다. 에콜 폴리테크닉
의 앙페르는 12세에 미분학에 통달했고, 수학적 연구에 도움이 되었으며,
전기역학을 만드는 데 큰 역할을 했다. 그것은 외르스테드의 논문을 보고
1주일 후에 전류와 자침의 움직이는 방향은 "만약 사람이 전류의 방향에
몸을 두고 전류가 다리부터 머리의 방향을 향하고, 얼굴을 자침의 방향에
향해 있다면 자침의 N극은 항상 이 사람의 왼쪽 방향으로 움직인다."는
관계를 나타내었다(오른나사법칙). 결국 통전 중에 평행한 도체는 흡인반발
작용을 확인했고, 전류계를 연구하고, 상호작용에 의해 움직이는 거리는
전류의 2승에 비례하는 것을 알게 되었다. 아라고(Arago, Dominique Francois
Jean)도 제베크와 같은 현상을 발견했다.

위의 어느 것이라도 외르스테드의 발견과 함께 1820년에 행해진 것은
훌륭한 가치가 있었다. 이것
들은 도선 간 또는 도선과
자침 간에서 운동의 역학적
표현이었지만 이러한 성과
의 배경에 있었던 것은 프랑
스혁명으로 설립된 에콜 폴
리테크닉을 중심으로 하는

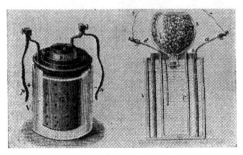

그림 3.6 1836년의 다니엘전지[9]

115

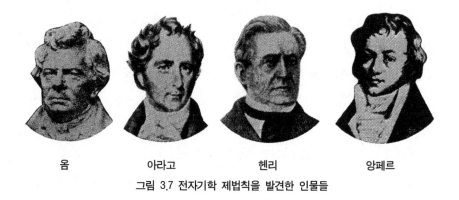

옴   아라고   헨리   앙페르
그림 3.7 전자기학 제법칙을 발견한 인물들

프랑스 수학계의 발전이었다.

1824년 아라고는 금속판에서 자침의 진동은 부도체 위에서의 진동보다 빨리 감쇠하는 것에 착안하여 "아라고의 원판"이라는 현상을 발견했다. 아라고의 원판은 후에 패러데이의 전자유도의 발견을 이끌었다. 아라고도 에콜 폴리테크닉에서 배우고, 비오와 함께 위도측정에 종사한 후 같은

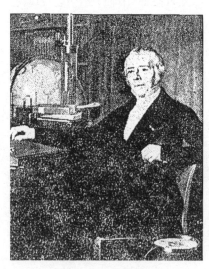

그림 3.8 외르스테드[10]

대학의 교수가 되었다. 그가 23세에 과학아카데미의 회원에 선발되고, 전자기만이아니라 천문학, 광학에서도 빛나는 업적을 남겼다. 열렬한 공화주의자였던 아라고는 1830년 7월 혁명 후에는 하원의원에 당선되고 천부(天賦)의 웅변술로 과학교육을 발전시키는 정책을 만들었다. 결국 1846년 2월 혁명에 의한 공화정치하에서 육해군대신으로 근무하였고, 군대내의 체벌을

폐지하고, 또 프랑스 식민지의 흑인 노예제 폐지에 노력했다.[3]

이 시기의 전기연구는 구사회를 붕괴시킨 프랑스혁명에 의해 생겨난 새로운 형의 대학 에콜폴리테크닉에 의해 주도되었다.

5) 옴의 법칙의 발견

요즘의 옴법칙으로 알고 있는 전기회로의 기본법칙을, 처음으로 애매한 형태로 언급한 것은 독일의 리터였다. 그는 1805년에 "전지효과는 전압이 같을 때, 결합선호(結合線弧)와 전지내의 전도에서 전도도의 합에 의존한다."라고 대부분의 옴법칙의 정성적인 결론을 내고 있다. 그것을 양적으로 추구한 것이 옴(Ohm, Georg Simon)이었다.

옴은 처음에는 전원으로 볼타전지를 사용했지만 전지의 분극작용으로 정전류가 얻어지지 않았고, 포겐도르프의 충고를 받아들여 제베크가 발견한 열전기를 이용하여 <그림 3.9>와 같은 실험장치를 만들었다. 그 실험으로부터

$$X = \frac{a}{b+l}$$

단, X는 전류에 의한 자기작용이 세기를 노빌리(Nobili)의 비틀림저울로 측정값이고, a는 서모커플의 온도에 의해 결정되는 정수이고, b는 장치의 총 정수이며, l는 테스터 실험 도선의 길이이다.

가 되는 실험식을 얻었고, 그 유명한 옴법칙은 1826년과 27년에 발표되었다. 옴법칙의 의의는 최초에 실증한 라이프찌히 대학의 페히너(Fechner, Gustav Theodor)가 다음과 같은 평가를 했다. "음~ 그렇군! 옴의 공식은

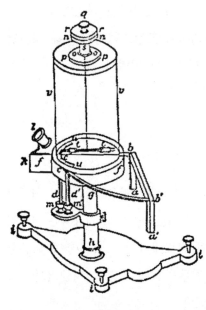

그림 3.9 옴의 실험장치[11]

새로운 현상을 가르쳐주지는 않지만, 지금까지 풀리지 않고 수수께끼로 남아 있던, 서로 연관되지 않던 현상(전압, 전류, 저항)을 한번에 연결해 줬네. 지금 갈바니 전류를 측정하면 완전하게 알게 되고, 여기에 처음 이 현상을 과학적으로 취급하는 것이 가능하게 되었다."라고 했다.

그런데 산업혁명과 대공업의 발전보다, 열현상을 연구하는 필요도 과학자들에게 의식되기 시작했다. 프랑스의 푸리에(Fourier, Jean Babtiste Joseph)도 열문제를 취급한 사람으로 그는 1822년 "열의 해석학적 물리"를 저술했지만 옴은 이 푸리에의 연구에 영향을 받은 것이다. 옴은 푸리에 "열전도이론"과 새롭게 형성되고 있던 "유체역학"으로부터 전류를 물과 열에 비슷한 현상과 생각, 전위차를 흐르는 물의 낙차와 비슷해서 "강력차(強力差, 힘의 차이)" 개념을 생각해 냈다. 또 "수정(修正)길이(varying length)"라는 개념을 저항의 개념으로 이용했다.

6) 옴 연구의 역할

옴의 연구 결과는 독일의 페히너와 포겐도르프, 프파프(Pfaff, Christian

Heinrich) 등의 일부 과학자들에게는 인정받지 못했다. 옴의 연구는 전기의 본질에 관한 문제를 논한 성질의 것에 지나지 않았기 때문에 독일의 사회 경제적 후진성을 반영하고, 정치적인 절대 군주제 옹호의 국가철학자들로부터 공격을 받아 배척된 면도 있다. 옴법칙의 중요성을 완전히 인정한 것은 당시 전신기술상의 문제를 취급하던 독일의 과학자였다. 전신을 취급하는 방법은 옴법칙에 의한 것은 확실했다. 결국 옴이 사용했던 "수정길이" 등의 애매한 개념을 과학적인 것으로 발전시키게 되고, 전자기의 단위와 측정방법의 확립이라는 과제를 제기하고, 자본주의가 세계적 규모로 발전하는 역할을 한 해저케이블은 단위계의 국제적 통일을 요구하였다.

이 상황을 당시 전신기술자 브라이트(Bright)와 클라크(Clark)는 1861년에 "지금 전기학 및 통신기술은 공히 국제적으로 승인된 전기의 양과 저항의 표준을 결정하는 것이 필요한 단계에 도달했다."라고 정확하게 당시의 과제를 지적했다.[13]

7) 휘트스톤 브리지

전신을 발명하고 영국 최초의 전신을 부설한 전신회로의 연구 과정에서 저항의 성질을 명확하게 한 것은 휘트스톤이었다. 그는 크리스티(Christie, Samuel Hunter)의 시사(示唆)를 받아들여 저항의 측정방법 "휘트스톤 브리지"를 확립했다. 1843년 논문에서 옴이 이용한 "수정길이" 대신에 "저항(resistance)"이라는 용어를 사용하고, 기전력을 "Electro-motive force"을 처음으로 사용했다. 또 가변저항을 발명하고, 초기의 전신에 이용했지만 이것은 후에 전신기술자 지멘스(Siemens, Werner von)의 저항상자에 의해 바뀌

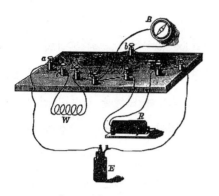

그림 3.10 휘트스톤 브리지[2]

였다.

전기저항의 절대측정은 1849년 키르히호프(Kirchhoff, Gustav Robert)가 전극현상에 의해 결정하는 것을 제안, 콜라우스(Kohlraush,Friedrich Willhelm Georg)와 베버(Weber, Wilhelm Eduard)는 역학적 단위로 저항을 나타내는 연구를 했다.

해저 전신을 위해 1858년 거울 검류계를 발명하고, 장거리전신의 이론적 해명에 마주쳐 있던 켈빈경은 1862년 대영과학 진흥협회에 저항의 표준을 결정하기 위해 회의를 개최했다. 협회는 1864년 맥스웰, 스튜어트(Stewart, Balfour)와 젠킨(Jenkin, H.C. Fleeming) 등의 실험을 기초로 해서 절대단위의 10^9배에 이르는 단위를 결정하고 이것을 옴이라 이름을 붙였다. 실용단위의 볼트, 앙페르, 옴, 쿨롱, 패럿 등은 1881년의 파리 제1회 국제 전기회의에서 결정되었다. 경과로부터 아는 것과 같이 단위의 결정은 전신기술상 직접 필요한 것이었지만 동시에 전기자기 연구를 진행하는 중요한 것이었다.

8) 키르히호프

다중통신의 발달은 회로망을 더욱 복잡하게 했다. 다수의 결절점을 가진 복잡한 회로의 전류계산은 처음에는 옴의 법칙으로 하나씩 구체적으로 연구하는 수밖에 없었다. 이 방법은 전신선이 되는 것에, 또 모

든 것을 처음부터 다시 해야 했다. 집
중정수회로의 전류분포를 시작으로 일
반적으로 해결한 것은 분광학과 흑체
(黑體) 연구로 저명한 키르히호프(Kirch-
hoff, Gustav Robert)였다(1847). 그는 해
저케이블 등의 매질중의 전류분포를
포텐셜론으로 해석하고, 1847년에 집
중정수회로의 일반적인 취급에 최초
로 이론을 제출하였다. 이밖에도 저항
의 절대측정법을 제안하는 등 회로망
의 과학적 취급에 공헌하였다.

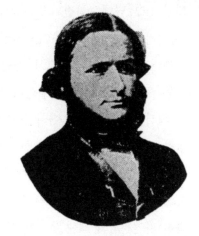

그림 3.11 키르히호프 1]

9) 패러데이

공업은 1820년대까지는 대부분 여러 가지 형태의 에너지의 상호 전환
문제를 제기하고 있었다. 대포의 보링(boring, 포신의 구멍 가공)에 의한 열에
너지의 예에서 보는 바와 같이 전류의 전기분해에 의한 화학작용과 전류에
의한 도선의 적열과 전기 불꽃, 전류의 자기작용 또는 1821년의 제베크에
의한 열전기의 발견, 이것들의 대부분 에너지 보존법칙의 발견을 용이하게
하는 것이었다. 전자기에 한해서 말한다면 전류의 자기작용의 반대작용
즉, 자기에 의한 전기현상을 유발하는 것, 기계적 에너지를 전기적 에너지
로 변환하는 조건이 정리되어 갔다. 이와 같은 자연계의 모든 연관관계의
문제에 특히 주목한 사람이 패러데이였다. 그는 외르스테드 발견 다음

해인 1821년에 "회전기구(器具)"라는 최신의 전동기를 고안하는 동시에 "자기가 전기로 변한다."는 가설을 제기했다.

패러데이는 런던 근교의 가난한 대장간에서 태어났다. 그 무렵 많은 노동자는 공장에서 일을 열심히 했지만 고통스런 생활을 하는 사람이 많았고 패러데이도 예외는 아니었다. 그가 9세가 되었을 때 식품가격이 심하게 올라 1주간 분의 빵이 단지 한 덩어리 밖에 없을 때가 있었다. 학교 교육도 읽고 쓰는 정도밖에 받지 못했지만 13세가 되어 제본소에 도제봉공(徒弟奉公)으로 일했다. 여기서 자신들이 만들고 있는 책을 읽는 것에 빠졌다. 특히 자연과학의 책에 흥미를 갖고 급료를 저축해서 실험 장치를 만들기도 하고, 런던에 강연을 듣기 위해 가기도 했다. 『대영백과사전』(1769년판)과 마르세 부인(Jane Haldim이 A. Marcet와 결혼 후 Jane Marcet로 개명)의 『화학대화』(1805)로부터는 큰 자극을 받았다고 후에 패러데이 자신이 말했다.[17]

명성 높은 데이비의 크리스마스 강연을 듣고 나서 "과학의 길에 들어가는 것"에 더욱 매료되었다. 그의 희망을 왕립협회회장 뱅크스에게 말했지만 일개 직원을 상대해 주지 않았다. 그러나 용기를 내어 뱅크스에게 직접 편지를 쓰고 해서 결국 1813년 데이비의 실험조교가 되었다.

10) 전자유도법칙의 발견

이 해(1813) 데이비를 따라 전란의 대륙을 2년간 여행하면서 앙페르와 게이 뤼삭, 훔볼트, 드 라 리브(de La Rive, Charles Gaspard) 등의 저명한 과학자들로부터 학문상의 자극을 받았다. 귀국 후 염소(鹽素) 연구로부터 기체의 확산문제와 합금의 연구를 하였고, 염소 등 몇 종류의 기체를 액화

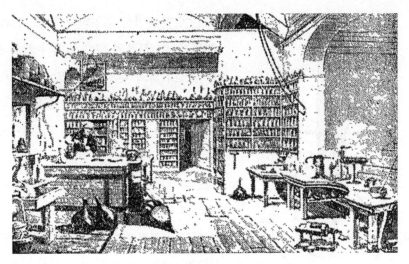

그림 3.12 패러데이의 실험실10]

하는 데 성공했다. 1824년에는 벤젠을 발견하였고, 또 광학거울 제작 연구도 하는 등 화학상에도 중요한 성과를 얻었다. 특히 1833년의 전기분해에 관한 패러데이의 법칙은 전기량의 불연속성에 관한 확인이었다.

화학 분석 일을 계속하는 한편, 외르스테드의 발견에 관심을 갖고 자석과 전류의 상호작용의 연구도 시작했다. 이 문제는 패러데이만이 관심을 가진 것은 아니었다. 월러스톤(Wollaston, Francis James Hyde)이 데이비의 후배를 방문하여 전류가 흐르고 있는 도선에 자극을 근접시키면 자침은 자기(自己)의 축을 돌아 회전하는 것을 예상하고 실험을 했지만 성공하지 못했다고 말했다. 패러데이는 후에 월러스톤의 실험에 관해 이야기를 들었지만 대부분 자신의 연구를 계속했고, 그 문제는 1821년 실험으로 확인했다고 말했다.18]

패러데이의 다음 연구목표는 "볼타의 전류가 영구자석에 작용하고, 자석도 전류에 작용하는 것"을 명확히 하는 것이었다. 1824년에는 동선의

123

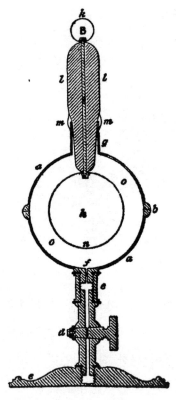

그림 3.13 패러데이가 용량결정에 사용
한 장치[18]

코일에 봉자석을 삽입하여 봤고, 다음 해에는 전류도체와 다른 도체의 상호작용을 실험으로 얻으려 했지만 유도전류가 순간적으로 발생하는 것을 알지 못했다. 1828년에도 반복했지만, 결과는 같았다. 그러나 패러데이는 맥스웰이 칭찬한 타고난 강한 끈기로 연구를 계속하였고, 1831년 결국 <그림 3.13> 코일로 순간적으로 전류가 흐르는 것을 확인하였다. 이것을 계속해서 그림 3.14와 같은 철의 통에 코일을 감아두고 봉자석의 양극(兩極)의 사이에 두고 "N극과 S극에 접촉시키거나, 떨어질 때마다" 전류계를 움직이는 것을 발견했고, 여기서는 처음으로 확실하게 "자기(磁氣)가 전류로 전환"하는 것을 확인한 것이었다. 1834년에 헨리의 자기유도의 연구에서 미처 알지 못했던 자기유도의 연구를 시작해 "여전류(餘電流)[1]"를 발견했다. 패러데이는 전자유도의 법칙으로 "하나의 회로에 전자

---

1 역자 주 : 자기(自己)유도현상은 회로에서 스위치를 단속(斷續)하면 전류가 증가할 때와 감소할 때 전류 변화를 막는 방향으로 기전력이 생기는 현상을 말한다. 패러데이는 이를 정도 여전류(extra current)라고 이름 붙였다. 또한 강력한 전자석을 제작한 것으로 알려진 미국의 헨리는 패러데이에 앞서 1832년에 자기 유도에 관한 논문을 발표했다. 헨리는 패러데이와 비슷한 실험 장치에 의해 전자 유도를 발견했다. 헨리가 고안한 것은 철심을 감은 코일과

유도에 의해 생기는 기전력은 코일이 자기력선을 자르는 자속수의 비율과 권선의 수에 비례한다."고 표현하였다. 기전력의 방향에 관해서는 독일의 렌츠(Lenz, Heinrich Friedrich Emil)가 1834년에 "자속변화를 방해하는 전류가 생기도록 하는 방향"이라고 명확하게 했다. 기전력의 크기에 관해서는 헝가리에서 태어난 수학자 노이만(Neumann, Franz Ernst)이 1845년에 다음과 같은 식을 도출했다.

$$U=-\frac{d\phi}{dt}$$

단 U는 코일 1권당 기전력, ϕ는 자속, t는 시간이다.

11) 역선(力線)과 장

패러데이는 여러 가지 운동 형태는 통일되어 있고, 이것들의 모든 형태는 서로 전환가능하다는 생각을 갖고 있었다. 물질과 운동을 잘라내는 것은 불가능하다고 생각했다. 전기자기학의 연구에도 처음 만들어져 있는 이론을 발판으로 삼지 않을 이유가 없었다. 당시 확고한 이론적 체계를 형성하고 있던 역학이 발판이 되었다. 앙페르의 수학적 표현이 성공한 이래, 전기자기학은 전적으로 역학적으로 표현되었고, "전기역학"으로 형성되었다.

베버에 이르기까지 원격작용의 입장이었다. 원격작용의 입장으로부터는 인력과 척력을 생각하는 경우, 중간의 공간매질은 고려할 필요는 없었

U자형의 자석을 조합한 장치. 원리적으로 패러데이의 실험 장치와 같았다.

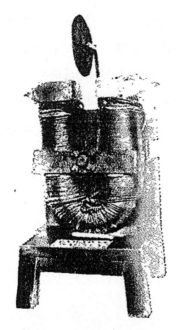

그림 3.14 패러데이의 전자석 1]

다. 이것에 대해 패러데이는 자극과 자극과의 중간에 존재하는 매질을 중시하고, 대전체와 자극의 주위에 공간을 전장, 자장이라 명했다. 장에는 전기 "힘"을 "전기력선"과 자기의 "힘"을 "자기력선"이 있는 것으로 생각했다. 이 역선에 의해 에너지의 전환을 나타내려 한 것은 에너지 보존법칙의 발견에 이르는 과정으로 특히 중요한 의의를 가졌다.

패러데이는 또 그때까지 알려져 있던 정전기, 동물전기, 전기물고기의 전기, 열전기, 유도전류 등이 결국은 같은 것이라는 것을 나타내었다. 이상으로써 전기와 중력, 자기와 인력과의 상호 관련을 굳게 믿고 있었다. 이렇게 해서 패러데이는 운동의 여러 가지 형태의 통일성에 관한 이론적 개괄을 얻었다. 그는 또 접촉 전기설을 주장한 사람들에 대해서 무로부터 에너지를 발생시킬 수 없다고 비판하는 동시에 제베크와 펠티에(Pertier, Jean Charles

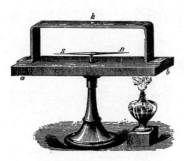

그림 3.15 제베크의 열전기실험 2]

Athanase)의 실험은 열과 전기의 상호관련을, 또 외르스테드와 패러데이 자신의 발견은 전기와 자기의 상호전환을 나타내는 것을 지적했다. 하나의 형태로부터 다른 형태로의 에너지에의 상호이동의 주장과 동시에 더욱더 중요한 것은 이동시 "당량(當量)"을 결정하는

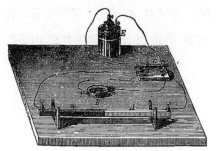

그림 3.16 펠티에의 실험 2]

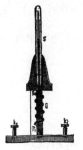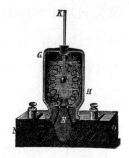

그림 3.17 줄(좌)과 렌츠(우)의 전류열량계2]

것을 강조한 것이다.7]

12) 에너지 보존법칙

이것은 패러데이가 에너지 보존법칙을 발견하기 바로 직전에 도달한 것을 나타낸다. 렌츠의 경우는 전기에너지와 기계에너지의 상호 변환에 관한 의식적인 예측이었다. 거의 전기현상과 자기현상의 가역성을 주장했다. "렌츠의 법칙"은 에너지 변환 및 보존법칙의 하나의 표현형식에 있다 해도 좋다.

에너지 변환과 보존의 법칙은 1840년대에 들어와서 프랑스의 카르노 (Carnot, Nicolas Leonard Sadi), 독일의 마이어(Mayer, Julius Robert von)와 훔볼트, 영국의 줄(Joule, James Prescott) 등에 의해 거의 동시에 일제히 밝혀졌다.37]

19세기에 들어서 더욱 중요한 자연과학적 귀결에서 에너지변환과 보존법칙의 발견은 산업혁명 이래 기계공업, 화학공업, 철야금의 급속한 발전에 의해 초래된 것이다. 이렇게 해서 에너지 보존법칙을 발견한 마이어

등은 여기까지 전기와 자기 또는 열현상 등에서 주장했던 불가칭량적인 전기소(유체)와 자기소(유체)열소에 기초를 두고 설(說)에 공공연히 비판을 개시한 것이다.

2 초기 전동기의 발전과정

1) 초기의 전동기

근대공업의 발전은 철도, 선박, 도로 등의 운수기술의 발전과 더해져서 전기통신을 확립한 것만으로 끝난 것은 아니었다. 공업은 차츰 스스로에 의해 만들어진 생산기술의 변혁을 강요당했다. 공장생산은 장시간 노동을 강제하고, 야간작업을 위해 자연스럽게 조명기술의 발전을 촉발시켰다. 또 화학공업과의 관련으로 구리의 전기적 특성을 시작으로 열역학, 전기화학을 성립시켜, 곧 공장 내의 기술적 통일을 진행시키고, 생산의 사회화의 기술적 기초로서 증기기관을 대신해서 전동기로 바뀌었다.

전동기 및 발전기의 원리는 전절에서 설명한 것과 같이 헨리와 패러데이에 의해 발견된 것이다. 전동기 및 발전기의 생산과정에의 도입은 19세기 전반에는 곧바로 이루어지지 않았다. 산업혁명 이후 급속히 발전한 기계공업 중에는 증기원동기가 넓게 사용되었고, 흔들리지 않는 지위를 가지고 있었기 때문이다. 19세기 후반에 들

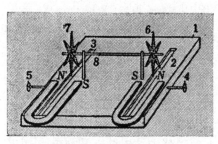
그림 3.18 바로우의 바퀴(輪)71

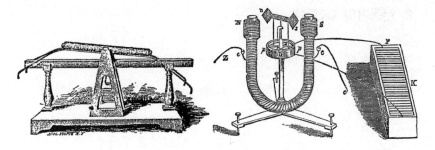

그림 3.19 헨리(좌)와 리치(우)의 전동기[20, 21]

어가면 전기조명과 전기도금 등의 분야의 발전에 의해 강력한 전원을 강하게 요구하게 되었다. 패러데이의 발견으로부터 지멘스 등에 의한 자려원리의 발견, 그램과 알테네크(Hefner-Alteneck) 등의 전기자의 개량을 거쳐 발전기가 실용적으로 되기까지 약 40년의 시간이 걸렸다. 이와 같이 많은 세월이 필요했던 것은 전기자기에 관한 인식의 어려움도 있었지만 최대 요인은 먼저 설명한 것과 같이 발전기의 발달을 촉진하는 산업상의 요인이 19세기 전반에 없었기 때문이다. 같은 이유로부터 전기자기에 관한 과학의 지체도 있고, 이것에 대응해서 전동기와 발전기는 시작이 전혀 다른 방향으로 발전했다.

초기 발전기(직류)의 발상은 패러데이 자신을 포함해 바로우(Barlow, Peter)의 1824년에 "자기흡인의 연구"와 미국의 헨리의 1831년 "자석의 흡인과 반발에 의해 일어나는 회전운동에 관해서" 또는 영국의 리치(Ritchie, William)를 보면 된다. 1833년 런던 대학교수인 리치는 전기자를 회전시키는 것을 만들었다.

출력이 작아서 실용화는 되지 않았지만 이 무렵 많은 전동기는 전기자가 진동하는 것이었던 것에 대해서, 리치의 착상은 전자석을 수직축의 둘레로 회전시키는 착상은 정말 훌륭한 것이었다.

2) 전동기의 제2단계

전동기를 발전시킨 다음 단계는 데번포트(Davenport, Thomas)와 야코비 (Jacobi, Moritz Hermann von), 페이지(Page, Charles Crafton) 등에 의해 구축되었다.

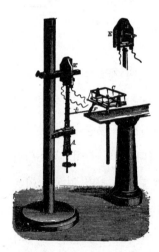

그림 3.20 덜 니그로의 전동기[2]

데번포트는 14세에 도제봉공을 지내는 사이 대장간 일을 하고 있었지만 1832년에 "평범한 대장간 일을 그만두고 갈바니 배터리"가 재미있다는 것을 듣고, 고심 끝에 약간의 돈을 변통하여 뉴욕으로 갔다. 이것은 수년 전(1829)에 헨리가 발명한 전자석이었다. 단 3파운드의 중량밖에 되지 않는 전자석이 50 파운드의 무게를 들어 올리는 것에 깜짝 놀란 데번포트는 싫어하는 형 올리버를 설득시켜 말과 마차를 팔아 얻은 75달러로 이 전자석을 사서 돌아왔다. 그로부터 전기의 연구를 시작하였지만 다음 해에 전동기에 대한 착상을 했다. 1836년에는 조립한 전동기로 선반(旋盤)을 돌렸고, 1840년에는 인쇄기를 구동해서 신문을 발행하게 되었다. 특허는 1837년에 받았지만, 이것은 직경 60cm의 원형궤도를 돌리는 전차모형도 같이 제출해 헨리를 깜짝 놀라게 했다. 그러나 그는 금전에는 밝지 못해 빈곤하게 살다가 세상을 떠났다. 그의 전동기 구조는 4개의 전자석을 십자(十字) 모양으로 조립하여 영구자석과 동일 평판에 배치한 것이지만 이 구조는 야코비 등에게 주의를 끌었다.

또 데번포트와 같이 전동기의 선구적 역할을 하면서도 세상에 알려지지

130

않고 세상을 떠난 영국의 데
이비드슨(Davidson, Robert)이
있었다. 그는 1838년에 전동
기를 만들었고, 다음 해인
1839년에는 원동기로 선반(旋
盤)을 돌렸다. 두 사람이 탈 수
있는 전차도 만들었고, 1842

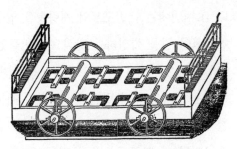

그림 3.21 데이비드슨의 전동기를 상용한 전차[21]

년에 에딘버러에서 전동기의 유용성을 알리기 위해 전동기로 구동되는
제재기, 선반, 인쇄기, 기관차를 전시했다.

그러나 그의 경우도 다른 사람으로부터 자본의 지원을 얻지 못했고,
그의 전기기관차는 개통되자마자 증
기기관차의 적이 되어 증기기관차의
기술자들을 해고시켰다. 이 두 사람
에 비해 수상운송, 즉 목조범선의 원
동력에 전동기를 사용한 것을 목적으
로 해군의 적극적인 원조를 받았던
것은 러시아의 야코비였다.

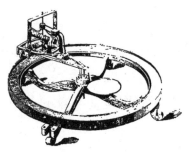

그림 3.22 데번포트의 전기철도모형[20]

3) 야코비와 패치내티의 전동기

야코비는 1834년에 봉상 철심에 코일을 감아서 전자석을 조립하여 정류
자로 극성을 변환시켜 회전시키는 방식을 설계했다(그림 3.23). 이 전동기의
출력은 약 15 W였지만 출력을 증대시키기 위해 처음에는 2중구조로 마침

내 1838년에는 데번포트의 개량형을 입수해서 20대의 전동기를 한축으로 기계적인 힘을 합성하는 방식으로 만들었다. 후자는 20대 한 조를 하나씩 조합하여 320개의 전지로 구동하는 선박동력으로 사용했지만 이 시대는 새로운 방식은 아직 발견되지 않았기 때문에 야코비와 같은 다수의 전동기를 기계적으로 연결시키는 방식이 출력을 증대시키는 방법이 일반적으로 추구되었다. 결국 이 무렵 원동기로서의 전동기는 전원을 전지로 했기 때문에 증기원동기에 비해 매우 비경제적이었고, 경제적인 전원을 어떻게 해결할 것인가에 대한 문제는 서서히 주목을 받고 있었다.

그 외 프랑스의 프로망(Froment, Paul Gustave)이 만든 전동기는 데번포트와 데이비드슨의 전동기와 같고, 인쇄기의 원동기로 사용되었다.46] 네덜란드의 엘리아스도 1843년에 계자도 전자석을 이용한 야코비와 같은 방식을 이용했다. 전동기에 새로운 발전을 개척한 것은 이탈리아의 패치내티(Pacinatti, Antonio)였다. 그는 1865년 이빨을 가진 원통형 전기자를 개량하고, 일정의 토크를 가진 전동기를 만들었다. 패치내티는 전동기의 전자석이 영구자석으로 변해 발전기의 기능이 있음을 지적했다.25] 영구자석을 이용한 것은 물론 자려원리가 발견되지 않았기 때문이다.

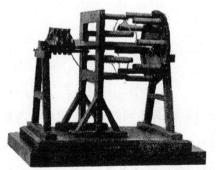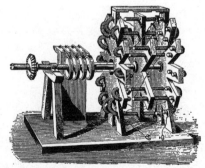

그림 3.23 1838년 (좌)와 1834년(우)의 야코비의 전동기22], 23]

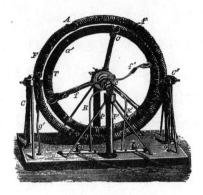
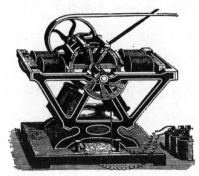

그림 3.24 엘리아스의 전동기[22]   그림 3.25 프로망의 전동기[9]

4) 전원의 제약

이외에 초기의 전동기에서 변한 종류로서는 페이지(Page, Charles Crafton)
와 부르부스(Bourboose)의 전동기가 있었다. 이것들은 당시의 증기기관의
피스톤기구를 흉내낸 것이었다. 즉 솔레노이드에 강철의 자심이 끌어당긴
왕복운동을 크랭크에 의한 회전운동으로 변환하는 것이었다. 페이지의 전

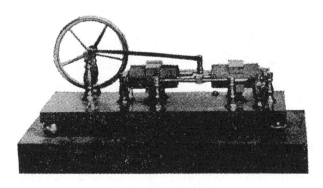

그림 3.26 페이지의 전동기[23]

133

동기는 1846년에 고안되어 50년의 특허를 받았다. 그는 미국의회로부터 50,000달러의 지원을 받았고, 다음 해 100개의 전지를 전원으로 해서 전차를 달리는 것에는 성공했지만 시속이 약 30km로 전지로는 불가능했다. 경제적인 전원을 만드는 문제에 페이지도 역시 고민하고 있었다.

이탈리아, 미국 영국, 프랑스에서 19세기 전반에는 전동기의 제작이 여기저기에서 이루어졌다. 그럼에도 불구하고 급속한 발전을 보지 못한 것은 아직 증기기관이 당시에는 경제적인 요구에 충분히 부응하고 있었고, 또 전력기술 즉, 전원의 문제가 해결되지 않고 있었다.

3. 초기 발전기의 발전과정

1) 새로운 전원

전동기는 공장에서 일부를 제외하고 동력으로서 주요한 위치를 차지하고 있지 않았다. 그러나 전기자체는 전신을 시작으로 전기조명과 전기도금 등의 전기화학 부문 등 서서히 사회적인 수요를 확대하고 있었다. 나폴레옹의 공격에 대한 러시아의 조국방위전쟁과 터키, 러시아의 전쟁 등에서 군사기술상 지뢰가 각광을 받았다. 실링(Schilling, von Canstadt)에 의해 지뢰의 전기기폭장치가 연구되었고, 야코비도 이 연구로부터 전원용 발전기를 만들었다. 조명부분에도 데이비의 발견이래, 아크등은 가스등을 대신하는 것으로 특히 공장제도의 발달도 동시에 중시 여겼다. 아크등의 구조상 곤란했던 것은 자동적으로 탄소봉의 거리를 조정하는 문제였지만, 이 자체는 전부 1840년대에는 해결을 예상하고 있었다. 그럼에도 불구하고 아크등이 보급되지 않았던 것은 역시 전원이 충분하지 않았기 때문이다. 이 즈음 전원전지는 600~1,000개 정도 필요했기 때문에 실용화되지 않았던 것은 당연했다.[26]

새로운 전원은 말할 것도 없이 발전기였다. 발전기의 역사는 자석발전기에 의해 시작되었다. 자석 발전기에는 영구자석으로 여자하는 방식이었다. 최초로 만든 것은 패러데이의 발전원판을 제거한 실명미상의 영국인 P.M.이라 불린다. 그는 1832년 4개의 말굽자석을 손으로 회전시켜 전류를 발생시켰다. P.M.의 발전기는 교류발전기였지만 물의 전기분해에 사용되었다. 당시에는 전지를 사용한 직류가 전신에도 전동기에도 일반적으로 사용되었다. P.M. 이후에는 교류와 직류의 개념이 불명확한 때였기 때문에 발전기로부터 직류를 뽑아내기 위해 정류자가 많이 연구되었다.

2) 초기의 발전기

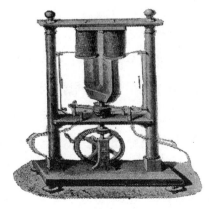

초기의 발전기는 픽시 (Pixii, Hyppolyte M.)의 발명 (1832)이 아주 잘 알려져 있다. 이것도 말굽자석을 회전시킨 것으로 앙페르의 이론에 의해 정류자를 붙여서 직류를 뽑아내는 연구를 했다.[9] 다음해 7월 영국의 색스턴(Saxton, Joseph)

그림 3.27 픽시의 발전기[9]

135

도 픽시에 의해 촉발된 발전기를 고안했다. 최초의 실용적인 발전기라고 하는 것은 런던의 과학기기 제조자 클라크(Clarke, Edward M.)가 1835년에 만든 색스턴, 클라크와 같이 영구자석을 회전시키지 않고 가벼운 코일 쪽을 회전시켰다. 1842년에 야코비가 지뢰의 기폭용에 제작한 것은 클라크의 발전기와 상당히 같았다.

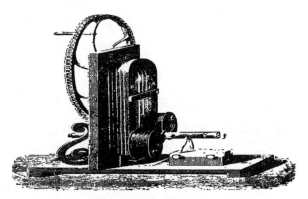

그림3.28 클라크의 발전기[2]

3) 엘리아스 발전기

발전기 출력을 증대시키기 위해 했던 방법은 전동기의 경우 전부 같았다. 전동기의 경우 다수의 단위전동기를 1개의 축에 결합한 것이었고, 발전기의 경우는 영구자석의 수를 늘렸다. 1846년 독일의 슈텔러가 제작한 것이 말굽자석을 3개 사용하고 있었다. 이러한 경향은 홈즈(Holmes)의 발전기(엘리아스기 그림 3.29)에도 명료하게 볼 수 있었다. 홈즈의 발전기는 등대의 신호등 개량의 과정에서 생겨난 것이었다.

4) 등대와 엘리아스 상회

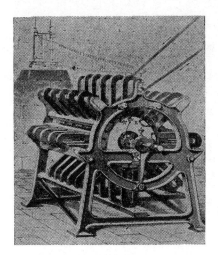

그림 3.29 아크등 조명용 엘리아스기[9]

영국과 프랑스가 등대의 개량을 요청했을 때, 프레쥐스(Fréjus) 해군학교의 놀레가 이에 응했다. 석탄가루에 수소와 산소의 혼합기체(폭명기, 爆鳴氣)의 불꽃을 갖다 대면 강한 불꽃을 발한다. 드라몬드(dramond) 석회광은 등대의 신호등 도달거리를 연장하는 것으로 기대를 모았다. 그러나 폭명기를 어떻게 공급하는가가 난점이었다. 놀레는 물의 전기분해로 다량의 수소와 산소를 발생시키도록 시도했고 그러기 위해 대출력의 자석발전기를 설계했다.

놀레는 계획을 실현하기 위해 영국으로부터 홈즈를 초청하여 1856년에 완성한 발전기를 제작하기 위해 엘리아스 상회(商會)를 만들었다. 홈즈는 후에 이 경험을 기초로 해서 런던의 트리니티하우스(Trinity House)에 화학전지를 자석발전기로 바꾸고 아크등을 조명으로 사용하도록 제안했다. 그가 설계한 발전기는 엘리아스형이라 하고, 1854년 사우스 홀란드(South Holland)에서 시험용으로 사용되는 것을 시초로 던지니스(1862) 등 연달아 설치되었고, 1865년경까지에는 약 100대가 가동되고 있었다.[27]

홈즈발전기(엘리아스형)는 원리적으로 새로운 방식이 전혀 채용되지 않았다. 다수의 단위발전기를 조합하여 출력을 합성하고 대출력을 내었다. 1.5kW의 출력을 내기 위해 중량이 2톤, 구동증기기관은 2.5 마력을 요했다. 그 중에 어떤 것은 6~10마력으로 중량은 약 4톤에 달했다. 엘리아스형은 전기자 반작용을 고려하고, 전류를 뽑아내는 브러시의 위치를 원심조속기로 조정했다. 또 코일 권선의 접속을 변경하여 기전력을 변화시켜 도금과 전기분해용의 저전압 대전류를 발생시키는 것이 가능하게 하는 한편, 40~250 V의 고압 소전류로 아크등의 전원으로도 가능했다.

그러나 단위발전기를 다수 조합하는 방식에는 역시 한계가 있었다. 우선 단위자석발전기의 자력에는 한계가 있고, 다수의 자석을 집중해서 이용하면 자력이 약했다. 이런 영향을 제거하기 위해 발전기를 대형화하는 것을 생각했지만 그것에도 한계가 있었다. 한계 극복을 위한 근본적이고 본질적인 새로운 전진이 요구되었다.

4) 전기자와 계자의 개량

발전기의 출력의 증대만이 아니라 발생하는 전류의 질을 개선하는 것에도 주목했다. 당초의 전기자는 보빈형태였지만 출력 전압 파형은 복잡해서 간헐적이지만 효율이 나빴다.

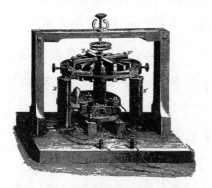

그림 3.30 패치내티의 발전기[25]

또 유도기전력과 전기자의 회전속도 특성곡선에 관해서도 베버의 가설 등이 제창되어 있었지만 아직 해석이 진행되지 않았다. 전기자 철심의 연구도 늦었다. 전자에 관해서는 소위 "렌츠의 법칙"을 발견한 렌츠가 슈텔라의 발전기로 실험해서

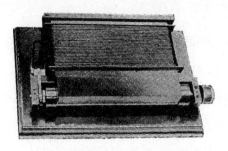

그림 3.31 지멘스의 복 T형 발전기[26]

1847년에 전기자전류와 주자계와의 작용을 발견하고, 전기자 반작용을 명확하게 밝혔다.

전기자 형상의 개량은 전기자의 연구로부터 힌트를 얻었다. 네덜란드의 엘리아스와 오스트리아의 풀버마헤르(Pulvermacher)에 이어서 1860년 이탈리아의 패치내티가 권선이 철심에서 빠지는 것을 방지하기 위하여 철심에 잇발을 만들어 환상철의 분포권을 전동기에 취부하였다. 이 패치내티의 고안이 제작기술을 발전시킨 프랑스가 이어받았고, 1870년 그램이 채택했다.

또 독일의 지멘스는 1850년 복 T형 전기자를 발명한 <그림 3.31>이 자기여자의 관점에서 결함이 있고, 이 결함을 해결하기 위해 지멘스 할스케회사의 알테네크가 원통 모양의 전기자를 발명했다. 이것은 패치내티의 환상전기자와 지멘스의 복 T형을 조합한 것이었다.

전기자 철심에 관해서는 진스티덴이 봉상자석보다 가는 강선의 다발을 사용한 것이 좋다고 제안하였고, 맥스웰은 "시정수의 개념"을 처음으로 도입, 이 무렵부터 기기의 개량에 따라서 발전기 동작의 이론적 파악도 서서히 진행되었다.

이렇게 해서 전기자의 개량과 함께 주자계에 관한 영구자석을 전자석에 옮겨가는 것이 고려되었다. 최초는 1851년에 진스티덴이 제안하였다. 대표적인 구조는 와일드의 발전기에 보인다(그림 3.32). 그는 상부에 독립의 여자기를 취부하고, 여자기를 발전기 본체의 계자로 이용하였다. 패치내티도 1860년에 발전기가 전동기와 가역적인 것을 나타냈지만 이때 타려자식

139

을 생각했다.

전자석에 의한 자려식 발전기는 발전과정부터 말하면 다음의 자려식 여자방법으로 넘어가는 중계역할을 한 과도적인 것이었다. 그러나 그것은 발전기가 비약적으로 발전했던 자려식 여자방식을 준비하는 데 큰 역할을 한 것이었다. 전자석에 의한 여자식이 도입된 것은 자려방식으로 넘어가는 문제를 해결했다. 곧 지멘스, 발레이 부자(父子), 휘트스톤 등에 의해서 일제히 자려식 여자방식이 발명되었다.

6) 자려식의 발명

1867년 세계 대전 후에 일제히 발명된 자려식 원리에 기초한 발전기는 발전기 출력을 일거에 증대하였고, 이후에 발전의 방향을 잡았다. 자려식 원리는 영국에서 활동한 덴마크인 효르드 (Hjorth, Soren)가 전적으로 1852년에 발견했다. 1854년 및 55년에 그의 특허에 의하면 영구자석을 조합시킨 효르드의 "개량형 자석전지"는 "전류를 전자석에 흐르게 하여 자계를 강하게 여자한다. 이것만으로 전기자가 여자

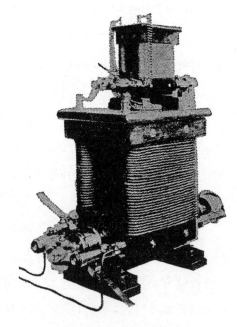

그림 3.32 와일드의 발전기[27]

140

되어 각각의 권선에 기전력을 크게 유도한다. 이렇게 해서 전자석과 전기자와의 사이에는 상호 간에 강하게 하는 힘"이 발생하고, 이 상승작용으로 이제까지의 어떤 방법보다 "양적으로 강한, 더 큰 전기를 발생시키는" 발명이었다[28].

보조수단으로 영구자석을 이용했지만 자기여자의 원리와 비슷했다. 전기기술에서 최초의 "포지티브 피드백"의 도입이었다. 효르드의 뛰어난 발명도, 기계가 복잡했던 당시는 충분히 이해되지 않고 방치되었다. 전기기계로서는 당시는 자석, 그것도 다수의 조합에 의한 자석발전기가 유망하다고 보고 발전기와 여자기를 동일 회전축에 결합시킨 것으로 후에 이것을 하나로 정리하여 완전한 타려식 기계로 발전하였다.

자려식은 그냥 단순히 역사의 1단계로서 출력향상의 역할을 담당한 것만이 아니라 여자기를 잘라내서 독립시킨 것에 의해 자려의 발상을 낳은 계기를 만들었다. 영국의 전기기계 제조업자로서 이름이 높은 와일드는 발전기의 제작과 개량, 운전에 종사하고 있던 중에 자려기에 주목하게 되었고, 자기여자방식을 고안하게 되었다. 와일드는 1866년 4월 "패러데이의 전자유도의 중요한 발견으로부터 발생한 어떤 새로운 역설적 현상에 주목하고 있었다. 이 현상을 깊게 고찰하면, 이미 만들어진 어떤 장치에 의해 결코 얻을 수 없는 정도의 양의 전기를 발생시키는 방법을 발견하게 된다. 패러데이는 동(動)전기 없이 자기의 아주 작은 양이 아주 큰 양의 전기를 끌어내는 것을 볼 수 있다."라고 왕립학회에서 말했다.[27] 잔류자기에 관해 알았는지 몰랐는지 명확하지는 않지만, 그러나 자신의 발전기에 지멘스의 복 T형(H형) 전기자를 이용했고, "맥동전류에 의해 여자할 때 전자석의 코일에 흘린 후의 전류를 이용하는 것은 현재 전기학의 지식으로는 극복하기 어려울 정도로 곤란하다."고 생각했다.

7) 다이나모

와일드의 비관적인 관측에도 불구하고, 자기여자방식은 1866년부터 67년까지 영국의 발레이(Varley)부자(父子), 휘트스톤, 독일의 지멘스 등에 의해 연이어 발표되었다(그림 3.33, 34)[29]. 발레이는 1866년 12월 "전기발생의 방법과 장치에 관한 개량"의 특허를 출원(다음해 7월 공표), 지멘스도 그 1개월 후에 베를린 과학 아카데미에서 "영구자석의 도움 없이 역학적 에너지를 전기 에너지로 변환하는 방법"을 발표, 같은 잔류자기를 이용하여 자기여자방식을 만들어내는 것에 성공했다.

지멘스가 발명[30]한 발전기를 런던에 살던 동생 C.W.지멘스는 영국 왕립협회에 발표했다(동년 2월 14일). 이 회합에서는 휘트스톤도 자려식, 즉 전적인 여자로 움직이는 발전기의 모형을 발표했다. 또 최초로 자려식의 착상을 얻은 와일드(Wilde)도 이 회합에 출석했다.

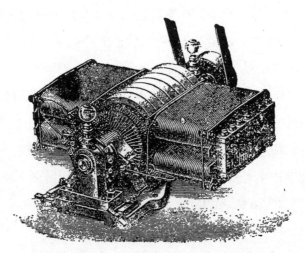

그림 3.33 알테네크의 고상전기자를 이용한 지멘스기[25]

이외에도 자려자방식에 의해 발전기를 만든 사람은 헝가리의 이에도리와와 미국의 파머 등이 알려지고 있다. 전기자의 회전운동에 의해 생긴 전기는 와일드가 "dynamic-electricity"라고 불렀다. 지멘스와 브로크(Broek) 등은 이 발전기를 "dynamo-electric machine"이라 부르고 자려식에 이용한 새로운 발전기는 자석발전기와 구별해서 "다이나모"라고 불렀다.25]

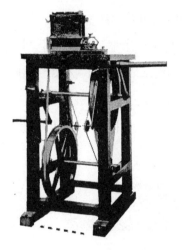

그림 3.34 자려식 휘트스톤 발전기27]

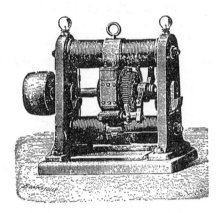

그림 3.35 실용적인 그램의 A형발전기25]

8) 그램기와 지멘스

이 무렵 발전기의 전기자는 지멘스의 복 T형(H형)이 자주 사용되고 있었지만 이 전기자의 회전운동으로부터 심하게 맥동하는 전류가 발생하였다. 따라서 와일드가 비관적이었던 것과 같이 자화전류의 변화가 심하고, 발전기의 극에서 손실도 커서 출력상 제한을 받았다.

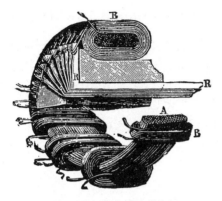

그림 3.36 그램의 환상전기자21

자려식이 포지티브 피드백의 특성을 나타내기 때문에 출력전류의 개선 여지를 없앤 것이다. 그램(Gramme)은 최초의 실용적인 발전기를 만든 것으로 알려져 있지만 그의 위업은 전기자의 개선에 의한 것이다(그림 3.35).

그러나 실제는 전기자의 개량은 전적으로 그램이 한 것은 아니었다. 전기자의 개량은 처음은 패치내티가 1865년에 고찰을 한 것이다. 당시 이탈리아에서는 공업화되지 않았기 때문에 전기제작기술이 발달된 파리에 가서 자신의 논문을 그램에게 미리 보여주었다. 그램은 패치내티의 논문을 읽고, 균일 전류를 발생하는 환상전기자를 만들어 넣어 발전기를 제작했다(1870). 전기자구조만 보면 그램의 환상전기자는 패치내티보다 늦었다. 그램의 전기자는 본체에 강선을 감아서 만들었고, 와전류에 의한 철손을 대폭 저하시켰던 것이었다(그림 3.36). 반면 패치내티의 전기자는 이빨을 뺀 구조이기 때문에

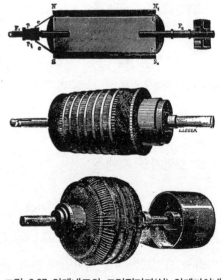

그림 3.37 알테네크의 드럼전기자(상) 알케마이네사형(중) 그램발전기의 환상전기자(하) 21

권선의 고정이 복잡하게 되고, 또 자속이 산란과 공극의 자기저항 증대를 초래했다. 그램의 발전기는 자석발전기에 비해 효율이 높고, 크기와 중량이 작은 외에도 출력이 상당히 컸기 때문에 급속히 보급되었고, 그램은 상당한 부를 축적하게 되었다.

한편 그램의 발전기 진출에 위협을 느낀 지멘스 할스케사는 주임설계기사인 알테네크가 복 T형으로 패치내티의 환상전기자를 조합시켜 이빨이 없는 고상전기자를 제작했다. 이것은 환상전기자의 주요한 결점인 권선중의 구리 이용률이 나쁜 것을 개량한 것이다.

그 뒤 스웨덴의 벤스트룀(Wennström, Jonas)이 전기자의 자기회로 효과의 중요성을 지적한 것도 있다. 전기자 철심에 슬롯이 설치되도록 하였다. 지멘스의 발전기는 뇌관의 점화와 탐조등의 전원에 이용되는 등 통신의 경우와 군수에 지원되어 발전했고, 지멘스사는 독일에서 독점기업으로 부상했다.

9) 에디슨기

다이나모발전기는 1873년에 등대용 전원으로 트리니티 상회에서 종래의 자석발전기와 비교·실험해서 그 우수성이 인정되었지만 곧바로 자석발전기를 구축하지는 못했다. 당시 다이나모는 그램의 것에도 지멘스의 것에도 직권여자방식을 가지고 있어 회전속도변화에 대해 출력전류가 민감하게 변했다. 이것에 대해 자석발전기는 속도변화에 의해 영향이 적어서 마리몬기(機) 등에서는 잠시 동안 아크등용 전원으로 사용되었다.

분권은 전혀 없지는 않았지만 휘트스톤의 발전기는 분권이었다. 분권은

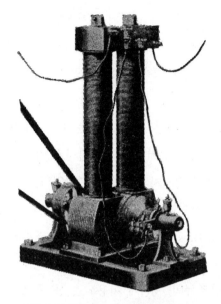

그림 3.38 에디슨의 아크등용 발전기27]

정전압이 필요한 곳에 즉, 백열전등이 만들어졌기 때문에 특히 필요했다. 대표적인 것이 에디슨의 발전기이다. 에디슨도 처음은 알테네크 고상권선발전기를 개량해서 사용했지만 1879년 분권으로 변경했다. 조수인 업톤(Upton, Francis Robins)과 협력하여 거대한 2극형 발전기를 제작했다(그림 3.38). 이것은 뮌헨 박람회에서 시험했을 때는 효율 87%였지만 60개의 전등을 달고 실제 영업을 시작할 때는 58.7%밖에 되지 않았다. 원인은 와전류에 있었다. 중앙 발전소에 설치한 "점보"의 경우는 더 낮았다. 에디슨의 발전기는 전기자 손실을 없애기 위해 얇은 강판을 적층(積層)했다. 그러나 이런 개량은 확고한 이론을 바탕으로 한 것은 아니었다. 발전기에 관한 이론은 아직 뒤쳐져 있었다.

발전기의 개량 자체도 시행착오로 행해졌으며, 이후 H.맥심에 의해 전기자 철심 분할, 1884년의 보상권선의 도입, 1885년의 형(型)권선법 및 보극의 채용과 발전기의 발전은 1870년까지 80년대에 걸쳐서 기본적인 발전을 했다. 이 과정에서 홉킨슨의 공헌31]에 대표되는 발전기에 관한 이론적 연구도 진행되었다. 발전기의 현상은 전신기술의 발달에 동반해서 진행된 회로이론의 연구와는 비교할 수 없을 정도로 많은 과제를 해결해야 했다. 1840년경부터 80년대에 걸쳐 여러 가지 발전기의 출력을 표시하면

<그림 3.39>와 같다.

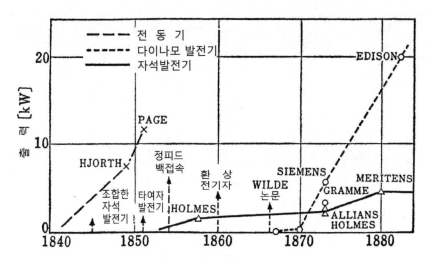

그림 3.39 초기 발전기 출력의 변천[32]

전력기술의 성립

교직논쟁과 3상 교류기술의 확립

1. 조명전력기기체계의 성립

1) 공장과 조명기술의 발전

전력산업은 전력의 발생부터 송전, 변전, 배전 그리고 소비로 일관된 체계를 가진 시스템 산업이다. 이 전력기기의 체계는 공장조명을 시작으로 형성하기 시작했지만 19세기 후반에 이르러 조명기술의 급속한 발전은 대공장제도의 출현이라는 사회적 경제적 요인에 힘입은 것이었다.

전등이 공장조명의 수단으로 바로 지배적인 위치를 점했던 것은 아니다. 고저항 필라멘트의 제조와 진공의 전구 제작에 전력발생과 분배라는 기술적인 문제를 해결해야만 했고, 이런 문제를 해결했다고 해도 가스등과의 경쟁과 시장에서의 제약이라는 경제적인 조건에 규제를 피해가면서 한발씩 나아가고 있었다. 전등의 가능성은 백금선의 가열과 아크에 의한 발광

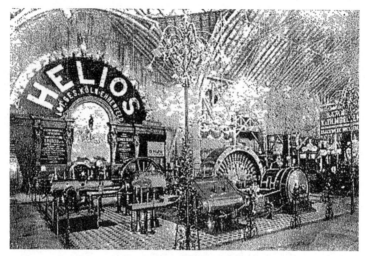

그림 4.1 1981년 프랑크푸르트 박람회에서의 전시2]

등 19세기 초반에 예측되었지만 조명용 전원으로 이것을 사용하는 것은 상당한 고가였다.

전등조명보다 먼저 시장을 선점했던 가스등은 신흥 염료공업의 토대로서 또 지방산의 발견을 시작으로 유기화학 발달이 원천이 된 석탄가스공업의 부산물로 태어났다.

2) 가스등과 아크등

1802년 영국의 머독(Murdocke, William)은 석탄 가스발생장치를 만들고, 이것을 볼턴왓트 상회에 소호(Soho)라는 공장의 조명용으로 사용했다. 가스연소기를 개량하였고, 머독의 제자 클레그(Clegg, Samuel)는 1812년 세계 최초 도시가스회사를 설립했다. 미국에는 필라델피아에서 가스등회사를

150

창립하고, 가스등은 공장조명으로 널리 사용되기 시작했다. 그러나 가스조명은 밝기에서도 능률과 안전성의 면에서도 만족스럽지는 못했고, 당시로서는 다른 대안이 없었기 때문에 채용할 수밖에 없는 것이었다.

아크등은 1815년 영국의 데이비(Davy, Humphry)가 왕립협회에서 볼타전지 2,000개를 접속해서 아크를 발생시킨 것이 최초였다.[3] 19세기 전반까지는 전원이 전지였던 것과 전극으로서 충분한 순도와 경도를 가진 탄소도 얻기 어렵고, 또 아크의 간격이 자동조절이 되지 않아 실험단계에 머물러 있었다. 그런데 1845년 차치(J. Charch), 다음 해에는 W. 크리너가 탄소를 순화하는 것에 성공하였고 스테이트(Staite, William Edward)는 시계 장치

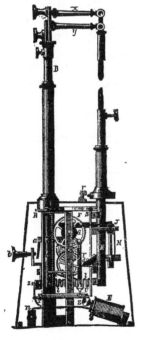

그림 4.2 세랑 아크등의 자동조절 장치[4]

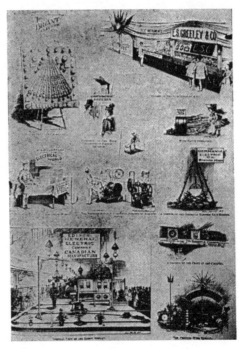

그림 4.3 1980년 몬트리올 전기박람회에서의 전시 상황[2]

식으로 탄소전극을 일정하게 접근시키는 방법을 고안했다.

최초의 장치는 또 아크방전에 의해 탄소전극이 소모되어 사이가 벌어지는 것을 보충하는 장치가 없었지만 다음 해에는 아크로부터 방사되는 열이 탄소의 소모한 길이에 의해 증가하는 것을 이용하여 치차기구에 의해 자동적으로 탄소전극을 밀어 올리는 방식을 페트리(W. Petrie)와 함께 고안을 하고 아크등의 실용화의 길을 크게 개척했다. 그러나 그의 조명방식에는 전류원에 고가의 다니엘전지를 사용하고 있었기 때문에 실업가를 움직여 재정적 지원을 끌어내었다. 당시 스테이트(Staite, William Edward)와 다르게 푸코(Foucoult, Jean Bernard Leon)와 세랑(Serrin, Dubosc Jules) 등은 아크등의 개량에 성공했지만, 전원상의 제약으로부터 같은 운명으로 실용화는 느리고 어려웠다. 그들의 아크등은 발전기가 실용화하기 시작한 때까지는 일반적으로 널리 사용되지 않았다. 발전기와 아크등의 결합은 엘리아스 발전기와 드 무리단 발전기 등에 의해 등대부터 시작되었다. 그램의 발전기는 아크등을 공장과 길거리(街路)로 진출시키는 역할을 하기 시작했다. 1873년에는 그램이 자신의 공장에 아크등을 설치하고, 1875년에는 밀루즈의 어떤 제분공장에서, 므니에(Menier)의 초콜릿공장과 고무공장에서 아크등이 설치되었다. 이렇게 해서 지금까지 발전되지 않았던 발전기에 대해서도 새로운 기운을 가지게 되었다.

3) 야블로코프의 전기 양초

세랑과 뒤보스크(Dubosc, Jule)들의 아크등이 복잡한 자동조절기구를 필요로 한 것은 직류를 사용하고 있기 때문이었다. 러시아의 자블로코프가

1876년에 발명한 "전기양초"는 간단한 기구였다. 그가 1875년에 액체의 전기 분해를 연구했을 때 탄소전극을 병렬로 놓으면 조절기가 필요없는 것을 알았다. 그의 전기양초는 <그림 4.4>와 같이 2개의 가는 탄소봉을 평행하게 세워두고 그사이에 점토층으로 격리시킨 교류를 통하는 것으로 등 하나에 약 2시간 조명이 되었다. 4~6개를 접속해서 1개의 등이 꺼지면 순차적으로 다음에 양초가 점등하는 방법으로 되어있다. 자블로코프

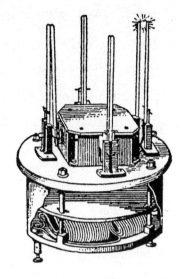

그림 4.4 야블로치코프의 전기양초

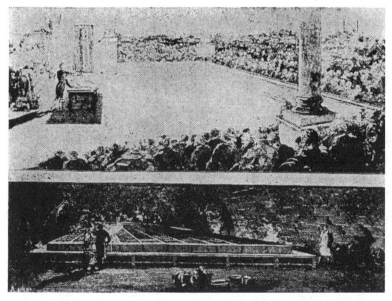

그림 4.5 데이비가 왕립연구소에서 한 아크등의 실험과 대전지실

의 방법은 영국과 프랑스에서 많이 사용되었고, 재정적인 지원을 얻어 1881년까지 4000을 넘는 사용 예를 갖고 있었다. 이 사이 17~20A를 필요로 하는 아크등을 프랑스의 모로와 카레가 8~9A로 개량하였다.[6] 이 무렵 전기기술은 전신과 폭파용, 전기도금 등 대부분이 직류전류를 사용했지만 처음으로 교류방식이 등장하는 국면을 맞이하고 있었다.

4) 이동발전소

야블로코프의 전기 양초는 바람과 정전 등으로 연소되는 전극(양초)의 소비가 격렬했고, 조절이 되지 않는 등의 결함으로 사용이 되지 않았다. 그러나 아크등이 일반적인 조명방식으로 보급하기 위해서는 그 고유의 결함만이 아니라 전력기술전체에 문제가 있었다. 당시 발전방식은 하나하나의 에너지 부하에 대해서 각각의 발전기가 접속되어 있었다(그림 4.6). 발전기에서도 야블로코프의 전기양초를 위해 단상교류기가 제작되기 시작했고, 또 야블로코프 자신이 전기양초를 연속적으로 점등시킬 수 있는 연구를 하여 시초적인 변압기를 제작하는 등 각각의 전기용구는 출현하기 시작했지만 전력발생으로부터 송전과 배전까지의 기술적인 통일에는 부족함이 있었다.

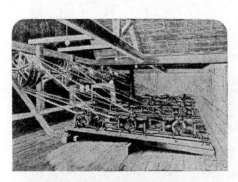

그림 4.6 버밍엄시회당의 조명용 발전기 실[8]

<그림 4.7>은 1882년 파리박람회에 출품된 이동식 발

전기이다. 이동식 발전기는 전력의 집중발생과 송배전시스템이 건설되기까지 사용되어 왔다. 각 전등마다 발전기가 직결되어있다. 전력의 집중생산과 소비라는 체계의 형성이 문제의 근본으로 이것은 전등조명이 생산비가 높은 것이 문제가 아니라 공업집중의 진전에 전력기술이 대응하는 것으로도 필요한 것이었다. 그리하여 기술적 및 경제적 전제가 1870년대 말까지 만들어지는 과정이었다[6].

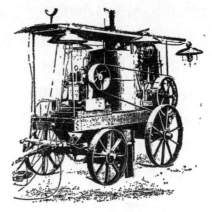

그림 4.7 이동식발전기[7]

5) 백열전등

아크등이 프랑스를 중심으로 보급되기 시작했을 즈음, 영국과 미국의 기술자는 프랑스에 견학을 갔고, 미국에서는 파머(Farmer, Moses Gerrish)와 브러시(Brush, Charles Francis)가 전기조명 개발에 골몰했다. 영국의 전기기술자 크롬프턴(Crompton, Rookes Evelyn)은 파리의 아크등 사용 공장에서는 가스등에 비해 강열한 빛에 의해 눈이 부시고, 피로도 많은 것을 알았다.

한가지의 전기조명방식 즉 금속을 필라멘트로 사용하여 고온의 백열화하여 조명에 이용하는 시도가 아크등과 같은 시기부터 있어왔다. 백열금속 필라멘트는 공기 중에서 산화되어 수명이 짧았다. 그래서 1820년에 프랑스의 드 라 리브(de La Rive, Auguste)와 그로브(Crove) 등은 유리관을 고진공으로 하고, 백금 필라멘트를 봉합해 봤지만 진공도가 불확실해서 좋은 결과를 얻지 못했다. 1838년 경 벨기에의 조바르(Jobart)와 그의 제자로 야금기사인 도우 선도 20년에 걸쳐 같은 실험을 했지만 성공하지 못했다. 이때는 아크등이 전성기를 맞이하여 일시 이 방법은 고려되지 않았지만 아크등의 조명은 근본적인 결함이 명확해져서 다시 드 라 리브의 방법으로 눈을 돌리게 되었다.

탄소봉을 사용하여 자연광(태양광) 램프를 처음으로 제작한 것은 러시아의 로디귄(Lodyguine)이었다. 로디귄은 러시아를 시작으로 영국, 프랑스, 스웨덴 등에서 특허를 받았고, 발명 실용화를 위해서 회사도 조직했다. 그러나 회사의 간부는 전구개량을 위해서 성실한 활동을 하지 않았고, 상업상의 투기에 몰두했기 때문에 결국 전구는 실용화 되지 못했다. 로디귄은 한 푼도 받지 못하고 쫓겨나 페테르부르크의 포병공창에서 기계공으

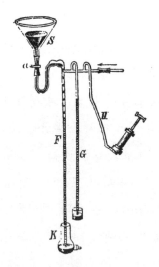

그림 4.8 스프렌겔의 진공펌프4]

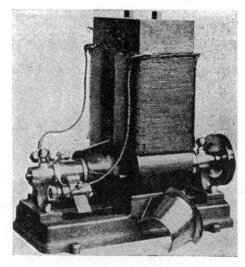

그림 4.9 홉킨슨의 발전기(1883)6]

로 일할 수밖에 없었다.[6]

로디귄의 연구는 유럽과 미국
에서 주목을 받았다. 영국에서는
화학자 스완이 다시 백열전구에
연구를 시작했다. 그는 1860년
경 백열전등의 연구를 했지만 진
공펌프의 불완전함과 전원의 불
충분함으로 전등의 실현이 결국
되지 않았다.

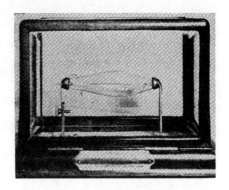

그림 4.10 스완의 전등(1878)[10]

크룩스(Crookes, Sir William)가 진공현상의
연구에서 스프렌겔(Sprengel, Hermann)이
1865년 발명한 수은 진공펌프(그림 4.8)를 사
용하고 있던 것을 알았고, 스완은 1877년, 다
시 의욕을 불태웠다. 그래서 다음 해인 1878
년 유리내부에 부착되어 있던 배기처리를 생
각하여 탄소 필라멘트 전구를 완성했다.

같은 시기에 미국에서도 전화와 축음기의
발명 등으로 "멘로파크[1] 마술사"의 별명을
가진 에디슨이 전구의 발명에 착수하였다.
그는 백금선보다도 탄소에 눈을 돌려 마치

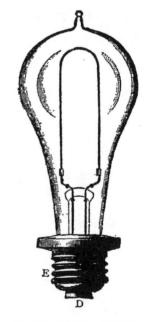

그림 4.11 에디슨의 백열전구[8]

---

1 역자 주 : 에디슨의 발명 연구소가 미국 뉴저지 주에 있는 멘로파크(Menlo Park)에 만들어져
  있었다. 멘로파크 연구소에서 발명품을 만들어 내어 별명이 붙었음. "위대한 발명과 에디
  슨"(바다출판사) 참조

맹인처럼 여러 가지 것을 닥치는 대로 탄화시켜 필라멘트로 실험해보았다. 또 고도의 진공을 얻기 위해 진공펌프의 개량도 했다. 이렇게 해서 1879년 10월21일 목면실의 필라멘트를 사용하여 수명이 40시간 이상 되는 것을 만드는 것에 성공했다. 3년 후의 파리 전기박람회에서는 에디슨의 탄화된 대나무 필라멘트 전구가 각광을 받았다(그림 4.11).

그러나 백열등을 실제 공장과 사무소에 설치하는 것은 간단하지 않았다. 저효율로 아크등과 같은 발전기를 전구 1개 밖에 붙일 수는 없었다. 멘로 파크 연구소를 방문한 톰슨(Thomson, Elihu)도 백열등의 장래성을 의심했다. 또 독일의 지멘스(Siemens, Werner von)도 당초는 독일에서의 백열등 제조권의 취득을 그만두었을 정도였다. 기존의 가스등 사업과의 경쟁도 생각하지 않을 수 없었다. 백열등을 보급하기 위해서는 아크등과 같은 개별적인 발전 형태가 아닌 새로운 발전과 배전방식을 생각해야만 했다.

6) 에디슨의 중앙발전소

전등자체를 개량하는 것도 확실히 필요했다. 그러나 전등을 팔기 위해서는 전등이 사용하는 전력의 발생부터 배전까지의 장치와 기계를 만들어내야 했다. 아크등에 비하면 효율이 나쁘지만 충분한 조도를 얻기 위해서는 전등 수를 보충해야 했고, 이 작은 전구는 전력의 발생, 공급방식에 전혀 새로운 문제를 동반하고 있었다. 에디슨의 공적은 단지 전등을 발명한 것에 멈추지 않고, 실은 전등의 발명을 통해 그의 과제를 달성한 것에 있다.

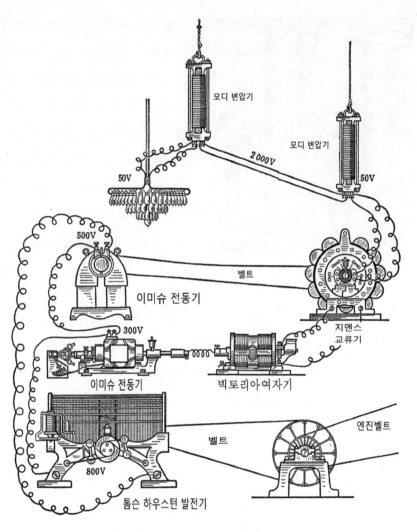

모디 변압기

모디 변압기

2000V

50V

50V

500V

벨트

이미슈 전동기

지멘스
교류기

300V

이미슈 전동기

빅토리아 여자기

엔진벨트

벨트

800V

톰슨 하우스턴 발전기

그림 4.12 1880년대의 전기 배전방식의 예[8]

　백열전등을 기업화하기 위해 1878년 에디슨 전기조명회사가 설립되었
다. 자본은 전부 일찍부터 기업으로 설립되어 있는 전신업계(그 배후에는
철도자본이 있었지만)로부터 모았다.

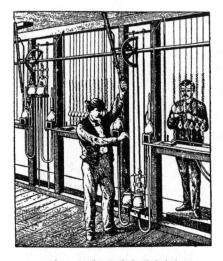

그림 4.13 램프공장의 배기작업5]

회로의 일반적 지식은 전신기술로부터 명확하게 되어 있었지만 스위치로부터 시작되는 플러그와 소켓, 퓨즈, 전력계 등 소위 말해 부속설비를 만들어 내어야 했다. 발전기 또한 설계해야했다. 공급전압에 대해서 에디슨은 파머의 병렬방식에 더해서, 전압을 110 V로 하고, 일정한 전압을 얻어내기 위해 독자적인 피더 (feeder, 증기의 양을 조절하는 장치) 방식을 새롭게 만들어 냈다. 에디슨이 발전소용으로 설계한 발전기는 150마력의 포터알렌(Porter-Allen) 증기기관으로 운전했지만, 이것은 종래의 발전기에 비교되지 않을 정도의 대형이었다. 그래서 사람들은 이 발전기를 동물원의 큰 코끼리로 애칭하고 "점보발전기"라고 불렀다. 최초의 점보발전기는 1881년 파리의 박람회에 전시하였지만 출력은 110V, 800~900A였다.11]

1882년 세계 최초의 발전소가 에디슨 전등회사의 간부 존슨(Johnson)에 의해 런던에서 만들어졌다. 조업을 개시한 것은 1월24일이었다. 여기서는 3대의 발전기가 3,000개의 백열전구에 전력을 공급했다. 계속해서 9월4일 뉴욕의 펄(Pearl) 가의 발전소가 조업을 개시하고, 6,000개부터 7,000개의 전구를 점등하게 되었다(그림 4.14). 에디슨 자신들이 감독하고 운영했지만 처음은 고장이 잦았다. 발전기가 무사히 하루를 운전하는 것은 기적이라고 생각했다.12]

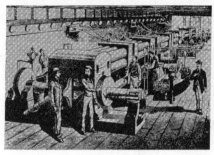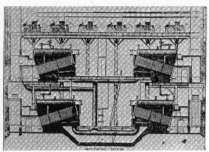

그림 4.14 1882년 펄 가(街)에서의 에디슨의 중앙발전소[13]

에디슨의 발전소는 도시 중심에 설치되어 주위의 가정에 배전한 것이므로 "중앙발전소"라고 불렀다. 시내의 중앙에 설치한 것은 저압으로 송전손실이 큰 약점 때문이었다. 가까운 거리라도 끝단에 있을수록 전압강하가 커서 전구는 어두워졌다. 이 문제의 본질은 직류 전원의 근본적인 약점이지만 어쩔 수 없이 에디슨과 홉킨슨(Hopkinson)은 각각의 독립으로 "3선식" 배전법을 고안하여 당장은 견뎠다. 3선식이란 중성점으로부터 선을 끌어내어 이것을 +110V와 -110V의 사이에 같은 정도의 전등부하를 거는 방식이다. 이렇게 하면 중앙의 중성선에는 약간의 전류밖에 흐르지 않고(후에는 +측과 -측의 부하의 차이를 보정하기 위해 작은 발전기를 붙였다.), 그래도 전압의 2배인 220V가 이용될 수 있다. 발전전압 460을 우선 피더로 440V로 낮추고, 중성선의 외측의 간선간을 220V로 하는

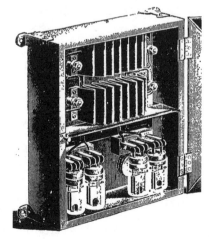

그림 4.15 에디슨의 전기분해식 전력계[4]

161

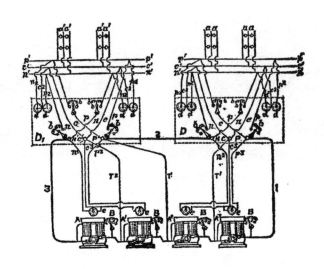

그림 4.16 고압용 에디슨의 송전방식[14]

방식이 이후 에디슨사에서 발전되었다.

1882년 영국에서는 전기사업이 공공성을 가진 것으로 국영화를 하기 위해 전등법이 제정되었다. 이 법에서는 "종량제", 즉 전력은 계측해서 팔 수밖에 없도록 규정하였다. 전력을 계측하기 위해서 에디슨이 소비자에게 설치한 방법(그림 4.15)은 황산납용액의 전기분해에 사용전기량을 측정하는 것이었다. 에디슨 발전소의 집금인은 약제용의 측정기를 갖고 전극에서 석출하는 납의 양을 측정하기 위해 집집마다 다녔다. 이것은 음극과 양극의 접속을 역으로 하면 간단히 "도전(盜電)"이 되었다. 전력의 측정에 관한 문제는 이렇게 해서 회사와도 밀접하게 관련이 있고, 1880년대~90년대에 다수의 발명이 되었다.[12]

전기에너지 이용의 체계는 이와 같이 해서 우선 근거리 직류 저압 전기 조명기술로서 성립했다. 따라서 이 체계는 전력기술(전력기기 체계)의 모든

162

요소를 완전히 해결한 것은 아니었다. 다시 강조하는 것은 이 아크등에서 부터 백열전구로의 변화는 단순한 조명기술 위에 하나의 진보가 아니라 전기기술 발전의 결정적인 제1보였고, 동력생산과 그 응용의 결정적인 전진이었다.

2. 전기수송기술의 확립

1) 원거리 송전의 과제

전력기술의 중요한 문제는 원거리 송전의 기술적 해결에 있었다. 전력의 원거리 송전은 전력의 집중생산을 가능하게 하고, 전력기술 자체의 발전에서도 또 공업을 지역적인 제한으로부터 해방시키고, 생산의 사회화가 되므로 필요했다.

전력을 장거리로 전송하려고 하는 최초의 시도는 1873년 독일의 빈 만국박람회에서 프랑스의 전기기술자 폰테인(Fontaine)의 실험이었다. 폰테인은 2대의 같은 그램 발전기를 1 km 떨어진 곳에서 전선으로 연결하고, 1대를 르누아르(Renoir)의 가스기관에 다른 한쪽을 그램 발전기는 전동기로서 소형 펌프를 구동시키는 실험을 했다. 그러나 그 자신은 장거리송전의 가능성을 믿지 않았다.6], 15]

러시아의 비로츠기와 독일의 지멘스도 장거리 송전의 문제를 연구하기 시작했다. 그들의 경우는 송전의 전력손실에 관한 예측을 잘못했다. 비로츠기는 손실을 없애기 위해서는 보통의 전신선의 600배 이상의 단면적을 가진 전선이 필요한 것으로 생각했다. 지멘스는 1876년에 나이아가라 폭포를 방문했고, 나이아가라폭포의 수력을 발전에 이용 가능한 것으로 알았

163

지만 여기서 발전한 전력을 50km 먼 곳까지 송전하기 위해서는 직경 75mm라는 거대한 도선을 필요로 한다고 생각했다.[6]

원거리 전송에 처음으로 밝은 전망을 가진 것은 드프레(Deprez, Marcel)의 실험이었다(그림 1.17). 1882년 뮌헨 전기기술박람회에서 드프레는 박람회 장소로부터 57km나 떨어진 곳에서 송전실험을 했다. 미스바하에서 1,500~ 2,000V, 출력 3마력(약 2.3kW)의 직류 발전기의 증기기관으로 발전하고, 이것을 뮌헨의 박람회장에 보냈다. 여기서는 발전기와 같은 것이 전동기로서 운전되고, 높이 2.5m의 인공폭포를 만들었다. 사용된 도선을 직경 4.5mm의 동철의 전신선으로 송전효율은 25% 이하였다.[17]

다음해 1883년에도 드프레는 두 번의 실험을 했다. 실험은 비질르(vizille) −그르노블(Grenoble) 간 14km로 했지만 출력 1.5마력(원문에는 8.6 kW로 환산했지만 1.5마력은 1.5HP×0.75 kW/HP = 1.13 kW)의 직류발전기로는 송전효율은 62%에 달했다. 1885년에도 크레일(creil)−파리 간 56km를 6,000V의 고압 직류발전기를 이용했지만 이 경우는 송전효율이 45%였다.

이것으로 드프레의 실험은 장거리 송전의 가능성을 나타내는 것이지만 다른 면에서 보면 문제점을 드러내기도 한다. 직류방식으로는 발전기에서 발전된 전압을 그대로 송전할 수밖에 없다. 그러면 송전효율을 올리기 위해 고압발전기를 만들어야 하지만 이것이 한계였다. 또 수전단에서도 보내온 전압을 그대로 취급할

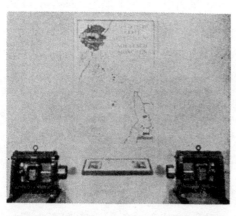

그림 4.17 드프레의 송전실험에 사용한 발전기[18]

수밖에 없지만 고압으로 취급이 곤란하였다. 이것은 직류기기가 본질적으로 뿌리를 내릴 수 없음을 나타낸다. 이 문제점을 해결하기 위해서는 교류를 사용할 수밖에 없었다.

2) 교류발전기

교류가 기술적, 사회적으로 주목을 집중시킨 것은 야블로치코프(Jabloch-off, Pawel Nikolajewitsch)의 전기양초지만 야블로치코프의 전기양초가 쓸모없게 된 것과 함께 교류도 잊혀졌다.

교류기를 대출력의 것으로 개량하여 교류를 다시 등장시킨 것은 페란티였다. 페란티는 일찍부터 공학상의 문제를 꿰뚫어 봤고, 최초의 발전기를 만든 것은 17세 때였다. 그의 발전기를 5파운드 10실링에 팔았고, 수개월 후에 페란티는 대영박물관에서 전기공학자의 모임에 참가하여 많은 훌륭한 기술자들을 알게 되었다. 지멘스와도 여기서 만났고, 두 사람의 공동의 사업은 이때 시작되었다. 페란티(Ferranti)는 회전자를 개량할 때 켈빈경의 제안을 받을 수 있었다. 그림 4.18과 같이 절연동대를 연속권선으로 만들었다. 이것은 2개의 두꺼운 철환을 그 평면이 서로 평행하게 되도록 두고, 내측에 상대하는

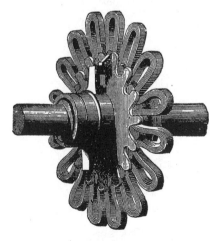

그림 4.18 페란티의 전기자[20]

165

환면(環面)으로부터 철의 극편을 돌출시켜 이것에 자화코일을 감은 것이다. 페란티는 이 회전자를 사용하여 15,000V라는 고전압을 발생시키는 것이 가능했다.[19]

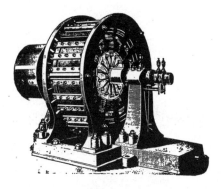

그림 4.19 간즈사의 교류기[16]

이 무렵 페란티와 다른 웨스팅하우스와 카프(Kapp, Gisbert), 모디(Mordey, W.M.) 또는 부다페스트의 간즈(Ganz)사의 기술자가 교류기의 제작을 연구하고 있었다. 그 중에서 특히 1882년경의 고든(Gordon, J.P)의 발전기는 1885년 패딩턴의 대서부 철도의 종착역에 설치되었다. 높이 약 3m, 무게 22톤이었다. 고든의 발전기를 구동하는 증기기관은 증기압 11.25kg/cm², 매분 146 회전으로 447kW의 출력이었다.[4], [21]

이외에도 모디(Mordey)의 발전기는 1886년 앵글로 아메리칸 브러시 전등회사에서 만들어졌다. 이것은 계자코일과 같이 회전하는 자극편을 등간격으로 두어, 특히 출력파형이 늦은 한 방향으로 맥류를 발생시키는 것으로 알려졌다.

3) 최초의 변압기

교류전송에서 최대의 무기인 변압기의 원리는 패러데이가 발견한 것이다. 변압기의 가장 초보적인 형태는 야코비와 통신용으로 고안했던 루흠코르프(Ruhmkorf, Heinrich Daniel) 등의 유도코일(1851)이었다. 이것은 어떤 값을 단속한 직류전류를 다른 전압값을 단속하는 직류전류로 변환하는 것이지만 요즘의 의미로 변압기라고는 말하지 않았다. 1860~70년대에는 조명목적으로 고안되었다. 영국의 모리스의 특허(1862)가 최초의 것이라고 말하지만 "전기양초"의 점등에 유도코일을 이용한 야블로치코프의 전등의 분할 방식(특허1877)으로 결국 푸라가 실용으로는 성공을 거두었다. 프랑스의 골라(Gaulard, Lucien)와 영국의 깁스(Gibbs, John Dixon)도 1882년 "조명용, 동력용의 전기배전방식"이라는 특허를 받았다. 이것은 폐자로식 변압기를 배전에 이용할 목적으로 만든 것으로 "2차 발전기"라고 불린다. 직렬에도 병렬에도 접속 가능한 수개의 유도코일로부터 된 것으로 2차권선내에 전압은 가동부의 철심으로 조정할 수 있었다. 골라와 깁스의 변압기는 꽤 큰 용량의 교류를 장거리 송전하는 것을 처음으로 가능하게 했다. 예를 들면 1884년 토리노박람회의 실험에서 5,000 V의 전압으로 40 km의 거리에 송전을 가능하게 하였다.

그러나 골라와 깁스의 변압기는 개자로(開磁路) 방식이었기 때문에 결국 충분히 실용화 되지 못했다.[24]

그 무렵 미국에서는 웨스팅하우스가 교류의 유리한 점을 보고 있었다. 깁스의 변압기에 대한 것을 듣고, 바로 실험을 위해 유럽으로부터 지멘스발전기와 수대의 골라와 깁스의 변압기를 수입했다. 그는 공장의 고문 스탠리가, 실용적인 변압기

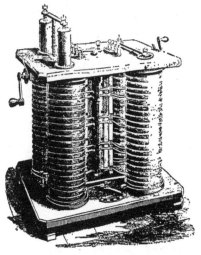

그림 4.20 골라와 깁스의 변압기(1883)[23]

167

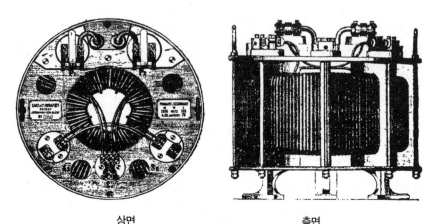

상면   측면

그림 4.21 간즈사의 지페르노우스키, 데리, 브라티(Blathy)의 변압기[16]

의 제작에 성공한 것은 1885년이었다. 웨스팅하우스는 이것을 사용하여 교류방식을 진행하기 위해 다음해 1886년에 웨스팅하우스 전기기기회사를 창립하고, 이 회사는 미국에서 최초의 교류배전방식을 채택했다. 사용된 교류발전기는 출력이 125 kW, 1000 V, 구동 증기기관의 회전수는 매분 250~280이었다. 유럽에서도 교류기술이 대두되고 있었다.

1884년에 영국에서는 홉킨슨(Hopkinson, John)이 동생인 에드워드(Edward)와 같이 폐자로 방식의 최초의 변압기를 만드는 데 성공했다. 부다페스트의 간즈 기계공장 기술자 지페르노스키(Zipernowsky, Carl)는 데리(Deri)와 부시와 공동으로 깁스의 직렬식 변압기를 개량, 병렬로 사용하는 방식을 발명했다(그림 4.21)[26]. 지페르노스키는 폐자로형의 적층철심이 특히 대형의 강전용 변압기에서 중요하다는 것을 지적하고 있다. 변압기의 효율 등의 이론적 연구도 카프, 에바스헤드 등에 의해 진행되었지만 결국 교류송전을 실현한 돌리보 도브로월스키에 의해 철손의 연구(1892), 스테인메츠에 계승되어 실제로 송전이 진행되는 것에 따라 발전되었다.

4) 페란티의 교류발전소

변압기에 의한 교류발전소의 배전이 가능하게 되는 조건이 정리되면서 패러데이는 당시의 기술자 중에 있던 특히 고전압송전을 주창했다. 초기 교류발전소에는 영국의 그로스베너 갤러리의 조명에 사용되었던 발전소가 특히 유명하다. 여기서는 골라과 깁스의 변압기 방식으로 운전하고 있었다(그림 4.22). 1885년 이 발전소에 사고가 생겨 수리를 위해 페란티를 초빙하였고, 다음 해부터 페란티는 여기의 기술주임으로 영입되었다.

런던의 배전회사는 100파운드의 자금을 들여 대규모로 발전소의 건설을 계획하고, 이 건설에 페란티가 지도적인 역할을 하였다. 당시는 변압기도 막 개발되기 시작한 때이므로 케이블도 2,500V 이상의 것을 만들어야

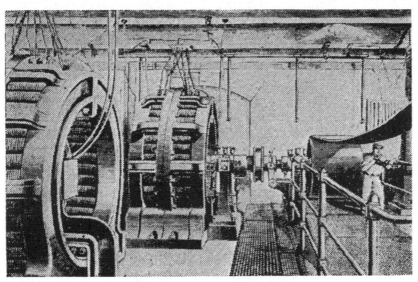

그림 4.22 그로스베너(Grosvenor) 발전소(1883)[12]

169

만 했다. 여기서는 변압기의 병렬접속을 채용하고 결국 케이블의 개량에도 성공하여 1889년에 최초의 송전이 가능하게 되었다. 그러나 규칙적인 송전을 하는 것은 결국 2년이 걸렸다. 여기서 사용했던 발전기는 5,000V 설계의 2대의 페란티기로 이것이 1,250마력(약 938 kW)의 코리스 기관(Corliss steam engine)으로 운전되었다. 주파수는 83Hz, 배전 전압은 10,000 V부터 2,500 V 다음이 2,500 V부터 100 V의 2단계였다.[10]

5) 교직송전 논쟁

1880년대부터 90년대에 걸친 시기는 전기기술에서 일대 혁신의 시대였다. 전등의 실용화에 의해 전력산업의 발전 전망이 좋아졌지만, 전력기술은 전등만으로 제한한 것이 아니었다. 공업생산의 집중은 더욱더 고도하게 집중되었고, 공장이 대규모로 계획되고, 새로운 동력기술이 요구되었다. 여기까지 공업과 운수에서 주요한 원동기였던 왕복운동식의 증기기관으로는 이 요구를 만족할 수 없었다. 그럼에도 불구하고 실용 가능한 교류전동기가 아직 존재하지 않았다.

이런 정세에 있던 1891년 독일의 프랑크푸르트 암 마인(Frankfurt am Main)에서 개최된 국제 전기기술 박람회와 국제 전기공학자회는 특별히 이목을 집중시켰다. 이때 A.E.G.사의 돌리보 도브로월스키가 라우펜(Lauffen) 마을 근처에 네카어(Neckar)의 폭포로부터 박람회장까지 170 km 사이에 이루어졌던 송전 실험은 전력기술의 새로운 발전단계의 도래를 상징적으로 나타내는 것이었다(그림 4.23). 그러나 새로운 교류에 의한 전력기술의 확립은 쉽게 이루어지지 않았다. 전력기업의 내부에서도 직류기술

을 발전시키는 것과 교류기술에 의한 기업을 발전시키는 것에 대해 격렬한
논쟁이 있었다. 직류는 고전압에 어려운 점이 있었고, 따라서 원거리 송전
이 되지 않았다. 다른 한편, 영국의 대발전소 데프트포드(Deptford)의 교류
기술도 미해결부분이 많았고, 특히 병렬운전의 곤란하다고 비판했다.

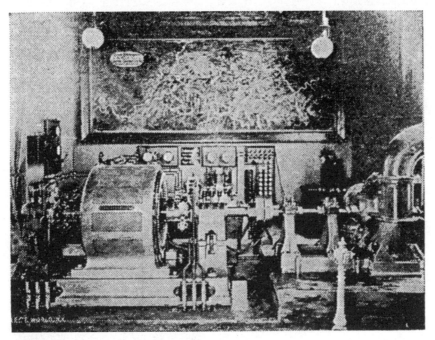

그림 4.23 프랑크푸르트 -라우헨간의 송전실험27]

"직류일까?", "교류일까?"에 대해 전기기술자는 크게 두 진영으로 나누
어졌다. 직류를 지원한 사람들은 영국에서 전기기술에 위대한 공헌을 한
켈빈경을 시작으로 크롬프턴, A.B.W. 케네디, 존(John, M. Thomas)과 직류
3선방식의 고안을 한 유명한 홉킨슨(Hopkinson, Edward) 등이 있고, 미국에

171

서는 백열전등시스템을 완성한 발명왕 에디슨의 조직이었다.

이에 대해 영국의 패러데이, 고든, 모디 발전기 설계의 권위자 톰슨 (Thompson, Silvanus Phillips)과 미국의 웨스트하우스, 테슬라, 스플레그, 스키 넥터디의 마술사 스테인메츠(Steinmetz, Charles Proteus) 등이 교류방식을 지지했다.[51, 29] 양자간의 격렬한 논쟁이 있었고, 에디슨 등은 교류는 위험하다고 주장했다. 그러나 그의 주장은 과학적인 근거는 없었다. 에디슨과 교분이 있던 기술고문 블론(Blown, H.P.)은 법률로 전기 사형에 교류를 채용하도록 주장하고, 1889년 에디슨의 경쟁상대로 교류방식을 개발했던 웨스팅하우스의 교류기를 구입하여 운반했다. 이렇게 해서 에디슨은 전기의자를 개발하고, 그것을 이용해 사형에 사용하도록 하여 교류의 위험성을 알리며, 교류발전기의 법규제를 요구했다. 또 어떤 때는 웨스트오렌지의 에디슨의 대연구소에 신문기자와 손님을 초대하여 에디슨과 바첼러가 1,000V의 교류발전기에 연결한 스위치 편에 개와 고양이를 근접시켜 죽이며 교류의 위험성을 선전했다.

잠자는 시간도 아깝게 생각했던 에디슨이 에디슨 시스템을 확립한 발명자 정신을 버리고, 완강하게 교류방식에 저항한 것은 경제적 근거에 있었다. 확실히 복잡한 교류 현상은 수학교육을 받지 못했던 에디슨에게는 이해할 수 없었지만, 이유는 그것만이 아니라, 직류시스템에 투입한 자본이 손해를 입을 것을 염려한 것이 사실이었다. 에

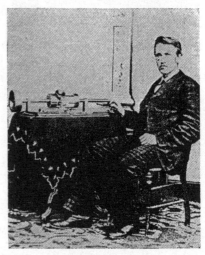

그림 4.24 에디슨[33]

172

디슨사에는 교류부
분에 진출할 기회
는 있었다. 또, 테슬
라 등 훌륭한 교류
기술자가 있었다.
그럼에도 불구하고,
에디슨이 교류를

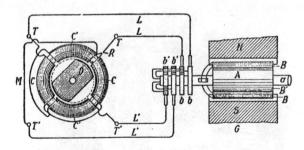

그림 4.25 테슬라의 2상발전기와 전동기(특허그림)[18]

거부한 것은 다음에 설명한다.

독일도 같았다. A.E.G.사의 돌리보 도브로월스키는 교직논쟁에 대해
교류송전의 유리함을 나타내는 보고논문을 1899년에 작성했지만 발표를
허락하지 않았다. A.E.G.사의 규칙과 명령을 따르게 하는 위원회가 직류
기를 전문적으로 생산하고 있는 우의(友誼)회사의 이익을 일시적으로 지키
기 위해서였다.[32]

6) 회전자계의 발견과 2상 교류

드프레(Deprez, Marcel) 등에 의해 송전실험의 결과, 전력의 집중적인 생
산과 수송은 원리적으로 가능한 것을 원래부터 알고 있었다. 교류기술의
약점은 실용 가능한 교류전동기가 발명되지 않는 것이었다.

교류전동기는 회전자계를 만들어내지 않으면 불가능하다. 1824년의 아
라고의 발견은 영국의 베일리(Baily, Walter)와 드프레에 의해 연구가 진행
되었고, 이것이 이탈리아의 과학자 페라리스(Ferraris, Galileo)와 세르비아(구
유고슬라비아)의 테슬라 등에 의해 회전자계현상의 발견에 영향을 주었다.

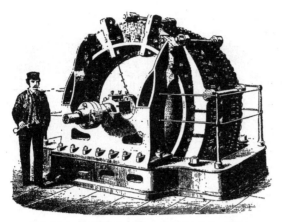

그림 4.26 2상 방식에 의한 고든의 거대한 발전기[20]

페라리스는 1885년에 출력 약 3W의 소형 2상 교류전동기를 제작하였고, 테슬라도 1882년에 교류발전기를 착상했다.[34] 페라리스는 단상교번전류를 2개로 분할하고, 한쪽 코일에 유도저항을 더 넣는 것에 의해 두 코일 사이에 위상차가 발생되도록 했다. 테슬라의 경우는 이것과 다르게 처음부터 직접 90°의 위상차를 가진 전류를 발생시키도록 했다. 결국 2상 교류발전기를 만들고, 이 발전기에서 2상 교류비동기전동기를 구동하는 것이었다. 다상방식이 2상에서 시작된 것은 당연하다. 테슬라의 것은 그 중에서도 가장 성공적이었다. 테슬라는 처음 에디슨사에 있었지만 에디슨사가 교류를 개발하지 않았기 때문에, 에디슨사를 그만 두고, 2상 방식을 발명하여 웨스팅하우스에 특허를 팔아넘겼다.

2상 교류는 웨스팅하우스사에 의해 나이아가라발전소에 채용되었다. 나이아가라발전소는 1891년에 건설되기 시작하여 1896년에 운전 개시했지만 여기서 12대 이상의 교류기가 사용할 수 없게 되어 각각 5,000마력(약 3,750kW), 5,000V의 전압으로 발전하여 11,000V로 승압하고, 40km 떨어진 버펄로 시에 보냈고, 전기화학공장과 야금공장에 공급되었다. 홀에 의한 알루미늄 전해 공장과 카보런덤(Carborundum, 탄화규소)이 여기서 처음 공업적으로 제조되었다.

7) 3상 교류기술의 확립

그런데 2상 교류에는 전선이 4선(3선)이 필요한 이외도 테슬라의 경우는 경제적인 면에도 문제가 있었다. 다상 교류를 결정한 것은 돌리보 도브로월스키에 의한 3상 교류기술의 창시였다. 그는 1888년에 페라리스(Ferraris, Galileo)의 논문을 읽고 우선 회전자를 농형권선으로 했다. 다음에 위상의 수를 증가하는 것에 의해 비동기전동기의 고정자의 주변에서 자력의 분포 상태를 개선하는 것이 가능하다고 생각하고 2상보다도 3상식의 연구를 시작했다.

우선 권선방식을 검토했고, 이것으로부터 권선을 120°로 만들고 3점으로부터 분기점을 내는 것에 의해 위상차가 120°의 3상 반응을 얻는 것에 성공했다. 이 3상방식이 회전자계를 만들어내는 것을 알았고, 이것에 "회전하는 전류"라는 명칭을 붙였다. 이것에 의해 1889년 돌리보 도브로월스키는 출력 약 100W의 최초 3상 교류 비동기 전동기의 제작에 성공했다.

교류시스템을 완성하기 위해서는 돌리보 도브로월스키는 송전문제에 눈을 돌렸다. 1889년 3상 교류변압기를 만들었고, 다음 해 1890년에는 3상 4선식 교류결선방식을 연구하여 새로운 것을 만들어 냈다.

1891년에 프랑크푸르트 암 마인의 교류송전실험은 이상의 발명을 기초로 한 것이지만 이때 비동기전동기는 75kW, 3상변압기는 150kVA였다.

발전기는 돌리보 도브로월스키와 협력

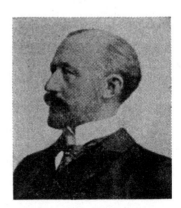

그림 4.27 돌리보 도브로월스키[18]

175

하여 스위스의 에리킨사의 기사장 브라운에게 맡겼다. 교직류논쟁을 더해서 2상일까? 3상일까? 하는 논쟁도 더해졌고, 모두가 주목한 것은 돌리보도브로월스키에게 집중되었다. 이 실험 결과는 시험시 송전전압이 15,000V, 최소 송전율 68.5%, 최대 효율 75.2%라는 훌륭한 것이었다. 만약 이 실험이 실패했다면 "사태는 전부 단상교류방식을 채용하는 길로 향했을 것이다."라고 당시 상황이 복잡함을 회상하고 있다. 이 실험의 결과는 다상교류방식의 연구방향으로 결정되는 계기가 되었다. 라우펜의 실험에 이용된 발전소는 박람회가 끝나고 하일브론(Heilbronn) 시가 소유하고 여기서 2대의 3상 교류동기발전기가 고장이 나서 세계 최초의 실용적인 3상 교류송배전계통이 1892년 가동을 개시했다.

3. 전신기 독점기업의 성립과 그 기술

1) 전신전화기업

전기기계공업은 우선 전신의 발명을 기초로 해서 영국, 미국, 독일이 1840년대에 전신부문에 흥하기 시작했다. 전등의 발명으로 시작된 전력부문도 같이 전기기술을 가진 집중화의 경향을 반영하면서 격렬하게 경쟁을 전개했고, 대독점기업을 탄생시켰다. 그간의 기술발달은 설명했지만 다시 한 번 이 과정을 기업 활동의 면에서 보도록 한다.

미국에서는 모스가 1845년에 "자기전신회사"를 설립하고 이후 전신회사가 연이어 설립되었고, 1850년에 그 수는 동부만으로 50개 회사가 넘었다. 통신망은 철도망과 같이 확대하고 체계화될수록 기능을 잘 발휘한다. 통신망의 확대와 그것에 동반하여 통신기기의 개발, 제조를 순순환하면서 미국에서는 1850년대 말기부터 집중합병을 반복하여 철도자본의 개입을 받아 1865년 65개의 전신회사를 통합하고 웨스턴·유니온사가 성립되었다. 웨스턴·유니온사는 굴드가 경영하는 태평양·대서양전신회사 및 그 계열하의 오토매틱 전신회사, 결국 포스털 전신회사 등과 같이 강대한 기업으로 성장했다.

웨스턴·유니온은 1880년에는 미국 전체 전신취급수의 91.5%, 요금수입의 88.8%를 차지하게 되었다. 그러나 전신부문을 집중적으로 지배하고 독점하는 것에 의해 이윤을 얻어왔던 웨스턴·유니온사는 벨이 발명한 전화의 의의를 알지 못하고, 전화회사가 난립한 뒤 결국 "벨전화회사"에 의해 설립된 "ATT사"의 계열하에 들어가게 된다. 웨스턴·유니온은 에디슨이 "4중통신법"을 발명하고, 이것을 10만 달러에 매각하려고 했을 때도 적극적으로 실용화하려하지 않고 굴드(Gould)의 개입을 받아들였다. 굴드는 일단 4중통신의 특허를 손에 넣었지만 실시하려 하지 않고, 그 특허를 투기목적으로 이용한 후에 방기했다. 4중통신은 결국 웨스턴·유니온사의 모든 전신망에 채용되었고, 기술에 대해서는 굴드와 같이 이익 목적만을 추구하는 방법은 기술의 발전에 공헌하지 못할 뿐만 아니라 최종적으로 굴드의 기업을 웨스턴·유니온사의 계열하에 떨어지게 하였다. 이와 같이 해서 미국에는 벨전화 회사와 그 계열 하에서 독점적으로 전화기를 제조하는 "웨스턴·일렉트릭사"에 의한 독점체제가 1880년대에 확립되었다. 이상의 경과는 제2장에서 설명

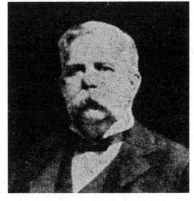

그림 4.28 웨스팅하우스[10]

했지만 1880년대부터 시작한 전등사업에 관해서도 급속한 독점화가 진행되고, 전신사업의 독점화의 과정과 아주 똑같은 현상을 보였다.

2) 에디슨의 운명

미국에는 1878년 전기조명회사를 설립한 이래 백열전등을 제조하기 위해 전등회사(1880)을 시작했고, 특허관리와 전기기기 제조를 위해 5개의 기업을 설립하고, 전기공업의 새로운 부문을 도전한 에디슨사는 1887년에는 에디슨계의 중앙발전소를 57개 늘리는 한편 전구의 기본특허를 배경으로 생겨나는 전구회사를 차츰 계열하에 두게 되었다.

이것에 대해 웨스팅 하우스(WH)사는 에어 브레이커와 전기신호등을 생산하던 회사였고, 또 "톰슨하우스사"는 아크등을 만들었지만 확대되는 전등시장의 전망을 보고 양사는 전구제조에 뛰어들었다. 자신도 약 400여 개의 특허를 갖고 뛰어난 발명가였던 웨스팅하우스는 미합중국 전등회사를 시작해 유력한 전구기업을 잇따라 매수하여 전구부문의 확충사업자로서 발전의 길을 걷고 있었다. 톰슨하우스사도 스완전구의 특허를 가진 브러시전기회사를 매수하고 양사는 에디슨의 강력한 대항마가 되었다.

전구는 당초 전구회사가 전등(전력)회사에 팔고 전등회사가 소비자에게 공급하는 시스템이었다. 1880년대 중반 경까지는 전구가 부족했고, 생산비용은 매년 낮아지는 등 전구회사의 채산은 좋았다. 그러나 후반에 들어가면서 공급은 과잉경향을 보여 경쟁은 격화되었다. 이 경쟁에 있던 에디슨은 특허를 최대한 이용했다. 에디슨사는 1887년에 전구와 발송전에 관한 345건의 특허를 가졌고, 이것과 거의 동수로 특허를 신청하고 있는 상황으로 많은 특허를 지배하고 있었으므로 특허분쟁은 결국 에디슨사의 승리로 끝났다.

1891년 미국전체의 전구생산은 750만 개에 달했지만 거의 4분의 3이상은 에디슨사의 전구였다. 에디슨사는 경쟁회사를 타도하고 독점적 지위를 구축하는 수단으로 사용했기 때문에 특허분쟁을 위해 1885년부터 16년간에 들어간 비용은 200만 달러가 넘었다.[39] 이렇게 해서 1890년경은 미국에서 에디슨사의 독점적 지위가 확립되었지만 그 배타적인 경영방침은 통신기술의 경우에도 같았고, 새로운 기술을 알아보지 못하고 스스로의 무덤을 파는 운명이었다.

3) WH사와 GE사의 독점체제

교류기술은 앞 절에서 설명한 바와 같이 1880년대에 확립되었다. 이때 웨스팅하우스사는 골라와 깁스의 변압기를 5만 달러에 매입하고, 스탠리(Stanley, William)에게 교류기술을 연구하도록 했고, 결국 1886년 초에 교류송배전장치를 메사추세츠에 설치한 것을 시초로 교류송배전 시스템을 차츰 늘려나갔다. 결국 테슬라의 2상 교류발전기를 1마력 당 1달러, 계약금 100만 달러라는 거금을 주고 매수하였고, 테슬라를 자사의 기술진에 가담시켰다.

이것에 대해 에디슨 사는 교류기술의 의의를 인정하지 않았고, 2만 달러를 애석하게도 간즈(Ganz) 엔드 컴퍼니의 변압기 특허 매각 신청을 거부하고, 직류기술의 독점적인 점유에 매진하였으며, 교류방식을 압도하려 했다.

양자우열의 역사적인 심판은 테슬라의 2상 교류방식이 나이아가라 발전소에 성공한 것으로 명료하게 끝났지만, 그 이전에 거의 독점적 체제에

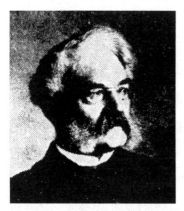

그림 4.29 벨나 혼 지멘스[41]

의해 경직된 에디슨사는 금융적으로 지배하고 있던 모건 자본에 의해, 교류기술을 갖고 있던 톰슨하우스와 합병되는 운명을 가졌다. 새로운 회사는 제너럴 일렉트릭(GE)사로, GE사는 직류와 교류 두 부분을 갖추었다. 전기기술 혁신의 시대에서는 기술적 기초를 부단히 혁신하지 않고서는 결국은 살아남지 못했다.

이렇게 해서 미국에서는 에디슨, 톰슨, 스플래그(Spraque, Frank Julian), 브러시(Brush, Charles Francis), 반디폴, 브래들리(Bradley, Charles Braun) 등의 특허를 시작으로 수백의 특허를 가진 GE사와 막스, 파머(Farmer), 웨스턴(Weston), 테슬러(Tesla), 스텐리(Stanley) 등의 특허를 가진 WH사의 2대 독점체제가 성립되었다.

양사는 1893년부터 시작된 불황 중에서 특허를 앞세워서 공격적인 정책과 가격을 상승시켜 독점적 지위를 이용한 정책에 의해 더욱 그 체제를 강하게 했다. 후에는 양자 간에 카르텔을 맺었고, 그이후의 독점이윤을 확실하게 했다. 결국 1894년에 통신기 이외의 모든 전기기계제품의 75%는 양사에 의해 생산되었다.

4) 지멘스사와 AEG사

독일의 경우 출발은 군사통신망이었다. 프로이센군의 기사였던 지멘스는 1847년에 통신기(자침식)를 개량하여 특허를 받고, 다음해 기계공의 할스케와 같이 직공 10인, 선반(旋盤) 3대라는 작은 지멘스 할스케사를 설립했다. 그 회사를 육성한 것은 군사 통신이었다. 공업화에 늦어있던 독일에는 국영 이외에 수요는 거의 보이지 않았다. 1848년 독일에서 처음의 장거리 전신선이 베를린 - 프랑크푸르트 간에 부설되었다. 지멘스는 전신위원회 위원이라는 자신의 입장을 이용하여 발주를 자신의 회사에 했다. 불량 공사 때문에 뒤에 계약체결이 되었지만, 그 공사로 인해 지멘스사는 발전의 기초를 구축했다. 공업화에 늦은 러시아에 진출하여 차츰 전신선을 독점적으로 부설하는 한편, 아우인 빌헬름과 공동으로 해서 영국의 해저통신사업에 진출하여 기업 활동의 범위를 확대하고 있었다.

오스트리아와 헝가리, 러시아 등의 철도 통신도 독점화 한 지멘스사도, 전력과 전등 부문에서는 아크등을 추진했지만, 차세대의 백열등의 장래성은 예측하지 못했다. 근본적으로는 백열등의 내부에 잠재되어 있는 전력기술의 체계가 독일 국내에서 현실 조건이 아직 성숙되지 않았다는 것을 반영하는 것이다.

이것에 대해 에디슨의 백열전등의 특허 실시권을 취득한 도이체 에디슨사(에밀라테나우가 1883년에 설립)는, 후에 스완 전구의 특허를 갖고 진출해 온 지멘스사와 함께 전구시장을 독점하였다. 독일은 에디슨 전구특허와 스완의 특허가 같이 인정되었고, 또 에디슨 전구특허실시권이 도이체 에디슨 이외에도 주어졌다.

도이체 에디슨은 1881년 스트라스부르크 철도역에 독일 최초로 자가발전소를 건설한 이래 각지에 에디슨시스템에 의한 발전소를 건설하는 자본의 집적을 해나갔다. 도이체 에디슨은 전기기기를 자신들이 생산하지 않고 지멘스 할스케사로부터 구입하다가 1887년에는 후자로부터 분리된 A.E.G사(Allgemeine Elektricitäts-Gesllschaft)가 되었고, 지멘스 할스케사와 같이 독일 전기기기 공업의 독점제를 구축하는 데까지 성장했다.

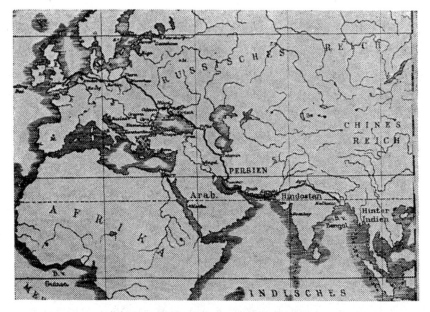

그림 4.30 지멘스사에 의한 대륙횡단 전신선[41]

　이렇게 해서 1831년의 페란티의 발견에서부터 1881년 에디슨의 중앙발
전소에 이르기까지 진보했다. 사회적인 수요가 확립되면 발전이 급속하게
되었고, 전기기업은 일약 독점기업으로 발전했다. 또 그간에 20세기가 되
기까지 20년간에 전기의 발생부터 배전에 이르기까지 본질적인 문제도
설명되었다.

　전기기업의 성장과 발전과정에서 독점기업의 기술에 대한 태도는 각국
공통적으로 볼 수 있었다. 특허 또는 신기술은 확실히 하나의 기업을 흥하
게 하고, 독점체제를 구축하는 중요한 수단의 하나를 얻었다. 전기기술은
그 본질부터 필연적인 집중화를 할 수밖에 없었다. 그러나 독점적 지배를
고집하면, 역으로 기업의 생명은 길지 않다. 이 발전과정을 보면 기술진보
와 그 사회의 바람직한 자세는 예민한 모순이다.

전기공학의 정착

회로이론의 완성과 전자의 발견

1. 기술학의 성립과 전기공학의 교육연구제도

1) 기술자의 학회

19세기 후반을 맞이하기까지 영국에서는 왕립학회가 과학연구자를 소속시키는 중심적인 학문단체였다. 유명한 켈빈경과 휘트스톤, 홉킨슨 등 다수의 전기학자도 왕립학회를 무대로 활동하였다. 왕립학회는 1662년에 창립하였다. 이 같은 학회는 1657년에 피렌체에 실험 아카데미를 시작하였

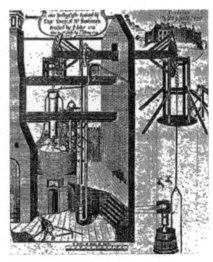

그림 5.1 뉴커먼(Newcomen) 기관[1]

183

고, 1666년에는 파리의 과학아카데미가, 1700년에는 베를린, 1725년에는 페테르부르크 등에 아카데미가 각각 창설되었다. 프라이부르크(Freiburg) 광산 아카데미(1765년 창설)가 나타낸 것과 같이, 이들 아카데미들은 봉건 사회로부터 절대주의의 이행에 따라 산업의 발전을 배경으로 하는 성격을 많든 적든 갖고 있었다. 18세기에 영국에서 시작하여 세계 각국으로 번져 간 산업혁명은 이전부터 자연과학의 본연의 자세에도 많은 영향을 주었다. 케이(Kay)의 베틀 북(1773)은 모직작업의 기계화에 길을 넓혔고, 와이야트 (Wyatt)와 폴은 로라 드래프트법을 발명하였다. 방적기도 1768년에 하그 리브스(Hargreaves)의 제니방적기를 시작으로, 아크라이트(Arkwright)의 수 력방적기(1768), 크롬프턴(Crompton)의 뮬 방적기(1778) 그리고 미국의 젠크 스(Jenks)의 링방적기(182) 등이 연이어 나타나고, 작업기계의 혁신에 의한 생산력의 확대가 계속되었다.

카트라이트의 방적기는 1785년에 만들어졌고, 후에 펀치카드로 유명하 게 된 자카드(Jaquard)의 방적기와 조면기는 1801년에 발명되어 보급되었 고, 편물(編物)과 제봉기계도 19세기 중엽에 나타났다. 다른 한편 이것에 대해 동력기(원동기)에서도 볼턴의 협력을 얻어 1776년에 단동기관을 발 명, 계속해서 왕복운동을 회전운동에 변환한 복동 기관을 1784년에 발명한 것과 같이 원심조속기와 인디케이터를 연구했다. 1781년에 혼블로워(Horn blower)는 아버지와 함께 복식기관을, 1802년에 트

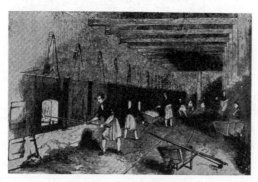

그림 5.2 19세기의 공장풍경2]

184

레빈식이 고압기관을, 1812년에는 고압증기를 발생시키는 코니시 보일러를 만들었고, 증기기관은 공업에 만능인 원동기로써 역할을 담당하였고 각지에서 채용되었다.

기계의 발달에 따라서, 기계를 만드는 기계, 즉 공작기계도 발달했다. 와트기관의 실린더의 보링 선반은 1775년에 만들어졌다. 공구 이송대에 금속제 선반은 97년에 모즐리(Maudslay)가 만들었고, 1814년부터 25년에 걸쳐서 바트 등의 평삭기(planing machine), 1839년에는 내즈머스(Nasmyth)의 '증기 지렛대'로 알려진 키 홈 커터, 프라이스 밀링(fraise, milling)도 조립되어 보급되었다.

한편 기계공작 부문만이 아니라 화학공업의 분야에서도 무기산과 소다 표백제 등의 종합적인 화학공장이 생산을 개시하였다. 1746년에 로벅(Roebuck)은 연실법(鉛室法)[1]에 의한 황산 제조를 시작하였고, 르블랑(Leblanc, Nicotas)은 식염으로부터 탄산나트륨의 공업적 제법을 1791년에 발명하였다. 벨턴은 염소의 표백성을 1775년에 발견하고, 테넌트(Tennant)는 표백분을 발명하는 등, 각각 화학물질의 공업적 제조법을 기본으로 하였고, 1823년에 무스프래트(Muspratt)는 무기산과 소다, 표백분등을 종합적으로 제조하는 화학공장을 건설했다. 브류멘탈의 정류탑(1813)과 리류의 다중 효용캔(1843) 등 증류주와 사탕무우 설탕의 제조분야부터는 근대적 화학 장치가 만들어져 나왔다.

운수에서도 변혁(變革)에 따라 증대하는 공업적 요구를 반영해서 1783년

---

1 역자 주 : 연실(鉛室) 속에서 과산화질소를 촉매로 하여 아황산가스와 공기 중의 산소를 결합시키고, 그것을 물에 녹여서 황산을 만드는 법.

에 윌킨슨(Wilkinson)은 증기구동력에 의한 압연기를 완성하였고, 1784년
에 코트(Henry Cort)는 퍼들법(puddling process) 특허를 받아 반사로(反射爐)를
만들어 철을 정제하였고, 또 닐슨(Neilson)은 고로에 열풍을 응용하는 등
철의 가공기술이 급속도로 진전되었다.

　이상과 같은 산업혁명 이래 공업의 확대와 그 기술발달은 생산현장에서
는 인간 노동의 육체적인 노동의 제약을 넘어 객관적 자연의 법칙에 바탕
을 둔 운동의 실현이 가능했다. 예를 들면 럼포드(Rumford) 큰형이 보링
봉으로 포신을 깎을 때 봉을 회전시키는 운동에 비례해서 열이 발생하는
것 때문에 종래의 불가칭량물 "열소"로부터 열을 설명하는 것에 반대해서
열을 운동 때문으로 설명하려했다. 생산의 확대와 기술발달에 의해 인간노
동은 객관적인 자연의 다양한 형태에 깊은 관심을 가졌고, 연구대상이
되는 자연의 확대로 생산현장에 적용시킬 수 있는 기술학적 제법칙의 추상

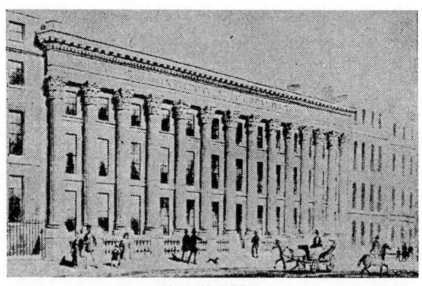

그림 5.3 영국왕립연구소4]

을 가능하게 한 것이다.

이는 도구에 생산의 기초를 둔 종래와는 전혀 달랐고, 생산의 현장에서 제기된 기술학적 문제를 취합하여 대규모적인 기술자층의 발생을 가져오게 되었다. 생산 현장에서 여러 가지 문제를 토론하여 해결하기 위해 기술자는 자기들의 단체를 만들기 시작했다. 회원들이 밤늦도록 회의를 했고, 보름달의 밤에 열었다고 해서 "달밤의 모임"이라 했다. 초기 단체 중의 하나인 "달밤의 모임"은 증기기관으로 유명한 와트와 볼턴, 또는 석탄가스 발생장치를 발명한 방적공장의 심야 작업용 조명에 길을 연 머독(Murdocke) 등의 저명한 기술자의 모임이었다.

"18세기의 다빈치"라 불리던 기술자 스미턴(Smeaton)은 "Civil Engineering"이라는 말을 처음으로 사용했고, 엔지니어링을 종래의 군사기술학과 구별해서 시민의 기술학이라는 개념을 명확히 했다. 스미턴은 1771년, 토목 관계자를 결집하고, "Society of Engineers"를 결성했지만 이것은 1818년에 세계 최초의 기술자학회 "Institution of Civil Engineers"로 발전되었다.

2) 프랑스 계몽주의

기술학이라는 근대적인 과학을 만들어 내게 하는 사상적 기반을 형성한 것은 프랑스 계몽주의였다. 디드로(Diderot)와 달랑베르가 중심이 되어 "백과전서"의 집필과 편집에 참가한 백과전서파는 기술에 관한 지식을 종래와 같이 멸시하지 않고, 다른 교양 과목과 같이 취급했고, 기술교육을 중시하는 사상적 기반을 형성한 것이다.

이런 영향으로 프랑스혁명의 와중에 콜베르 주의를 기초로 발족되어, 도로와 교량 학교를 발전시켜 종합기술교육기관 에콜 폴리테크닉이 설립되었다. 여기서는 앙시앙 레짐(Ancien régime, 구체제)의 압제 하에서는 재능을 펼칠 수 없었던 사람들에게 교육의 길을 열어주었다. 화법기하학과 해석역학, 구조역학, 열역학 등에서 에콜 폴리테크닉의 과학자가 과학의 발전에 기여한 공이 높았다. 전기자기학의 분야에도, 아라고와 앙페르 등이 19세기에 전자기학 발전사에 기여한 역할의 위대함은 이미 3장에서 설명한 바 있다.

3) 독일의 기술학

중상주의의 한 형태로 경제, 행정, 공업론 등의 직업관리양성을 위하여 학문 전통적 카메랄리즘(amrealism, 관방학)에 대하여 독일의 괴팅겐대학의 베크만(Beckmann)은 프랑스 계몽사상의 영향을 받아 늦기는 했지만 새로 생겨나기 시작하던 모든 공업을 배경으로 한 종래의 전통적 제한으로부터 온 약점을 가지면서도 기술학의 강의를 시작으로 제창한 노동수단의 체계적 목록을 시도했다. 1806년에 『일반기술학초안』에서는 일반기술학과 특수기술학을 분류하고, 기술사의 일반적 서술까지 시도했다. 베크만의 사상은 시계공 출신의 포프(Poppe)에 의해 확실하게 발전된 이후 이 흐름 이외에도 기계공업의 발전에 대응하기 위해 1840~50년대가 되면 레텐바헬(Redtenbacher)의 기계학을 시작으로 차차 기술학의 교과서가 저술되기 시작했다.

데어(Thear)와 리비그(Liebig)는 봉건적인 영주제 농장경영으로부터 임금 노동자를 고용하여 근대적인 융커(Junker) 경영농업을 배경으로 해서 농업 생산에 화학과 응용의 길을 넓힌 농예화학과 응용화학의 성립을 가져왔다.

이렇게 해서 교육제도에도 필연적으로 개혁이 되고, 기술자 양성을 위해 베를린(1810)과 브레슬라우(1811) 등에 다수의 고등공업학교와 군(軍) 학교가 설립되었다. 바이스바흐(Weisbach)와 레텐바헬은 기계학과 기계설계를 강의하고, 1856년에는 레텐바헬의 후계자 그라스호프(Grashof)의 도움으로 "독일기술자연맹(V.D.I.)지"가 창간되고, 공학연구의 발표의 장이 제공되었다. 또 직업학교로부터도 다름슈타트(1822), 칼스루헤(1825), 뮌헨(1827), 드레스덴(1828) 등 연이어 고등학교로 승격하고, 공과대학으로 발전 급속하게 공학교육의 체제가 만들어졌다.

4) 영국의 공학교육

영국에서 기술학의 시작은 빨랐지만 교육체계가 늦었고, 기술학의 이론 체계의 형성도 일부를 빼고 대륙에 의존하였다. 대학에는 공학교육의 도입에 대하여 완강히 반대하고 있었다. 1828년에 와트의 발명을 도왔던 실험 물리학의 강의를 노동자를 위하여 개시한 글래스고대학의 앤더슨의 활동을 이어받아 공상적 사회주의의 영향 하에서 광범위한 기계공 강습소 운동의 단서를 만든 버크벡(Birkbeck)에 의해 런던에 유니버시티 칼리지가 창립되었다. 이 유니버시티 칼리지에는 버크벡 자신이 공학에 관한 몇 개의 강의를 했던 것 외에 설립 당시부터 커리큘럼에 공학을 가미하는 것이 예정되었다. 교수로는 밀링턴(Millington)이 임명되었지만 의회가 그의 급여 400파운드를 보증하지 못해 그는 면직되었다. 1833년에 공학의 포스트가 제안했을 때에는 학문영역과 급여를 위협하는 것과 좁은 생각으로 자연과학관계의 교수로부터 반대가 일어나기도 했다.6]

그러나 1832년의 선거법 개정으로 상징되는 산업혁명의 완료와 새로운 정치적 사회적 조류는 대학에도 영향을 미쳤고, 1840년 공학 흠정(欽定)강좌가 시작되어, 글래스고 대학에 설치되었다. 유니버시티 칼리지에도 다음 해에 철도관계부문의 강좌가 설치되어 1846년에는 기계공학과 기계설계가 증설되었다. 또 1878년에는 케네티가 대학 실험실을 처음으로 개설하였다.

캠브리지 대학에도 잭슨(Jackson)의 유언에 의해 잭스니안 교수의 포스트가 개설되었고, 여기서는 밀너(Milner)와 월러스톤, 페리시(Farish), 윌리스(Willis)에 의해 주로 자연과학적 강의가 이루어졌지만 대략 1875년이 되어 공학 강좌를 하는 것이 확정되었다. 1855년에 글래스고 대학의 주임교수로 취임한 랭킨(Rankine)은 대륙의 공학이론과 영국의 기술을 통합하고,

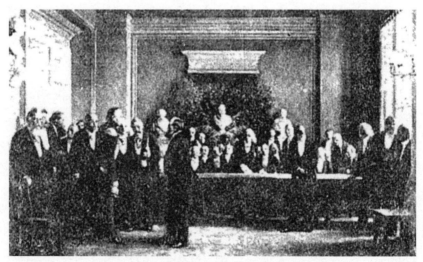

그림 5.4 프로이센 과학 아카데미와 빌헬름1세(1888년)9]

여기서 처음으로 응용역학, 동력공학, 토목공학 등이 체계화되었다.

5) 전기공학협회의 성립

스미턴(Smeaton)을 중심으로 해서 스테픈슨(Stephenson)과 레니(Rennie)가
1818년 토목학회 "Institution of Civil Engineers"를 설립했을 때, 영국의
전기기술은 아주 늦었고, 1800년에 볼타의 전지가 소개되었으며, 대략
정상전류의 취급이 막 시작된 때였다.
  그러나 전신의 발달은 전기기술적인 문제를 독자적으로 받아들일 수밖
에 없었다. 특히 장거리 전신과 1857년부터 58년에 걸쳐 대자본을 투입한

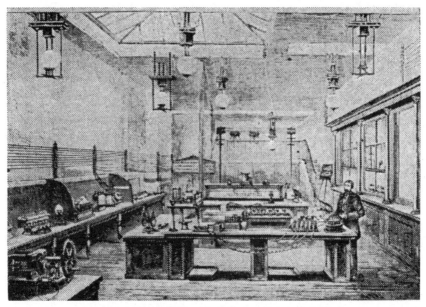

그림 5.5 당시 최고 설비를 갖춘 글래스고 대학의 전기실험실[12]

해저 전신은 특히 중요성을 인식하였다. 여기까지 전신의 문제점을 취급하고 있던 기술자들은 왕립학회와 토목학회 과학진보를 위한 영국협회(The British Association for the Advancement of Science) 등에 가입했다.

1871년 5월 17일 전기기술학자들은 토목학회로부터 분리해서 전기학과 "통신과학의 진보를 위하여"에 전신공학자협회(Society of Telegraph Engineers) 창립대회를 웨스트민스터 사원에서 개최하였다. 발기인은 휘트스톤의 양자 사빈, 대서양전신회사 기사의 화이트하우스, 거기에 지멘스형제의 회사 출자자 뢰플러(Löffler)와 5명의 군관계자였다. C.W. 지멘스가 회장으로 추대되었다. 1873년 1월 1일 현재 회원수는 352명으로 그동안 정회원 155명, 준회원 170명, 외국회원 25명, 학생회원 2명이었다.

1872년에는 헤비사이드(Heaviside)가 응용과학 분야에서 정기잡지가 나오던 것에 비해 전기에는 독자의 기관이 없어 잡지의 필요성이 명확하다[11]고 생각하고 「The Telegraphic Journal」을 창간, 1878년에는 「Electrician」(1861년 창간)을 새롭게 단장하여, 영국 전기공업자의 중심적 학술잡지로서 역할을 하게 되었다.

1883년 현재 전기공학의 교육은 영국의 대학에서, 캠브리지의 캐번디시

표 5.1 영국에서 전기공학교육(1883년)

대학	담당교수
캠브리지 캐번디시 연구소 글래스고 대학 런던 킹스칼리지 런던 유니버설칼리지 리버풀 퀸즈 칼리지 위팅검 유니버시티 칼리지 브리스틀 유니버시티 칼리지	Rayleigh(Lord) Thomson(Sir William) Adams(William Grills) Forster(Carey) Lodge(Sir Oliver Joseph) W.Garnett Thompson(Silvanus Phillips)

전신 및 전기공학학교	담당교수
하몬드 컴퍼니즈 스쿨 크리스탈 팰리스 스쿨 쉬디 길드즈 인스티튜드 과학대학(글래스고 소재)	W.E. Airton

연구소에서 레일리(Rayleigh)가 담당한 외에 <표 5.1>과 같은 교육기관에서도 행해지게 되었다.[12] 대서양해저케이블의 부설에서 전신회사의 대부분의 기술자는 이런 학교에서 특별히 훈련을 받았다. 그중에서도 글래스고대학은 발리가 저항과 콘덴서를 조합한 인공모의전신시스템을 고안하여, 바로 이것을 설치하는 등 선진적인 역할을 했다.

1872년 발전기의 발명가 발리가 잘 설명한 것과 같이 전기기술자는 통신상의 문제만 활동범위로 한정하는 것은 점점 불가능해진다. 발전기의 문제와 전등의 발달은 전신이 제기한 전기학의 이론적 발달을 요청하기 시작한 것이었다. 전신공학자협회는 전력기술의 발달을 받아들여 결국 1888년에 전신기술자 및 전기기술자협회(The Society of Telegraph Engineers and Electricians)로 개칭할 수밖에 없었다.

미국의 과학잡지는 「American Journal of Science」가 뉴헤이븐에서 1818년에 「Journal of Franklin Institute」이 1820년에 각각 창간되었다. 초기의 전기공학자는 이것들을 자연과학자와 자리를 공유하고 있었지만 결국 1833년에 "미국 전기공학협회"(American Institution of Electrical Engineers)가 창립되었다. 잡지는 동년 「Transaction of American Institute of Electrical Engineer」와 「Electric World」가 발행되었고, 이렇게 해서 전기공학자는 독자의 연구발표기관을 갖게 되었다.

193

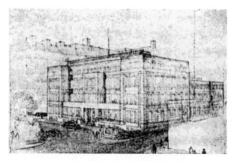

그림 5.6 아메리카 전기공학자 협회[14]

독일에서는 1867년에 창립된 뮌헨 공과대학에서 1876년에 페촐트(Petzold)가 물리학의 한 분야로서 "전신"을 취급하는 정도로 머물렀다. 그러나 1882년 뮌헨 – 미스바하 간의 송전실험이래 전기공학은 주목을 모았고, 슈레더가 발전기의 강의를 개시하였다. 그간 물리 공학 국립 연구소의 창설을 지원한 것과 동시에 전기공학협회를 조직하고 이 조직을 통해 공과대학 내에 전기공학의 강좌를 독립시킨 지멘스의 역할도 빼놓을 수 없다.

2. 교류이론의 완성

1) 전기기기의 발전과 전기이론

전신기술의 발달은 전기회로의 기본적인 해석을 요구하고, 전기기술자를 학회에 결집하는 밑바탕을 만들었지만, 전기이론의 형성사에서 보면 당시로서는 그 이상의 영역까지는 가지 못했다. 전신의 발달에 의해 간단한 전기이론을 얻은 후에 이론적 발달을 촉진한 것은 확대된 전등사업의 분야로 전등과 연결되어 발달하고 있던 발전기와 전동기 등의 전기기계였다.

발전기의 이론적 발달의 시초는 1845년부터 47년에 걸쳐서 서로 모여 발표를 한 베버와 노이만의 전자유도에 관한 일반법칙까지 거슬러 올라간다. 그러나 이 무렵은 1834년의 렌츠의 법칙 등도 포함해서 초기의 발전기 발명의 시대로 줄과 야코비, 또는 진스티덴(Sinsteeden, Wilhelm Joseph), 포겐도르프(Poggendorf, Johann Christian), 구젠 등의 개별적인 연구에 멈추어 있었고, 그 후 약 20년간 이론적으로는 공백의 시대가 계속되었다. 이 공백도 1867년의 자려원리의 발견에 의해 차차 깨져갔고, 1870년대에는 발전기의 실용화를 목표로 연구 중에 이론적 탐구도 급속히 진행되었다.

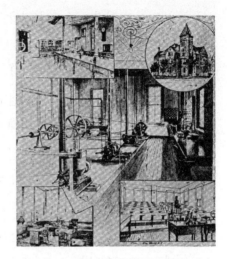

그림 5.7 퍼듀대학의 전기공학연구소[12]

특히 홉킨슨은 1879년의 논문에서 발전기의 전압과 전류를 곡선으로 표시하고, 발전기의 특성을 특성곡선으로 나타내었다. 철의 히스테리시스 현상을 발견하고, 유잉(Ewing, Sir James Alfred)의 연구를 이어서 전기기기와 전자(電磁)장치설계에 때를 맞추어 자기회로의 기본계산식을 제출하고, 발전기의 설계이론을 토대로 만들었다.[15] 프뢰리히(Fröhlich, Osker)는 1880년에 전압 전류특성을 간단한 근사식으로 도출하였고, 이것을 클라우지우스(Clausius, Rudolf)가 1883년에 발전기의 2차적 효과를 고려하여 식을 발전시켰다. 1881년 드프레의 송전실험에

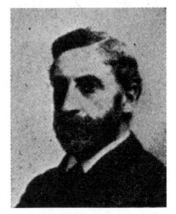

그림 5.8 J.홉킨슨[10]

195

사용한 발전기의 전기자 속도와 전압, 전류의 관계를 이론적으로 예측하여
제작하였고, 속도조정의 점 때문에 브러시와 카프(Kapp), 발리 등의 다수
전기기술자는 복권방식에 도달했다.

　전동기에서도 바로우(Barlow)와 헨리, 또는 프로망(Froment)과 데이비드
슨(Davidson) 등 초기의 발명가 시대를 지나, 1852년 세계 대전 후에는
전동기 발전기의 가역성이 일반적인 지식이 되었다. 이것이 1873년에는
폰테인(Fontaine)과 그램에 의해 전력수송체계의 원리로서 지적하고, 드프
레의 실험을 이끌었다. 또 에어톤과 페리(Perry)는 전동기의 자동속도조정
방식을 발전기의 역으로 생각해내었다.

　이외에도 1880년부터 1890년대에 걸쳐서 이론적 연구가 켈빈(최대효율
을 가진 권선의 연구)과 카프(특성곡선의 결정), 뤼카(Rucker)(자기조정한계의 연
구), 에슨(Esson)(다극기의 설계), 헤링(Herring), 프리체(Fritche), 아놀드(Arnold)
등 다수의 기술자에 의해 진보되었다. 마찰과 히스테리시스, 와전류 등에
의한 손실에 관한 것도 모디, 카프, 호우스만 등에 의해 연구되었고, 이렇
게 해서 직류기의 설계는 1880년경까지 경험주의적인 단계로부터 이론적
으로 논한 단계까지 들어갔다.[16],[20]

　이것에 대해서 교류현상은 복잡했고, 많은 기술자에 의해 그 이해는
곤란을 겪었다. 1835년, 야코비에 의해 여자전류의 기전력과 회전속도의
연구와 1847년, 렌츠에 의한 유도전류의 인덕턴스 작용의 관찰, 1877년,
자블로코프에 의한 교류회로의 커패시턴스 효과의 발견, 또는 맥스웰의
전저항 개념 등이 제출되었다. 하지만 이것은 아직 부분적인 것으로 1890
년대에 교류전동기의 제작이 현실적인 과제가 될 때까지 체계적 연구 대상
으로 파악되지 않았다. 기성의 직류시스템과 우열을 다투지 않으면 안
되었지만, 이 다툼은 간단히 이론적인 논쟁이 아니라 직류자본과 신흥

196

교류자본과의 다툼이 있었고, 직류자본의 입장에다가 앞선 기술자의 방해와도 싸워야 했다. 따라서 교류기술의 추진을 위해서는 무엇보다도 구체적인 교류시스템을 만들어내어야 했다. 그 사이 어려움은 실용 가능한 교류발전기가 아직 만들어지지 않고 있었던 것이다. 이 과제는 설명한 것과 같이 페라리스, 테슬라, 브래들리, 하셀라반데르(Haselawander), 밀러 등 다수의 기술자 중에서도 특히 돌리보 도브로월스키에 의해 해결된 것이지만 교류현상의 이론적 인식의 발전도 아직 교류시스템을 현실에 만들어 내는 과정으로부터 생겨나왔다.

2) 3상 교류이론

1889년에 비동기식 전동기와 3상 교류변압기를 발명한 것과 같이 3상 교류결선방식을 확립한 돌리보 도브로월스키에 의해서 교류전력기술의 이론이 비약적인 발달도 또한 가져오게 되었다. 이 이전 카프는 변압기 연구로부터 기전력의 산술평균값을 계산하는 공식을 1887년에 도출했다. 1891년 돌리보 도브로월스키가 프랑크푸르트에서의 국제 전기공학자회에서 개최된 보고는 교류 이론사에서 특별히 중요하다.[17] 그는 우선 카프의 이론을 발전시켜 주파수와 권선회수가 주어지면 자속의 크기는 전압의 값에 의해 규정되는 것을 나타내었고, 이것을 교류이론의 제1의 기본 명제로 불렀다. 자속이 정현파적으로 변한다면 그것에 의해 일어나는 전압도 정현파이다. 그러나 90°의 위상차를 가지고 변하는 것을 확인되었는데, 이것이 제2의 명제로서 이 전압과 자속간에는 시간적으로도 위상적으로도 관계를 가지고 있는 것을 명확히 했다. 여기서 자속과 일치하는 전류의

197

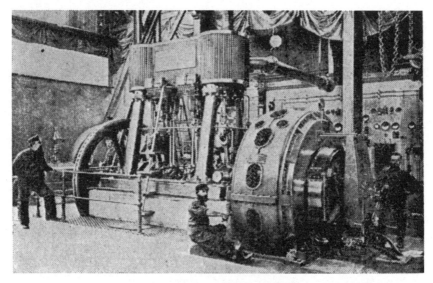

그림 5.9 320마력 슈겔트 복권발전기[12]
(1891년 프랑크푸르트박람회전시)

위상성분이 자화를 위해 사용되는 전력을 무효전력이라 하고, 이때 흐르는 전류를 여자전류라 불렀고, 권선코일의 저항에 의해 소비되는 열손실 전류 성분을 "유효전력"과 동작전류로 부를 것을 제안했다. 말할 것도 없이 요즘의 무효전류와 유효전류이다.

돌리보 도브로월스키는 전류의 기본파형으로 정현곡선의 채용을 제안했다. 이렇게 해서 돌리보 도브로월스키를 중심으로 해서 3상 교류의 이론적 기초 개념이 1890 년대에 교류전동기와 변압기의 설계를 계기로 해서 확립되었다.

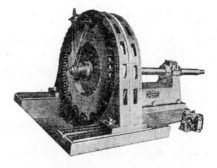

그림 5.10 에리킨사 300마력 3상 교류기[19]

198

또, 비동기기기의 이론적 발전과정에서 큰 역할을 한 것에 전기기기 동작특성을 결정하는 중요한 함수관계를 나타낸 "원선도"가 있다. 이 원선도의 기본은 1894년 헤이랜드(Heyland)가 이론적으로 만든 것이지만, 손실을 고려하여 넣은 원선도는 1899년부터 90년에 걸쳐서 오슨에 의해 제출되었고, 1909년에 크룩스가 자세히 수학적으로 증명했다.

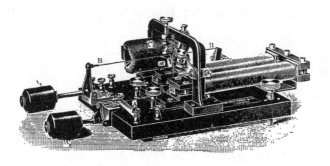

그림 5.11 유잉의 히스테리시스 커브트레이서[21]

전기기기의 설계에서 중요한 요인이 되는 히스테리스 현상은 1880년에 독일의 바르브르그(Wahrburg)가 발견했다. 유잉이 이 현상을 히스테리시스라고 이름을 붙였다. <그림 5.11> 그는 전기기기의 실제 철손값과 이론상으로 생각한 철손값이 서로 다른 것은 이 히스테리시스 손에 의한 것이라고 판단했다. 먼저 설명한 홉킨슨 등에 의해 자기회로의 계산에 자화곡선이 이용되기 시작했지만, 이 문제의 해결에 결정적인 영향을 준 것은 1892년에 제출된 스타인메츠의 실험식

$$H = \eta \, B^{1.6}$$

이다. 단, H는 자계강도, η는 계수, B는 자속밀도이다.[23]

3) 복소수의 도입

교류회로이론의 발전에 중요한 역할을 한 것으로 복소수[2] 개념의 도입이었다. 전기현상의 해석에 복소적 표현을 최초에 이용한 것은 영국의 헤비사이드였다. 그는 1884년에 철심에 유도된 진동전류의 문제를 해결하기 위해 허수의 베셀(Bessel, Friedrich Wilhelm)함수를 이용하였다. 헤비사이드는 또 1886년부터 87년에 걸쳐 전송회로의 자기 인덕턴스의 개념을 제창하였고, 균질도선에서 전송방정식을 세웠지만 이 때 허수의 개념을 도입하고, 복소수 응용의 길을 크게 개척했다.[24]

이때 특히 독일의 라이프니치를 시작으로, 가우스, 라그랑제(Lagrange), 라플라스(Laplace) 또는 포앙카레(Poincare) 등에 의해 이론적으로 전개되어 온 연산자법에서 헤비사이드는 미분기호 $\frac{dt}{d}$, $\frac{dt^2}{d^2}$, ... , p, p^2 ......과 같은 미분방정식의 해법을 대수적으로 구한 이 방법에 의한 공학의 수학적 수법의 도입이 크게 추천되어 "헤비사이드 연산법"이란 이름으로 남아있다.

헤비사이드 연산자법은 충분한 수학적 증명의 부족함을 위해 급수전개의 방법에 의해 다른 해가 도입된 것도 있지만 이점은 후에 브롬위치(Bromwich)와 바그너(Wagner, Karl Willy), 카슨(Carson) 또는 반데르폴(Van der Pol) 등에 의해 함수론적인 기초가 다져지고, 개선되어 오늘날에는 "라

---

2 역자 주 : 허수의 시작은 16세기경 이탈리아의 수학자 라파엘로 봄벨리가 제곱근을 구하던 중 대답하기 힘든 문제 $\sqrt{-1} = ?$ 의 해답을 구하지 못하고 세상을 떠난다. 이후 프랑스의 철학자 겸 수학자인 데카르트가 자신의 저서에서 처음으로 허수라는 말을 사용했지만 자신도 허수를 수라고 인정하진 않았다. 그러다 1748년에 스위스의 수학자 오일러가 처음으로 $i = \sqrt{-1}$ 허수단위를 사용했고, 1799년 베셀이 복소수의 기하학적 표현을 완성하였다. 결국 가우스가 좌표평면에 허수를 나타내고, 이를 확장시켜 복소수라는 체계를 만들게 된다.

플라스변환"의 기초가 되었다.

에디슨의 조수로부터 하버드대학 교수가 된 케널리(Kenelly, Arthur Edwin)는 헤비사이드와는 독립적으로 대기상공 중에 전리층(KH 층)을 발견한 사람으로 교류회로의 기호적 해법이라는 점에서 헤비사이드와 같은 공헌을 했다. 헤비사이드의 경우는 앞에서 설명한 전송로에 관한 문제로는 임피던스방정식의 직접적인 응용에는 도달하지 못했다. 이 점에서는 케널리가 1893년에 발표한 논문 「임피던스」가 결정적으로 중요했다.

케널리는 논문에서 인덕턴스를 $pl\sqrt{-1}$의 형의 저항으로, 또 커패시턴스를 $-\frac{1}{kp}\sqrt{-1}$ (여기서 $p = \omega = 2\pi f$)형의 저항과 같은 역할로 보는 경우에는 저항과 철심을 갖지 않는 인덕턴스, 용량의 어떠한 조합에도 복소량의 대수적 처리가 되는 것을 나타내었다.

이 논문은 또 어드미턴스와 임피던스를 벡터적을 취급하면 "조화적인" 전류(정현파전류)에는 옴의 법칙과 키르히호프법칙이 적용되는 것을 나타내기도 하고, 복소량이 교류전기공학에 응용되는 것을 역사상 처음으로 연구한 것이었다. 케널리는 다음해 1894년에는 전압전류성분의 위상관계도 $\angle\theta$ 등을 기호로 나타내는 것을 제안하는 외에도 장거리 송전로의 전압강하에 관해 해석하고, 쌍곡선함수를 이용하여 분포정수회로에서 전압, 전류의 기본방정식을 제안하였다.

4) 회로이론의 완성

교류의 공학적 취급을 완성한 것은 학생사회운동을 한 것 때문에 독일의 경찰로부터 쫓겨 미국으로 도피한 스타인메츠(Steinmetz, Charles Proteus)

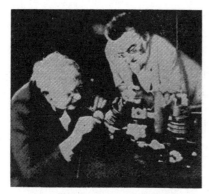

그림 5.12 에디슨(좌)과 스타인메츠[29]

이다. 1893년 8월에 제5회 국제 전기회의에서 발표한 스타인메츠의 논문은 케널리보다도 4개월 늦었지만 내용에는 케널리의 논문이 확장 포함되어 있었고, 처음에는 교류현상을 포괄한 형으로 키르히호프의 법칙이 일반화되었다.[26] 실효치의 개념을 도입하여 정립한 스타인메츠의 교류회로와 설계의 이론은 나이아가라에서의 송전실험에서도 검정되었다. 스타인메츠 자신의 말을 빌리면 전기공학의 이론적인 모든 문제는 이미 알고 있는 인식이론체계의 범주에 도달해 있고, "깊이 이해할 수 있는 과학(understood science)"이 된 것이다.

스타인메츠는 송전선의 코로나 현상과 피뢰, 과도현상을 2,000 kV 펄스 발생기로 실험하는 동시에, 잘하는 수학을 구사하여 송전선의 과도현상이론을 구축하였다. 아이켄마이어(Eickemeyer)의 공장에서 교류기를 설계하고 있던 시대에 발견한 히스테리시스법칙과 함께 스타인메츠의 교류회로이론에 의해 송전전압도 70kV부터 단숨에 200kV의 승압을 가능하게 하는 등 원거리 고전압 송전망의 확장시대의 이론적 기둥 역할을 했다.

이렇게 해서 전기공학은 헤비사이드가 1889년에 맥스웰의 전자이론을 이론적인 cgs유리단위계에서 전기역학의 체계를 정비한 것과 브라이지그(Breisig) 등의 교류회로이론의 연구와 합해져서 공학체계가 만들어진 것이다.

3. 전자의 발견

1) 패러데이와 맥스웰

헤르츠가 전자파 전파(傳播)를 발견하고, 시험통신을 하여 무선통신의 발달에 기여한 바에 관해서는 앞에서 설명했다. 여기서 조금만 거슬러 올라가서 전기자기 이론의 발달에 관해서 살펴보면, 패러데이에 의해 전기 자기학은 하나의 큰 초석이 만들어져 발전의 방향을 보이고 있고, 1880년 대에 들어와서도 전기현상의 본질에 대해서 이해는 혼란스러운 상태였다.

당시의 최대 철학자 중의 한사람으로 마르크스와 같이 인류사회의 발전 법칙을 명확하게 정의한 마르크스주의의 창시자의 한사람이었던 엥겔스 의 표현에 의하면 "산소의 발견이 화학에 대해서 가진 의의가 적지 않는 것과 같은 정도의 의의를 가진다." 갈바니 전류의 발견은 산소의 발견보다 도 25년 늦은 것임에도 불구하고, 이 두 개 분야의 상황은 심하게 서로 달랐다. 화학 쪽이 "아직 정복되지 않은 영역에 대한 계통적으로 정말 계획적인 공격"을 가했다. 이 "공격은 요새에 대한 정석과 같은 포위공격 에 비유될 수 있었다." 이에 대해 "전기학 안에 있는 것은, 시대에 뒤떨어진 불확정한, 최종적으로 확정되는 것이 아니라면, 최종적으로 뒤져버리는 것도 아닌 산처름 쌓인 실험의 잡동사니로, 섣부른 경로로 암중모색과, 유목민의 기마의 무리를 방불케 하는, 미지의 영역을 여기저기를 닥치는 대로 공격하고 있는, 아무 관련이 없는 연구와 실험이다.[30]"

전기소와 전기유체의 소박(素朴), 하찮은 관념이 만연한 가운데, 결정적 인 전진을 한 맥스웰도 아직 엥겔스와 같은 개개의 현상에 관한 이론은 있었지만 그것은 상호관련이 없고, 당시의 상황에 관해 비판했다. 그는

203

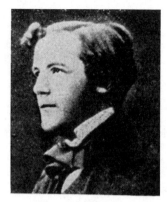

그림 5.13 맥스웰

패러데이의 실험적 연구에 기초를 두고 패러데이와 같은 자연의 모든 현상을 통일적으로 파악하려 했다.

맥스웰의 전기자기현상의 연구는 켈빈경의 앞선 연구도 있었고, 패러데이의 「전기의 실험적 연구」를 읽고 시작되었다. 패러데이의 논문에는 수식은 하나도 사용하지 않았지만, 맥스웰은 그 중에 수학적 방법을 알아냈다. 물론 맥스웰 이전에 전기작용의 매질에 의한 전파를 수학적으로 논하려고 한 사람이 없지는 않았다. 가우스와 수학자인 리만(Riemann)과 켈빈경 등이 이런 방향에 주목했고, 부분적으로는 착수도 했었다. 이런 중에 맥스웰의 방법을 본 패러데이가 "이 문제를 이와 같이 수학적으로 풀 수 있는 것을 봤을 때 처음에 놀랐다. 이 문제가 잘 해결된 것은 불가사의 하다고 생각한다.[32]"라고 말했을 정도로, 후에 설명하는 것과 같이 전자현상의 통일적 파악에 큰 걸음을 내 딛는 것이었다.

2) 전자파 이론

맥스웰의 전자기에 관한 최초의 논문(제1논문)은 1885년 12월부터 다음 회에 걸쳐 발표되었지만, 이것은 비압축성유체의 운동을 표현하는 유선으로 패러데이가 말한 역선(力線)을 아날로지(analogy, 비유한)인 것, 즉 패러데이의 역선이 수학적으로 표현되는 것을 나타낸 것이었다. 물론 다른 모든 현상을 전부 아날로지로 표현하는 것에는 한계가 있다. 맥스웰의 경우에도 이 제1논문의 후반에는 패러데이가 말한 전기긴장상태를 직접 수학적으로 표현하려 한 시도가 있고, 인식의 비약적 발전에 기여하였다. 패러데이를 넘어서 새로운 결과에 도달한 것은 1861~62년에 발표한 제2논문 「물리적 역선에 관해서」였다. 여기서는 제1논문에서 말한 필연의 발전으로 다시 매질구조의 아날로지에 의지하면 안 되었지만, 그 귀결로서 매질 중의 탄성과 휨이 생긴 상태가 정전기력을 바탕으로 생각하지 않을 수 없었다. 여기부터 유전체 내에서의 입자의 위치변화도 전류와 같은 작용을 가졌기 때문이라고 결론을 내렸고, 유명한 "변위전류"의 도입에 이르렀다. 이것은 말할 것도 없이 종래의 전류개념의 확장일 뿐만 아니라, 변위전류의 도입에 의해 새로운 중대한 이론적 결론이 도출되었다. 즉, 유전체 내 입자의 운동이 종래의 전류와 동질이라고 한다면 전류와 자력선의 상호작용은 절연체 내와 진공을 만드는 "에테르"의 중에도 존재할 수 있게 된다. 매질 중에 있는 어떤 한 점에서 생긴 전기적 입자의 진동은 매질 중을 통해 전파하는 것이다. 이것이 맥스웰의 전자파이고, 그는 이 전파속도를 계산하고, 빛의 매질과 전자파의 매질이 동일한 것이라는 생각에 도달했고, 이론적 체계로 기초적 고찰을 마쳤다.

맥스웰의 이론은 1864년에 제3의 논문 「전자장의 동력학적 이론」에 여태까지 전자파 개념에 도달한 과정에서의 매질의 구성에 관한 논문을 전부 버리고 유명한 맥스웰의 전자방정식으로부터 출발한 연역적으로 전개한 것이다. 여기서 처음으로 맥스웰 자신의 이론을 "전자파 이론"이라 불렀다.[34]

1873년에 여기까지의 연구는 "전기자기론"으로 집대성했지만, 그의 이론은 지금까지 알려진 것과 같은 방정식과 전자장의 개념에 도달한 것은 아니다. 그는 전자장 이론은 역학적인 성질을 가진 매질의 상태변화로 전자(電磁)현상을 파악하려 한 것이고, 따라서 전자장은 에테르를 특수한 경우로 포함한 전도전매질의 역학적 상태로서 파악했다.[35] 전기분해의 이론에서도 맥스웰은 본래 연속적인 전기가 전해질 용액 내에서는 어떤 미지의 성질을 위해 원자가 전극판으로부터 어떤 일정한 양까지 전기를 받는 것이라 생각했고, 국부적인 헬름홀쯔와 같은 전기소량을 인정했다.[36] 이것들은 전해와 금속의 전기전도, 음극선 등의 모든 현상을 통일적으로 파악하는 보편적인 물질로서 전자가 인식되지 않았기 때문에 약점이 있었다. 그의 논문은 기본적으로는 결정적인 진전을 한 것에 대해 수학적 난해함을 더해서 당시의 연구자에게 바로 받아들여지지 않았다.[37] 맥스웰 이론에 대해 상세한 연구를 한 헬름홀쯔는 이 이론으로부터 빛의 반사, 굴절법칙을 도출했다.

3) 헤비사이드와 헤르츠

맥스웰의 이론을 체계적으로 정리한 것은 헤비사이드와 헤르츠였다. 맥스웰의 단계에서는 포텐셜의 의미와 취급이 명확하지 않은 것에 대해 벡터법을 도입하고, 단위계(맥스웰 방정식 중의 전장과 자장의 세기 E, H를 $\sqrt{4\pi}$ 로 나눈 것. 후에 로렌츠가 채용한 것으로 헤비사이드 로렌츠 단위라고도 불린다.)를 정비하고, 요즘 취급하고 있는 형에 맥스웰 방정식을 정리한 것은 헤비사이드였다. 형식적으로 헤비사이드라고 부르면 포텐셜을 소거할 수밖에 없지만 이 물리적 의의를 명확하게 한 것은 전파(電波)의 존재와 전파(傳播)를 증명한 헤르츠였다.

헤르츠의 비판은 맥스웰의 이론구성이 아직 포텐셜 등의 원격 작용론에 기초한 개념을 혼입시켰고, 초지일관하지 않은 것도 있다. 그 원인은 에테르의 구성론을 전제로 한 것 때문으로, 헤르츠는 맥스웰의 방정식을 출발점으로 한 것 뿐이었다. 여기부터 자계와 전계의 강도를 규정한 관계를 출발점으로 이론체계의 정비를 시도하였고, 에테르 내에서의 에너지보존법칙 등을 논하였다. 그러나 최초의 자계와 전계의 강도에 관한 물리적의미에 관해서는 언급되지 않았고, 결국 전자장 자체도 물질에 종속하는 매질의 특수상태로서 파악된 것은 맥스웰의 영역을 벗어나지 못했다. 전자장에 대한 새로운 인식은 이것까지의 거시적 고찰의 단계로부터 진일보한 것으로 전자현상을 실체적으로 이끌어갈 전자의 인식이 확립되기 시작하였다.

그러나 이것은 후에 설명한 것과 같이 물리학 전반의 발전과 밀접한 연관을 가진 것으로 자연과학의 인식방법, 더 나아가서는 과학 전반과 세계관에 관한 사고방법에 대한 심한 논쟁을 일으키지는 않았다.

4) 전자의 발견

패러데이가 1833년에 전기분해의 연구로부터 전기량이 불연속인 것을 발견한 것은, 전기가 개개의 입자에 의해 구성되어 있다는 결론을 도출할 가능성을 갖고 있었다. 그러나 패러데이의 연구와 그것을 계승한 맥스웰의 이론은 그렇지는 못했다. 헬름홀쯔가 1881년의 왕립과학연구소에서 강연으로 패러데이의 법칙에서 가장 큰 성과로 인정한 것은 "기본적인 물질이 원자에 의해 구성되었다는 가설을 승인한다면, 전기도 또 +(정)가 있고

-(부)가 있어 원자와 같은 일정한 기본적인 부분에 분할된다."[38]라는 것이었다. 그러나 맥스웰의 에테르론의 성공은 거시적인 생각 때문에 그 결과로서 자기들의 한계에 봉착한 것이지만 이렇게 해서 물질의 미시적 구조에 관한 것은 간과하여 얻지 못했던 것이다.

전자의 존재는 기체 중의 방전의 연구로부터 도출되었다. 패러데이에 이어서 희박한 기체 중에 방전의 연구를 한 것은 독일의 본대학의 플러커(Plucker)였다. 그는 본에서 물리 화학계공장을 경영하고 있던 가이슬러(Geissler)가 만든 가이슬러관을 이용하여 음극에 가까운 유리벽이 절연형광을 발하는 것을 발견했다. 전해질의 연구로부터 이온의 역동도라는 개념을 도입한 히토르프(Hittorf)도 1869년에 진공유리용기의 전극간에 직진하는 흐름이 있는 것을 발견했다.[40] 이 두 사람의 실험은 골드스타인(Goldstein)에 의해서도 확실하게 되었고, 그는 이 흐름이 전장에 의해서 굴절하는 것을 발견했고, 1876년에 "음극선"이라는 명칭을 붙였다.

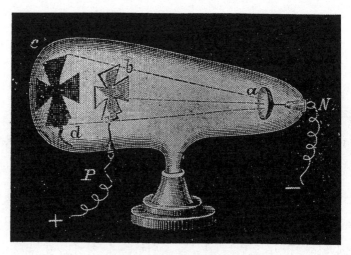

그림 5.14 크룩스의 음극선실험[41]

영국에서도 발리와 크룩스(Crookes, Sir William, OM, FRS)가 음극선을 자석에 편향시키고, 셔스터(Schuster)도 음극선 편향측정을 했으며, 음극선은 1880년대 말에는 세계 물리학자의 주목을 모으게 되었다.

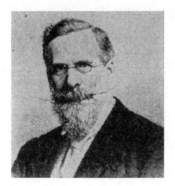

1892년 헤르츠가 음극선은 얇은 금속박을 투과한 것으로부터 원자와 같은 크기의 입자라는 것을 생각했고, 많은 실험자에 의해 음극선의 성질이 명백해졌다. 그러나 음극선의 본성에 관해서는 쉽게 밝혀내지 못했고, 이것은 전자로서 파악하는 데는 음극선의 발견으로부터 수십 년의 세월이 필요했다. 전기소(電氣素) 양을 제창한 헬름홀쯔는 음극선을 "에테르 종파"라고 생각했다. 독일의 골드스타인, 헤르츠, 레너드

그림 5.15 윌리엄 크룩스[41]

(Lenard) 등은 에테르 내 현상으로 파악하고, 영국에서는 크룩스 등이 고속 미립자라고 생각한 것이 "물질의 제4상태"라고 말했고, 그는 신비적인 향내(색체)를 진하게 해 문제의 본질로부터 멀어져 갔다.

이러한 혼란은 기본적으로 실험사실의 부족과 결과적인 이론의 미발전

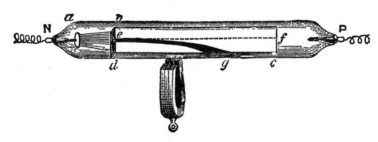

그림 5.16 자력에 의해 음극선이 휘는 크룩스의 실험(1879)[44]

209

의 정황으로 이루어진 것이지만, 다른 한편 과학방법론, 철학적으로는 기계론적 자연관에 의해 속박과 관계없는 것은 아니었다. 1890년대에서 20세기 초반에 걸쳐서 이러한 약점이 일거에 겉으로 드러나게 되었다. 방사능과 X선의 발견 등 물리학상의 대발견이 서로 연결되어 성질을 구성하는 입자가 매우 작은 강철 구와 유사한 것으로 즉물적(即物的 실제 사물에 비추어 생각하거나 행동하는 것)으로 생각했던 단계가 전자의 확정에 의해 타파되었고, 질량보존의 원리를 시작으로 과거 물리학의 모든 원리와 법칙이 일견 성립되지 않는 것처럼 생각될 때, 일부의 물리학자와 철학자는 "물리의 위기"를 크게 주장하고, 또 "물리는 소멸"하고, 유물론은 그 근거를 잃었다고 주장했다. 실제 위기적 상황에 봉착한 것은 물리학이 아니라 낡은 세계관이었으며,[42] 이미 알고 있는 이론체계가 개개의 발견과 현상에 대응할 수 없게 된 것이었다. 물리학 자체를 극복하려면 새로운 비약적 발전의 국면을 맞이해야 했다.

5) 전자의 확정

전자의 존재 확정은 전기분해의 연구로부터 소립성과 음극선의 연구의 결합에 의해 비전하의 측정부터 시작되었다. 비전하를 처음으로 측정한 것은 셔스터였고, 페렝(Perrin)도 음극선에 의해 부전하가 움직이는 것을 밝혔다.

음극선의 본체를 확립하기에는 부족했지만 충분히 연구한 것은 J.J.톰슨이었다. 1897년 톰슨은 헤르츠가 알지 못했던 전계에 의한 음극선의 편향작용에도 주목했고, 정전계와 자계를 조합시키는 동시에 편향된 음극선 속도를 계산했다. 이 실험으로부터 톰슨은 음극선의 전하(e)와 질량 (m)의 비(e/m)가 거의 $(1.1 - 1.5) \times 10^{-7}$ 정도로 이것이 기체라면, 전해용액 중의 수소이온과 같은 비의 값에 대해 1/1,000의 정도였던 것을 발견했다. 이것으로 톰슨은 음극선을 구성하는 것은 원자보다도 확실히 가벼운 음의 하전입자라고 생각했고, 이것을 "corpuscle"(미립자)라는 이름을 붙였다.[34]

톰슨 등은 다른 음극선의 파동설에 대해 입자설을 확립하는 길을 연 흐름에서 로렌츠의 전자론을 지지하고, 지만(Zeeman)효과를 발견하였다. 맥스웰 등의 전자장 개념은 물질에 종속되어 있던 제약을 갖고 있다고 설명했다. 이것에 대해 로렌츠는 하전(荷電)입자 개념을 도입했다. 에테르와 물질을 분리하고, 전자장 개념을 독립적으로 잡고, 고전 전자론을 도입했다. 명확한 것은 이 로렌츠의 전자론은 전자기학상 일획을 긋는 것이었다. 1890년 지만(Zeeman)은 전자석의 극 사이에 나트륨 불꽃으로부터의 D선은 통상의 경우보다 넓게 펴지는 "지만 효과"를 발견했다. 지만은 이 현상을 로렌츠의 전자론으로 증명될 것으로 생각했지만 결국 1890년 로렌츠와 같이 선이 넓어져서 하전입자의 비전하를 결정하는 것이 되었다.

라모어(Larmor)도 지만효과의 중요성에 주목하고 로지(Lodge)와 협력한 끝에 하전입자계의 운동에서 "라모어의 정리"를 발견하였다.

이렇게 해서 톰슨은 1896년에 원자보다도 작은 물체인 전자의 존재를 학계에 보고하고, 여기서 처음으로 전자의 존재를

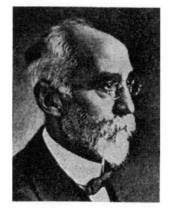

그림 5.17 로렌츠[21]

명확히 하였다. 전자(electron)란 말은 전적으로 1874년에 스토니(Stoney, George Johnstone)가 원자에 하전된 전기소량의 의미로 사용한 것을 제안하고 있었지만, 이때는 물리적 실체로서 전자의 존재를 의미한 것은 아니었다.

이후 윌슨(Wilson) 또는 밀리칸(Millikan) 등에 의해 비전하의 정밀한 측정 방법이 연구되고, 전자의 실체도 명확히 되었고, 전자라고 하는 확고한 기초를 얻은 전자기학은 X선과 방사선의 발견, 또는 양자론의 탄생부터 양자역학, 상대론의 성립이라는 새로운 발전의 시대에 돌입하였다. 이렇게 해서 상황은 오래된 기계론적 자연관을 붕괴시키고, "물리학의 위기"를 주장한 과학자에 대한 경험적으로 모든 사실을 집적하고 새로운 이론적 발전을 얻는 길로 접어들었던 것이었다.

근대일본의 전기기술

일본의 산업혁명과 통신 전력기술의 태동기

1. 막부말기까지의 난학과의 접촉

1) 양서해금 후 난학

일본의 기술은 긴 시간 동안 대륙 특히 중국으로부터 많은 영향을 받았다. 기술의 도입은 전적으로 원시시대부터 행해졌지만 그 내용은 아직 알지 못했다. 이런 기술이 일본에 정착하고 독자적인 발달을 이룬 것은 6세기 불교가 전래되고, 불교가 국교로서 보급되면서부터이다. 16세기 중반의 철포 및 기독교의 전래는 전적으로 이질적인 서구의 과학, 기술을 가져왔지만, 곧 쇄국에 의해 정상적인 발전의 길은 막혀버렸다.

1720년 8대 쇼군(將軍) 요시무네(吉宗)의 양서해금은 일본 과학의 발전에 적지 않은 영향을 주었다. 네덜란드, 다른 말로 홍모(毛紅)를 통해 난학(蘭學)[1]이 생겨나기 시작했다. 1688~1704년경부터 백성들은 인간적인 자유와 평등을 원하는 정신을 배경으로 자연에 관한 실증적 연구가 싹을 틔우기 시작했다. 그러나 막번체제(幕藩体制)를 기초로 한 과학이 서구와 같은 기술과 결합으로 발전하지는 못했다. 이 성격은 요즘까지도 계속되고 있다.

　전자기학에 관한 최초의 일본 문헌은 에도시대(江戶, 일본 토쿠가와이에야스 막부시대)의 혼조가(本草家), 고토리슌(後藤梨春, 1696~1771)의 『네덜란드 이야기(紅毛談)』(오란다바나시) 2권(1765)이다. 그것에는 『전기(Elektriciteit, electricity)』, 마찰기전기에 의한 전기 치료기구에 관한 것이 기록되어 있다. 모리시마주로(森島中郎, 1756~1808)의 『홍모잡담』(1787)에는 이에쿠라(家藏)의 "전기(電氣)"가 그림으로 설명되어 있다. 전기 즉 마찰기전기를 처음으로 만들었던 사람은 유명한 하라가 겐나이(源賀平內, 1728~79)이고, 그 완성은 1776년이었다. 그러나 이 전기는 사람들에는 신기한 기기밖에 되지 않았다. 또 미토(水戶),[2] 출신 난학자 타카모리 간호(高森觀好, 1754~1809)는 모리시마(森島)의 형이 준 난의(蘭医), 카츠라가와 호슈(桂川甫周, 1754~1809)에게 난학을 배우고, 과학기계에 관심을 가져 모리시마와 공동으로 전기관련 장치를 60~70개를 제작하고 실험을 해봤다. 그들의 구술에 의하면 호리구찌다찌유우(堀口多狮)의 『야찰계적이전서(野札械的爾全書)』(1813)는 뒤의 설명에서 하시모토요시무네와 같이 전기에 관한 최초의 단행본이다. 카쯔라가와(桂川), 모리시마(森島), 타카모리(高森), 히라가(平賀) 등이 활약한 시대는 타누마시대(田沼時代, 1776~86)로 요시무네의 교호가이카쿠(享保改革)이래 더욱더 상품생산과 유통이 발전한 시대였다.

---

1 역자 주 : 네덜란드학.
2 역자 주 : 일본 이바라키 현 중부에 있는 시. 담배, 부채 따위가 유명하고 현청 소재지.

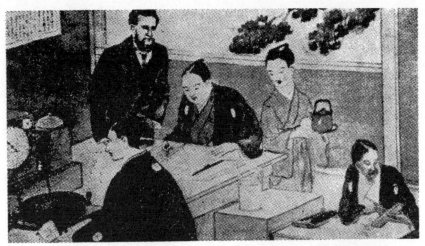
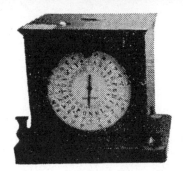
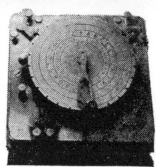

그림 6.1 길버트에 의한 최초의 전신실험과 현존물

　여기까지는 주로 인체의 통증을 치료하기 위한 치료기구로서 기전기가 연구되었다. 문화, 문정(文政)기가 되면 전기 그 자체가 연구되기 시작했고, 오사카의 의사 하시모토돈사이(橋本曇齋)는 『아란시제전기구리원(阿蘭始制電氣究理原)』(1813)을 저술하였고, 전기가 완구뿐만 아니라 전기를 가진 바람과 구름, 뇌전, 유성 등의 것까지 설명하고 있다. 막부의 천문방만화해어용(天文方蠻和解御用)의 역관 바바사다요시(馬場貞由)는 프랑스인 쇼멜의 『난어역백과사전(難語譯百科字典)』을 번역하였고, 방대한 역고 『후생신편

215

(厚生新編)』(1841~ 39경)" 중에 뮈스헨브루크, 놀레, 프랭클린의 연구를 소개하고 있다. 일본 최초의 체계적인 물리학서인 아오찌린소(靑地林宗)의 『기해관윤(氣海觀潤)』(1829)은 처음으로 볼타전지를 소개했다. 린소의 사위 카와모토코민(川本幸民)은 이 책을 증보하고 『기해관란광의(氣海觀瀾廣義)』(1851)를 저술하였고, 이 책의 11~ 13권에 걸쳐 전기자기학을 다루었으며, 외르스테드의 발견을 기재하였다. 그의 사쯔마번(薩摩蕃)에서 강의록 『원서기술(遠西奇述)』(1854)에는 전신기(텔레그라프)의 페이지도 있다. 『기해관란광의』와 함께 널리 보급된 물리학교과서는 히로세겐쿄(廣瀨元恭)의 『물리제요(物理提要)』(1856)이다.

2) 통신기술의 변천

최초의 통신 수단은 서장(書狀)을 전달하는 우편이었다. 서장은 문자의 발명에 의해 생겼고, 일본에서는 한문에 의해 시작되었다. 나라시대에서 헤이안시대의 초기에 걸쳐 공사의 서간문은 전부 한문으로 쓰였다. 나라시대 말기에 카타카나, 헤이안시대 초기에 히라가나가 발명되어 서간문에는 히라가나가 사용되게 되었다. 서장의 형식에도 변천이 있고 견지(堅紙), 절지(折紙)에 관해서는 절지(切紙), 에도시대에는 반절지(半切紙)가 일반화되었다. 서장을 봉하는 방법에도 여러 가지가 있고 호봉(糊封 : 풀로 붙이기), 염봉(捻封 : 비틀어붙임), 결봉(結封), 절봉(折封), 절봉(切封) 등이 있다.

서장을 송달하는 방법은 문화가 바뀌고 국가의 통일로 인해 역제(驛制)가 정해졌다. 전국 간선도로상 4~5리 간격[3]으로 설치된 역에 상비의 말을 타고 계속 역으로 서장을 전송하였다. 역은 중세의 막부에는 비각(飛脚 :

발이 빠른 사람)이나 말로 달렸다. 비각은 한 사람을 통해 전달되었다. 에도
시대에는 말 만큼 달리는 사람을 계비각(繼飛脚)이라 불렀고 도보로 달렸다.
일반 서민의 서장을 취급하는 마을(町)비각은 에도시대에 발달하였고,
1663년 교토, 오사카, 에도의 3도 상인은 조합을 조직하고, 토카이도(東海
道)를 매월 3회 정기 왕복하는 3도 비각이라 불리는 제도가 생겼다.

광학적인 신호통신도 군사상 사용되었다. 664년 쓰시마(對馬島)와 이끼
(壹岐) 및 츠쿠시(筑紫, 큐슈의 옛 이름)에 봉화신호가 경보시설로 만들어졌다.
봉화는 5리(20 km)정도의 간격으로 산꼭대기에 잘 보이는 장소에 배치되
었고, 낮에는 연기, 밤에는 횃불을 이용하여 경보를 전했다. 봉화 제도는
역제와 같이 율령국가의 존립에 반드시 필요한 시설이었다. 전국시대에는
봉화가 발달했다. 낭연(狼煙,봉화)의 연기를 똑바로 올리기 위해 동물(이리)
의 분(똥)을 연료로 섞어 사용한 것에 연유해서 만들어진 이름이다. 갑월전
쟁(甲越戰爭)에서 다케다(武田)쪽은 모장(謀將) 오바타시 모츠케(小幡下野)의 연
구에 의해 갑신(甲信)의 산정간 약 80 리를 11색의 화톳불을 피워서 신호통
신을 행했다. 에도시대의 막부에서는 1639년 나가사키의 해상경비를 위해
봉화대를 설치했다. 이것은 메이지유신까지 존치되었다.

수기(手旗)신호의 기원은 확실하지 않지만 기국옥문자위문(紀國屋文左衛門)
이 에도에서 1745년, 오사카에서 겐스케(源助)라는 사람이 쌀 가격의 시세
를 통신한 것이 최초라고 한다. 오사카 도지마(堂島)의 쌀 가격의 시세는
수기신호와 망원경을 통해서 재빨리 각지로 통신되었지만 1775년 이후

---

3 역자 주 : 일본의 척관법(尺貫法)에서 1 리는 3.927 km, 15~20 km, 일본의 1 리는 한국의 10
리와 비슷함.

비각 이외의 방법은 사용을 금지했다. 1865년 영국, 프랑스, 네덜란드 공사가 효고(兵庫)에 내항한 때 쌀 가격 시세의 신호수가 이것을 빨리 알아 수기신호로 교토의 소사대[4]에 통보되었다. 수기신호는 이후 자연적으로 허락되어 전화가 발달할 때까지 존속되었다.

3) 전신기의 연구와 도래

일본의 전신 연구는 막부 말에 걸쳐서 해방(海防)군비(軍備)에 의해 촉진되었다. 일본에서 처음 완성된 전신기가 들어온 것은 미국에서 전신기가 개통된 뒤 10년 후인 1854년이었고, 페리가 토쿠가와 장군에게 선물한 것이었다. 그러나 막번(幕藩) 체제에서는 결국 전신을 실용화하고 공사의 전보를 취급하는 것까지는 도달하지 못했다.

신주송대번사(信州松代藩士) 사쿠마쇼잔(佐久間象山)은 에도에서 난학을 배

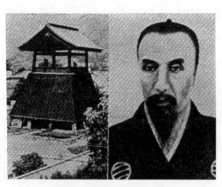

그림 6.2 사쿠마쇼잔과 종루

워, 페리의 전신기가 들어오기 수년 전부터 전신기 실험을 시작했다. 1849년 자작했다고 전해지는 견권선(繾綣線)은 현재 체신박물관에 보존되어 있다. 전선을 가설한 것은 번(藩)의 어사용옥(御使用屋)에서부터 종루(종

---

4 역자 주 : 所司代-江戶시대에, 京都의 경비와 정무(政務)를 취급하던 자

당당鐘撞堂)까지였다고 하지만 그 종루도 현존하고 있다(그림 6.2).

그가 자작한 전기치료기(그림 6.3), 지진(地震)예지기(豫知器)도 마츠시로(松代)의 쇼잔(象山)기념관에 보존되어 있다.

사가(佐賀)번주 나베시마나오마사(鍋島直正)는 1854년 네덜란드 국왕으로부터 장군에게 전신기 헌상을 들었고, 번의 정련방(精練方)에 전신기의 연구와 제작을 명했다. 나카무라키스케(中村奇輔)가 1857년에 제작한 전신기는 사가번주로부터 사츠마번주의 시마츠 나리아키라에 증정되었다. 나카무라(中村)의 도움을 받아 전신기를 제작한 타나카히사시게(田中久重)는 메이지유신 후 일본의 전신기제작업의 개척자가 되었다.

사츠마번주 시마츠나리아키라(島津齊彬)도 일찍부터 전신기에 관심을 갖고 카와모토코민(川本幸民)을 번으로 초청하여 그 구술에 의한『원서기기술(遠西奇器述)』을 1854년 번역판으로 간행했다. 그 중에는 엠보서(embosser)형 모스전신기, 로게만 지자(指字)전신기 등 전신기기의 기구가 상세하게 설명되어있다. 1857년에는 가고시마 성내에서 약 300간(間)에 걸쳐서 전선을 가설하고 엠보서형 모스 전신기로 매일 실험이 이루어졌다. 사쯔마번에서 전신의 연구에 참가한 것은 뒤에 외교관으로 활약한 테라시마무네노리(寺島宗則)였다.

페리가 헌상한 전신기는 뉴욕의 J.W.노턴제작소에서 제작된 엠보서형 모스기였다. 엠보서라는 것은 홈이 붙어 있는 롤러위에 기록 종이테이프에 강침을 눌러 붙인 장단의 선을 조

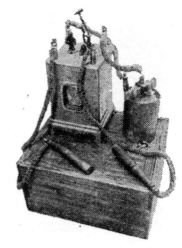

그림 6.3 사쿠마쇼잔이 만든 전기치료기

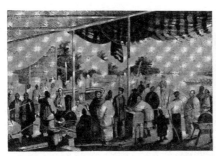
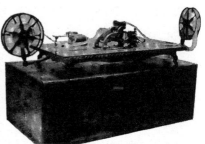

그림 6.4 페리가 가지고 있던 모스전신을 실연하고 있는 것(좌) 현존물(우)

합시켜 만든 부호를 새겨 넣은 형식의 것으로, 현재 체신박물관에 보존되어있다(그림 6.4). 네덜란드가 나가사키에 헌상한 전신기는 형식도 소재도 명확하지 않지만 번서번역어용(蕃薯繙譯御用)의 카츠린타로(勝麟太郞)는 열심히 전신기술을 연구하고, 나가사키 의관 반덴브르크(Van Den Broeck)의 강의를 필기한『전신기지해(電信機之解)』라는 한권의 책이 남아 있다. 1860년 독일도 일본과 화친조약을 체결하고 막부에 지시전신기를 헌상했다.

당시 한쇼시라베쇼(蕃薯調所)의 교수 가토히로유키(加藤弘之)가 독일무관으로부터 그 사용법을 전수받았다. 이렇게 해서 막부 말의 어수선하던 외교, 해방(海防)어양의 추이(推移) 중에서 서남웅번 및 막부가 전신기술의 연구를 개시하지만 실제로 유럽으로 가서 전신망을 시찰하고, 전신기를 구입한 것은 에노모토 타케아키(榎本武揚)이었다. 1862년 막부는 해군 유학을 보내기 위해 에노모토 타케아키 등 군함조련소

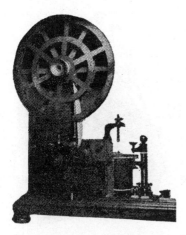

그림 6.5 모스 인자전신기

의 준재를 선발하여 네덜란드에 유학시켰다.

에노모토 타케아키는 다음해부터 네덜란드에 4년 체류하고 군함 가이요마루(開陽丸)의 건조를 감독하는 사이에 전신의 중요성을 알고 페리의 제니사제의 모스인자전신기 2대를 구입하고, 그 기술을 습득했다. 1867년 가이요마루를 일본에 회항시켰고, 그 전신기외에 전선, 애자, 기타 부속품을 배에 싣고 귀국했다. 그러나 마침 유신의 전란이 한가운데 있던 시기여서 결국 실용화되지 않았고, 그 소재도 불명하게 되었다. 그 가운데 한 대가 발견되었다. 에노모토가 초대 전기학회회장이 된 것은 1888년이었다. 그림 6.5는 에노모토가 네덜란드에서 구입한 모스인자전신기이다. 이 전신기는 현재 체신박물관에 보존되어 잉크로 종이에 부호를 기록하는 1854년 오스트리아 인 M. 토마스 존의 발명한 것으로 종이를 보낼 수 있는, 용수철을 사용한, 1860년 프랑스인 제니가 개량한 것이 특징이다. 막부 말까지 들어온 전신기 중에서는 제일 정교한 것이었다.

2. 유선통신기술의 이식과 정착

1) 전신기술의 이식

페리의 내항으로 시작된 개국은 220년여의 긴 쇄국의 꿈을 깼다. 선진제국은 일본을 자국산업자본의 시장으로 각각의 지배하에 두려고 했다. 1858년 미국, 독일, 네덜란드, 프랑스, 러시아 간에 체결된 통상조건, 말하자면 안정조약은 막부가 굴욕적으로 허락하고, 독단으로 조인한 것이었다. 이것으로 인해 존황(尊皇)양이(攘夷)운동은 보다 격렬하게 되었다. 이 조약은 일방적으로 특권을 외국에 준 불평등조약이었으므로 이 조약의 개정은 반세기 가깝게 문제가 되어 일본 기술의 자립에 지장을 초래하였다.

막부 및 모든 번(藩)의 외국무역, 시모노세키의 포격과 사쓰에이센소(薩英戰爭)를 경험한 것은 하급무사를 주체로 하는 존황도막파[5](尊皇倒幕派)였다. 그들은 차례로 막부를 무너뜨리는 것이 가능할 세력을 만들었다. 봉건적 중압과 물가폭등에 고통 받던 도시의 하층민과 소농민이 이 세력을 지지했다.

유신정부가 근대산업의 이식육성에 전력을 다한 것은 우선 오래된 봉건체제를 해체하고, 메이지정권을 근대국가로 발족시켜야 했다. 폐번치현(번을 폐지하고, 현을 둠), 세금의 금납화, 금광산의 독점, 국군의 건설과 병행하여 교통통신망의 건설이 급했다. 전신이 치안유지에 중요한 것이었다. 막부는 페리의 내항 이후 알고는 있었지만 봉건제 아래서는 전신망의 건설에 착수할 수 없었다. 유신정부는 강력한 중앙 집권정부를 확립하기 위해서 더욱더 빨리 착수한 것이 전신망이었다.

유신정부는 1868년 신나천부판사(神奈川府判事) 테라시마 무네노리에 의한 도쿄-요코하마간의 전신가설의 건설을 받아들여, 다음 해 1869년 영국인 기사 길버트를 초청하여 우선 요코하마 등명대역소(燈明臺役所)와 요코하마재판소 사이에 가설했다. 전신기는 막부가 프랑스에 주문한 것이 사용되었다. 같은 해 요코하마 재판소(당시 현청)와 도쿄축지운상소(지금의 세관) 사이에 가설한 공중 전신업무를 개시했다. 다음 해 1870년에는 오사카-한신·고베 간, 71년에는 도쿄-나가사키, 74년 도쿄-아오

---

5 역자 주 : 일왕을 존중하고 일왕을 궁정의 중심으로 생각하고, 막부를 타도하고자 하는 무리.

모리, 75년 아오모리－하코다데(函館)간의 해저선이 개통되었고, 그 뒤 6~7년 사이에 큐슈부터 홋카이도까지 통하는 남북종단 전신망을 완성하게 이르렀다.

2) 내외통신망의 형성

그간 선로의 부설공사와 공사완성 후에 인민의 반항과 방해가 반복된 것은 전신소요(電信騷擾)라고 하는, 선진국에서는 유례가 없는 것이었다. 1872년 히로시마, 73년 후쿠시마, 76년 미에(三重)의 각현 및 쿠마모토 "신풍련"의 폭동, 습격 등이 그것이다. 특히 당시 조급한 전신망의 건설이 그 위력을 발휘한 것은 1877년 서남전쟁이었다. 군관전용통신선으로 큐슈 각지에 가설된 "군전"은 군과 관을 승리로 이끌었고, 세계 대전 후는 큐슈 선의 기초가 된 공중용으로 인계되었다.

그 뒤 도사의 릿시샤(立志社)가 자유민권운동을 개시하려 했을 때 정부는 이것을 억압하기 위해 마쯔야마부터 고우치(高知)까지 험한 길에 전신선의 가설이 급했다. 기타 질부사건(秩父事件) 등 농민운동과 자유민권운동이 확대할 염려가 있는 지역에 가설을 급하게 하고, 1884~85년에는 거의 전국

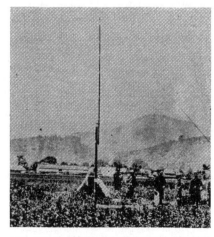

그림 6.6 서남전쟁 당시 쿠마모토시 히로카와의 근처에 세워진 관군의 야전전신국

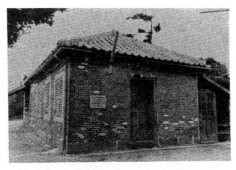

그림 6.7 1871년의 나가사키 해저선 육양고(1971년 복원 보존되었다.)

로컬 간선이 완성되었다. 1885년 내각제도 창시와 함께 체신성이 창설되고, 우편과 전신의 사업은 합병되었고, 3등 우체국은 전부 전보 서비스가 개시되었다.

서남전쟁 후 정부는 송방재정(松方財政)이라는 디플레이션 정책을 폈다. 전부 재정상의 부담이 되어진 거대한 관업(官業)은 1880년의 공장불하개칙(工場拂下槪則)을 기해유신에 공헌한 특정의 정상(政商)에게 불하하게 되었다. 그러나 전신사업은 창업 이래 적자를 계속함에도 불구하고 민간에 불하하지 않은 유일한 사업으로 남았고, 지금까지 관료적 성격이 남아있다.

유신정부가 통신망의 정비가 급했던 한 가지 이유는 국제해저전신망에의 경계(警戒)였다. 당시의 일본은 세계의 장거리 통신계의 영웅 덴마크의 대북전신회사(Great Northern Telegraph Co.)라는 외국자본에 의해 일본의 통신망이 농단될 위험성이 있었다. 이 회사는 1870년, 나가사키 – 요코하마에 해저전선의 육양권(陸揚權)을 획득하고, 나가사키부터 국외로 나가는 통신을 독점했다. 이 자주권을 회복하기 위해 고통스런 노력을 계속했다. 최종적 해결은 제2차 대전 후까지 미룰 정도로 혹독한 것이었다.

그러나 정부는 구미열강이 일본에 강제하는 방식을 그대로 극동제국에 적용하려했다. 1882년 조선에서 일어났던 임오군란 이후, 대북전신회사에 의뢰하여 조선해협에 해저선의 포설을 강행했다. 83년 나가사키 – 부산간의 해저선이 완성되었고, 일본은 대륙에의 무력진출에 대비했다. 청일,

러일의 양전쟁에서 이와 같은 전신선은 군용으로 제공되었고, 그 군사적 이용은 태평양전쟁에 이를 때까지 계속되었다.

3) 경찰전화망과 통신기기국산화

따라서 전신망의 확충은 내지에서도 오로지 군사상, 행정상을 위해 행하여졌고, 국민생활의 편의는 그 정도 변화된 것 같지는 않았다. 전화는 벨의 발명 다음해 1877년에 수입되어 대도시에 우선 경찰 전화망이 형성되었다. 전화를 향한 정부 내부에 관영론과 민영론이 대립했지만, 초대 체신대신 에노모토 타케아키는 민영론을 부정했다. 도쿄ー요코하마 간에 전화선이 완성됐고, 도쿄와 요코하마에 전화교환국이 설치되었다. 시민에

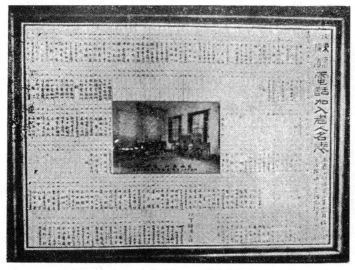

그림 6.8 메이지 23년의 도쿄전화가입자 명부(179대 가입)

게 통화교환이 개시된 것은 1890년 12월 16일로 이것이 일본의 공영전화 사업의 시초였다. 경찰전화망의 형성으로부터 13년 후에야 겨우 공중전화 사업이 개설되었다. 창업기의 전화교환기는 미국의 웨스턴 일렉트릭사 제품의 단식교환기였지만 가입자가 증가함에 따라 1898년부터 병렬복식교환기가 1909년부터 자석식으로 바뀌어 공전식 교환기가 미국으로부터 도입되었다.

청일, 노일의 양전쟁을 통해서 전신전화망은 급속히 발전했다. 전쟁 중에는 말할 것도 없고, 세계 대전 후에서도 군사적인 전신전화의 개통에는 채산을 무시한 확장이 계속되었다. 시외선로의 확장은 1899년 도쿄 - 오사카간의 장거리 전화회선이 개통되었다. 마르코니와 포포프가 무선전신의 공개실험에 성공한 직후 체신성의 전기시험소에서 실험이 개시되어

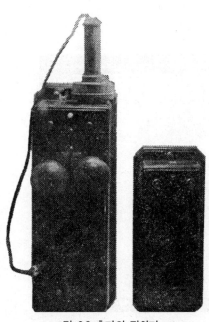

1903년에 나가사키 - 기륭(대만)간의 장거리 전신시험에도 성공했다. 그 성과가 러일전쟁의 동해 해전에 큰 역할로 공적을 떨친 것으로 유명하다.

유선전신기는 메이지 말기까지 거의 자급이 가능하게 되고, 유선전화기, 교환기의 국산화가 진행되었다. 그러나 연구를 막 시작했으므로 무선기기를 제외하면 거의 모방기술이었다. 통신기기 기업은 메이지 중기까지 관영의 공부성(工部省) 제기과(製器科)

그림 6.9 초기의 전화기

에서 민간에는 타나카 히사시게의 다나카(田中)공장(東京芝浦電氣의 前身)이 전신기기를, 오키키바타로우(沖牙太郞)의 명공사(明工舍)(沖電氣의 전신)가 전화기와 교환기를, 안나카(安中常次郞)의 안나카전기제작소가 무선기기를, 각각 수리, 모조, 시작품을 만들었다. 미국의 웨스턴 일렉트릭사의 제휴신청에 의해 1899년 일본전기주식회사가 창립되었다. 이 즈음 후루가와(古河), 스미토모(住友), 후지쿠라(藤倉) 등의 전선기업도 창업되었다. 전구제조의 백열사가 1899년 도쿄전기주식회사로 재발족하고, 1905년 미국의 GE사와 제휴했다. 이것들이 민간통신기기제조업과 통신사업발족이래 관료기구에 편입하여 민주기술을 육성하는 의욕을 잃었고, 도입기술의 부분적 개량, 모방적 국산화는 일부 진전되었다고 할 수 있고, 관료성에 대응해서 차례로 외국자본과 기술에 의존하게 된다.

3. 전등화력발전으로부터 동력수력발전으로

1) 전기공학의 교육과 연구

메이지 초기 공부성은 신산업육성정책으로 고급기술자의 양성을 목적으로 1871년 공업기숙사를 설치했다. 공업기숙사는 1873년 다이엘 외 8인의 영국인 교사를 초빙하여 개교하였다. 교감은 불과 25세의 다이엘이었다. 74년에 개교, 77년에 공부대학교로 개칭하고, 다음해 78년 4월 개교식을 거행하였다. 토목, 기계, 전신, 집짓기, 실용화학, 채광, 야금의 7학과로 나누어, 82년 조선과가 증설되었다. 이 대학은 취리히의 스위스 연방공과대학을 모델로 한 젊은 영국공학자들의 실험학교였다. 교육과 연구, 이론과 실습의 통일을 목적으로 학생의 수학 연한은 6년으로 예과,

227

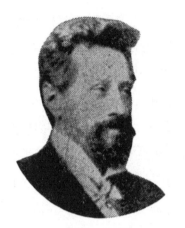

그림 6.10 에어톤
(William Edward Ayrton)

전문, 현장실습(實地)의 각 2년으로 되어 있었다.

예과에서 물리학, 전문으로 전신학을 가르친 것은 에어톤이었다. 그는 런던의 유니버설칼리지를 졸업한 뒤 인도 정부의 전신기사가 된 후 1873년 일본으로 왔다. 78년 3월 25일에 중앙전신국 개국 축하연이 동교의 대홀에서 개최되었을 때 물리학 강의용의 크로브(Crove)전지 50개를 연결하여 아크등을 점등했다.

이것이 일본 최초의 점등으로 이 날을 1927년에 전기기념일로 제정하고 있다. 당시 전기의 응용은 통신에 제한되어 있었지만 그의 강의는 전기공학의 전반에 걸쳐있었다. 78년 6월, 5개년 임기가 만료해서 귀국한 뒤에 84년부터 핀즈베리공과대학의 전기공학교수가 되어 전류계의 발명과 실용전기학의 간행, 전기학회의 회장에 취임하는 등 많은 국제적 업적을 남겼다.

공부대학 전신과 제1회 졸업생은 시다린자부로(志田林三郎) 단 1명이었다. 우수한 성적으로 전신학 최초의 공학사를 수여했고, 글래스고대학에 유학해서 윌리엄 톰슨(켈빈경)에게 배웠고, "필로소피컬 매거진"에 자기(自己)전류계에 관한 논문을 발표했다. 귀국 후, 공부성의 전신부문을 지도하고, 아울러 공부대학교수에 취임했다. 공부성 폐지 후, 체신성으로 옮겨 육해(陸海)의 전신사업을 지도하고, 1886년 공부(工部)대학교가 제국대학창립과 함께 합병, 동 공과대학이 됨과 동시에 동 대학교수로서 전기공학과의 창설에 참가했다. 공학박사 학위 제1호를 수여받았고, 공부대학교 출신자로서 단 1인에 선택되어 1888년 전기학회의 창립을 맞아 간사로서 활약하였다. 36세의 젊은 나이로 병사한 것은 아쉬운 일이다. 고향인 사가현 타쿠시 공민관에 박사의 사료가 보존되어있다.

공부대학교 전신과 제3회 졸업생 중, 나카노하츠네(中野初子), 후지오카이치스케(藤岡市助), 아사노오우스케(淺野應輔)의 3인은 시다린자부로(志田林三郞)와 같이 일본에서 전기공학의 원로이다. 나카노는 제국대학 공과대학 창립과 동시에 조교수로 임용, 1888년 미국 코넬대학에 유학, 전기공학을 연구하고, 91년 교수가 되고 장년교육과 연구에 진력을 다했다. 후지오카도 나카노와 같이 조교수가 되었지만, 1886년 도쿄전등주식회사 기사장으로 맞아들여져, 이후 민간 전등사업에서 활약하였고, 90년 탄소선 전구제조에 백열사(白熱舍)를 창립 도쿄전기주식회사를 발전시킨 전구의 국산화에 진력을 다해 고투했다. 도시바 본사 앞에 그의 동상이 만들어져 있다. 아사노도 처음에는 모교의 조교수였지만, 1891년 체신성 전기시험소 창립과 동시에 초대 소장이 되었고, 1915년까지 전기사업의 지도를 맡았다.

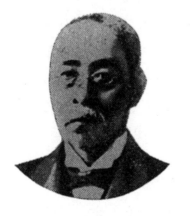

그림 6.11 나카노하츠네

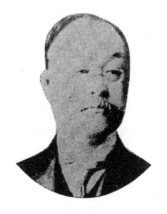

그림 6.12 후지가와이치스케

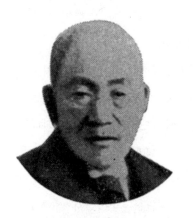

그림 6.13 아사노오우스케

전기시험소는 창립 당초는 전신, 전화의 업무가 중심이었지만 1903년의 개정으로 새로운 전력의 연구와 응용에 관한 업무가 추가되었다. 1909년에 전기 기본단위, 검정, 무선전신전화, 전기화학 등의 시험 연구를 하는 것으로 되었고, 1890년대보다 제1차 세계대전 무렵까지의 일본의 전기기술을 지도하는 중심기관이 되었다. 전기시험소는 아직 후술하는 것으로 일본 초기의 무선전신전화의 연구의 중심으로 지도적 역할을 하고 있었다.

2) 전등사업의 성립

일본의 전등사업은 미국, 영국과 거의 동시에 출발한 것이 특징이다. 에디슨이 뉴욕과 런던에서 배전을 개시한 1882년에 도쿄전등회사가 창립을 신청했고, 87년에 영업용 전등전력의 공급을 개시했다. 동년에 고베, 교토, 오사카, 88년에 코토에, 89년에 나고야, 요코하마에 전등회사가 설립되었다. 이것에 대응해서 제국대학공과대학 전기공학과에 87년 전등의 강의가 더해졌다. 88년에는 에노모토 타케아키 체신대신을 회장으로 하는 전기학회가 창립되어 지금에 이른다.

이와 같이 일찍부터 전등조명이 필요하게 된 것은 치안을 유지하는 가로등, 램프용 석유의 수입방지, 화재방지의 목적이었지만 취업시간의 연장이 특히 중요했다. 일본 산업혁명의 발단이 되었던 1883년 조업개시의 오사카방적회사(동양방적의 전신)는 조업규모의 열세, 원료면화의 해외의존이라는 악조건 중에 국제경쟁을 하는 것은 저임금 위에 노동 강화, 즉 심야작업인 1일 2교대제로, 수입방적기의 가동률을 올리는 이외의 방법이 없었다. 거기서 전등이 솔선 채용되어 도쿄전등의 기사장으로 있던 후지오카이치스케(藤岡市助)가 공사를 담당했다. 심야작업 채용보다 오사카방적의 영업성적은 매우 뛰어나, 그 후의 관서방적 자본발달의 기초가 확립되었다. 심야작업은 1929년까지 계속되었다.

전기사업의 자본은 정상(政商)과 과거의 번주(藩主), 그리고 곤궁한 옛날의 사족(士族)에게 임대금으로 투여되었다. 필요한 기기는 외국에 의존하고, 시장은 안정되어 있었으므로 "사족(士族)의 상법"이라 불렸다. 전기요금은 10 촉광 1개당 월1.7엔으로 당시의 쌀값으로 약 1말 5되(22.5 kg)에 해당하는 가격이었다.

각 도시의 전기사업은 처음에는 직류, 저압, 소용량의 화력발전소를 다수 설치한 방식이었다. 용지취득의 곤란, 매연의 고통으로부터 도쿄 전등회사는 1895년에 독일의 AEG사의 3상 50Hz 발전기를 수입하여 아사쿠사에 집중 화력발전소를 건설하였다. 한편 오사카전등주식회사는 이것에 대항하는 1897년에 미국의 GE사로부터 3상 60Hz 발전기를 수입하여 발전소를 건설하였다. 이것이 관동의 50Hz, 관서의 60Hz라는 다른 주파수의 교류가 병존하는 것이 되었고 후에 큰 어려움을 남겼다.

이 아사쿠사 집중 화력의 건설은 후지가와(藤岡市助)의 지도에 의해 행해졌다. 시기가 청일전쟁 후의 국산장려의 기운이 있었으므로 전기제작업의 발달을 재촉했다. 이시가와 조선소는 전기부를 신설하고, 나카노(中野初子) 교수를 고문으로 아사쿠사 발전소용에 200kW 단상교류발전기 4기를 제

231

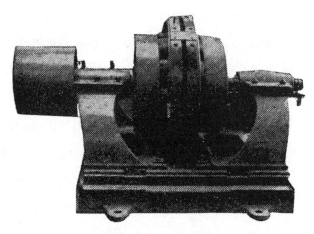

그림 6.14 현존하는 아사쿠사 화력발전소 발전기

작했다. 그 성능은 양호하지는 않았지만 일본에서 대용량 교류발전기의 최초 시험 제작이었다. 아사쿠사 집중화력의 건설 이후 공해 때문에 시내에 화력발전소를 건설하는 것은 이미 곤란한 지경이었다. 아사쿠사에 잇달아 당시 전원지대에 있던 센쥬(千住)에 제2화력발전소가 증설되고, 1905년 송전을 개시했지만 머지않아 카쯔라카와(桂川)수력의 송전개시와 동시에 양(兩) 화력발전소는 운전을 정지했다. 여기서 도쿄의 초기 전력으로 화력시대는 끝났다.

3) 수력발전의 발전

일본은 수력이 풍부하고, 수차에 의한 방적, 정미 등 에도시대부터 발달했으므로 수로도 전국 각지에 설치되어 왔다. 따라서 수력발전의 시작도 화력발전과 같이 빨랐다. 1891년 프랑크푸르트 전기박람회에 획기적인 고압장거리송전의 실험도 빠르게 전기학회지에 보고되었다. 수력발전의 급속한 발전을 촉진한 원인은 석탄의 가격이 높았기 때문이다.

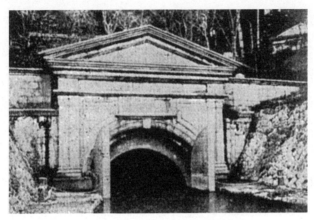

그림 6.15 케아게(蹴上)발전소의 취수구

수력의 자가발전은 화력과 같이 방적업이 훨씬 빨랐다. 최초의 수력발전소는 시모츠케마방적소(下野麻紡績所)(帝國纖維鹿沼工場의 前身)가 다이야가와(大谷川)에 에디슨 4호형 15kW를 운전한 것이 1890년 8월이었다. 12월에 아시오도잔(足尾銅山)은 독일 지멘스사의 400마력의 수차로 직류 60kW 3대, 30kW 2대의 발전기를 운전하고, 양수, 권양, 전등에 사용했다. 공공용으로서는 1891년에 교토시가 건설한 케아게(蹴上)발전소가 최초이다. 공사는 공부대학교 토목학과 학생 타나베사쿠로가 졸업논문으로 비와코수로(琵琶湖疎)계획이 채용되어 선박

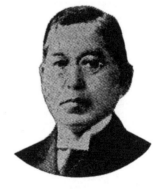

그림 6.16 타나베사쿠로

운송(舟運), 상하수도, 방화를 포함한 종합적인 지역개발로 세계로부터 주목을 받았다. 케아게발전소는 지금도 가동되고 있는 일본최고의 현존 수력발전소이다.

수력에 의한 전등회사는 1892년 하코네 전등이 유모토, 토우노사와 온천장에 200등의 전등을 켰다. 반동형 수직축수차(反動型堅軸水車)는 도쿄의 나카지마 기계공장에서 최초로 국산화 한 수력터빈이다. 발전기는 에디슨식 6호형, 직류 20kW로 미요시공장(三吉工場)에서 만들었다. 계속해서 닛코우전력, 토요하시(豊橋)전등, 마에바시전등 아이오이(相生)전등, 센다이전등, 후쿠시마전등이 수력전기를 공급했다.

수력이 화력에 비해 우수한 기술적 특징은 고압에 의한 원거리 송전이 가능한 것이다. 10,000V송전은 1899년 히로시마에서 코오리야마(郡山)까지 동시에 개시되었다. 청일전쟁 때 대본영[6](大本營)이 있던 요코즈까와 같이 쿠레(吳)해군 최대의 기지가 건설된 히로시마 지방에 시부사와에이이치(涉澤榮一)을 회장으로 하는 히로시마 수력전기주식회사가 창립되었다. 쿠로세가와(黑瀨川)의 수력을 이용하는 히로시마발전소(현존)부터 히로시마시까지 당시로서는 최장의 26km에 달했다. GE사의 기기에 의한 11,000V의 특별고압원거리 송전이었다.

코오리야마(郡山)의 경우는 코오리야마 견사방적회사(日東紡의 前身)에 의해 만들어진 이나오시로코(猪苗代湖)를 발단으로 해서 아사카소수이(安積疎水)의 수로, 누마카미발전소(현존)로부터 후쿠시마현의 코오리야마까지 22

---

6 역자 주 : 일왕의 직속으로 군대를 통솔하던 최고 통수부(統帥部). 1944년 7월에 최고 전쟁지도 회의로 이름을 고쳤다.

km를 11,000V 송전이 이루어졌
다. 아사카수로(安積疏水)는 메이지
정부가 자유민권운동의 시대에 전
국의 불평사족(不平士族)을 대상으로
한 사족원산(士族援産)의 개척사업이
었고, 계산지도는 네덜란드의 토목
기사 판도룬에 의해 만들어졌고, 기
공 후 3년째인 1882년 후쿠시마사
건이 한창일 때 완성되었다. 누마카

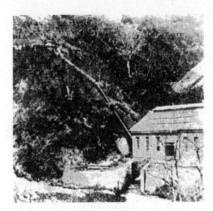

그림 6.17 건설당시의 누마카미발전소

미(沼上)발전소의 발송전공사는 뒤에 닛치츠(日窒지금의 칫소)콘체른의 지도
자가 된 노구치시타가우(野口遵)가 담당했다. 발전기는 3상 교류 2,000V,
60Hz GE사제품을 사용하였다.

뒤에 러일전쟁이 일어나고, 공사가 비약적으로 진전되었지만 석탄의 가
격이 급등하여 화력발전의 생산단가가 높게 되었다. 그래서 도쿄전등은 후
지고코(豊士五湖)의 수원으로 카츠라가와(桂川)수계를 주목하고 1909년 코마
하시(駒橋)발전소가 55,000V의 고압으로 도쿄까지 70 km의 송전에 성공했
다. 이때 도입된 스위스의 엣샤 와이
스제 프란시스형 4500 마력의 수차
는 지금 도쿄 이케부쿠로 서비스센
터에 보존 전시되고 있다(그림 6.18).

이 성공에 자극되어 각지에서 개
발되고, 1911년에는 수력발전출력
이 화력발전출력을 넘었다. 이 해에
기소가와(木曾川)에 기소가와 발전소

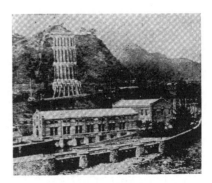

그림 6.18 코마하시(駒橋) 발전소

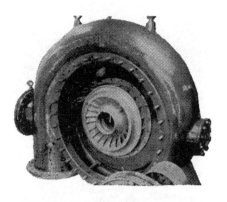

그림 6.19 현존하는 코마하시발전소 터빈

10,000kW가 완성되었고, 66,000 V로 나고야까지 43km 송전되었다. 수력의 개발에 따라 지주와의 분쟁이 많았는데, 정부는 이 해에 전기사업법을 제정하고, 전기 사업자를 적극적으로 도와주었다. 또 전년에 임시 수력조사국이 설치되어 정부는 전국에 걸쳐 포장수력(包藏水力)[7] 조사하고, 개발의 자료를 정비했다.

이때쯤 공업 원동력으로 전력의 수요는 확대되고, 1913년에는 전 수요의 56%에 달하는 전등수요를 감당하게 된다. 그러나 전등수용가 총수용의 44%로 떨어져도 수입에는 전등료의 수입이 77%를 점했다. 그것은 "가정에는 높고, 산업에는 낮게"라는 특수한 이원적인 전기요금제에 의한 것이다.

---

7 역자 주 : 포장수력, 하천(河川) 유역(流域)에서의 발전용(發電用) 수자원(水資源)의 이용(利用) 가능량(可能量).

제1차 대전과 무선 전신기술

전자공학의 진전과 통신망의 형성

1. 무선전신기술의 성립

1) 헤르츠의 연구

패러데이의 전기력선과 전자장의 개념부터 출발하여 전자장이론을 만들었던 맥스웰은 전자기학사에서 획기적인 역할을 했지만 그 이론은 수학적 어려움도 한 몫 곁들여 당시 바로 인정받지 못했다. 19세기 초부터 전기와 자기에 관한 개념도 패러데이의 연구 등에 의해 크게 변혁되었고, 이론적 부정합이 명료하게 되었지만 아직 어느 설이 올바른 것인지는 이론적 결론이 나지 않았다. 맥스웰의 획기적인 "변위전류" 개념의 도입도 설득력을 갖지 못했다. 이런 상황 중에서 로지(Lodge, Sir Oliver Joseph)와 피츠제럴드(Fitzgerald, George Francis), 또는 페데르센(Feddersen, Wilhelm) 등의 소수 사람이 맥스웰 이론을 검정하여 공중전파의 발생을 추구해왔다. 그들

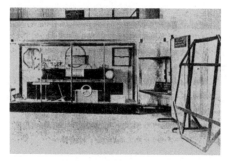

그림 7.1 헤르츠의 실험실 3]

중에 돌파구를 연 것은 19세기 후반의 독일의 과학계에 큰 영향을 받은 헬름홀쯔(Helmholtz)의 조수로, 당시 유행한 속류 유물론의 반동으로 칸트 학설의 영향을 받은 과학론이 새로 생겨나던 중1]으로 마하(Mach, Ernst)와 함께 의식적으로 종래의 역학을 비판한 헤르츠였다.

1887년, 헤르츠는 감응 코일의 양단에 접속한 2개의 금속구 사이에 꽃불을 튀겨, 그 근처에 작은 간격을 가진 철사의 고리(공명기)를 가지고 가면, 그 틈에 꽃불이 생기는 것을 실험으로 확인했다. 이것은 전파(電波)의 존재와 그 공간 전파(傳播)를 증명하는 것이었다. 헤르츠는 그 위에 전자파의 전파 속도나 반사등에 대해 빛과 같은 성질을 가진 것을 밝혔지만, 그 자신은 전자파를 무선 전신에 이용할 가능성을 부정했다. 이유는 적당한 파장의 발진기와 검파기 제작의 어려움에 있었다. 무선 전파에 의한 통신의 가능성에 대해서는 전자파 연구와 함께 전자 공업 발달의 다른쪽에서 이론적 기초가 된 기체 방전을 연구하고 있던 크룩스가 이미 1892년에 예측하고 있었고, 같은 해 존스턴(Stone, John Stone)도 헤르츠파 혹은 테슬라의 진동을 전화에 도입하는 연구를 개시하고 있었다. 당시 기존의 주요한 전기 통신 관계의 기업도 아직 새로운 분야에 관심을 나타내지 않았다. 물론, 음성 신호의 검파기와 발진기의 문제가 터무니없을 만큼 기술적인 어려움을 갖고 있었기 때문에 무선통신의 장래를 전망하는 것은 간단한 것이 아니었다.

웨스턴 · 유니온사, 포스털(Postal)전신회사, ATT사 등 대전신 기업이나, GE사, 웨스턴 · 일렉트릭사, 웨스팅 하우스사 등 대전기회사가 1900년쯤이 되어도 무선에 의한 통신의 가능성을 깨닫지 못했다.[5] 주요한 이유는, 이러한 기업이 그 활동 영역을, 지금까지 막대한 자본을 들여 건설한 해저 케이블을 포함한 유선 통신사업까지 두고 있었기 때문이기도 하다.

2) 포포프와 로지

통신의 기술개발에 대하여, 무선통신의 검파기 및 발진기는, 에너지 형태 변화의 결절점이며, 근년의 마이크로파 통신에 이르기까지, 주요한 기술적 어려움의 하나였다. 무선 기술 발달사에서 최초의 무선전신용 검파기는 영국 리버풀 대학의 로지가 제작한 "코히러(coherer)"였다. 로지의 코히러는, 1890년 프랑스의 브랜리(Branly, Edouard)가 금속 분말의 전기 전도성을 연구하고 있을 때 발견한 현상을 이용한 것이다. 니켈가루를 유리관에 봉하면, 보통의 직류에 대하여 고저항을 나타내고 전류가 통하지 않지만, 근처에서 전기 꽃불을 방전시키면, 니켈 분말이 밀착(코히러)해 전류를 흐르게 한다. 로지는, 한 번 전자파에 감응해 양호한 도체가 된 코히러를 원래 상태로 되돌리는 장치로서 전종으로 코히러를 치는 트렘블러(trembler)를 연구해, 1894년 수신소의 배선을 고안[8]했지만, 원래 과학자인 로지는 그 이상으로 진행하지 않았다. 로지의 보

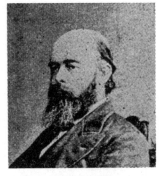

그림 7.2 로지[2]

239

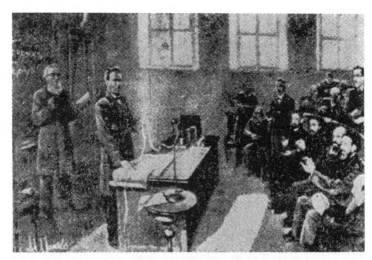

그림 7.3 페테르부르크 대학에서의 포포프의 실험

고서를 러시아의 수뢰(水雷)학교의 교관인 포포프(Popov, Aleksander Stefanovich)가 찾아냈다. 포포프는 로지의 장치에 더해 안테나, 수신 회로 중의 릴레이로부터 코히러에서 영향을 없애기 위한 초크 코일 등 수신 회로를 개량,9」 전자파의 통신에서 최초로 이용을 시도했다. 1895년에는 페테르부르크 대학에서 실험을 공개해, 97년에는 최초의 무전국을 크론슈 타트에 세울 수 있었다. 이 무선국은, 군함 아프리카호의 좌초를 구조해 내는 등 효과를 내었다. 이것을 본 미국이나 영국의 기업가는, 조속히 특허 권 양도의 교섭을 시작했다.

원래, 남북 전쟁 이래 전신망이 급속히 확립되고 있던 미국에서도, 헤르 츠파가 발견되기 전, 1880년대 초기부터, 전선을 부설하지 않고 통신하는 방법이 하버드의 트로우브리지(Throwbridge, John) 교수를 시작으로 하여 여러 사람의 연구가 있었다.10」 빈번한 수상 운수의 정리에 사용하기 위해 서, 벨(Bell)도 포토맥강(Potomac River)에서 배와 배 사이의 교신을 연구하고

240

있었고, 돌베어(Dolbear, Amos Emerson)는 유도 코일을 전화 송신에 넣고, 이것을 이용해, 에디슨 등은 주행 중인 열차와의 통화 문제에 접근했다. 영국에서도 우정청기사 프리스(Preece, Sir William Henry)가, 유도 코일의 이용에 주목하고 있었고, 헤비사이드가 탄갱 내와 지상과의 교신을 무선으로 하려고 했다. 그러나 앞에서 설명한 것처럼 이러한 선구적 시도에 대해, 웨스턴·유니온, 포스탈 전신회사 혹은 미국 전화 전신회사 등의 유선 전신으로 번영하고 있던 기업은, 자기의 전신망 확립에 힘을 너무나 집중해서, 새로운 통신방법의 연구개발을 받아들이지 않았다. 그런데도 산업 선진국에서, 당시의 포포프는 미국이나 영국의 기업으로부터 특허권 양도 혹은 제휴 신청을 거부했다. 그는 자국을 위해서 이 발명을 바치려고 했던 것이지만, 당시의 러시아에서는 정부 등의 이해를 얻지 못하고, 결국, 무선 전신 발명의 영예를 타인에게 양보하게 되었다.

3) 마르코니의 기업화

포포프와 완전히 다른 과정을 거치고, 게다가 무선 전신 발명자의 영예를 가진 것은 이탈리아의 마르코니였다. 그는 풍족한 가족의 지원을 받으면서, 완전히 아마추어로부터 출발해, 볼로냐 대학의 리기(Righi, August)의 지도를 받아 기업화에 조건이 좋은 영국에서 성공을 거두었다. 마르코니는, 1894년, 이탈리아의 전기 잡지에서 처음 헤르츠의 실험을 알고, 무선 통신을 개척하려는 꿈을 가졌다고 한다. 다음 해, 최초의 전신기를 조립해 96년까지는 약 3km의 거리까지 모스 신호에 의한 송수신에 성공하게 되었다.

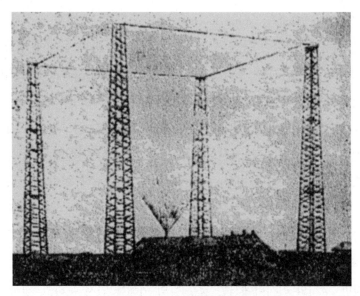

그림 7.5 마르코니의 케이프블랜튼 통신기지와 안테나[12]

장치는, 발진기에 요즘 말로 안테나를 붙였고, 수신 회로의 코히러에는 관에 공기를 빼고, 봉입 금속을 신중하게 선택해 소량의 은가루를 혼입한 니켈가루를 사용한 것으로, 헤르츠나 로지 등의 발명을 교묘하게 조합한 것이었다.

1896년, 마르코니는 무선 전신기를 가지고, 공업화의 기회가 많다고 생각되는 영국으로 건너갔다. 영국 우정청의 기사장 프리스는 이전부터 무선 전신의 연구를 시작하고 있었지만, 마르코니의 무선 연구에 강한 관심을 갖고, 우정청의

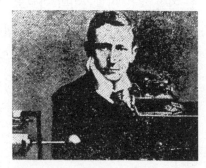

그림 7.4 마르코니의 무선장치[3]

실험실을 자유롭게 사용하게 했다. 우정청의 기술자에 공개 실험하는 일도 계획하여, 이 공개 실험으로 마르코니는 12km 떨어진 지점에서의 송수신에 성공했다. 다음 1897년에는, 영국 해안선을 따라 등대와 등대선에 무선설비를 설치하는 것을 목적으로 하여 "무선전신 및 신호회사" 가 설립되었다. 무선통신의 우위를 나타내기 위해서는 통신거리를 한층 더 늘릴 필요가 있었다.

하지만, 당시 전자파의 원거리의 전파에 관해서 과학자들 사이에 일치한 이론적 견해를 얻을 수 없었고, 원거리 통신의 가능성은 예측이 어려운 것이었다. 이미 1893년에 대기 상층부에서 전도성의 존재를 주장하고 있던 테슬라도 장거리전파실험에는 실패하고 말았다.

4) 대서양 횡단 통신의 성공

그러나 마르코니는 회사 창립 후 즉시 원거리 무선에 전념하여 1899년 3월에는 도버 해협을 넘어 영국과 프랑스간의 송수신을 성공시켰다. 이것은 신문에서 화려하게 보도되어 국민들로부터 많은 주목을 받았다. 다음은 대서양을 넘는 통신이다. 기술고문 플레밍(Fleming, John Ambrose)에게 송수신국을 설계시켰지만 이것은 어려운 일이었다. 이 힘든 연구 끝에 간신히 성공한 것은 1901년 12월 12일이었다. 이 날은 마르코니가 영국에서 보내져 온 모스 신호 "S(···)"를, 2,700km나 떨어진 캐나다의 뉴펀들랜드에서 수신하는 것에 성공했던 것이다.[14]

초기 마르코니의 수신기에는 선택 공진회로가 없었다. 따라서 각지로부터 송신되어 오는 여러 종류의 신호를 구별할 수 없었다. 공진회로의 원리

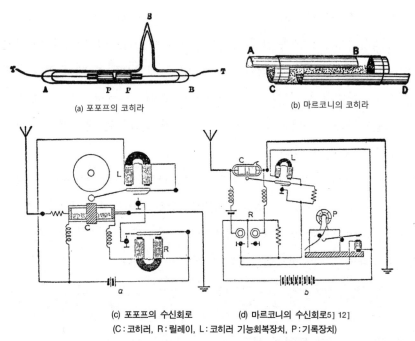

(a) 포포프의 코히라

(b) 마르코니의 코히라

(c) 포포프의 수신회로   (d) 마르코니의 수신회로5] 12]
(C : 코히러, R : 릴레이, L : 코히러 기능회복장치, P : 기록장치)

그림 7.6 포포프와 마르코니의 코히러와 수신회로

그 자체에 대해서는 이미 1898년 로지가 발명해, 특허를 가지고 있었다. 마르코니는, 이것에 동조 다이얼 등을 덧붙이는 등의 개량을 하고, 무선 사상 유명한 동조에 관한 특허 "영국 특허 제 7777호"를 받았다. 무선의 역사는 격렬한 특허 분쟁의 역사이기도 했지만, 여기에서도 예외 없이 특허 분쟁을 일으켰다. 마르코니의 발명 중 대부분은 로지 특허가 포함되어 있다고 하는 이 분쟁은, 간신히 1911년 마르코니 회사가 자본력에 힘을 빌려 로지의 특허15]를 매수하는 것으로 안정되었다.

그런데, 마르코니가 검파기에 사용한 코히러는, 원거리 통신에서 "공전 (空電)"의 영향을 잘 받는 결점을 갖고 있었다. 이것을 막기 위해, 1902년 자기검파기를 발명했지만, 동시에 자기검파기에 의해서, 수신 속도는 매분

150자의 속도로 올랐다. 일반적으로 미국에서는 검파기로 전해검파기 등을 사용했지만, 유럽에서는 이 자기검파기가 선박의 표준적인 수신장치로서 약 10년간이나 사용되었다.16] 유럽의 자기 검파를 추월한 것은, 미국에서 광석검파가 발명(1907)되고 나서 5~6년이나 후의 일이였다.

5) 마르코니의 반대자

마르코니의 성공은 유럽에서 전적으로 좋게 받아들여지지 않았다. 오히려 강력한 방해를 받았다.18] 반대자는 이미 설명한 전신이나 해저 케이블 회사였다. 그들은 유선 통신의 방법으로 오랜 세월 상당한 이윤을 올리고 있어 무선의 발명은 이윤원을 위협할 것 같이 보였기 때문이다. 예를 들어 해저 케이블을 가지고 있는 앵글로 아메리칸 전신회사는 특권을 침해하는 것으로서 뉴펀들랜드에의 무선국 설치의 반대, 영국의 전신을 관리하고 있던 우정청도 마르코니의 무선과 우정청의 전신을 연결시키는

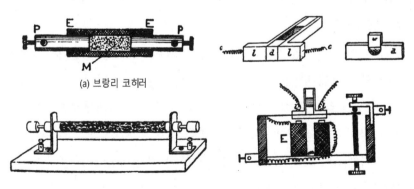

(a) 브랑리 코히러

(b) 로지의 코히러   (c) 전자석을 조합한 플레밍의 코히러

그림 7.7 각종의 코히러12]

245

것에 반대했다.

6) 해군의 지지

유선 전신회사와 반대로 마르코니 회사에 적극적으로 지원을 준 것은 영국 해군과 로이즈(Lloyd's)였다. 마르코니가 성공하기 이전부터 헨리 잭슨 해군 대장은 이미 로지의 연구 단계에서 비밀리에 무선 연구를 해군을 위해서 진행하고 있었다. 마르코니가 등대와 선박과의 통신이 성공하고 있던 초기의 단계였던 1889년 9월에, 영국 해군의 연습에 무선통신 시험이 받아들여졌다. 트란스발(Transvaal)의 사금광을 목적으로 일으켰던 남아공(南阿共) 전쟁에서는 전쟁터에서 군사적으로 무선의 유익을 입증했다.[19]

해외에 식민지를 요구해 7대양을 지배하는 영국 해군에서, 함대의 군사 행동의 성공과 실패를 좌우하는 것으로 무선이 많은 도움이 되었다. 바로 후에 디 포리스트 무선전화전신회사가 무선전화를 개발했을 때의 최초의 고문(顧問) 역시 해군이 했던[20] 것처럼, 무선은 탄생되자마자 군사적인 이용가치를 찾아냈다.

한편, 이미 설립되었던 유선전신회사의 방해를 받으면서도, 다른 한편으로 해군의 보호를 받았던 마르코니의 회사는 미국, 벨기에, 캐나다, 프랑스, 독일 등 각국의 특허를 받았고, 계속하여 회사를 확대해 갔다. 그 경영 방법은 극히 배타적이고 무리한 정책을 취했다. 무선 장치는 판매하지 않고 대여제도로 하였다. 즉, 자사에서 훈련 받은 무선사를 붙여 타사의 무선기와의 교신을 금지했다. 그 때문에 다른 나라들은 마르코니식을 받아들이지 않을 수 없었다.

예를 들어, 미국 마르코니 회사는 미국에서 경쟁 회사였던 유나이티드 와이어리스사의 특허를 침해하여 파산시켰고, 400척의 선박 설비와 17개의 육상국을 지배했으며, 1912년부터 17년에 걸쳐 미국의 선박과 해안통신의 약 90%도 지배하게 되었다.[21]

이상과 같이 마르코니는 꽃불식에서는 공진회로의 개선이나 이중 통신식의 발명 등 세계를 제패하고 있는 독점적인 자사의 통신 방식의 완성에 힘을 쏟아, 무선 전신을 확립, 역사상 중요한 역할을 완수했지만, 그 독점적인 경영 방법이 화근이 되어, 무선 전신의 새로운 진전에는 동참할 수 없었다. 무선 전신에 관한 초기의 실험은 마르코니사의 경쟁상대로 재원이나 공학적 훈련에서는 마르코니사에 비교가 되지 않을 정도 "약소"했던, 디 포리스트(Lee de Forest)와 페센덴(Fessenden, Riginald Aubrey)에 의해 마르코니사의 시대가 막을 내리게 된 것이다.[22] 과학 기술분야는 항상 새로운 기술과 자기 혁신을 하지 않으면 되지 않는 숙명을 가지고 있다.

2. 3극관의 발명과 전자공학의 진전

1) 비감쇠 고주파와 파울젠 아크

수신기가 인접한 곳에서 다른 수신기와의 혼신을 막는 방법으로는, 송신파를 급속히 감쇠시키든지, 혹은 파장이 다른 비감쇠파를 이용하는 것이 좋다는 것이 서서히 밝혀졌다. 동조 조작으로부터 하면, 물론 연속적인 정상파를 이용하는 것이 유리하다. 따라서 무선 기술의 개량으로 이러한 지속파를 어떻게 발생시킬까에 주의가 집중되었다.

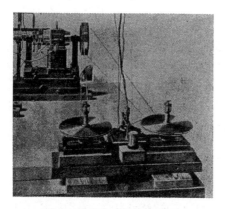

그림 7.8 더델의 고주파발생장치[12]

이 방면에서의 선구자는 더델
(Duddell, William du Bois)과 톰슨이
다.[23] 1900년에 고안한 방법은,
직류아크방전회로에 콘덴서와 코
일을 접속한 것이었다. 그러나 이
방법은 진동에 의해서 50kHz 이
상의 고주파를 발생시키는 것이
어려웠고, 회로의 전류의 크기도
실효값으로 3~5A였다. 이탈리아

의 과학자들은 주파수를 높이려고 노력했지만 일반적으로는 100kHz가
한계였다. 이것에 대해서, 네덜란드의 파울젠(Poulsen, Valdemar)은 탄소 없
이 동을 이용한 전극으로 아크를 수소가스 또는 아르곤 가스등의 증기와
강한 자계 내에서 발생시키면 1MHz에 이르는 비감쇠 고주파를 얻는 것을
1903년에 발견했다.

파울젠 아크 방식은 페데르센(Pedersen, Sven Otts)의 개량에 의해서 출력

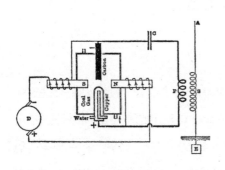

**그림 7.9 파울젠의 비감쇠 진동파의 발생장치
[13]**

1kW의 송신기를 개발했고, 선박
에 널리 이용되기에 이르렀다.[25]
무선 전신의 기술적인 어려움, 즉
안정적, 지속적인 주파수를 발생
시키는 과제에 직면한 것은, 파울
젠만이 아니고 많은 발명자, 기술
자가 특허망을 피하는 가운데 지
혜를 짰다. 1914년 독일에서는 기

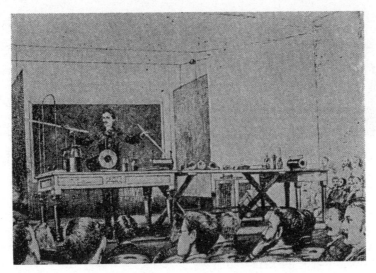

그림 7.10 전기공학자 협회의 테슬라의 강의[18]

계식의 지속파 송신이 성공한 AEG사의 골드슈미트(Goldschmidt, Rudolf)와 미국의 페센덴 또는 미국 GE사의 알렉산데르손 등에 의한 고주파 발진기도 마르코니와 대항하는 기업에 의해 실용화되었다. 마르코니사는 다수의 원판 방전기를 차례차례 규칙적으로 방전시켜 주파수를 발생시키는 타임드 디스크법[26]을 취했다.

2) 무선 전화와 광석검파기

유선 전신으로부터 유선 전화가 발전된 것처럼, 무선전신으로부터 무선 전화로 진행되는 것은 필연의 길이기도 했다. 그런데 말을 송신하기 위해서는 마르코니식의 불꽃 장치는 불가능하고 음성 전류를 반송하는 "지속파"가 필요하다는 것이 곧 밝혀졌다.

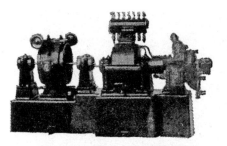

그림 7.11 페센덴의 고주파발진기[12]

1890년대에 니콜라·테슬라 (Nikola Tesla)가 지속파에 의한 무선을 목적으로 고주파 발진기를 제작한 이래, 미국에서는 고주파의 발생은 발진기에 의한 방법이 도입된다. 테슬라를 이어받는 사람은 페센덴이었다. 테슬라 시절에는 주파수가 5 kHz를 넘는 발진기의 제작에 성공한 사람이 없었다. 페센덴의 설계에 따라서 GE사의 스테인메츠(Steinmetz, Charles Proteus)는 출력 1 kW, 주파수 10 kHz의 고주파 발진기를 제작하는 것은 성공했지만, 아직 이것으로는 장거리 송신에는 충분하지 않았다. 새롭고 GE사의 연구진에게 참가한 알렉산데르손(Alexanderson, Frederik Werner)에 의해 80 kHz

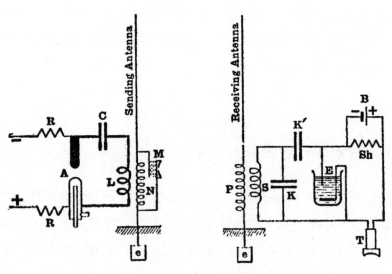

그림 7.12 더델·파울젠 아크 발신기와 수신기를 사용한 전해 검파기[13]

의 철제 2호기가 완성된 것은 1906년이었다.

음성이 무선에 실려 처음에 전송되어진 것은 이 해 12월로, 여기로부터 무선 전화의 역사가 시작된다. 다음 해에는 그의 실험 기지 블랜드·락으로부터 200마일 떨어진 뉴욕까지 송신 거리를 늘리는 것에 성공했다. 송신 방법이 바뀌면 당연히 수신의 검파기도 거기에 대응하는 것이 요구된다. 지금까지 마르코니의 코히러는 수신 때마다 전종으로 쳐 검파기의 역할을 회복시키는 것이었지만, 이 방식으로는 연속적인 음성 진동을 수신할 수 없는 것은 말할 필요도 없다. 거기서 페센덴은 묽은 황산과 백금선을 이용해 극히 예민한 감도를 가지는 전해 검파기(그림 7.12)를 발명했다 (1903).[32]

그러나 선박용으로는 액체형의 정교한 구조를 가지는 전해 검파기를 도입하지 않았다. 1906년 미국 육군의 던우디(Dunwoody)가 전기로(爐)의 생성물인 탄화규소(카보렌덤)를, 이것과 같이, 피카르(Picard, Jean)는 실리콘이 검파기로서 사용할 수 있는 것을 발견했다.[33] 후에 방송이 시작되면서, 진공관에 비해 저가이므로 피카르의 광석검파기는 라디오의 보급에 공헌하게 되었다.

3) 헤테로다인 수신기

지금까지 독립보다도 경제적으로 서로 배제하면서 전개되어 온 무선 전신과 전화는, 장치가 복잡하게 되면서, 양자의 관계가 밀접하게 되어, 발진과 검파를 단지 다른 독립적인 장치로 만들어 내는 것을 멈추고, 양자의 통합이 요구되었다. 이 단계에서 전자파의 제어에 직접 길을 연 결정적

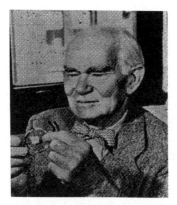

그림 7.13 디 포리스트와 오디온[15]

인 진전은 페센덴의 "헤테로다인 수신" 방식이다. 페센덴의 헤테로다인은 수신파에 또 하나의 수신국에서 발생시킨 전파를 작용시켜 두 주파수의 차이에 의해서 생기는 "윙윙거리는 소리"가 발생되는 것이다.

이 방식은 곧바로 해군에 받아들여져 시험이 계속되었다. 1913년의 시험에서는 감도나 안정성에 대해서 우수한 성적의 결과가 나와, 해군도 채용하려 했다. 단지, 페센덴은 헤테로다인 주파수를 불꽃 검파기에 의해서 발생시키고 있었으므로, 잡음, 조정이나 경제적 문제가 많았다.[27] 페센덴 방식의 지속파의 발생과 그 제어라고 하는 의의가 정말로 이해된 것은, 진공관의 발생에 의해서 안정된 발진을 할 수 있게 되었기 때문이다.

4) 2극관의 발명

새로운 전신 전화 기술 발전의 기초가 된 것은, 진공 기술의 발달과 함께 진행되어 온 19세기 후반 이래의 전자의 연구에 있었다. 또, 벌써 하나의 산업분야로서 확고한 지위를 쌓아 올리고 있던 조명(전등) 기술의 연구 과정으로부터 밝혀진 현상 때문이었다.

1883년, 에디슨은 전구의 개량 때, 전구 내에 둔 전구와 필라멘트의 사이에 전류가 흐른다고 하는 "에디슨 효과"를 발견했다. 이 에디슨 효과

자체는, 에디슨도 큰 흥미는 없었지만 특허를 받았고, 이 현상이 일어나는 원인도 오랫동안 모른채 방치되어 있었다. 1858년 독일의 플뤼커(Plücker, Julius)에 의한 가이슬러관을 사용한 음극선의 연구는 진공 펌프의 발달과 함께 진행되어, 크룩스에 의한 음(-)전하의 확인(1874)을 거치고, J.J.톰슨에 의한 전자의 확인(1897)까지 진행되고 있었다. 마르코니 전신회사의 고문 기사 플레밍은 1904년, 일찍이 에디슨 전등 회사에 관계하고 있었을 때에 알았던 에디슨 효과를 검파 목적으로 하는 2극 진공관을 발명했다. J.J.톰슨도 같은 해, 백열 탄소 필라멘트가 전자류를 방출하고 있는 것을 밝혀, 전기의 역사는 마침내 전자 공학(일렉트로닉스) 분야를 탄생시킨 것으로 보이지만, 그러나 아직 2극관의 탄생만으로는 부족했다.

5) 3극관의 발명

1906년 디 포리스트가 발견한 3극관은, 비선형, 비상반(非相反), 능동적 회로 소자이며, 2극관까지의 수동적인 회로와 비교해 새로운 전개를 가져오는 것으로[28], 전자 공학의 탄생을 직접적으로 이끈 것이다. 초기에는 디 포리스트의 3극관은 검파기로서 사용되었다. 하지만, 그것만으로는 진공 기술의 미발달과 열전자 방출 이론의 결여에 의한 동작의 불안정함을 더해 3극관 생산의 불균일성도 있고, 종래부터의 전해 검파기에 맞설 수 없는 고난의 길을 걸어 왔다. 3극관의 증폭작용은 간신히 1912년에 발견되어 다음 해 전화의 중계기로서 사용되기 시작했다. 하나 더 중요한 작용인 발진 현상도 그 후 곧 발견되었다. 이것으로 종래의 발진 장치로서 고심작인 마르코니의 불꽃 장치, 파울젠의 아크 혹은 알렉산데르손의 고주

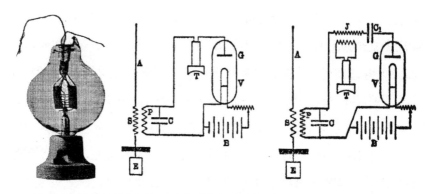

(a) 디 포리스트의 3극관 (b) 검파에 이용한 플레밍·버블 (c) 마르코니 수신장치 12]

그림 7.14

파 발진기는, 모두 3극관이 대신하게 되었을 뿐만 아니라, 수신 회로 구성에서 보면 획기적인 것이었음에도 불구하고, 불꽃 방식에 의한 결함을 위해 방치되어 있던 페센덴의 헤테로다인 수신장치 방식이 실용화될 가능성이 갖추어진 것이다.

1913년, 디 포리스트와 콜롬비아 대학의 학생 암스트롱 두 사람이 개발한 3극관의 발진 및 증폭 작용에 이용되는 피드백의 회로는 특허 분쟁이 시작되었다. 이 분쟁이 무선역사에서의 가장 격렬한 논쟁의 소송으로 번진 것도, 3극관에 의해서 만들어지는 이 회로가 전자 회로 발전의 기본이 되는 것이었기 때문이다. 격렬한 논쟁과 소송에서 진 후에, 디 포리스트가 무선으로부터 완전히 멀어져 간 것도 되짚어 생각하면 피드백 회로의 의의가 그 만큼 컸던 것을 나타낸다.

3극관의 발명은 전자 공학을 완전히 새로운 단계로 이끌어 연구의 방향은 회로의 구성으로 향했다. 이 방면에서 실험 연구의 "도구"로서, 중요한 역할을 완수하기 시작했다. 또 1897년 브라운이 개량한 음극선관, 또는

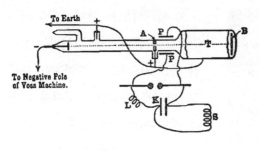
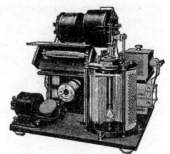

그림 7.15 파형관측에 사용한 브라운 음극선관도12]　　그림 7.16 게리케의 오실로그래프12]

게리케의 전자 오실로그래프(그림 7.16)이다.

3. 제1차 대전과 통신망의 독점

1) 열강의 무선 정책

영국의 마르코니 회사는 무선 장치를 팔지 않고, 자사의 장치와 통신기사를 각 국에 배치하였고, 게다가 다른 회사의 장치와 교신을 금지하는 등의 배타적인 경영 방책을 취해 해군의 수요와 지지를 받으면서 세계 선박 통신을 독점적으로 맡고 있었다. 서로 해외 시장 개척을 둘러싸고 격전을 벌이고 있던 열강 제국의 해군은 이러한 방식에 대해 당연히 대항책을 강구하지 않으면 안 되었다. 예를 들어 1906년 베를린에서 열린 30개국 국제 무선 회의에서는, 이것에 반발해 "선박과의 전보는 그 무선 전신 제도의 여하에 관계없이 교신해야 한다.29]"는 취지가 정해져 이것을 기회로 타국의 무선 기업도 진출의 여지가 생겼지만, 마르코니 회사의 독점적 점유율을 위협하지는 못했다. 1912년, 거선 타이타닉호의 침몰을 계기로 안전과 무선의 역할이 강조되어, 안전을 위해 무선 장치를 선박에 의무적

255

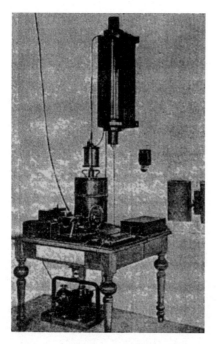

그림 7.17 Slaby Arco사의 무선장치 (벽에 있는 것이 유도코일)

으로 설치하도록 했다. 장비 의무만으로 무선 시장을 넓히기는 했지만 마르코니사를 규제하지는 못했고, 반대로 마르코니 회사를 더욱더 강화하는 것에 도움을 주었다. 선진 제국의 세계 식민지 분할에 끼어들어 재분할을 요구하는 독일은 황제가 전기 기사 슬라비(Slaby, Adolf)에게 마르코니의 실험을 시찰시켜 보고서를 제출하게 했다. 독일에서 마르코니에게 특허가 벌써 발급되었음에도 불구하고, 마르코니의 안테나 방식의 개량에 지나지 않는 슬라비식에도 즉시 특허를 주었다. 1903년에는 텔레푼켄(Tele

fun ken)회사의 설립을 지시하여, 독일 해군의 주요 선박에는 텔레푼켄사의 무선 장치가 탑재되었다. 독일에서는 이 텔레푼켄사를 중심으로, 통신기술의 발달이 전개되었지만, 이런 방식은 당연히 마르코니 회사와의 소송이 끊이지 않았다. 이 텔레푼켄사는 1906년에는, 리벤 관(Lieben Tube) 특허를 입수해, 베를린에 대규모 무선국을 건설했고, 1912년에는 미국 및 아시아와의 통신망을 완성, 차례차례로 통신망을 확대, 통신 업계의 순식간에 잠식해갔다. 미국에서도 선박 업계의 90%는 마르코니사 제품을 사용하고 있었다. 대전에 들어가면서 영국은 미국과 독일을 연결하는 케이블을 절단했지만, 이것은 각국이 독립된 통신망을 가지는 것이, 특히 전시에 중요한 의미를 가지는 것을 나타내는 것이었다. 미국 해군도 대전에 이르러서 군함의 통신체제에 관해 무관심했던 것은 아니었다. 영국해군이 마르코니의 최대의 고객이었던 것처럼, 미국 해군도 페센덴의 전화 검파기를 많이 사용하였고, 3극관이 발명되고 나서는, 알링턴에 시험 기지를 만들고 개발을 진행시켜 발진 회로의 큰 고객이 되었다.

2) 고진공관과 회로의 진전

세계대전에 들어가면서 군사시설의 제작업자는 미국에서 미합중국의 어떠한 특허의 사용도 인정되었다.[5] 대전 중에 통신 비밀의 보관 유지로부터 단파의 연구를 하고 방향 탐지기 등이 만들어지는 한편, 교전 지역에서는 무선 전신이 사용되었다. 따라서 무선 전화는, 개전 시에 아직 완전하지 않았지만, 대전 전도 순조롭게 발전하고 있던 미국에서 특히 힘이 컸다.

진공관은 원래 디 포리스트가 미국전신전화회사(ATT)의 기술자에 최초로 공개했을 때 극히 동작이 불안정하고 빈약한 것이었다. 그 때문에 진공관 그 자체뿐만이 아니라 회로의 작동 자체도 불안정하고 전신 · 전화 회로에 진공관을 도입하는 것이 늦었다.

진공관은 주로 ATT사와 제너럴 · 일렉트릭사(GE)의 과학자에 의해 개량되었지만, 진공관의 개량은 동시에 그것을 사용하는 전기 회로의 회로이론도 아울러 연구될 필요가 있었다. ATT사의 아놀드는 3극관의 동작의 불안정한 원인을 진공관내의 잔류가스가 전리하기 때문으로 생각하고, 독일로부터 수입한 게이데(Gaede, Wolfgang)의 확산 펌프(1915)로 고진공을 만들어 안정화에 성공했다. 아놀드의 산화물 음극이 실용화되어 수명의 긴 유선 중계용 진공관이 만들어져 미국 대륙 횡단 전화의 중계에 사용되었다.

한편, GE는 당시 휘트니, 크릿지, 랭뮤어, 헐(Albert W. Hull) 등의 뛰어난 과학자를 모으고 있었다. 그 중에 화학자 랭뮤어는 전구와 진공관·X선관에 관한 기본적 연구로부터 아놀드와 같은 결론에 이르렀다. 진공관 내의 진공도는 $10^{-5} \sim 10^{-6}$ mmHg로 처음 동작이 안정이 되지만, 그 때문에 조명용 전구의 배기용으로 원래 사용된 게터(getter)[1]를 도입하게 되었다. 톰슨과 리차드슨은 가열 필라멘트의 열전자 방출을 연구, 랭뮤어는 한층 더 양극 전압과 전류의 관계를 분명히 하는 것과 동시에 수은 증기기술, 응축 펌프도 발명하는 등 진공관의 실용화에 공헌했다. 이것에 따라서 처음으로 회로 소자로서의 진공관의 작동은 확실하게 되었고, 그 결과, 진공관 구성이나 이론의 진전을 가능하게 해 발진 회로도 하틀리(1915), 콜피츠(1919), 푸시풀(1920) 등에 의해 차례차례 연구되어 갔다.

3) RCA사의 성립

대전에 의한 방대한 군수 발주에 의해서, 미국의 전기 회사는 각각의 경영 기반을 강고하게 했다. 그와 동시에 무선의 군사적 중요성은 높아졌고, 군을 통해서 정부의 간섭도 초래되었다.

대전 종료시, 프리티슈·마르코니사는, 알렉산데르손[31]의 출력 200kW,

---

1 역자 주 : 전구 안의 가스와 화합하기 쉬운 물질. 마그네슘·바륨 등, 가스를 제거하고 진공도를 높이기 위해 쓰임.

주파수 100kHz라고 하는 뛰어난 고주
파 발진기의 독점적 구입을 신청해 왔
다. 미국 해군은 마르코니사에 의한 독
점의 강화가 두려워 GE사에 대해서 마
르코니사와 계약하지 않도록 하는 한
편, GE사 자신이 무선 부문에 진출할
것을 요청했다. 해군의 요청은 정부를
통해서 실현되었다. 즉, 미합중국 해군
국은, 미국·마르코니사와 그 외 회사
에게 50% 이상이 미국 시민의 소유일
것을 선서하지 않는 한, 이 회사가 해군
국 선박에 무선기를 공급하는 것을 거
부하게 했다. 한층 더 각종의 제한이 마

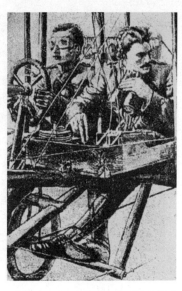

그림 7.18 제1차 대전시의 미국 공군의
무선 장치8]

르코니사에 더해져 프리티슈·마르코니사는, 미국·마르코니사를 매각
하지 않을 수 없게 되도록 교묘하게 몰았다. 이것을 GE사가 매수해, 미
국·라디오 회사(RCA)를 설립, 이렇게 해서 GE사는 무선 부문에 진출하는
기반을 얻었다. 원래 미국·마르코니사는 미국 전국토에 통신망을 부설하
여 독점적인 지위를 자랑하고 있었으므로 이것을 토대로 한 RCA는 일약,
무선에서 독점기업이 되었다.

한편, ATT사도 1915년 대륙 횡단 전화 회선을 부설하는 등 장거리
유선 전화나 무선 전화에 강력한 지배망을 구축했다. ATT사가 지배하는
통신망에 주목한 RCA는 동사와도 협정을 체결해, 국내에서의 독점 체제
를 완성하는 한편, 1919년 프리티슈·마르코니 및 텔레푼켄사와 최초의
국제 무선 카르텔(이것은 45년 1월까지 계속되었다)을 묶어, 전세계적으로 독

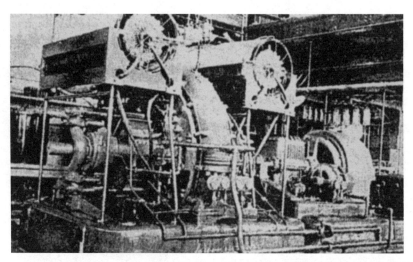

그림 7.19 뉴브른스윅에 설치된 해군 무선국의 알렉산데르손 200kW고주파 동기 발전기|14]

점 체제가 형성되었다.

그 당시의 무선 과학의 중요한 특허 2,000건 이상을 장악한 RCA의 독점적 통신망은, 예를 들어 1923년에 연방 상업 위원회가, "RCA는 정부의 소유가 되는 것을 제외하면, 이 나라에서의 대전력 통신국을 전부 획득하고 있어, 무선 통신계에서 사실상 이것에 필적하는 것이 없다."32]라고 하기까지 되었다.

대전력계통의 성립

전력기기 개발과 산업전기화 발전

1. 고압발송전 기술의 발전

1) 증기 터빈

수력을 발전에 이용하려는 시도는 1881년부터 시작되었다. 1881년 영
국의 고달밍(Godalming)에서는 수력 발전으로 3개 가로등을 달고, 미국의
애플턴(Appleton)에서도 불과 1마력으로 발전한 두 곳 모두 작은 것이었다.
이에 대해 1896년에 나이아가라 발전소에서 40km 떨어진 버팔로(Buffalo)
시에 송전을 성공한 것은 수력의 유용성에 대해 세계적인 주목을 받게
되었다.

화력발전도 1882년에 에디슨이 런던과 뉴욕의 펄 가에서 발전을 시작했
다. 그런데 에디슨의 펄 가의 발전소에서는 포터 알렌의 증기 왕복기관이
원동기로서 사용된 것은 이미 말했지만 초기의 화력 발전에서 일반적으로

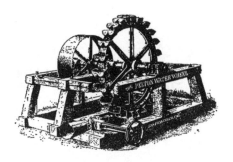

그림 8.1 펠턴수차2]

왕복증기기관이 사용되었다. 수력인 경우는, 예를 들어 미국 록크리크 광산 발전소(100 마력 브러시 발전기)와 나이아가라에는 1889년에 특허가 나온 펠톤수차가 처음으로 사용하였다.

그러나 수력터빈 자체는 초기의 수평형 수차에 기원한 것이며, 이에 오일러 등 유체역학의 이론적 연구와 18세기의 정밀기계기술에 따라 케이싱 안에서 물이 날개에 작용하는 터빈이 실용화 단계에 도달하였다.

이 과정에서는 1827년에 "국민공업장려협회"의 상금을 획득한 에티엔느

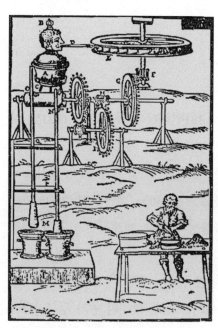

그림 8.2 부란카의 터빈4]

광산대학 교수 불뎅(C. Burdin)처럼 응용 수학사(數學史), 토목 기술사(技術史), 유체 역학사(力學史) 등등의 분야에서와 같이 19세기의 프랑스인이 큰 역할을 맡았다. 수력 터빈을 실용적인 것으로 완성한 것은 불뎅의 학생(제자) 푸르네이롱(B. Fourneyron)에 의해서 였다.3] 그는 1827년에는 6마력을, 1832년에는 50마력을 만들었고, 이것을 단조 해머의 동력으로 사용하였다.

수력터빈에 아이디어를 얻고,

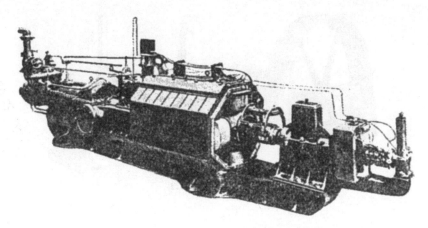

그림 8.3 파슨스의 터빈으로 운전하고 있는 350 kW 4극 교류기[10]

증기 터빈도 생각하게 됐다. 증기 터빈은 역사적으로는 이미 그리스 시대에 헤론이 고안했으며, 근대에도 1629년 부란카(Branca)가 충동터빈을 시사하고 있었다. 그러나 증기터빈을 이용하는 것 자체는 세이버리(Savery), 뉴커먼(Newcomen) 그리고 와트 등의 왕복기관의 성공으로 인해 늦었다.

1882년 스웨덴의 엔진니어 라발(Laval)은 우유에서 크림을 만들기 위해 필요한 고속회전을 실행하기 위해 일종의 충동터빈을 발명했다. 2년 후 영국 공장주 파슨스(Parsons)는 반동터빈의 특허를 획득하여, 1887년 뉴캐슬 박람회에서는 재빨리 32kW의 발전기를 운전하고 스완(Swan)전등을 점등시켜 봤다. 1889년 파슨스사를 설립하고 1892년은 매분 4,800회전에서 출력 100kW, 2000V, 80Hz의 발전기를 가동시키는 것까지 순조롭게 발전했지만 이 시기 증기터빈에 의한 편리한 시대가 되었다.

이 때 포터 알렌이나 콜리스 등의 왕복기관은 대서부 철도 패딩턴 발전소의 유명한 고든발전기나 맨체스터의 출력 120kW의 발전기에 사용되는 등 발전용 터빈으로서 확고한 위치를 차지하고 있는 듯했다. 그러나 맨체

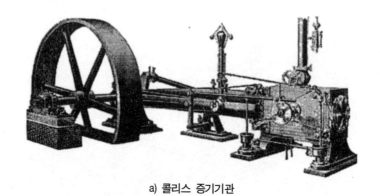

a) 콜리스 증기기관

(b) 포터 알렌 증기기관

그림 8.4 발전기 운전에 사용된 왕복기관5]

스터의 이 발전소는 진동과 소음이 심해서 결국 주민 반대 운동을 일으켰다. 그래서 발전기의 기초 공사를 다시 하는 등 대책을 세웠지만 성과가 없이 끝났다. 그런데 이에 비해 파슨스의 터빈은 매우 원활한 회전을 하였기 때문에 증기터빈이 급속히 채용되기 시작했다. 또한 캠브리지의 유잉(Ewing) 교수도 실험적으로 화력이 변동부하에 대해 경제적임을 알았고, 화력의 대발전소 건설이 시작되었다. 파슨스 증기터빈의 설비 특징은 증기 소비량이 1 kWh당 18.221 lb로 매우 우수하였고 효율이 좋았다. 독일의

264

엘버펠트(Elberfeld)시에 건설된 것을 시작으로, 미국에서는 WH사가 특허를 매수하여 이후 그 설치는 순조로운 발전을 보여주었다.

이렇게 1905년에는 11kV용 1,500kW, 15,00RPM인 것이 2년 후에는 6,000kW의 대용량이 되어, 런던을 비롯한 각지에 건설되었다. 제1차 대전 직후에는 증기터빈으로 인한 출력은 25,000kW(33,000 마력, 시카고에서 건설)가 되었고, 전쟁 후에는 50,000V에 도달했다. 왕복기관은 예를 들어 1904년에는 7,500 마력인 것이 운전되었으며, 제1차 대전 이전에는 약 20,000 마력이 최고 등급인 것에 비하면 증기 터빈의 발달이 빨랐고, 증기 터빈 발전소의 대형화가 급속도로 추진된 것을 쉽게 알 수 있다.

그런데 커티스(C. Curtis)가 영국에서 충동터빈의 특허를 취득한 것은 1895년이었지만, 이것이 곧 다단식으로 되고, 1900년에는 GE사의 스키넥터디(Schenectady) 공장에 종축으로 건설하였고, 1903년에는 시카고에 설치된 종축형은 6,500마력을 기록했다. 이윽고 이 충동터빈은 반동터빈과 함께 혼성터빈으로도 사용하게 되었다. 이렇게 해서 1920년대에는 많은 나라에서 대화력 발전소 건설이 진행되었지만 특

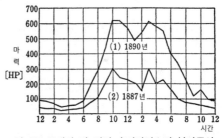

그림 8.5 19세기 말 런던 수력발전소의 부하곡선[8]

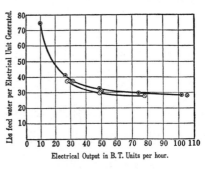

그림 8.6 파슨스 터빈의 출력[8]

265

히 대규모로 주목할 만한 것은 1927년부터 33년 걸쳐서 건설된 영국의 배터시(Battersea) 발전소이다.

배터시 발전소는 런던에 맹렬한 대기오염을 초래한 것으로 유명하다. 그 규모는 1929년 3상 11,000V, 6,400kW로, 이것이 1933년에는 확대되어서 2곳 중 하나가 105,000kW라는 대용량으로 유럽 최대를 자랑했다.

2) 고압 송전망과 고압 기술

발전소의 대용량화는 송전전압의 고압화와 결부되어 추진된 것이었다. 고압송전을 실현하는 것은 1882년 드프레(Deprez)의 직류 송전 실험 이후의 과제이기도 했다. 드프레 후에는 퐁텐이 역시 고압 직류 송전을 시도했고, 1889년에는 스위스의 체리(Cherry) 역시 5,000~6,000V 송전을 계획하고 있었다. 그러나 고압 교류 송전은 돌리보 도브로월스키에 의해 발전되었고, 확립되었다. 물론 더 나아가서 교류 주파수 및 단말 전압 등이 규격화되어 실용화되기 시작한 1890년대이다. 1890년대 초반은 1892년 스탠리가 피츠필드에 부설한 15kV전력선을 비롯하여 송전전압은 겨우 10~15kV에 불과했다. 이것이 나이아가라 수력 발전에 의해 버팔로시에 22kV으로 보냈으며, 1896년에 스위스의 엘킨사는 33kV전력선을 시도했다. 또 1897년에는 40kV가 되었고, 1901년에는 미주리 주에서 3상 교류 50kV 전선이 부설되었다. 고압기술은 스타인메츠의 교류 현상의 설명에 의해 눈부시게 진행되어 고압송전은 20세기에 들어서자마자 급격히 진행되면서 1909년부터 1912년까지 미국과 독일은 이미 100kV에 이르렀다.

고압송전에서의 기술적인 어려움은 전력망의 계통성 문제를 제외한다

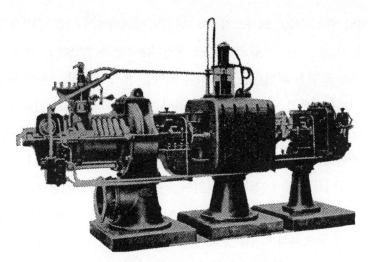

그림 8.7 최초 고압 터빈(포스·뱅스 발전소)7]

면 일단 직류의 경우와 같이 고압용 전력기기의 개발에 있었다. 변압기, 차단기, 케이블, 절연체 등 모두 고압 대용량으로 해야 했다. 송전선도 처음에는 전신과 마찬가지로 강선을 사용했지만 철은 손실이 컸다. 강선을 대신해서 동선이, 그리고 1900년 이후에는 알루미늄선이 나타났다. 애자 (절연체) 또한 고압 송전에서 특별히 중요하다. 처음에는 이것 또한 전신용 도자기 제품이 유용했지만 이는 30kV 정도밖에 쓰지 못했다.

3) 전력용 케이블

전력용 케이블은 절연체로서 구타페르카를 사용하여 200V용이 1880년 만들어졌다. 절연체로서는 독일에서 황마실에 절연물을 함침(含浸)시킨 것이 19세기 말에 함침지가 기본재료로 사용됐다. 처음에는 전신 케이블용

목적이었지만 미국의 브룩스가 1883년 필라델피아에서 기름 충전식을 제
창했다. 1890년에는 보렐은 케이블 피연기(被鉛機)를 고안했고, 이어서 독
일 지멘스도 같은 피연법을 발명하여 케이블 제조 기술의 기본이 나왔다.

케이블의 이론적 연구로서는 이탈리아 엠마누엘리(Emanueli, Luigi)가 유
전체 중의 손실치의 중요성을 지적했지만, 그는 또 1924년 만국동력회의
에서 케이블 선로 운행시의 유전체 역률의 중요성을 지적했다.9]

다축 케이블인 경우 전계는 절연지 층에 대해 정접(正接)방향 성분(成分)
을 가지고 그 방향의 절연내력은 지름(종이 층에 직각 방향)보다 훨씬 낮아진
다. 그래서 금속화성지(金屬化成紙)로 도전성 차폐물을 구성하여 각선심의
외주에 감아서 혼합물을 보강하고 3상 케이블의 전계를 전선의 직경 방향
으로 한 호크스테터(Hochstedter, M.)의 H케이블의 발명은 1914년의 일이
다. 엠마누엘리와 조나(Jona, E.) 등의 핏레리사의 기술자는 이탈리아 케이

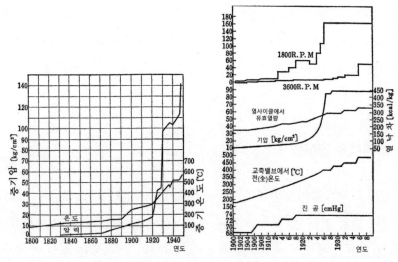

그림 8.8 원동기의 증기압, 증기온의 변천과 증기터빈 성능발달도11]

블 기술의 이름을 세계에 알렸지만 이것 역시 이탈리아 수력 발전의 지역
적 발달이 있었다.

4) 차단기의 발달

처음 전기 회로의 접점으로서 소전류인 경우는 거의 수은이 사용되었으
며 이것이 회로 개폐기로서의 역할을 해왔다. 그러나 고압 대전류 송전은
이제 전등 등의 간단한 스위치로서는 전류를 차단할 수는 없다. 발전소에
는 최초 나이프스위치가 사용되었지만 대전류가 되면서 아크 소거를 위한
방법을 생각하게 되었고, 19세기 말에는 이미 차단기는 송전배전계통에
반드시 있어야 하는 중요한 것이 되었다.

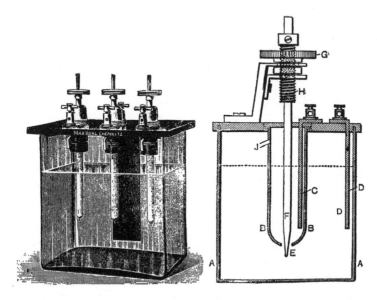

그림 8.9 웨네트의 차단기(1899)(좌)와 스윈튼이 개량한 것(우)[10]

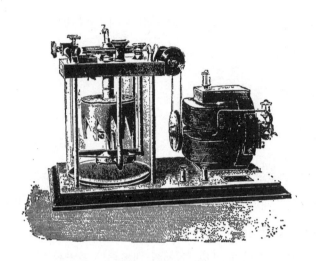

그림 8.10 M.레비의 수은 제드 차단기(1899)[19]

20세기에 들어와서 유입차단기가 고려되었다. 그러나 차단기는 단순히 전류를 차단하는 것만으로는 그 역할을 다하지 못한다. 계전기와 마찬가지로 송전계통의 회로차단기는 계통이 마비되지 않을 만큼 빨리 동작해야 한다. 제1차 대전 후 고압 송전망의 확대는 필연적으로 차단 특성의 연구도 진행되어 1920년대에는 고장 발생 후 약 15사이클 안에 작동하고, 동작기간 6사이클인 것도 만들어지게 되었다.

5) 변압기의 개량

변압기의 특성을 비약적으로 향상시킨 것은 영국의 해드필드(Hadfield, Sir Robert Abbott)가 발명한 규소강의 변압기였다. 1903년에 처음에는 계기용으로 제작 성공했지만 1905년에는 40kW의 실용적 변압기가 제작됐다.

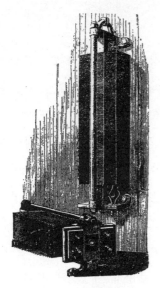

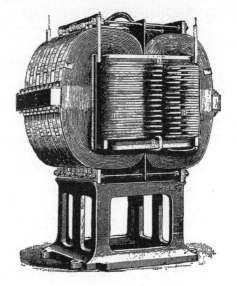

그림 8.11 모디의 변압기[16]

그림 8.12 페란티 150마력 변압기[17]

미국에서도 스탠리사의 모디(Mordey, W.M.)가 셸던(Scheldon, H.E.)과 함께 1906년에 앨러게니기술회사(A.T.I Allegheny Technologies Incorporated)에서 변압기 철심용 철판을 만들었다.

절연내력을 올리기 위해 유입을 채용한 것은 1891년의 돌리보 도브로월스키가 프랑크푸르트-라우펜 간에서 실시한 송전 실험용으로 만든 변압기가 처음이었지만, 이 시기 영국에서도 페란티가 10kVA의 변압기 냉각에 기름의 대류를 이용하고 있었다. 1901년 당시 변압기의 최고전압은 80kV였으나 송전전압 상승과 동시에 변압기의 절연재료와 절연방식의 연구가 진행돼서 1915년경에는 기존의 면사에 따른 전선 도체간 절연 대신 기름 또는 니스에 담그는 얇은 마닐라지가 사용되었다.

271

6) 발전기 비정상 전압

변압기의 경우 그냥 절연을 균일하게 강화하면 좋지 않다. 변압기의 송전단에 가까운 단자 부분은 변압기 권선내부전위(卷線內部電位)의 진동에 의한 비정상전압(異常電壓)이 가해지며 다른 부분보다 빨리 고장이 난다. 이 현상에 대해서는 초기에는 단자부분만 절연을 다른 곳보다 강화하는 방식을 경험적으로 찾아냈지만 그에 대한 이론적 설명은 늦어졌다. 변압기 권선의 전위진동(電位振動)의 개념을 확립한 것은 독일 국립이공학연구소의 바그너(Wagner, Karl Willy)(1915)이다. 다만 바그너의 경우는 권선 코일간의 상호 인덕턴스의 영향이 고려되지 않은 것이 봄(Bohm, O.)에 의해 2년 후 지적을 받고, 제1차 대전 후 이탈리아의 블럼(Blume, F.) 등과 보야지안에 의해 이론적 보충이 됐다. 독일과 이탈리아 외 이 문제는 미국에서도 GE 사의 위드(Weed, J.M.)가 1915년에 "변압기의 비정상전압(異常電壓)"에 관해서 논하고 발진회로의 공진현상임을 지적했다. 공진현상은 처음의 인가전위분포와 최종적으로 정착하는 정상적인 전위분포가 달라서 나타나는 것이지만 더 깊은 이론적 연구는 1920년에 들어서 이루어졌다. 그 결과 WH 사의 "비공진변압기(surge proof transformer)"(1932), 독일의 빌먼스의 "비진동(非振動) 변압기", 혹은 위드의 제안을 받은 GE사의 발엘에 의한 "비공진(非共振) 변압기"(1920) 등이 만들어진 것이다. 그동안 일본의 토리카이 리사브로(鳥養利三郎)도 1921년에 용량분포(容量分布)를 제어하는 차단방식을 제안하고 있으나, 이것은 기계적 강도의 문제 및 냉각방식에 난점이 있어서 실용화되지 못했다.

7) 절연 협조의 해결

마지막으로 송배전 계통을 하나의 시스템으로 운전할 경우 절연 협조 문제가 중요하다. 지금까지는 변압기는 변압기로만, 또한 송전선은 송전 선으로만 각각 별개로 독립하여 절연 문제를 다뤘다. 현실에는 이 각각 의 부품들이 전기적으로 결합해서 운전하는 것이므로 기계적으로 분리해 서 고찰된 것을 기계적으로 결합해서 발생된 문제를 다 해결할 수 없었 다. 이 문제가 실제로 기술자 간의 문제로서 인식된 것은 송전 전압이 높아져서 실제로 그 문제가 생기고 나서였다. 즉 1924년경부터 예를 들 면 20kV송전 계통에서 그보다 높은 45kV용 핀 애자를 사용한 결과 유 입 차단기 등의 고장이 속출하는 등 각각 문제가 되고 있었다. 전력 회사 인 경우 단순히 천둥이 많은 지방의 송전선 보호 방법으로 애자 증강을 기획했고, 변압기 제작자는 단지 선로 절연을 높이는 것만으로는 변압기 에 대한 충격 전압이 높아지며, 당초의 변압기 설계로서는 충분하지 않 음을 지적한 것이다. 펜실베니아 220kV선로의 애자 강도를 비롯해 이런 문제는 논쟁을 일으켰다. 논쟁은 1927년 이후 미국 전기학회에서 논의되 어 GE사의 루이스와 몬칭어(Montsinger) 등에 의해 절연 협조의 이론이 나타나 규명됐다.[14], [15]

2. 각국의 고압 송전망의 성립

전력 기술은 처음 직류, 그리고 단상 또는 2상 교류 발전으로 시작되었 다. 19세기 말에 3상 발전소를 가장 많이 건설한 나라는 독일이다. 독일은

273

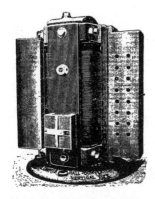

그림 8.13 로리 · 홀 변압기[18]

이 또한 1891년 프랑크푸르트 박람회에서 3상 교류 송전 실험에 성공, 박람회 종료 후에는 하일브론시 소유로 2대의 3상 교류 동기 발전기로 라우펜에서 프랑크푸르트와 하일브론까지 5,000V송전을 하였고, 세계 최초로 실용적인 3상 교류 발전소를 운영한 나라이다. 독일에서도 교직(交直) 논란이나 교류 방식의 단상, 2상 또는 3상 각 방식을 놓고 갈등은 첨예했고, 3교류 방식 채용에는 많은 장애가 있었다. 예를 들어 1983년 설립된 출력 150kW의 보켄하임 (Bockenheim) 3상 교류 발전소처럼 교류를 소비지에서 직류로 변환하는

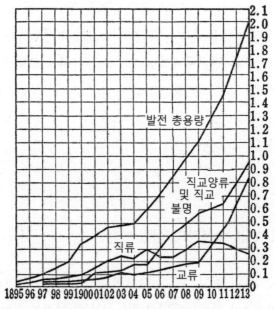

그림 8.14 독일의 발전소 용량 및 교직류별[19] (단위는 100만kW)

방식, 즉 교류 송배전망을 직류 송전망에 결합하는 방식도 타협책으로 세웠다. 그러나 3상 교류의 기술적 우수성은 어떻게 할 수 없어서 교직만으로 보면 독일에서는 1910년에 교류가 직류 방식을 상회하고 교류 방식에서도 단상 및 2상은 1901년 이후 거의 증가 되지 않았던 것에 대해 3상 교류는 오히려 1901년 이후 급속으로 증가되었다.

독일의 화력 발전소도 1900년 무렵에는 이미 총 출력 5,000kW인 것이 나타나며, 1913년에는 터빈 출력이 10,000kW(증기압 15기압, 325℃)에 달했다. 송전망 역시 1911년에 베를린 전기회사가 그 유명한 30kV송전망을 건설한 이후 고압 송전망이 서부 중공업 지대, 중부 탄광 지대를 중심으로 전국적으로 확대되어 1929년에는 110kV송전망은 6,350km, 220kV송전선은 1,512km에 도달했다.

미국에서는 유럽에 비해 3상 교류 방식의 보급이 늦어졌다. 미국에서 처음 3상 교류 발전소가 건설된 것은 캘리포니아이며 1893년 250kW, 2,500V의 수력이었지만 초기의 교직 및 단·다상 논란 속에서 1896년에 나이아가라에서 테슬라 방식에 따른 5,000kW의 2상 교류 발전기의 성공은 2상 교류 방식 승리로 간주되어 일시적으로 2상 방식이 유망하다고 봤기 때문이다. 그러나 여기서도 발전기의 대수를 늘려 발전소 총 출력이 증대되었고, 송전이 대규모가 되면서 3상 방식으로 고착되기 시작했다.

1) 전력 산업의 조직화

이렇게 각국에서는 수력이나 석탄의 이용 조건에 따라 이른바 "수주화종형(水主火從型)"과 "화주수종형(火主水從型)" 등의 전력 생산 체계가 확립

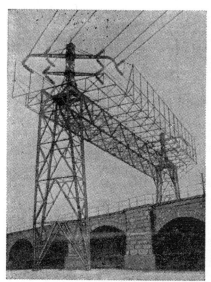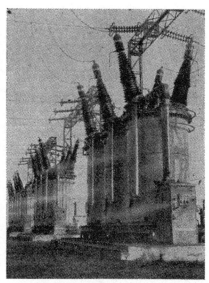

그림 8.15 독일 최초의 100 kV송전선(좌)과 220 kV유입차단기[油入遮斷器](우)[20]

되어 나갔지만 고압전송망의 형성과 사회에서의 광범위한 전력 사용을 추진하기 위해서는 기존 산업의 분산적인 사업 형태가 장애가 되는 것이 명백해졌다.

가령 독일의 경우를 예로 들면 전기 사업자수는 1895년에는 148이었지만 1900년에 652, 1905년에는 1,175, 1909년 1,530, 1911년 2,526, 1913년 4,040이었으며 그 증가는 급격해졌다. 마찬가지로 전력의 발전에서 송배전까지는 뛰어나 체계성을 요구하는 설비 산업이고, 또 전력은 저장이 되지 않고 더구나 첨두부하에 견딜 만한 발전설비를 완성해야 했다. 따라서 급증하는 전기 사업을 어떻게 계통적으로 조직화하는 것이 전력산업의 효율적 운영의 최대과제였다.

이러한 문제에서 두드러진 사례는 러시아를 제외하면 1926년 전력법에 따른 영국의 "그리드"와 뉴욕과 필라델피아 등 북부 공업 지대의 "초

전력 방식"을 건설한 미국에서 볼 수 있다. 양쪽 모두 제1차 대전 중의 전력 수요 증가에 대해서 지역(미국 : 주)의 영역(제한)을 넘어 정부의 간섭 속에 실현한 것이다.

제1차 대전 이후 영국 정부는 대전 중의 전력 부족에서 석탄 소비절약과 전력 원가저하를 목적으로 여러 개 위원회를 설치하여 개선에 착수했지만 충분한 성과를 얻을 수 없었다. 예를 들면 1917년에 설치된 윌리엄슨 위원회의 "관리구역별로 하던 급배전 시스템을 더 광역 운영할 것", "발전소와 주요 전송로는 원칙적으로 공유물일 것 및 이 목적에 따라 각 지방에 지방 전기청을 설립하여 발송전 사업을 위임해야 할 것"이라는 권고는 1919년 의회에 제출한 법안으로는 무효화되어 단순히 "전기 위원회"가 설립했을 뿐 강력한 행정 권한이 주어지지 않았다.

전기 위원회는 1920년부터 활동을 시작해서 1924년까지 15지구에 대한 분류방안과 재조직안 등이 제출되었지만 각사의 이해관계가 얽혀 전혀 진전되지 않았다. 그래서 정부는 1925년 웨어를 위원장으로 하는 위원회를 마련하고, 전기 사업의 가장 효과적인 발달과 방안의 연구를 자문했다. 이 위원회 답신에 근거해서 드디어 1926년 "전기공급법"이 성립, 전력 통제 기관으로서 중앙 전기청이 설치되어서 발전과 송전의 통제가 이루어지게 되었는데, 이 방법이 "그리드시스템"이라 불리는 것이다.

그리드의 건설은 1928년부터 시작해서 전국을 132kV 송전선(送電線)으로 연결했으나 발전기의 계통적인 운전에 따라 절약된 자본 액수는 1937년까지 2,700만 파운드에 달했고, 원투자액을 10년이 되지 않는 기간에 회수했다고 한다. 또한 영국에서는 1936년에는 전기청에게 발전소 수용의 권한도 주어지며, 모든 발전이 국가 통제 하에 운영되기 시작했지만, 제2차 대전 후 노동당 내각에 의한 사회화 정책에 따라 1948년 전기 사업은

277

국유화되었다.

한편, 미국의 "초전력" 방식은 보스턴-워싱턴 간 공업지대에서 난립한
315개 전기공급사업을 "전부 정리하여 통일화"와 "많이 이용하는 시스템"
을 목표로 하여 1920년 팀 머레이를 위원장으로 하는 조사회에서 시작됐
다. 이 조사회 보고서에 따르면 초전력 지대는 기존 400개소의 화력 발전
소와 158개소의 수력 발전소를 110kV와 220kV 고압 송전으로 연결하는
것에 이어 3만kW 이상의 터빈으로 대용량의 신예(新銳) 화력 발전소를
건설, 여러 공업에 전력을 공급함과 동시에 철도의 전기화를 권장하며,
경비를 절감해서 전력의 "초이용(超利用)"을 도모한다는 것이다.

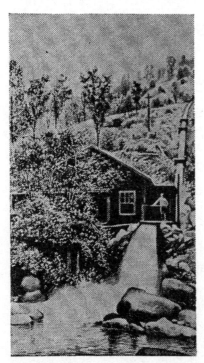

그림 8.16 1880년대 초기 캘리포니아 달마티
아 광산의 수력 발전소[22]

그런데 송전계통의 광역적인 운
영을 실시하려면 당연히 "주파수"
문제를 해결해야 했다. 원래 <표
8.1>처럼 이 공업 지역의 중심지
에서는 25Hz가 압도적이었다. 예
를 들어 뉴욕에서는 총 전력량의
84.6%, 볼티모어에서는 98.5%, 워
싱턴에서는 99%가 25Hz에서 발
전(發電)되어 있었다. 그러나 다른
지역에서는 60Hz가 많아서 백열전
구의 어른거림이 적고, 결국 건설
비도 싼 60Hz(발전기, 모터, 변압기
각각 10%, 25%, 35% 정도 25 Hz용보
다 낮다고 계산됨)로 통일하기로 정
해졌다.

표 8.1 1919년 초전력 지대 내 전기 공급 사업자의 주파수별 발전 전력량

지리적 구역	수요전력 (단위 1,000 kW)	전력량 (단위 1 MWh)	주파수별발전 전력량(%)		
			25 Hz	60 Hz	기타
Eastern New England	572.82	1772.41	19.8	19.8	10.2
Western New England	314.13	921.99	18.8	73.3	7.9
Mohawk	135.87	438.16	8.4	24.2	67.4
Metropolitan	1165.00	3866.67	71.6	27.8	0.6
Hudson	21.50	60.48	0.0	98.1	1.9
Anthacite	185.08	743.06	30.2	66.9	2.9
Southern	660.09	2498.36	51.1	44.8	4.1
계	3,054.49	10,301.13	47.0	46.2	6.8

『북미 대서양 연안 초전력 직계(職系) 조사 보고서』의 184페이지 인용

2) 미국의 TVA

미국의 전기기계 산업 독점화(獨占化)의 발전 과정은 매우 빨랐다. 전기기계산업이 철도·석유·철강(鐵鋼)보다 산업 활동을 늦게 시작했음에도 불구하고 전기산업의 특수 회사가 기타 산업보다 많이 형성시킨 것으로 알 수 있다. 전력산업이 출현한지 불과 20년 후인 1914년에는 이미 85개의

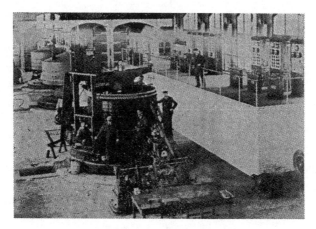

그림 8.17 1896년 나이아가라 수력 발전소[40]

대회사가 미국의 총발전 능력의 69%를 점유하고 있었다. 전력산업에 기업 집중의 경향은 제1차 대전을 거친 1920년대에는 더욱 높아졌지만 이 경향은 1929년 이른바 세계대공황을 계기로 한층 더 강화됐다. 전력 공급 사업수의 추이는 1917년에는 전력공급 민간사업 수가 4,224(자치체 경영은 2,318)였던 것이 1927년에는 절반 수준인 2,135(자치체 경영 2,198)에 1937년에는 1,407(자치체 경영 1,888)으로 격감하여 통합이 되었다[24].

1929년부터 시작된 대공황에 대한 대응책으로 미국에서는 뉴딜정책을 폈다. 이 뉴딜정책의 일환으로서의 TVA(테네시 강 유역개발공사)는 미국 국내 전력사는 연방정부의 지시에 따른 전력 운영형태를 처음 시작한 것이며, 새로운 수력 발전 단계를 연 것으로 세계에서 주목을 받았다. 뉴딜 무대의 하나인 테네시 계곡에는 원래 제1차 대전 중, 화약 제조를 목적으로 한 질소공장과 질산공장을 운전하기 위해 마슬·쇼루즈와 셰필드에 화력 발전소가 건설되어 있었다. 총 87만kW의 발전소의 운영을 둘러싸고, 국영운영방안과 민간운영 방안이 대립하여 쿨리지와 후버 두 대통령

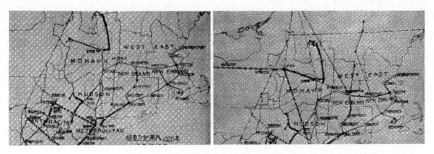

그림 8.18 초전력 지대 내의 송전 선로(초전력 조사회)1925년(좌)1930년(우)23]

시대에 걸쳐 논란을 부른 것이다. 동시에 하천지역을 종합적으로 개발하기 위한 준비가 진행되었고, 육군의 공중사진에 의한 측량이 시행되었다. 이 것이 1929년의 심각한 공황기에 국내 불황 타개와 정부의 경제생활에 적극적 참여, 독점 대책을 재검토하는 정부 기업이 TVA로서 출범, 1933년 10월 노리스(Norris) 댐 공사로 시작됐다.

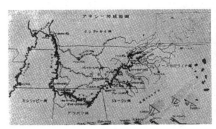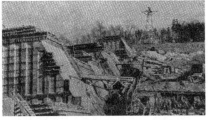

그림 8.19 테네시 강 유역 지도(좌)과 건설 중인 노리스 댐(우)25]

TVA는 1943년까지 26개 댐을 소유하고, 1944년에는 120억 kWh의 전력을 공급하여 내륙수운(內陸水運)의 개발이나 홍수 관리도 하며, 농촌 전기화를 추진하는 한편 알루미늄이나 화약을 비롯한 직접 군수생산으로 유용됐다. TVA자체는 세계적으로 수력 발전 면에서 주목받고, 농촌 전기화 정책에서 큰 성과를 얻은 것이다. 또 한편으로 보면 이 사업이 일관되게 "국가 안보"를 일차적으로 강조한 사업인 것은 심각한 경제 공황에 직면하고 나타난 전력 경영 형태와 그 사회적 역할 사이의 문제 해결이 촉구된 것이었다.

3) 소련의 전기화

자본주의 국가 중에서 가장 발달된 신흥 미국과 독일 외에 1920년대 전기사업은 경이적인 발전을 나타낸 국가가 소비에트 연방 공화국이다.

1929년 공황에 따라 자본주의 경제 내 전기사업에서는 전력 발생량은 예외 없이 감소 또는 정체 되었다. 예를 들면 미국은 1935년에는 1929년의 88%, 독일은 역시 84%로 줄었다. 이에 대한 러시아의 전력은 급속한 증가를 나타내며 공황에 좌우되지 않는 사회주의 경제의 특징을 뚜렷하게

표 8.2 세계 발전량 추이[26]

년 나라	1929	1932	1934	1936	1938
소련	6.2	13.5	21.2	32.8	40.0
독일	31.6 (12.0)	24.3 (13.7)	31.6 (16.9)	42.5 (21.7)	55.0 (26.0)
미국	135.0	111.7	122.0	145.0	148.0
일본	15.1	17.4	22.0	27.3	-
전세계(추정)	232.6	223.0	259.6	324.3	368.4

독일의 (   )은 전기사업에 따른 것만으로 그 외 자가발전을 포함함. 단위 10억 kWh

나타냈다.(표 8.2)

러시아는 유럽 각국의 자본주의적 진보(進步)에도 불구하고 20세기에 들어서도 아직 농노(農奴)가 존재하는 경제적·사회적 발전이 늦은 나라였다. 제정(帝政)은 부패하여 이 제도 하에서 자본주의의 발전 또한 순조롭지 않고, 공업력 부족으로 군사력도 약하며, 제1차 대전에서는 독일에게 패배를 당하게 됐다. 1917년 10월 러시아 혁명을 지도한 레닌에 따르면 혁명 전 상황은 "생산적 노동의 완전한 소모와 생산의 파괴, 교통망의 전면적 혼란과 붕괴, 최종적 공황에 다가간 국가 재정, 이들 때문에 기근까지 도달한 식량위기, 연료 및 일반 생산 수단의 절대적 부족, 증대하는 실업, 대중의 극도의 빈곤화 등 러시아는 한없이 최종적인 경제적 붕괴를 향해 전락하고" 있었다.[27] 혁명 이후 소비에트 정부는 바로 독일과 강화를 맺어서

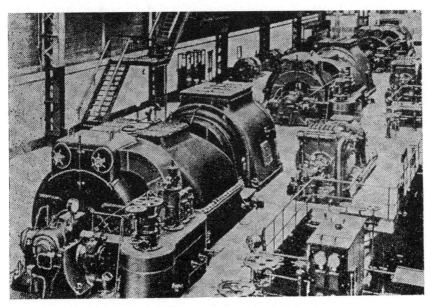

그림 8.20 영국 맨체스터의 버튼·스트리트 발전소[41]

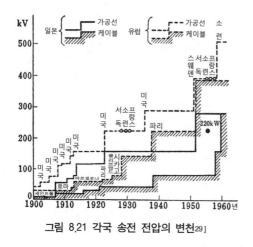

그림 8.21 각국 송전 전압의 변천[29]

전쟁의 혼란을 수습하는 것과 동시에 경제의 기술적 기초 창출에 착수했다. 그 때 레닌이 가장 강조한 것은 전기화였다. 1920년에 결정된 고엘로(GOELRO : 러시아 국가 전기화 계획 심의회)는 "과거 빈약하고 작은 기초가 아니라, 새로운 기초 위에 대공업과 전기화의 기초 위에" 국민적 경제를 기술적으로 살리기 위한 것이며, 전기기술에 입각한 고도로 발달한 대공업의 창설을 중심과제로 두는 것이었다. "공산주의란 소비에트 권력 + 전국의 전기화이다."라고 정식화하고, 전기화는 "제2의 당강령"[27]이라고 알려졌다. 고엘로 계획은 모든 지방의 기존 발전소 공동작업과 합리화를 위한 기업 강화, 새로운 발전소 건설, 철도 수송의 전기화를 프로그램에 포함한 것이었지만 "국가의 전기화"라는 것은 결코 개별 발전소 건설뿐만 아니라 농업을 포함한 국가의 모든 경제를 새로운 기술적 기초 위에 또한 직접 또는 간접으로 전기화 사업과 연결된 근대적 생산 기술적 기초 위에 올리는 것이라고 했다. 이렇게 전압송전망에 따른 발전·송전·배전·전력 소비를 유기적으로 결합하여 통일적 전력경제계획을 수립하는 것을 강조한 것은 사회주의적 전기화의 가장 특징적인 것이었다.

고엘로 계획의 여러 원칙은 1928년부터의 제1차 5개년 계획 및 1933년부터 제2차 5개년 계획에서 더욱 발전시켰다. 레닌의 지도 아래 사회주의 경제의 기술적 기초로서 차지하고, 강력히 추진된 소련의 전

력생산은 1928년에는 발전 설비에
서 이탈리아의 약 55%, 프랑스
40%, 영국의 35%, 또 독일의
20%, 캐나다의 30%, 그리고 미국
의 불과 5%뿐이었던 것이, 1931년
부터 35년까지는 매년 40억 kWh
를 돌파하였고, 1935년에는 발전량
이 약 260억 kWh에 달했고, 발전
량에서는 미국, 독일에 이어 제3위
가 되었다.[28]

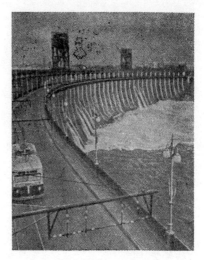

그림 8.22 소련의 드네프르 댐[30]

소련이 다른 국가에 비해 유례없
는 급속하게 증가한 전기화는 전력생산 자체의 경제에 관한 문제만이 아니
라 전기기술이 단순히 동력적 요인뿐만이 아닌 생산 과정 자체를 변혁시켜
생산을 사회화하며, 국민 경제를 통일할 때까지의 기술적 기초로서 가장
중요한 요인임을 나타냈다.

3. 전기화학 공업과 산업전기화

20세기 들어서 급속히 전력 기술이 발달되어 산업의 전기화는 급속하게
진행했다. 산업의 전력화에 대한 사회적 역할을 설명하기 전에 전력의
동력적 사용의 길을 확립시킨 한 분야인 전기·전열화학과 철도 전기화에
대해 과거로 거슬러 올라가 설명하기로 한다.

1) 전기 화학 공업의 발달

전열과 전기 분해 작용은 볼타의 전지가 영국에 전해졌을 때부터 이미 알려지기 시작했고, 데이비는 왕립 협회의 대전지조를 사용하여 아크 방전을 발견하는 외에 알칼리 금속이나 알칼리 토금속의 분리에 성공하여 사람들의 관심을 전기 화학으로 크게 끌어들였다. 또한 페피스(Pepys, William Hasledine)는 1815년 철선(鐵線)의 가열실험을 하였고, 다프라는 1849년 아크에 의해 용해를 시도했다. 그러나 전기화학이 공업적으로 전개되는 것은 발전 장치가 기술적으로 해결된 1880년대 이후에나 가능했다고 할 수 있다.

월(Wall, A.)과 피션의 연구 후, 제강용 전기로를 처음 조립한 것은 평로 제강법(平爐製鋼法 open hearth process)을 발명한 W.지멘스(1878)이다. 도가니 속에서 탄소봉을 삽입하고, 쇳덩어리 위에 탄소봉과의 사이에 아크방전을 시켜서 그 열에 쇳덩어리를 용해하는 것이다. 다음에 이탈리아 대위 스타사노가 1898년에 한 무기용 강철 제조 실험은 전기로가 제강용으로서 실용화하는 길을 열었다.

제강용 전기로는 전극 간에서 직접적 혹은 간접적으로 아크 방전시키는 아크로(爐)와 아크를 사용하지 않는 저항로(抵抗爐), 그리고 유도로(誘導爐)로 대별된다. 스타사노 용광로(爐)는 지멘스의 직접 아크식 도가니로(爐)와 비슷한 것이며, 공급전류 1,800A, 전압 50V, 1 시간에 30 kg의 철을 만드는 성적을 냈지만 철광석의 직접 환원을 목적으로 한 다르포에서의 공장건설에 성공하지 못했다.[31]

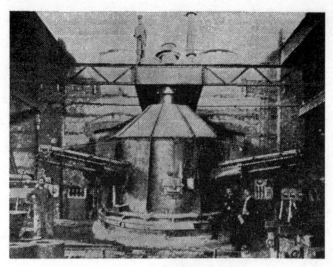

그림 8.23 스타사노(Stassano) 로(爐)

2) 전기로의 개량

전기로(爐)를 공업적인 것으로 한 것은 홀(Hall)과 독립으로 연구하여 같은 해 알루미늄의 정해정련법을 발명한 에루(Heroult)이다. 그는 1899년 당시 선철(銑鐵)에서 강철(鋼)의 제조에 널리 이용되고 있던 염기성 평로 조업법을 처음 전기로(爐)에 응용하는 데 성공했다. 게다가 저탄소강철제조를 목적으로 전극을 위에서 매달아서 하는 방식을 취함과 동시에 경주식(傾注式)으로 했다. 에루식 전기로는 평균 강철 덩어리 1ton에 대해서 1,100kWh가 필요하며 손실열량이 25% 이상이 된다고 알려졌지만 대형3상 용광로 중에서 가장 좋은 성적을 올렸다. 독일에서는 1905년 처음 설치되어 1916년에는 미국 및 캐나다에서는 30기의 에루식 전기로가 조업했다. 아크로는 이후 프랑스의 지로에 의한 전도성 노상(爐床)과 스터비(Stobie)

287

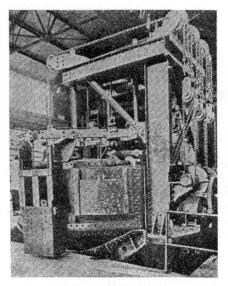

그림 8.24 에루식 전기로[31]

에 의한 전기결선방식의 개량
등이 이루어졌다. 아크로는 목
적에 따라서 충분히 사용할 수
있지만 아크 평형유지와 전극에
관련된 어려운 점은 피할 수 없
었다. 이에 대해 조악한 전극에
기인하는 불순물의 혼입을 피할
수 있는 유도식이 페란티와 키
에린에 의해 실용화되었다. 또
제1차 대전에 무기를 위한 특수
강을 생산하기 위해 전기로는
두드러지게 발달했다. 그중에

미국의 리즈 앤드 노스랩사는 1916년 고주파 유도로를 발명하여, 고급
합금강의 제조를 가능하게 만들었다.

3) 카바이드 제법

제강용 전기로 외에 대규모 전기 공업으로서 확립된 것 중에 카바이드
(CaC_2)의 제조가 있다. 카바이드는 윌슨이 캐나다의 스프레이의 수력 발전
(45V, 2000A)을 사용하여 알루미나의 환원에 사용할 목적으로 콜타르와
석탄에서 금속 칼슘을 만들려던 중 우연히 제조법을 발견한 것이다.

카바이드 제조는 풍부한 나이아가라 수력 발전을 이용하며 모어헤드
(Morehead)가 회장으로서 창설한 아세틸렌 광열동력회사(후의 Union Carbide

Co.)에 의해 미시간 주의 수세인트마리(Sault Ste. Marie)를 시작으로 휴런 (Huron) 호수 등 수력 발전을 이용해서 본격적인 공업화가 시작됐다. 카바이드는 당초 바로 생산과잉이 되었지만 프랭크(Frank)와 카로(Caro)에 의한 카바이드에서 석탄질소법 제조에 성공(1901), 고사지(Gossage)와 디콘(Dieacon) 등이 아세틸렌·염화물 반응 연구에 따른 일련의 유기 화학의 발견, 그리고 제1차 대전 중 전쟁시 물자수요증대에 의해 독일에서 개발된 초산(酢酸), 아세톤, 부탄올, 아세트알데히드 등의 아세틸렌 유도체의 공업적 생산 개시에 따라 카바이드공업은 전성기를 맞아서 전력산업 또한 그 소비처를 찾았다.

4) 전기 분해의 공업화

전자 공업도 이미 19세기 초기에 싹트고 있었는데 실제로 공업화가 시작된 것은 수력전기사업이 확립된 1890년대 세계 대전 후부터였다. 전기분해는 이제까지 어려웠던 알루미늄, 마그네슘 및 나트륨의 공업적 제조를

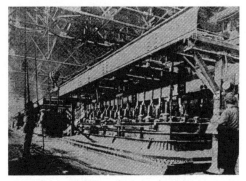

그림 8.25 알루미늄 정련 공장[41]

가능하게 했었다. 금속 나트륨은, 1886년경 카스토너가 제조법을 발견했지만, 알루미늄은 처음 이 나트륨으로 환원시켜 만들었다. 이후 미국의 홀과 에루가 각각 독립적으로 알루미나에 빙정석[1]을 더하여 저온에서 전해하여 제법을 확립했다. 에루의 경우는 처음 자본적 원조를 프랑스에서

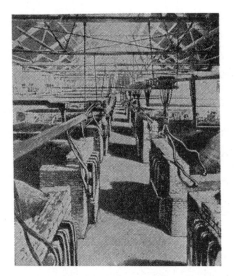

그림 8.26 애치슨의 흑연[33]

받을 수 없었지만 홀은 믈롱 (Melon)자본의 지원을 받아 1888년 피츠버그에 알루미늄 공장을 설립했다. 이 공장은 나이아가라 수력 발전소의 처음이자 최대 소비 공장이었다.[32]

용해염뿐만 아니라 다양한 수용액, 특히 식염수의 전기 분해도 중요하다. 식염수의 공업적 제조법으로는 알칼리 용액과 염소에 동시에 저항성을 갖는 적당한 격막자재의 제작 등 각종 기술적 어려움이 있었지만 1890년 독일의 그리스하임·일렉트론 회사가 시멘트로 이러한 막을 만드는 인조 흑연전극과 함께 "격막법(다이아프램법)"이 시작되었다. 또 다른 하나의 공업적인 제조법인 "수은법"은 1893년경 캐스트나와 오스트리아의 케루나에 의해 독립적으로 고찰되었다.

애치슨(Acheson)도 1891년에는 전열로 탄화규소(carborundum, SiC)를, 이어서 1896년에는 인조 흑연을 제조했다. 이러한 전기화학공업의 진전은

---

1 역자 주: 빙정석(氷晶石)이란 불소, 나트륨, 알루미늄의 불화물로 이루어진 광물의 한 가지. 단사정계(單斜晶系)이고 덩어리로 되어 있으며 색은 없거나 회색 또는 흰색인 데 드물게는 누른 갈색의 유리 같은 광택이 나는 투명하거나 반투명인 광물의 결정으로 쉽게 녹으며 주로 알루미늄의 야금에 중요하게 쓰이며 법랑이나 젖빛 유리를 만드는데도 쓰임.

예컨대 홀·에루(Hall-Heroult) 전계정련(電界精鍊)법으로 알루미늄 가격을 1.8 달러에서 0.33 달러로 하락시켰고, 또 전기 제강의 특수강 제조법의 확립 등 금속공업의 약진을 촉구했다.

5) 전동기를 수송기관으로 응용

데번포트(Davenport)와 데이비드슨 혹은 페이지 등 19세기 전반의 전동기 발명자들은 대개 전철(전기 기관차) 고안에 주력을 두었다. 인쇄업 등 소규모 공장 외의 운수업에도 전력을 도입하려 연구했다. 예컨대 데이비드슨이 에든버러—글래스고 간 철도에서 최초로 전기기관차의 실험을 한 것은 1838년이며, 이는 증기 기관차에 따른 철도개통에서 불과 수년 밖에 늦지 않았다. 미국의 1830년대 철도망의 급속한 팽창에 대응해서 증기 기관차와 대항하는 방법으로 전차나 전기 기관차의 발명이라고 생각했었다.

그러나 데이비드슨의 전기기관차가 이 발명을 두려워한 증기기관차 기사에게 파괴를 당했다는 것으로 보면, 어떤 면에서는 아직 증기기관차의 채용이 사회적 강제가 작용되어 있으며, 한편으로 기

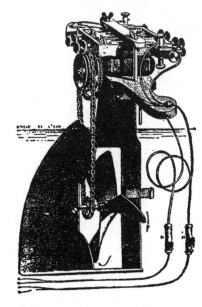

그림 8.27 트로브의 모터와 스크류(1881년)[34]

291

술은 아직 전지를 전원으로 하는 방식에서는 증기기관에 맞서지 못했을 것이다. 다만 운수업에서 어떻게든 전동기를 도입하려는 욕구가 강해서 1880년대에 소형선박을 축전지로 프로펠러 추진식의 보트에 승객을 실어 다니는 모의운전을 해보기도 했다. 또 그 시절 처음 엘리베이터와 기중기, 광산용 전기기관차가 제작되었다.

6) 초기의 전기철도

1879년 베를린 산업박람회에서는 세계 최초의 전기철도를 지멘스가 출현시켰다. 지멘스의 전기 철도는 전력의 장거리 운송이 아직 확립되지 않을 때 베를린 남쪽의 갈탄을 운반하기 위해 원래 계획된 것이었다. 산업박람회에서 지멘스의 전기철도는 궤간 2피트, 길이 600m이며, 130볼트 3마력의 모터로 20명을 객차에 태워서 시속 24 km로 달렸다. 신선함도 있었고, 이 시험 전기철도는 박람회의 짧은 기간에 10만 명을 태웠다고 한다. 또한 급전은 철도레일과 그 사이에 둔 제3의 레일로 시행했다.[35],[36] 영업용 전차는 산업박람회에서 2년 후인 1881년 베를린 교외 리히터펠덴을 처음으로 달렸다.

이와 같은 시기에 미국에서도 에디슨이 전동기의 응용에 관심을 갖고, 공판 인쇄판에 쓰는 "전기펜"이나 전철을 실험했다. "전기펜"은 한때 미국 등에서 6만대나 보급됐다는 점에서 모터로서는 상업적으로 대량 판매된 최초의 상품으로 유명하다. 전철은 1880년 멘로 파크(Menlo Park)의 연구소에서 전등용 발전기를 그대로 전차용 모터로 사용했다. 전기자 축과 차축은 마찰 클러치로 결합하여 급전(給電)은 2개의 레일로 약2/3 마일을 시속

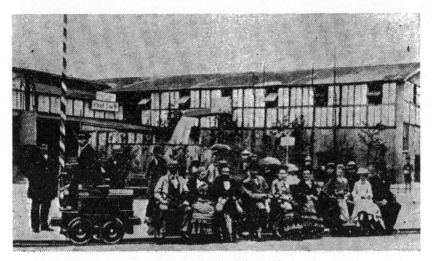

그림 8.28 지멘스의 전철(1879년)35]

20 마일로 달렸다고 한다. 다만 경사와 커브 등에서 탈선하거나 전복되어 소문이 좋지 않았다. 에디슨보다 3년 전 대서양 해저케이블을 부설한 필드(Field, Cyrus West)의 조카 스테판 더들리 필드(Field, Stephen Dudley)는 샌프

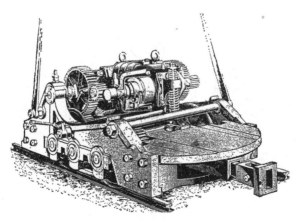

그림 8.29 광산용으로 발명한 에디슨의 전기철도37]

란시스코에서 케이블카, 전기철도의 계획을 세우고 있었다. 거기에서 두 사람은 공동으로 전기철도회사를 세웠다.

이동식 증기기관으로 개별적으로 발전해 온 종전의 소규모 발전방식 대신 중앙발전소에서 전기에너지의 집중 생산방식을 취하며, 전기기술이 그 체계성을 갖추면서 전기철도도 드디어 실제적인 것으로 되었다.

7) 근대적인 철도와 교류직류변환 기술

제대로 된 근대적인 전기 철도는 스프레이크(Spraque, Frank Julian)에 의한 1887년 리치먼드에서의 시험철도에서 시작된다. 그는 여기서 급전방식이나 전동기축과 차축의 중간에 기어를 넣는 등의 동력전달기구, 스프링으로 차체를 지탱하는 방식 등 획기적으로 개량했다. 그런데 전기화학, 전기야금의 발달 또한 대형 전기견인 수송기관에는 그 특성상 직류기기가 적합하다. 그런데 송배전체계의 요구에서는 전기에너지를 교류형태로 이용하는 것이 좋았다.

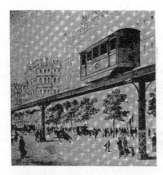

그림 8.30 지멘스에 의한 베를린의 고가식 전차[38]

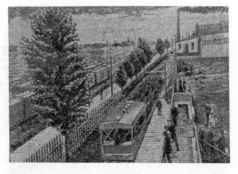

그림 8.31 캐나다의 토론토에서 반·드폴의 전차 (1885년)[39]

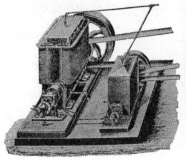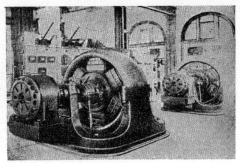

그림 8.32 교류직류변환기[10]

그래서 새로운 교류직류변환기를 제작하는 문제가 제기되었다. 가장 간단한 것은 당연히 전기모터와 발전기의 결합이며, 이것이 최초의 "교류직류변환기"(그림 8.32)로서 역할을 다했다. 이어서 3상 교류기술이 완성되는 과정에서 동기전동기가 생겨났지만, 이 동기전동기를 1885년부터 1889년경에 직류발전기와 공통의 전기자로 결합한 단전기자회전변환기가 만들어졌다. 이는 전동발전기 방식보다 무게가 30~40% 가볍고, 게다가 효율성이 높아서 1890년대부터 20세기에 걸쳐 전기견인식 수송기관에서 보급되어, 1920년대에 정지형 이온 방전식 정류장치에 그 능력을 넘겨 줄 때까지 그 지위를 누렸다.

전기철도는 유럽보다 미국에서 먼저 발달했지만, 이것은 미국에서 도시 교통으로서 레일 위에 말이 끄는 시가지철도가 일찍 건설되어 있었기 때문이다. 증기기관차에 따른 철도는 도시 인구 집중을 촉구했지만, 소음이나 도시의 미관상 혹은 밀집지에서 경쾌한 교통 기관으로서는 적합하지 않았다. 그래서 파리 등에서 승합마차가 보급되었지만 미국에서는 철도 마차가 1860년에는 약 40선, 1890년 무렵에는 약 800선으로 급속히 발달했다. 플랜지 바퀴도 여기서 만들어진 것이지만, 이러한 시가철도선이 전기철도의 실용화의 바탕을 제공했다. 1888년 미국 시가철도협회 회의에서는 "이 회의에 따라 시가철도의 말의 연구를 끝으로 앞으로는 모두 전차를 연구해야 한다."라고 알리며 시가교통수단에서 전차의 우위성이 확인됐다.

1891년에는 톰슨·휴스턴 회사에서 전차용 저속 모터를 만들고, 감속 기어의 도입을 가능하게 하여 리즈(Leeds)에서 미국 최초의 시내철도가 건설됐다. 공업 발전에 따라 도시와 근교주위를 고속으로 연결하는 전기철도의 충실화가 요구되어 1890년에는 이미 몇 개의 선로를 건설했다. 이 점에서도 스프레이그는 많은 차량을 임의로 결합하고, 분리할 수 있는 복합제어방식을 발명하며, 1897년에는 시카고에서 120량의 연결을 성공시켰다.

전기 철도는 광산 탄갱 내 운반용으로 널리 사용되었으며, 지하철의 보급도 가능하게 했다. 증기기관차에 의해 움직이던 런던의 지하철은 1898년에 전철화 되었고, 부다페스트에서는 1896년 초부터 전기기관차 방식으로 건설됐다.

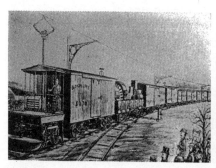

그림 8.33 톰슨·휴스턴사의 고속전기철도37]

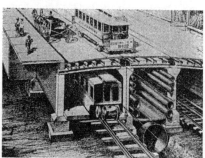

그림 8.34 지하철37]

8) 전기 생산의 사회화

전기기기와 전력의 발달에 따라 공업생산에서 "동력"생산의 분리가 시작되어 전력기술은 동력의 개념을 뚜렷하게 했다. 이 분리 과정은 매우 급속한 것이었지만24] 초기에서는 저전압 직류기술의 조건으로 제약되어 전기사업의 규모는 작으며, 전기사업이 성립한 1890년 무렵에서 불과 10년 만에(1902) 미국에서는 3620의 군소기업이 우후죽순으로 생겨났다(표 8.3).24]

공업생산에서 전력화는 전력의 집중생산과 원동기로서의 전동기의 양적발전을 보여주는 것만은 아니었다. 전동기의 도입으로 생산과정에서 기술의 질적변화가 나타났다. 즉 전동기의 채용은 작업기와 터빈의 밀접한 연결을 가능하게 하여 생산과정의 연속성과 자동제어가 가능하여 자동화 기계체계의 성립조건이 되었다.28]

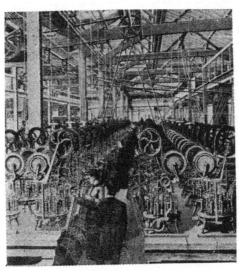

그림 8.35 기계화된 도선절연 피복공장40]

297

표 8.3 (a) 미국 공업용 동력기의 발전(단위 1,000 마력)24]

구분\년도	증기기관-터빈	내연기관	수력에 의한 기관-터빈	자가동력계	매전에 의한 동력기(A)	공업용 동력(B)	A/B
1899	8,989	135	1,454	9,778	183	10,098	1.8
1904	10,917	289	1,648	12,855	442	13,488	3.3
1905	14,228	751	1,823	16,803	1,749	18,675	9.4
1914	15,591	989	1,826	18,410	3,895	22,291	17.4
1919	17,036	1,242	1,765	20,043	9,284	29,328	31.7
1923	16,700	1,224	1,803	19,729	13,366	33,094	40.4
1925	16,917	1,186	1,801	19,904	15,869	35,773	44.4
1927	16,941	1,171	1,785	19,897	19,144	39,041	49.0

(b) 전동기로 공급하는 공장용 동력량(단위 1,000 마력)

구분\년도	동력총량	전동기	자가동력	중앙발전소로부터 공급	전기화(%)
1899	10,098	493	310	183	5
1904	13,488	1,592	1,151	442	12
1909	18,675	4,817	3,069	1,749	25
1914	22,291	8,824	4,939	3,885	39
1919	29,328	16,254	6,969	9,284	55
1923	33,094	22,152	8,819	1,333	66
1925	35,773	26,124	10,255	15,869	73
1927	39,041	30,360	11,216	19,144	78

298

그러나 이런 전기화의 발전과정은 또한 전력기술의 본질이 체계적이고 유기적·통일적인 것이므로 독점을 지향하지 않을 수 없고, 또한 그것으로 인해 사회에서 경제적 조건과의 관계를 부각시킬 수밖에 없었다. 자본주의경제에서 독점의 형성은 필연이지만 전력기술에서는 이러한 독점의 형성과 생산의 사회화는 매우 특징적이었다. 이런 전력독점은 예컨대 TVA와 본빌(Bonville)계획 등 여러 연방, 기타 공익전기 개발계획을 망치게 하며, 미국의 뉴딜 시기를 통해 끝까지 모든 수단을 다하여 공유전력 개발에 반대한 것24]에서 보이듯이, 독점의 정체성, 부후성(腐朽性)의 현상을 나타냈고, 생산의 사회화와 사적 소유의 모순을 명료하게 드러내었다.

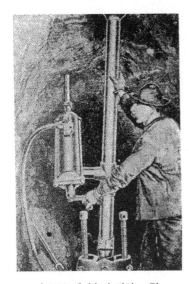

그림 8.36 에디슨의 광산 드릴37]

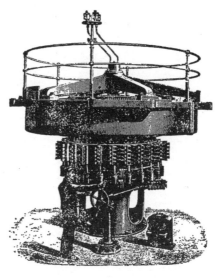

그림 8.37 엘킨사의 전기야금용 발전기10]

양 대전 간 전자기술의 전개

라디오 · 텔레비전의 발달과 레이더의 완성

1. 전자관(電子管)의 발달과 마이크로파 기술

1) 제1차 대전 종료까지

미국의 페센던이 무선전화 시범을 보여준 1906년 무렵, 무선전화는 "황금 목표"[3]로서 무선 실험자들의 관심을 모아왔다. 미국 전신전화회사(ATT) 또한 이 무렵 무선전화에 관심을 가지고 뉴욕－필라델피아 간에 연계한 전화선을 계획하기는 했다. 하지만 당시 무선기술은 이 때 보다 훨씬 나중에 1912년부터 1917년경까지를 보아도 주로 파울젠 불꽃식이나 마르코니의 정류가 끝난 뒤 불꽃 방전기식 또는 알렉산데르손들의 고주파 발진기에 의하여 음성을 고주파에 싣는 것과 수신신호를 검파하는 것이 매우 불안정했다.[4] 무선전화 실용화를 달성시킨 것은 고진공관의 출현이었다. 원래 진공관은 디 포리스트가 1912년에 3극관을 사용한 중계기를

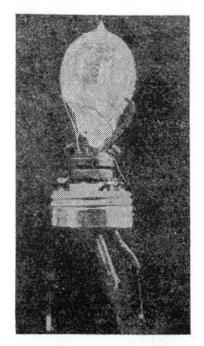

그림 9.1 플레밍 2극관1]

공개했을 때 극히 빈약한 장치에 불과했다. 이후 아놀드가 3극관의 불안정한 동작 요인은 기체의 전리에 있음을 규명하고, 같은 시기 랭뮤어 (Langmuir, Irving)도 같은 결론에 도달했다. 게다가 음극도 디 포리스트가 쓴 탄탈륨 필라멘트 대신 베넬트 (Arthur Rudolph Berthold Wehnelt)가 산화물 도포 방식으로 개량, 플레이트 면적도 증가시키고, 독일에서 수입한 괴테의 분자펌프에 의하여 고진공 3극관으로 개량하는 등 급속히 발달하였다. 수명시간이 약 50시간 정도밖에 되지 않았던 디 포리스트의 3극관

의 수명은 1913년 중간쯤에는 무려 1000시간에 도달했다.5] 이렇게 1913년에는 진공관이 뉴욕과 워싱턴 간의 장거리 회선이 전화 중계기로서 실험적으로 사용되었고, 1915년 1월에 개설된 뉴욕-샌프란시스코 간 대륙횡단 전화선에도 진공관이 중계기로 사용됐다. 이론적으로도 진공관을 전화에 도입하는 과정에서 알렉산데르손과 콜피츠의 변조이론(1913~14)이 나와 무선전화에 대한 대처를 준비했다. 1914년에는 고주파에 따른 반송(搬送)기술에 전망이 보여 1915년에는 최신식 진공관 송신기를 갖춘 알링턴에 있는 해군 무전기를 중심으로 장거리통신을 시도했다. 알링턴에서 3,300 km 떨어진 다리엔(Darien)과 캘리포니아 해안, 호놀룰루에서 수신이 성공했다. 당시 전쟁 중임에도 불구하고, 프랑스 육군 페리에 장군의 이해

302

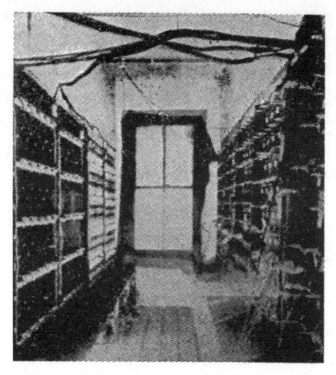

그림 9.2 ATT사 대서양 횡단 무선전화 실험에 사용한 송신 설비[2]

덕분에 파리 에펠탑이 수신 장소로 선정됐다. 이때는 2~3가지 말을 판별
하는 것에 그쳤다.

그 후 전쟁종료 후까지 장거리 무선전화의 연구는 이루어지지 않고 전
쟁 격화에 따라 무선전화의 연구는 전시동원(戰時動員)에 집중됐다. ATT사
는 잠수함과 비행기에서 급보용(急報用) 동시 송수신식 무선전화기 개발에
주력했으며, GE사는 육해군용으로 대량의 무선장치를 제작했고, 해군의
요구에 따라 뉴브런즈윅(New Brunswick)에 200kW 발진기를 설치하여 세
계에서 가장 강력한 송수신기를 완성했다. 또 웨스팅하우스(WH)사는 미

303

국과 유럽 정부를 위해 전동기와 발전기, 정류기 등 보조 설비 외에 무선장치를 제작했다.[4]

해저 케이블은 전쟁이 나면 절단의 위험이 컸다. 이런 결점이 없는 무선은 기동성이 뛰어났기 때문에 미국 해군은 대전 진입 전에 알링턴을 비롯한 샌디애고, 호놀룰루, 괌, 그리고 필리핀을 포함한 광범위하게 무선망을 건설했다. 이러한 미국 육해군 항공기의 무선통신연락이 대전 중 무선공학을 지원하며 무선 발달에 "가장 공헌했다"[4]고 한다.

2) 방송 시작과 수신기의 보급

1차 대전의 종료와 함께 무선 전신 전화기술도 새로운 단계를 맞이하게 됐다. 라디오에 의한 대중적 오락방송이 시작되었고, 1920년대 무선방송은 미국 젊은이들의 즐거움의 하나가 되었다.

WH사 콘래드(Conrad, Frank) 기사는 전쟁이 끝나고 1916년에 있던 아마추어 무선 전신국을 재개하여 무선전화에 인한 프로그램을 방송하기 시작했다. 이것은 광범위한 아마추어 무선가의 반향을 일으켰으며, 처음 수요일과 토요일 밤 2시간에 불과했던 방송도 정기적으로 하게 되었다. 아마추어 무선가의 성실한 무선 방송에 대한 흥미를 알아본 조지프 폰 회사는 광석라디오 수신기를 1세트 10달러로 발매하자마자 불티나게 팔렸다.[4] 이 시기의 아마추어 무선가는 기술적인 문제에 공헌하는 한편 1921년에는 미국 아마추어 무선 연맹(AARL)을 설립하는 등 무선방송이 국민에게 가까운 것이 되는데 도움을 주었다.

원래 무선 전신(電信)으로 출현하게 된 무선 기술자는 아마추어가 압도적

으로 많았다. 그들은 전혀 기업의 지원을 받지 않고, 서로간의 존재조차
모르면서, 오직 자신의 장치 개량에 전념했었다. 무선 장치 성능의 개량에
따라 상호 통신을 비롯해 1909년 무렵에는 각 도시에 라디오 · 클럽이
출현하기 시작했다. 뒤이어 아마추어 세력 증대에 따라 정부와 각 무선
회사와의 충돌을 일으켜서 아마추어 무선을 제한하려고 하는 각종 법률이
시행되었다. 그러나 그들의 단결은 굳었고, 어떤 사람은 무선회사보다 우
수한 기기를 갖고 있으므로, 그 세력은 쉽게 위축되지 않았다. 대전이 발발
하자, 이런 아마추어 무선 기술자는 미군에 참가하여, 군사통신에 중요한
역할을 했다. 군의 종사자 수는 약 4,000명 정도라고 한다.[7]

　대전 종료와 함께 그들은 다시 활발한 활동을 시작하며, 방송국 개국의
기초를 형성했다. 기술적으로도 대전 전에는 200m의 파장을 사용했지만,
이를 개선하고 1923년에는 100m의 파장으로 대서양횡단통신에 성공하
며, 영국 옥스퍼드 대학과 미국의 하버드 대학 사이에서 5시간 걸쳐서
무선으로 체스 경기를 치렀다. 아마추어 무선국 수는 기록에 따르면 1920
년에는 불과 5,719였던 것이 1934년에는 46,390에 달했다.[4], [7]

　이러한 라디오 방송의 인기에 WH사가 주목하여 콘래드의 지도하에
방송국을 개설하며, 동시에 가정주부도 바꿀 수 있는 간단한 수신기 제조

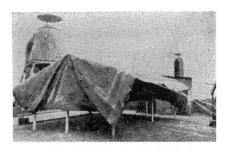

그림 9.3 KDKA의 첫 스튜디오[2]

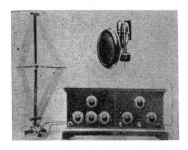

그림 9.4 RCA수신기 라디오[2]

를 기획했다. WH사의 방송국 KDKA가 정식으로 방송 시작한 것은 1920
년 11월 2일이었다.

3) 진공관 회로의 연구

초기의 진공관 수신기는 기술적으로 두 가지 문제가 있었다. 그 하나는
라디오 수신기뿐만 아니라 무선국 전체의 고민거리는 "낮은 감도"였다.
무선국의 안테나는 길이 200~1,800m, 높이 120~150m가 필요하고, 게
다가 방해물이 적은 해안가에 세우지 않으면 안 되었다. 다른 하나는 회로
중 불필요한 발진을 방지하는 것이었다.[4] 그러나 진공관 성능이 향상되어
이론적으로도 변조·재생·검파 등, 전자류를 제어하는 개념이 기본적으
로 명확하게 되어 있었으므로 피드백 회로, 슈퍼헤테로다인 수신장치회로,
뉴트로다인 수신기회로 등 잇달아 고안되었다. 그와 동시에 예컨대 발진용
외에 증폭 작용으로서 가장 기본적이고 중요한 피드백 회로를 둘러싸고,
암스트롱, 마이스너, 디 포리스트, 랭뮤어들의 격렬한 특허 분쟁이 전개되
었고, 이러한 발명은 거의 예외 없이 특허
분쟁을 가져왔다. 그들의 특허는 각각 미
국·마르코니사, 텔레푼켄사, ATT사,
GE사의 소유가 되어 이에 관련 기업들이
고액의 특허 비용을 부담했다. 마르코니
사는 초기에는 암스트롱의 특허의 의미
를 알아차리지 못했다. 기사장이 특허 매
수를 권유했는데도 불구하고, 영국 간부

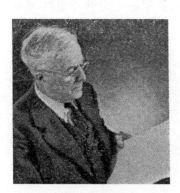

그림 9.5 랭뮤어[19]

가 매수에 반대한 국면도 있었다. ATT사와 미국·마르코니사를 배경으로 둔 디 포리스트와 암스트롱의 특허 분쟁은 20년간에 걸쳐서 무선 역사에서 가장 격렬한 것이었다. 이것에 사용된 금액은 수백만 달러 이상이라고 한다. 발명가들의 에너지를 발명의 발전에 사용하지 않고 소송에 낭비했다.[4] 슈퍼 헤테로다인 수신장치는 제1차 대전 중, 프랑스에서 공습을 받던 때에 단파의 증폭이라는 착상을 하여 암스트롱이 만들어 낸 것으로, 이 특허는 GE사와 경쟁 관계에 있던 WH사가 매수했다. 처음은 국부 주파수 조정으로 복잡했지만 개량을 하여 그 감도가 좋다는 것이 인정되었다. 뉴트로다인 또한 대전 중에 발명된 것이다. 해군에 징용된 하젤타인 (Hazeltine, Louis Alan)이 군용 진공관 수신기로서 제조하였고, 전쟁 후 (1923) 상품화되면서 폭발적인 인기를 누렸다. 뉴트로다인이라고 하면 모든 것이 다 팔렸다고 한다.

WH와 GE, 인디펜던트사 등의 진출에 대해서 RCA는 무선전화는 자신의 지위에 안심하여 변함없이 광석 라디오를 제조하고 있었지만, 진공관 수신기가 진출하는 것에 당황해서 진출기업을 억누르려고 했다. 대응책으로 택한 것은 해저 케이블에 의한 전신 수신에 진공관을 사용해서 회로를 개량했다는 1913년의 핫틀리의 연구였다. RCA는 이 연구가 하젤타인의 연구 토대가 되었다고 주장하여 특허권을 요구했다. 끈질긴 소송 활동 끝에 1927년 뉴트로다인 회로 제조에는 양쪽의 특허 사용 허가가 필요하다는 판결을 얻었다. 독점 체제를 자랑하는 RCA에게는 경쟁 사회에 대처하는 무기로서 이것은 충분했다. 인디펜던트사는 자본력 차

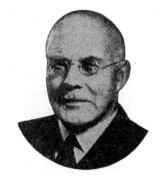

그림 9.6 하틀리[8]

307

이도 있어서 쇠퇴해졌다.

또한 회로에서 발생하는 잡음을 제거하는 대책은 GE의 헐과 독일의 물리학자 쇼트키가 각각 1919년에 발명한 그리드 격자관이 도입되었다.

4) 초단파 전자관

진공관의 개량·발달은 단지 잡음제거(회로 특성을 좌우하고 그 자체가 중요한 문제이지만)라는 관점에만 문제가 있던 것이 아니라 에너지 전송 형태를 결정하는 기기로서 근본적 의의를 가지고 있었다. 미국 내 방송 사업이 확립된 1929년 무렵이 되면 외국까지 도달하는 단파방송이 주목받았다. 단파 통신은 영향력이 컸던 해저전신회사도 이것을 저지할 수 없었다. 단파 통신기술은 미군 내에서 일찍부터 연구되어 있었고, 제1차 대전 종료 무렵 1918년에는 파장 70~150m의 송수신 장치가 제작되어 있었다. 그런데 단파 통신을 가능하게 하는 전리층(KH층 : 케널리 헤비사이드층)은 1902년 미국 케널리와 영국 헤비사이드가 각각 발견한 것이다. 마르코니가 시작하여 무선을 대서양으로 넘겨 보냈을 때와는 달리 단파에 따른 원거리

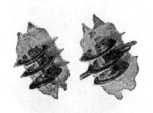 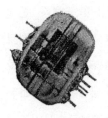

(a) TR관 (스위칭 관)   (b) 송신 발진용(1937년)
그림 9.7 미국 해군 연구소 개발의 초단파용 진공관[10]

방송은 가능하다는 것이 이론적으로 명백하게 되었다.

단지 사용하는 전자파의 주파수가 높아지면, 그 발생·증폭·검파를
위한 진공관을 바꿔야 했다. 헐(Hull, Albert W.)이 발명한 최초의 다극 진공

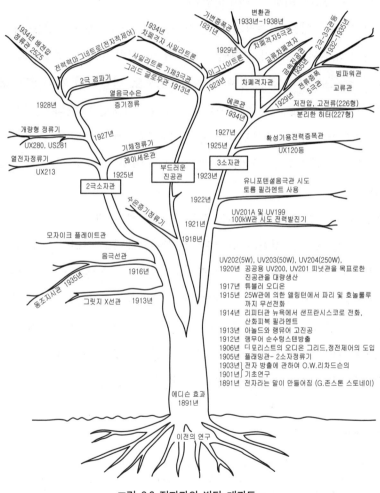

그림 9.8 전자관의 발달 개관도[4]

관, 4극관은 3극관의 양극과 그리드 사이에 또 하나의 그리드를 넣은 것을
차폐 그리드라 하며, 차폐 그리드는 고주파의 증폭에 비교적 적합했다.
그러나 양극 전압이 낮아지면, 2차 전자가 방사된다는 결함이 있었다. 이
단점을 제외하기 위해 양극과 차폐 그리드 사이에 또 하나의 그리드(억제
그리드)를 넣어서 음극과 같은 전위(등전위)를 유지하는 5극관이 1927년
영국의 라운드에 의해서 연구되었다.

사용 파장이 짧은 고주파가 되면 기기의 부유용량[1]까지 영향을 미친다.
초단파에 대해서는 두 가지 방법을 생각할 수 있다. 하나는 진공관의 구조
자체를 극도로 작게 하는 것이다. 이 발상으로 만들어진 것이 도토리와
같은 형태와 크기를 갖춘 에콘관이다. 이것은 1934년 RCA의 연구실에서
B.J.톰프슨이 발명하여, 초단파의 증폭이나 발진에 사용된다. 또한 제2차
대전 중부터 활발하게 사용된 평면 판극관 역시 같은 발상에서 태어난
것이다.

초단파용의 또 하나의 방법은, 작은 구조로 하는 대신에 진공관 내에서
전자 속도를 올리는 것이다. 1939년 스탠포드 대학의 바리안 형제가 발명
한 클라이스트론(속도변조관)이 이것이다. 클라이스트론은 극초단파의 증
폭, 발진용으로서 그 후 많은 개량이 되었다. 또한 대전력용 송신진공관은
여전히 3극관을 사용하고 있었지만 자전관(마그네트론)이 발명되었다. 마그
네트론은 자장을 더해서 음극에서 방출된 전자를 회전운동 시키는 것이다.
원리적으로는 벌써 1921년에 GE사 헐이 이 진공관이 단파장의 전기 진동

---

1 역자 주 : 배선용 전선이 다른 금속 부분에 접근해 있다든지, 코일과 같이 전선이 다수 평행
하게 존재할 때 등 그들 사이에 가지고 있는 정전 용량을 말한다. 이의 영향은 고주파가
되면 무시할 수 없게 된다.

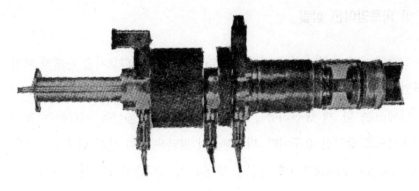

그림 9.9 파장 10m파 증폭에 이용된 클라이스트론[11]

을 발생하는 것을 발견했다.

이어서 오카베 킨지로(岡部金次郎) 등이 양극을 이분하는 것으로 초단파를 발생시킬 수 있는 것을 밝혔다. 마그네트론은 특히 1939년부터 40년에는 각국에서 경쟁적으로 연구가 되었지만, 결국 정부의 직접 지시를 받아서[10] 재료 기술이 발달한 미국에서 최초로 실현되었다.

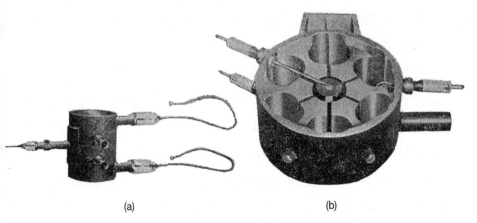

(a)   (b)

그림 9.10 마그네트론[10]

311

5) 회로망이론 성립

그런데 방송이 발달함에 따라서 라디오 수신기의 회로기술 문제가 제기되었지만 실은 이미 유선통신 분야에서 큰 진전을 보여주었다. 유선통신 분야에서는 한 개 통신기를 가지고 동시에 많은 통신을 처리하는 것은 경제적으로 당연한 요구이다. 다중통신의 발달은 이미 전신 단계에서 스틴스(Steans, John Brown)가 2중 통신을 발명하고, 에디슨이 4중 통신을 발명했을 때부터 시작하고 있어서 그 원리적 요청은 유선 전화의 경제적 문제 때문에 이루어진 것이다.

다중통신의 새로운 방법은 신호의 전달 방법 즉 신호를 반송파(搬送波)에 싣고 보내는 반송 전화 방식에 따라서 처음 그 가능성을 찾아낼 수 있었다. 반송 방식은 미국의 스콰이어가 1910년에 발명한 것이다. 반송 방식으로 어느 특정 범위 주파수만 자유자재로 검파할 수 있으면 다중통신이 가능하다. 1917년 캠벨이 만든 필터가 이 검파의 역할을 다했다. 전송 이론 연구에서 이끌어 낸 캠벨의 필터의 출현은 다중통신을 가능하게 한 것뿐만 아니라 지금까지의 회로이론을 질적으로 발전시키는 중요한 계기로서 특히 주목받는다.

장거리 전화가 발달하므로 전류의 감쇠, 일그러짐이 큰 문제로 기술자들 앞을 가로막았다. 이 문제에 가장 효과를 나타낸 것은 헤비사이드와 퓨핀, 그리고 캠벨이다. 헤비사이드는 1881년 일정한 전송 선로에 대해서 4개의 선로 정수(定數)를 도입하여 전송 미분 방정식을 세웠다. 1887년에는 비감쇠 전송 선로의 제조가 가능한 것을 지적하고, 1893년 코일을 전송 회로에 있는 일정 구간 마다 직렬에 삽입하면 된다고 제안했다.[12] 그러나 자신은 특허 취득에는 흥미가 없었고, 그대로 방치되어 있었다.

그 때부터 약 10년 후 미국의 벨 전화 회사의 스톤은 헤비사이드의 전송
이론을 실제 전화선로에 도입하며 1897년 철과 동, 두 가지의 금속으로
선로를 만들면 자기 인덕턴스가 높아지는 것을 발견했다.[13] 스톤은 1899
년 벨 전화 회사를 그만 두었고, 스톤 대신 캠벨이 스톤의 연구를 이어
받았다. 그는 실제 송전선의 모의선로를 만들어서 실험한 결과, 회로의
전기적 특성을 개선하기 위해서 코일을 넣는 방식을 채택했다. 1899년에
는 피츠버그의 전화선으로 실험도 했다. 이론적 해석 또한 진행시켜서
전송에 관한 캠벨의 방정식을 세웠다. 캠벨의 이론은 콜피츠 등이 테스
트를 계속하여 1900년에는 자메이카·브렌즈에서 웨스트·뉴턴까지의
선로에 처음 상용전화선에 장하케이블을 만들면서 그들의 이론이 실제로
검토되었다.

그러나 장하케이블 발명의 영예는 캠벨에게 빛나지 않았다. 캠벨이 특
허출원을 제출한 6일 전에 콜럼비아대학의 퓨핀에게 특허가 이미 나 있었
다. 퓨핀은 실험적, 이론적으로 모두 캠벨의 공헌에 비하면 우수하다고
말할 수 없지만 이른바 발명가적인 특허를 획득한 것이었다.[14]

회로 해석의 이론은 유선통신에서 해저전신으로 전신의 발달과 함께
제기되어 옴, 톰슨, 키르히호프들로부터 시작되어 전력기술 발전에 따라
교류 회로에 대해서도 독일의 케널리(Kenelly)가 복소량과 임피던스
(impedance)를 대응시키고, 스타인메츠는 과도현상의 해석에서 연산자법
등 수학적 방법을 도입했다.

그러나 이것들은 어디까지나 회로를 "해석"하는 것에 지나지 않았다.
필터의 경우, 이와 달랐다. 필터는 다수의 회로소자를 필요로 하며 이것을
조합하고, 어느 일정한 주파수 범위(대역)만을 통과시키는 특성을 갖게 한
다. 캠벨(Campbell, George Ashley)의 뒤를 이은 카손, 포스터나 카웰에 의하

여 형성된 필터의 이론은 만들기 전부터 그 특성을 예지할 수 있다는 매우
완전한 설계 이론으로서의 성격을 가졌다. 필터가 발달함에 따라 회로이론
은 선형·상반·수동적인 것에 한해서 완성된 것이다.[15]

2. 라디오, 텔레비전의 발달과 대중문화

1) 무선 사업과 특허분쟁

20세기 초부터 제2차 세계대전까지 일렉트로닉스의 과제는 무선통신
확립에 있었지만 무선통신 사업은 미국을 무대로 한 격렬한 특허분쟁의
역사이기도 했다.

전기사업 또한 과학적 증명을 필요로 하는 것이며, 그 경영 방식은 막대
한 투자설비 자본을 필요로 하는 것이므로, 특히 독점적 경영을 유리하게
한다. 따라서 이 기간에 전기사업의 전개에 볼 수 있는 기술적 발전과
경영의 이상적인 자세는 모든 산업의 전형적인 모델을 나타낸 것이라고도
말할 수 있다.

이미 봐 온 것처럼 산업자본의 확립과 발전을 배경으로 운수·철도의
발전과 함께 전신사업이 일어났다. 연이은 새로운 발명을 하며 특허를
취득했다. 이것들은 경쟁을 낳아서 유선통신에서의 웨스턴·유니온(WU)
사, ATT사 같은 거대기업 확립에 이어서, 무선전신 분야에서도 ATT사,
GE사, RCA사 등의 독점적 기업을 만들어냈다.

이러한 기업은 새로운 사업 분야, 예를 들어 전신사업에서 전화사업으
로 나서기 위해서 새로운 특허나 특허를 가지는 기업을 흡수 합병하는
데 광분했다. ATT에 대해서 말하면 미국·마르코니의 무선통신망에 대항

하기 위해 디 포리스트의 특허를 비롯하여 1913년부터 1917년에 걸쳐서
유망한 특허를 매수하고 다녔지만 그 금액은 20만 달러에서 40만 달러에
달했다고 한다.

표 9.1 ATT사와 GE사의 특허 분쟁4] 16]

구분	ATT사	GE사
진공관에 의한 고주파 전류	니콜	화이트, 알렉산데르손
피드백 발진	디 포리스트	랭뮤어
진공관의 구조	니콜슨	랭뮤어
반송파의 제어	아널드, 커슨	알렉산데르손, 화이트
진공관의 고주파 변조(격자변조)	콜펫츠	알렉산데르손
진공관에 의한 전류 제한	에스펜시드	랭뮤어
진공관 발진(플레이트 변조)	하틀리	화이트
반송주파, 측파대	잉글랜드	알렉산데르손
고진공	아놀드	랭뮤어
진공관 필라멘트에 교류사용	하이싱	화이트

이러한 특허는 예컨대 무선전화 사업에 있는 ATT와 RCA, GE의 경우
와 같이 서로 중복되는 것이 많았다(표 9.1). 특허는 단지 발명사상에 영예
를 다투는 것뿐만 아니라 그것은 이익을 목적으로 한 독점적 생산의 법적
보증이기도 하여, 사업활동을 광범위하게 전개하기 위해서는 유사한 과학
자의 연구성과를 특허로 꾸며 내지 않으면 안 되었다. 특허는 과학적 증명
에 의한 새로운 회사의 설립을 가능하게 하는 한편, 특허분쟁의 끝없는
늪에 빠지게 하기도 했다.

기술적으로 늦었을 경우, 자기의 자본이 튼튼하다면 분쟁조정으로 유리
하게 하려고 특허를 침해하는 막대한 비용을 투자하기도 했다. 이때 강자
는 특허법을 한 쪽의 휴지로 만들어버린다. 무선사업에서 WU에 대한
굴드의 방법16]과 방송사업에서 RCA와 ATT에 대한 WH가 한 방법이 이

런 방법이었다.

2) 방송망 독점

그런데 오락방송의 아이디어는 콘래드(Conrad, Frank)뿐만이 아니라 디
포리스트도 카르소에서 방송실험을 하고 있었고, 사노프(David Sarnoff) 또
한 방송에 대한 생각을 가지고 있었다. 이러한 시도를 한꺼번에 실현하여
"방송"을 널리 국민에게 인상적으로 남긴 것은 콘라드의 정기방송과 그것
을 이어가는 KDKA국이었다.

KDKA국의 첫 방송은 하딩콕스의 선거결과를 전하는 것이었기 때문에
무선방송의 위력을 나타내는 데 최상의 효과였다. 뒤를 이은 디트로이
트·뉴스사 역시 디 포리스트사에서 무선전화 송신기를 구매하여 정시
뉴스의 방송을 개시했다. 이렇게 뉴스나 음악 등 오락방송이 매일 밤마다
방송하게 되었고, 방송사업이 국민들에게 널리 알려지면서 사업경영도 극
히 매력 있는 것으로 보였다. 각지에서 방송국이 난립했다. 그 수는 1922
년까지 30개, 24년에는 500개에 도달했다.17] 이 중에는 정부 규제를 예측
하며, 규제이득으로서 방송국에 손을 대려고 하는 사람도 많았다. 예상대
로 상무장관 푸바는 1924년 이후 방송국 신설을 금지했다.

이러한 정부의 개입으로, 방송사업 개시는 한편에서는 미국 거대 전기
기업의 재편성을 이끌게 되었다. 이 과정을 다시 한 번 기업 역사를 살펴보
면, 당시 무선업계의 독점기업인 GE와 ATT, 각각이 소유하는 특허는 너
무나 유사하게 접근하며 꼼짝도 못하고, 그 이상의 기술적 개량에 방해가
되고 있었다. 게다가 1920년 두 회사는 새로운 기술적 기반을 가지는 다른

316

회사의 대두를 허락하지 않기 위해서 협정을 체결하며 경영기반을 서로 보증했다. 이에 대해 GE, ATT의 협력 체제로 진출을 방해 받은 WH사는 특허분쟁을 일으켜서 무엇인가 거래를 실행하는 것으로 무선사업 분야의 확장 방침을 세웠다. 알렉산데르손의 발진기 특허를 가진 작은 회사가 매수되어 암스트롱의 재생 및 슈퍼헤테로다인 수신장치 회로가 그 단서가 되었다.4], 16] 암스트롱의 특허는 피드백의 회로를 쓰고 있다는 점에서 디 포리스트와의 특허분쟁이 될 것이라는 예상이 사전에 있었다. 그러나 WH 는 ATT와의 사이에 특허분쟁을 일으키며, 어떤 타협점을 찾아서 사업에 진출할 수 있는 계기를 삼았던 것이다.

바로 이러한 WH사가 GE, ATT을 무너뜨리려는 계획을 도모하던 중에 콘라드의 방송국이 성공했다. 분쟁할 때 유리한 조건을 얻기 위해서 WH 사는 즉시 KDKA국을 설립(1920.11), 마침내 이것을 기반으로 염원대로

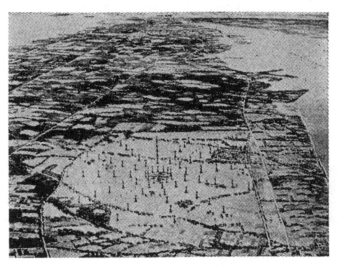

그림 9.11 라디오 방송국의 안테나 망18]

GE사, ATT사와 간신히 협정을 맺었던 것이다.

그런데 후버 대통령의 새 방송국 설립 금지 조치는 이미 설립된 방송국을 유리하게 했다. ATT사의 독점기업들은 보유 특허를 구실로 삼고 각 방송국에 특허 사용료를 요구하기 시작했다. 또한 새로운 방송 사업 분야에 독점적 지위를 확립하고자 ATT대 WH · RCA는 격렬한 분쟁을 일으켰다. 결국 1926년 새로운 협정이 맺어지며 GE · RCA, WH는 공동으로 내셔널 방송(NBC)을 설립하게 되었다. 다음 해에는 콜롬비아 방송망 주식회사(CBS), 1934년에는 미첼 방송조직이 설립되면서 1930년 중반에는 거의 이러한 방송망에 의해서 미국의 상업방송은 경영되었고, 마침내 라디오 방송은 미국 구석구석까지 널리 퍼졌다.

3) 기계 주사식 텔레비전

전신이 발명된 지 얼마 되지 않아서 전기로 그림을 보내는 방법이 생겼다. 전기 에너지를 단속하므로 정보를 보내는 전신 형태가 정지화상 전송이라는 착상으로 이끈 것은 충분히 납득이 되는 것이었다. 영국의 베인 (Bain, Alexander)이 1842년에 전기 분해로 만든 수신 장치나 1862년 이탈리

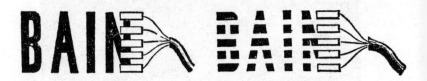

(a) 송신측   (b) 수신측

그림 9.12 베인의 전기 분해식 문자 전송안[19]

아의 카세리가 프랑스에서 문자를
전송한 방식이 이것에 해당한다.

이 방법은 송신 시간이 길기 때문
에 움직이는 물체를 전송할 수 없었
다. 움직이는 사물의 상을 송신하기
위해서는 눈의 잔상 시간 내에 전체
상을 송신할 만한 속도가 필요하다.
이 방식을 시작한 것은 독일의 발명
가 니프코우(Nipkow, Paul)가 1884년
에 발명한 주사 방식이다.

니프코우의 주사판은 24개의 구
멍을 나선모양으로 뚫어 한 바퀴 감
기게 한 원판이었다. 송상물(送像物)
의 상을 렌즈로 원판상에서 이어서

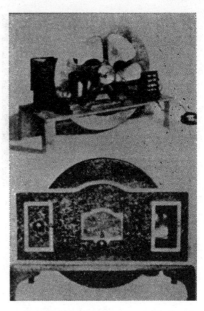

그림 9.13 베어드(Baird, John Logie)의 니프
코우 원판식 수상기

원판을 회전시키면 원판의 바로 뒤에 있는 광전지는 상의 각 부분 부분을
차례대로 전류의 변화를 일으키며 전선으로 수상기까지 보낸다. 수신측에
서는 송신측의 원판과 동기하여 원판을 회전시켜서 차례대로 전류의 강약
을 받는 것이다. 광전지는 원래 1873년에 전신 기술자 메이가 셀레늄을
전기저항으로서 실험하고 있을 때 창문에서 들어오는 태양광선에 의해서
저항이 변화되는 현상을 발견한 것이다. 또한 헤르츠, 하르바크스는 빛이
나 자외선이 방전을 쉽게 하는 것이나 금속판이 하전 하는 것을 발견했다.
이를 이용해서 독일의 물리학자 엘스터(Elster, Julius)와 가이텔(Geitel, Hans
Friedrich)은 광전관을 발명했다. 와일러도 1889년에 니프코우처럼 셀레늄
광전지를 사용한 거울 원통경(円筒鏡)의 회전에 의한 기계적 주사방식을

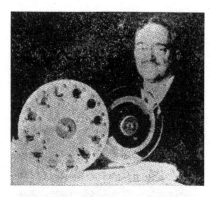

그림 9.14 젠킨스의 렌즈 디스크(좌)와 프리즘 마틱 디스크(우)

시도했다. 셀레늄 전지를 사용한 방식의 최초는 보스턴의 캐리(Carey, George R.)와 영국의 에어톤 및 페리이다(1875년). 이러한 기계적 주사방식은 영국이나 독일에서 텔레비전의 초기에는 상당히 만들어졌고, 1913년 코른이 무선전신을 이용하여 베를린에서 파리까지 화면을 보내는 등 1920년대 전반에는 상업용으로 기대가 있었다. 미국에서도 젠킨스가 첫 기계주사식 TV의 공개실험을 한 후 연구가 활발하게 되었다. 벨 연구소의 이브스(Ives, Frederick Eugene)는 1927년에 유선으로 뉴욕-워싱턴간에서 상(像)의 송신에 성공했다. GE사의 알렉산데르손 역시 이 해, 회전거울을 사용하여 7개의 광선을 동시에 송신시켜서 상당한 고속도 회전으로 송신시키는 장치를 조립했다. 그리고 다음 해에는 이브스가 낮에 옥외 경치의 송신을 성공하며 1929년에는 3색 3채널(주파수대)에 의한 컬러텔레비전도 실험되었다.

4) 브라운관

1929년 젠킨스 · 텔레비전 회사는 송수신 장치의 제조를 시작했다. 그러나 기계주사 방식은 결정적인 약점이 있었다. 많은 주사선을 설치할 수 없었다. 이브스가 만든 것은 주사선 48개, 젠킨스는 30개내지 60개에 지나지 않았다. 텔레비전 화면의 명확성은 개선되지 못하고, 기계식은 결국 흥미가 사라졌다.

　빠른 속도로 주사를 하려면 전자식 밖에 없다는 것이 서서히 입증되고 있었다. 상(像)을 받는 것에 이용하는 브라운관은 원래 독일 물리학자 브라운이 크룩스 전자의 관측결과에 의거하여 전기현상을 관측하는 목적으로 1897년에 발명한 것이었다. 플라스크와 같은 유리관의 밑부분에 형광체를 칠하여 음극·양극간에 10~20kV의 전압을 가하며 방전시켜서 차폐판을 통해 전자를 방사, 형광체를 발광시킨다. 당초 브라운은 편광 코일로 자기 편향을 실시했지만, 다음 1898년 에베르트가 전계를 사용하는 것을 제안했다. 한층 더 베네르트는 1903년 편향 전극판을 관내에 봉했다. 처음에는 질이 좋은 형광체를 얻을 수 없었던 듀폴 등은 사진 건판을 브라운관에 봉입하기도 했지만 1920년 미국의 밴·데아·비질과 존슨이 간편한 실용형을 만드는 것에 성공했다.

　브라운관을 이용한 오실로그래프는 부시, 놀에 의하여 전자기하광학(電子幾何光學)적 연구를 거쳐서, 전류파형의 관측 등에 사용하게 되어, 일렉트로닉스 연구의 불가결한 도구가 되었다. 이 브라운관을 텔레비전의 수상에 이용하는 사람은 독일 디크만(1905년)과 러시아의 물리학자 로징(1907, 11년에 특허)에 의해서 거의 같은 시기에 시행했다.

5) 전자식 주사방식의 발명

　디크만이 송신에 니프코우식을 이용한 것에 대하여 로징은 기계식의 원통경을 주사에 사용하였고, 수신에는 브라운관을 사용하여, 2조의 전계에서 상하 좌우로 주사선을 나란히 주사하여 형광막 위에 단형의 화면을 만들었다. 이것은 간단한 상을 희미하게 수신하는 것을 성공했다고 한다. 디크만의 방법은 텔레비전 송수신이라고 하는 것보다 오히려 팩시밀리 전송과 같은 것이었다.

상을 보내기 위해 브라운관을 이용한 것은 미국의 팬스워스(Farnsworth, Philo Taylor, 1927)였다. 그 이외도 영국의 스윈톤은 188년 동안 쭉 텔레비전의 가능성에 흥미를 계속 가지고 온 빌드웰과의 논의에서 송신에서도 전자식을 쓰는 것을 생각했지만(1911), 그의 죽음이 너무 빨랐다. 그의 "해상관(解像管)"은 기계적 회전 부분을 완전히 추방한 것이었지만, 이 시기 전자식의 가장 큰 어려움은 광전지의 감도가 낮은 것이었다. 팬스워스 (Farnsworth)의 해상관은 대상물을 차례대로 주사 하는 방식에 대하여 전자상 전체를 주사구멍에 투사하고 상을 소부분으로 분해하는 것이지만, 이때 2차 전자 방출을 이용한 전자증배관을 이용해서 출력의 증대를 도모하였다. 이것에 비하여 학생시절 로징에게 텔레비전에 대한 흥미를 받았던

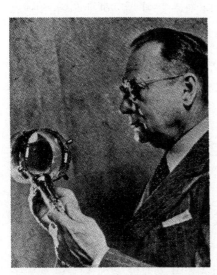

러시아의 트리킨은, 러시아 혁명 후 미국으로 건너가서, 웨스팅하우스 연구소에서 1923년에 전자식을 고안 하지만 30년경 RCA로 옮겨, 1933년 아이코노스코프 (iconoscope)를 발명했다. 아이코노스코프의 원리는 하나하나의 작은 광전지의 역할을 하는 은알갱이를 바른 마이카판에 상을 맺게 한다. 전자총으로 전자의 흐름을 마이카의 모자이크판에 한 선 한

그림 9.15 트리킨과 아이코노스코프[20]

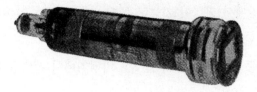

그림 9.16 이미지 오르티콘[8]

선 주사하면 상은 분해되어 전류변화를 일으키는 것이다. 광전면의 미립자
(광전지)는 전자가 투사될 때까지 대전하고 있으므로 종래의 방식에 비해
감도가 훨씬 좋다.

텔레비전 연구는 거대한 비용을 필요로 하는 것이었다. 트리킨의 회로
나 동기(同期)방법에 대해서도 해결되지 않은 부분이 아직 많이 남아 있었
지만 기술은 한층 더 높아졌다.

팬스워스의 경우도 피르코사 등에서 후원을 받아 1930년부터 32년까지
25만 달러를 쏟아 넣었다고 한다. 팬스워스는 그 당시 동기 방식 등 뛰어난
특허를 소유하며 텔레비전에 관한 전 특허의 3/4을 소유하고 있었다. 그러
나 큰 자본과의 경쟁에 이기지 못하여 결국 특허를 RCA에게 팔아넘길
수밖에 없었다. 특허분쟁 역시 격렬했고, 팬스워스 · 텔레비전 회사가
1929년부터 1938년까지 TV개발에 투자한 비용은 약103만 달러이며, 그
중 특허에 대한 경비 및 법률 비용은 16만 달러가 필요했다고 한다. RCA
와 그 자회사가 1930년부터 39년까지 필요했던 비용은 925만 달러이며,
특허권에 대해서는 212만 달러에 도달했다.[4]

거액의 투자에도 불구하고 1930년대에는 아직 실용적인 텔레비전은 완
성되지 않았다. 아직 촬상에는 실내에서도 특별한 조명이 필요하며 옥외에
서도 날씨가 흐리면 도움이 되지 않았다. 1939년무렵 RCA의 기사가 아이
코노스코프보다 감도가 10배나 높은 "오르티콘"을 만들어서 이것으로 일

반적인 밝은 방에서 촬상이 가능하게 되었다. 뒤몽이 이 해, 최초의 상업
텔레비전·세트를 팔기 시작했다.

　제2차대전 중 텔레비전은 무선조종 비행기에서 폭탄을 투하하기 위해
비밀리에 연구되었다(그림 9.17).

　1942년 무렵 RCA는 2차 전자증배의 원리를 아이코노스코프에 응용하
여 감도를 높여서 불과 1 촉광의 전등을 붙인 어두운 방에서도 텔레비전
촬영을 가능하게 만들었다. 텔레비전의 실용화는 기술적으로는 레이더 등
전시연구(戰時研究)에 따른 초단파기술 개발로 비로소 실현되었으며 그와
반대로 여기서 초다중통신의 길이 열렸다. 그러나 텔레비전 기업을 상업적
으로 성공시킨 것은 결국 RCA의 자회사인 내셔널 방송회사(NBC), 콜롬비
아 방송회사(CBS) 등 독점자본의 위력이었다. 400개 가까운 텔레비전의
특허 모두를 이러한 대기업들이 독점하여 다른 독립한 기업들의 진출을
막고 있었다. 게다가 레인저 장치에 의하여 최초로 공공목적으로 가동을
시작한 것은 1924년 5월 1일 런던　뉴욕 간이었지만 이때는 15~30 kHz
의 주파수를 이용하고 있었다. 주파수라는 면에서 말하면 1929~38년에
는 대체로 고주파, 1938년 이후는 초고주파를 사용하여 실험·연구를 했
다. 초고주파기술의 진보는 야기(八木)와 우타(宇田)에 의한 야기 안테나

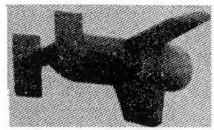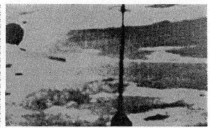

그림 9.17 TV 카메라를 장비한 투하폭탄(좌)과 보내온 표적을 나타내는 화상(우)21]

(1925), 슈퍼게인 안테나(1946), 쌍 루프 공중선 등 안테나의 연구도 동반한 것은 말할 필요가 없다. 더구나 독일에서는 1930년 아르데네가 음극관방식을 고안하며 그 다음해인 31년에는 전송에 성공했다.

3. 제2차 대전과 레이더

1) 제2차 대전과 과학기술자

제2차 세계대전은 지금까지 어떠한 전쟁보다 대규모로 과학자나 기술자를 동원했다. 각 병기(무기)개발, 제조에 동원된 것뿐만 아니라 과학 역사가 버널(Bernal, John Desmond)이 "전쟁 그 자체가 처음으로 과학이 되었다[22]"라고 말한 것처럼 전투기의 배치, 우송선단(郵送船団)의 편성 등을 어떻게 하면 가장 유효한 작전을 진행할 수 있는지, 군사작전 그 자체가 과학적인 방법으로 연구되었다. 이것이 OR(Operations Reserch, 작전 연구)이라고 하는 것이다.

수많은 과학자, 기술자가 전쟁에 동원되었지만 각국의 과학자와 기술자들의 동원 조직, 형태는 차이가 있었다. 크라우더(Crowther, J.H.)에 따르면 파시즘의 독일에서는 공업생산이나 군대를 조직하는 것은 훌륭한 솜씨가 보이지만 "과학연구의 자체에 대해서는 결코 부족하지 않았음에도 불구하고, 레이더 분야의 과학자나 군인, 공학자 사이에서 밀접한 협동조직을 만드는 것에 실패했다." "독일 과학의 진정한 패배는 조직 분야에 있었다"고 지적하고 있다[23].

연합군의 조직 형태를 자세히 파악할 수는 없지만 제2차대전이 어떤 면에서는 파시즘과의 싸움이었고, 다른 면에서는 연합국 사이에서도 여러 가지 모순이 있었기 때문에, 적어도 일본의 과학자나 기술자, 군인이나 자본가들의 협동조직은 군국주의적인 것이었으며, 유효성을 떨어뜨리는 것이 분명했다. 무엇보다 전쟁 목적에서 봐도 과학자들의 재능은 어리석게 사용된 것이 또한 분명한 것이었다. 군국주의와 관료통제가 충만한 가운데 국민의 과학적 사고는 억압되었다. 버널이 말하듯이 "추축국[2]의 과학자들은 새로운 무기의 과학적 탐구를 위해서 모든 지원을 해준다고 하는 이런 이점을 누릴 수 없었다."[24]

2) 로란

1920년대 전반에 방송국 건설 및 전자관 발달과 수신 회로 완성, 그리고 카슨(Carson, John Renshaw)의 주파수변조이론, 피어스(Pierce, George Washington)의 압전기 발진회로 발명에 따른 송신주파 안정화 성공, 독일·텔레푼켄(Telefunken)사에 의한 사진전송 완성, 유선통신의 반송식 다중통신 완성과 이것에 수반하는 필터의 발명 그리고 이러한 발달에 따라서 형성된 전자회로이론 발달에 의하여 1910년대부터 30년대에 걸친 일렉트로닉스의 중심 과제인 무선 및 유선기술은 1930년대에 거의 완성 단계를 맞이했다. 이러한 기초 위에 제2차대전 중 일렉트로닉스 전쟁에 동원하며 표면적으로 크게 클로즈업 되는 두 가지, 즉 레이더와 로란이 나타났다.

---

2 역자 주 : 추축국 樞軸國 :2차 대전중, 일본·독일·이탈리아의 삼국 동맹에 속한 나라.

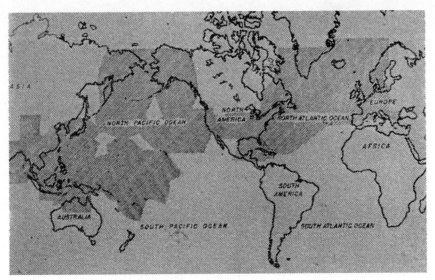

그림 9.18 전쟁 시의 야간 로란 유도지역[21]

3) MIT 방사연구소

1940년 11월, 미국에서는 레이더 완성을 목표로 매사추세츠 공과대학 (MIT)에 방사연구소를 만들었다. 이 해에, 미영군사협정에 의거하여 루즈벨트가 국방 위원회를 소집하며 대포·과학·통신·물리 4부문으로 전쟁 무기 연구를 지시한 것에 따르는 것이었다.

물리 부문에서는 콤프턴 효과로 유명한 콤프턴(Compton, Arthur Holly)의 지시 아래 루미스(Loomis, Alfred Lee), 비행기의 계기 착륙의 연구를 하고 있던 브르스와 사이클로트론의 발명자인 로렌스, 원자 자기 능률 연구로 노벨상을 받은 라비(Rabi, Isidor) 등이 지도자 역할을 했다.

무선 기술에서는 당시의 미국의 육군, 해군, 벨사, 그리고 GE사, WH사, RCA사 등 모두 파장이 50cm 정도인 마이크로파 개발을 시도하는

327

상황이었지만 이 MIT 방사연구소에서는 단번에 10cm 정도인 레이더 개
발에 도전했다.21] 이 방사연구소에서는 마이크로웨이브를 중심하여 일렉
트로닉스 회로, 자동제어장치(서보 메커니즘) 등의 연구를 열정적으로 시
행하며 레이더, 로란이 여기에서 만들어졌던 것이다. 또 이 연구소에서는
연구자를 훈련시켰고, 세계 대전 후 연구의 성과를 『방사연구소총서』라
는 책으로 발간하여 전쟁 후 초다중통신을 만들어내는 기초가 되었으며,
세계 대전 후에 많은 영향을 준 것은 부인할 수 없다. 방사선 연구소에는
처음에는 400명 과학자가 동원되어 연구했지만, 세계 대전 후 1946년
1월에 폐쇄되기 직전에는 4,000명에 달했다. 여기서 하는 전파무기 개발
연구 방법은 원자력의 맨해튼 계획과 함께 제2차 대전 시 미국 연구 방
법을 대표하는 전형적인 것이었다.30]

연구의 결정으로서 만들어진 레이더와 로란(장거리 무선항법)이 전쟁 수
행에 크게 도움이 된 것은 말할 것이 없다. 로란은 그 전에 항공의 맹항법
(盲航法 : 계기항법)에서 정확하게 비행기 위치를 확인할 수 있도록 한 것이었
다. 레이더는 폭파목적을 정확하게 파악하여 독일의 영국 야간 공습을
불가능하게 만들었다.

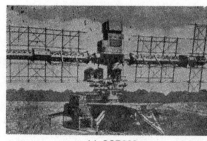 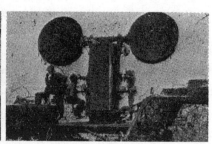

(a) SCR268   (b) 10 cm파를 사용한 SCR547
그림 9.19 미국이 개발한 레이더25]

전파를 사용하고 위치확인을 실시하려는 시도는 1912년에 마이스너 (Meißner, Alexander)가 무선전신 수신위치결정을 시도하는 것이 시작이라고 말할 수 있다. 이 방법은 오늘의 회전식 무선 표지법으로 발전해 온 것이다. 그 방법은 무선 표지 전파(라디오 비콘)와 방향 탐지기를 사용하였다. 선박, 항공기는 육상의 2점에서 발사하는 표지전파를 방향탐지기로 방위각을 측정하여 해도와 맞추어서 자기의 위치를 결정하는 것이다. 다만 이 방법은 그렇게 높은 정밀도가 아니기 때문에 한층 더 정밀도가 높은 방법을 추구한 것이었다.

미국에서 로란은 MIT 방사연구소의 루미스(Loomis, Alfred Lee)가 1940년 이래 연구한 결과 완성했다. 그러나 사실 로란은 영국에서도 이에 앞서 무선연구위원회(TRE) 디피(Dippy, R.T.)가 발명했으며, 이것을 "gee"라고 명명하고, 1942년에는 실용화할 단계까지 진행했었다. 미국의 로란[3]은 개발 중에 있던 "gee"의 원리와 방식을 모방하는 것이었다.[25]

이 무렵부터 MIT와 TRE는 서로 협력을 시작하며, 1941년에는 버뮤다에서 시험운용을 시도했다. 초기의 기술은 어려운 광대역 수신기의 제작과 야간 3 MHz를 이용했을 경우에 E층에서 전파가 잘 반사되지 않는 것이었다. 송신기의 출력을 25kW로 올리고, 파장도 짧게 하는 것에 성공하여, 1942년 무렵부터 본격적으로 전쟁에서의 장비가 되기 시작했다.[29] 게다가

---

3 역자 주 : 로란과 데카는 모두 쌍곡선 항법을 이용한 것으로, 쌍곡선 항법이란, 기지국을 중심으로 선박에 도달하는 전파가 포물선 형태로 나타나고, 이러한 포물선 3개가 서로 만나는 지점을 선박 위치로 정하는 것임. 사용하는 주파수와, 전송거리, 포물선을 형성하는 방법, 포물선을 이용하여 선박 위치를 결정하는 방법 등이 이 둘 장비의 차이점임.
　　로란(Loran)은 현재 Loran-C만 존재하는데, 현재 선박에는 사용하지 않고, 일부 국가에서는 GPS 고장을 대비한 대체 장비로 운영 중임(한국, 러시아, 일본).

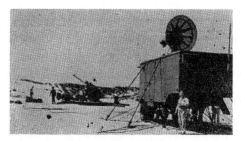

그림 9.20 고사포와 연동하는 레이더 SCR 584[25]

로란(무선항법)으로서는 이 외 지상 2국의 위치를 1,800~2,200km로 하여 공간 동기식을 이용한 SS(Skywave Synchronized) 로란, 영국에서 발달된 연속파를 이용한 "데카[4]"가 유명하다.

세계 대전 후 70개 로란 기지가 건설되었으며, 로란 유도지역은 6,000평 방 마일, 지구 전체의 30%를 차지했다(그림 9.18).[21] 로란을 개발하기 위해 소비한 비용은 MIT 관계에서 530만 달러였으며, 이 중에서 380만 달러 이상이 해군 및 육군 장비로 돌려졌기 때문에 사실상 150만 달러를 요했다고 한다. 또한 이 들에 관련된 자본투하 전액수는 1억 3천만 달러라고

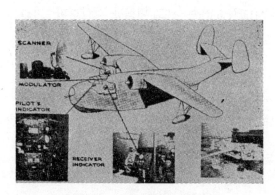

그림 9.21 공군 레이더 장치[25]

4 역자 주 : 데카(Decca)는 현재 선박에 널리 사용하지 않는 장비인데, 기능이 우수하여 유럽에서는 일부 사용하기도 함. 로란이 데카보다 전송 거리가 긴데, 정밀도는 데카가 우수함.

하기도 하고, 7천만 달러라고 하기도 한다.21 그리고 로란은 자동전파탐지 장치를 발전시켰지만 이 문제는 레이더와 고사포를 연동시키는 경우와 같이 회전기계에 전자회로를 결합하는 기술 역사상 중요한 문제를 제기한 것이다.

4) 레이더

대전 중 전파장치의 또 하나 결실인 레이더는 10만 분의 1 초 이하라는 극히 짧은 시간에 극초단파를 방사하며 목표물에서 반사해 올 시간을 측정 하는 것이다. 원래 레이더의 시작은 1925년 전리층의 높이를 측정하기 위해서 미국의 브라이트와 튜브가 실행한 실험이었다. 이것이 "지상"의 비행기와 같은 "작은" 물체를 탐지할 수 있다고 발견한 것은 1931~33년 에 걸쳐서 항공기가 방사 전파를 반사하는 것이 관측되고 나서이다.

1934년 영국 공군청 과학부장 E.H 윈프리스가 국립 물리연구소 무선부 장 왓슨·와트(Watson-Watt, Sir Robert Alexander)에게 살인광선의 가능성을 물었다. 왓슨·와트는 살인광선은 불가능하지만 적기를 탐지하는 정도라 면 가능하다고 대답했다.26) 군부는 즉시 다음 해부터 연구를 개시했고, 그 해(1935)에는 파장 1.5cm 전파를 이용한 레이더가 완성됐다. 3년 후인 1938년 무렵은 영국 동해안에 대공 레이더망이 완성했다. 그러나 이 시기 에는 외국보다 영국이 훨씬 앞섰다고 하지만 미터파(meter wave) 단계에서 는 대공경계용 정도로 사용되는 대용품에 지나지 않았다.

미국에서도 테일러가 적기의 움직임을 잡는 방법으로 연속파를 이용한 레이더(도플러 레이더)를 제안하여 육군에서 완성했다. 그러나 이것 역시

실용화되지 않았기 때문에 연속파
대신 펄스파를 이용한 레이더의 연
구를 실시하며, 1936년에는 SCR
268를 완성시켰지만 아직 영국에
비하면 늦었다. 1941년 무렵까지
미국에서는 영국 발진파장 10㎝인
마그네트론을 복사하는 형편이었
다.[27] 그래서 레이더의 개발을 지
상 명령으로서 MIT 방사연구소 설
립이 결정된 것이다.

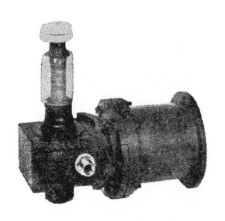

그림 9.23 10cm파용 대출력 마그네트론[28]

레이더는 극초단파를 이용하지 않으면 정밀한 측정할 수 없었다. 극초
단파(센치파)를 사용한다는 것은 단지 전자파를 발생하는 것뿐만 아니라
전자파의 발생으로부터 증폭 그리고 검파와 전자회로 전체에 관련되는

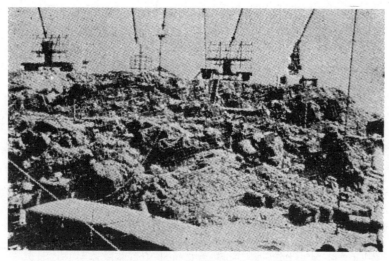

그림 9.22 세계 대전 후의 유황도의 미군 레이더[25]

문제이다.

영국의 발전은 러더퍼드(Rutherford, Ernest)의 제자들이 일시적으로 물리 연구를 중지하여 독일·파시즘과의 투쟁을 위해서 마그네트론 연구에 전력을 다했다[26]는 것이 크게 작용되었다. 일본에서도 토호쿠대학 오카베 킨지로(岡部金次郎)가 극초단파 발생의 가능성을 선구적으로 지적하며 주목을 받았다. 미국에서는 1941년 이후가 되어서 육군용 AI레이더, 해군용으로 SCR520, SCR720, 대공 화기 제어용 레이더로서 SCR584 등이 차례차례 개발에 성공했다. 이 센티파 레이더로 무장한 연합군 공군은 독일군의 주요 군사시설이나 잠수함을 마음대로 폭격했다. 일본에서도 이 사정은 같다는 것은 말할 필요도 없다.

한편 미터파에서 센치파로 발진에 대해서 제기된 기술적 문제는 필연적으로 검파기기 발전까지 동시에 요구하는 것이었지만 이 검파의 문제는 제2차대전 후 반도체연구를 탄생시키는 요인이 되었다.

양 세계대전 기간의
일본의 전기기술

대전력망과 동아통신망의 형성

1. 전력망 형성과 산업의 전화

1) 대전력망의 형성

일본에서 대송전망의 발단은, 1915년에 완성한 이나와시로 수력 발전소이다. 이 발전소에서 도쿄까지 220㎞, 115,000V라는 초고압으로 전송했다. 이나와시로호(湖)는 반 두른(van Doorn, Cornelis Johanmes)의 아사카 소스이(安積疏水)에 의하여 호수조절 설비가 정비되어 그의 유언에 따라 수위 기록이 잘 보관되어 있었다. 이것을 본 기술자 센고쿠 미츠구(仙石貢)는 시라이시 나오지(白石直治)와 함께 미츠비시(三菱) 그룹의 자본으로 이나와시로 수력전기회사를 창립했다. 1911년에 착공하여 1915년 3월에 완성하

335

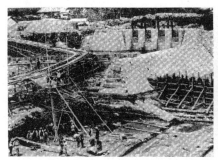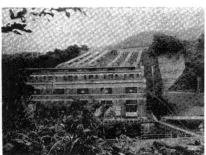

그림 10.1 이나와시로 제일발전소 건설공사(좌)와 현황(우)

며 37,500kW의 전력을 송전했다. 이나와시로 호수를 이용한 발전소는 이미 코오리야마 견사방적회사(絹糸紡績會社)의 고압 송전의 전례가 있으며, 여기서 다시 최고기술의 선구가 된 것이었다. 수차는 독일제, 발전기는 영국제, 변압기와 송전 애자는 미국제, 전선만 일본산이었다.

건설 당시는 미국, 독일에 이어 세계 제3위가 된 송전선이었다. 1914년 도쿄전등㈜의 발전력은 수력 52,000kW, 화력 9,600kW, 합계 61,600kW 이며 그 반 이상은 이나와시로에서 보내주게 되어 전력생산은 과잉이 될 우려가 있었다. 그런데 이해 제1차대전이 발발하여 각종 산업, 특히 전기화학공업이 약진되며, 전력은 과잉은커녕 바로 부족할 정도였다. 대규모 수력 발전 사업이 각지에 계획되면서 대전 붐을 배경으로 대송전망에 의한 원거리 송전이 시작되었다.

일본 알프스 지대를 수원으로 하는 코싱에츠(甲信越)지역의 각 발전소에서 케힌(京浜), 주쿄(中京), 한신(阪神)의 각 공업지대에 154,000 V라는 세계 최고의 전압으로 1923년 아즈사가와의 류우시마(龍島) 발전소에서 요코하마시 토츠카(戶塚) 변전소까지 200㎞거리의 송전에 성공했으므로 채용하였고, 초고압 원거리 송전선이 잇달아 건설되었다. 24년에는 도쿄전등㈜

과 대동전력㈜와의 전력구입계약에 따라 일본 동서간의 전력연계가 시작하여 칸사이지역에서 동쪽으로 대송전망이 확립되었다. 발전소의 자동화는 22년, 야하기가와(矢作川) 수계에 있는 아사히(旭) 발전소 1,300kW의 반자동화가 최초이며, 다음 해 23년 큐슈 카와카미천 제4발전소 1,100kW가 전자동화를 GE사 방식을 채용했다.

전기사업에 대한 국가적 보호로서의 포장(包藏)수력조사사업은 1913년에 일시 중지했지만 1918년 재개하여 전력정책에 관한 기본적 조사를 진행했다. 조사의 리더는 체신기사인 키타 칸이치로우이며, "화력 발전소를 수력발전소의 보조로서 수력을 경제적으로 이용한다는 것은 현재의 추세"라는 보급 화력 병설의 행정 지도가 수립되었다. 그 이후 발전소 상류에 조정지(調整池)를 마련하고 수량 조정을 실시하는 동시에 대수요지에 보급용 대화재력발전소를 건설하며 수화(水火)의 종합운전을 하게 되었다. 즉 1924년의 일본전력 아마가사키 화력발전소를 선구로서 다음 해 도쿄전등 센쥬 발전소(이른바 "괴물 굴뚝" 4개의 큰 굴뚝이 보는 장소, 각도에 따라 1~4개로 보여서 센쥬지역의 명물이었다)를 재개하며, 토호전력 나고야 화력발전소 등, 보급용 대화재력발전소의 건설이 시작되었다. 수력이 주력, 화력이 종형인 전력사업은 이 시기에 확립되었다.

이렇게 송전전압이 비약적 상승을 하며 전력의 생산비를 두드러지게 저하시키고 전력자본은 섬유 자본을 크게 떼어 놓을 만큼 증대되었다. 공업회사의 납입자본 중에 차지하는 전기사업자본은 1903년 14.1%에서 1913년 48.8%로 증대한 것에 반해, 섬유자본은 19.3%에서 10.3%로 감소했다. 사업자수 역시 1907년에는 89사로부터 18년에 719 사로, 25년에 810 사로 증가하며, 마침내 공황(恐慌) 시절 5대 전력의 시장 쟁탈전이 전개된다. 전력생산은 발생, 전송, 소비를 포함한 일관한 체계 즉 전력계통을 소유하며, 기술적 필연성을 가지고 체계 확대에 맞추어서 사적 독점에서 국가 독점으로 경향을 갖고 있었다.

2) 전력 기기 제작 기술의 발달

이러한 발송전기술의 발달은 일본에 전력기기 제작기술의 자립을 재촉했다. 원래 터빈 수차, 증기터빈, 3상 교류 발전기, 동전동기, 변압기 등 전력 기기는 이미 구미에서는 1980~90년대에 기초를 확립했으며, 20세기는 옛 기기의 개량, 즉 대형화, 대용량화, 효율화(고온, 고압, 고속 등), 자동화 및 그러한 체계화, 금속 그리고 절연 재료의 발달 정도이다. 일본은 대전에 의해서 이러한 외국제 기기의 수입이 두절되어 자립할 기회를 잡았다고 볼 수 있다.

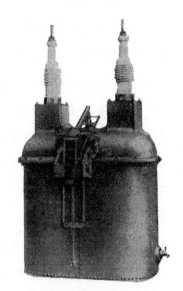

그림 10.2 타이쇼 중기의 66,000V 유입 차단기

수차 발전기와 수차는 1918년 무렵부터 종축으로 제작되었고, 차츰 대용량의 수차는 종축이 일반화되었다. 변압기는 1925년부터 송유 냉각식을 제작했다. 고압절연기술이 급속히 발달되어서 1926년 히타치와 시바우라(芝浦)가 다이도우(大同)전력에 납품한 154kV, 1,500MVA인 유입 차단기는 고전압, 대차단 용량으로는 획기적이며, 그 후 외국제품 수입을 하지 않았다. 초고압송전에 가장 필요한 특별 고압애

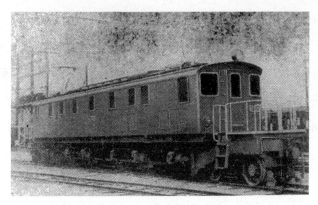

그림 10.3 EF52형 전기 기관차

자는 일본애자회사가 계통적 연구에 의해 20년대 말에는 수입에서 벗어나
는 제품을 만들어서, 일본애자회사의 애자는 세계 최고의 품질이라고 칭송
받게 되었다. 전기기관차는 1928년의 EF52형이 최초의 일본산으로서 각
사가 공동 설계하며, 기계 부분을 비롯하여 주요 전기부분까지 오늘의

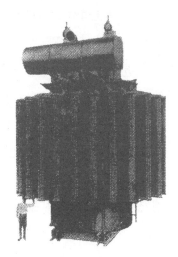

그림 10.4 154kV 변압기(1929년)

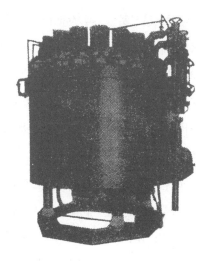

그림 10.5 2400kW 수은정류기(1938년)

339

국철(國鐵) 전기기관차의 기초를 닦았다.

그러나 20년대에 창립한 전기기기 업체는 기술적 자립에서 어려움을 겪었다. 1909년 이래 GE사로 제휴해 온 시바우라, 독자적으로 연구를 개발해 온 히타치(日立)는 별도이지만, 조선기업의 부업에서 1921년 독립한 미츠비시전기(三菱電機)는 제작 기술의 기본적인 부분이 미숙했다. 1만 대 대량생산한 선풍기의 목이 돌지 않고 뜨거워지면서 걷기 시작한다는 꼴이었다. 그래서 미츠비시전기는 외국기술 도입 방침을 단행하며, 1923년 미국의 웨스팅하우스사와 전면적인 기술제휴를 실시했다. 후루카와(古河)계 회사인 후지전기(富士電機)도 이 해 창립하여, 자본, 기술 양적으로 독일 지멘스사와 제휴하게 되었다.

만주사변 이후 1930년대 전기 업체의 제작기술은 본격적으로 확립했다. 전기화학생산, 군수(軍需) 생산의 증대에 따라 대규모 수력·화력 발전소를 증설하며 대용량, 고압의 변압기, 차단기, 회전변류기, 전동기 등 수요가 증대했다. 1930년 도쿄 부근의 철도를 전기화 하기 위해 카와사키 화력발전소를 완성하고, 여기에 미츠비시 전기의 발전기와 미츠비시 나가사키조선소에 터빈을 납품했다. 그 이후 발전기와 터빈은 모두 일본산을 사용하게 되었다. 또한 동년 제작된 조선의 함경남도 부전강(赴戰江) 제2발전소의 수차와 수차발전기에는 일본 최초의 자동 제어방식을 채용했다. 회전 변류기는 1936년의 대전류 기록품을 최후로 화학용으로서는 수은정류기에 그 위치를 양보했다. 차단기 역시 유입형은 이 해 최고전압 최대용량인 것이 나타난 것을 마지막으로, 고전압용으로는 애자형으로 바꾸었다.

이렇게 1936년 무렵은 거의 모든 종류의 전력기기가 제작되었다. 가정용 전기기기 역시 전기냉장고와 전기세탁기가 1930년경부터 진공청소기와 전기시계는 1931년 무렵부터, 룸쿨러(실내 냉방 장치)는 1935년쯤부터

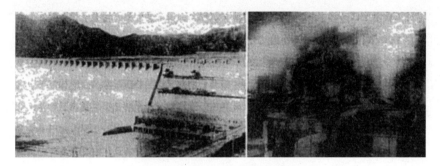

그림 10.6 수풍발전소(압록강)의 전경과 내부

국산화 하며 차츰 보급이 되었지만, 중일(中日)전쟁(1937~1945)의 발발과
동시에 마침내 사치품으로 제작이 금지되었다.

일본의 전력기기 제작기술은 1937~41년 무렵이 최고였다. 1942년 이
후는 자료와 노력의 부족으로 정체할 밖에 없었다. 이 기간에 양과 질
모두 국제적으로 기록될만한 많은 제품이 제작되었다. 예를 들면 1939년,
1940년 시바우라 제작소와 전업사가 압록강수력전기인 수풍발전소에 납
품한 10만kVA 발전기 5대와 이 발전기용의 105,000kW 수차 7 대는 당
시 세계 최대 용량이었다. 수풍발전소에서는 동양에서 처음 22만V 송전선
을 북한과 남만주에 부설하며 그 건설에 필요한 10kVA급 최대 용량을
자랑하는 많은 변압기, 23만kV의 팽창차단기를 일본 자체적으로 개발했
다. 수풍댐은 당시 그랜드쿨리댐[1](Grand Coulee Dam)에 이어 세계 제2위이
며, 북한과 남만주에 일대중공업지대(一大重工業地帶)를 건설하려고 하는 노

1 역자 주 : 그랜드 쿨리 댐(Grand Coulee Dam)은 미국 워싱턴 주를 흐르는 콜롬비아 강에 건설
된 댐. 실업가 헨리 J. 카이저의 주도하에, 수력 발전을 위해 건설한 것으로, 후버 댐과 맞춰
미국에서 특히 유명한 댐의 하나로 꼽힌다. 큰 골짜기 댐이라는 뜻이다.

구치 시타가우가 리더인 닛치츠 콘체른의 압록강 개발계획의 하나였다.

3) 산업 전력화가 미친 사회적 영향

이러한 전력기기 제작기술이 증명한 발송전기술의 발전으로 산업 전력화는 비약적으로 진전했다. <표 10.1>은 1914년부터 1929년까지 공업동력의 전력화율이 30%에서 90%가까이에 상승한 것을 나타내고 있다. 1919년에는 전력화율이 58.1%에 이르며 공업동력 전체량에서도 전동력(電動力)은 이미 지배적으로 되었으며, 그 후 10년 동안에 전동력은 거의 동력전체를 지배했다.

표 10.1 공업동력의 전력화율

연차	원동기 사용 공장수	총 마력수 (전기업 제외)	전동기 마력수 (전기업 제외)	전력 화율	주요 부문별 전력화율 (%)		
					염직	기계 공구	화학
1914	10,334	946,828	346,990	30.1	22.4	58.6	28.2
1919	26,947	1,366,527	794,333	558.1	55.6	59.2	57.2
1924	39,141	2,331,592	1,443,731	61.9	61.0	62.3	65.5
1929	778,822	4,477,735	4,091,808	88.9	79.9	97.9	92.8

칸바야시 테이지로 "일본 공업 전력화 발전사" "일본 산업 기구 연구"(1943년)에서 작성

원거리 대송전망 형성으로 에너지 확보 그리고 중공업을 위주로 하는 중소기업에 전력 보급은 거대 공업지대를 나타나게 했다. 한신(阪神) 공업지대·케힌(京浜) 공업지대·주쿄(中京) 공업지대·키타큐슈 공업지대인 4대 공업지대의 생산액은 1925년의 전국 비율로 65.5%이었다. 이 비율은

1940년에는 72.1%로 증가했다. 케힌 공업지대는 1913년쯤부터 아사노 재벌이 매립한 신흥 공업지대에 아사노 재벌 계열의 시멘트, 철강, 조선업 및 수입 원유의 정제업을 세웠다. 주교 공업지대는 잉여전력을 이용하여 합금철, 특수강철, 인조흑연전극(Graphite and carbon electrodes) 등 전해 화학 공업을 시작했다. 한신 공업지대는 스미토모 재벌계 자본으로 철강, 청동, 경금속 등 전기화학공업 및 수출용 중소공업이 많이 들어섰다. 키타큐슈 공업지대는 관영 야하타(八幡) 제철소의 제3기 확장이 이루어지며 판유리, 내화물 등 요업(窯業)이 신설되었다. 그 외 호쿠리쿠 지역에는 풍부한 수력 때문에 이종(異種) 자본으로 전력, 화학 콤비네이션이 신설되었다.

이러한 전력화된 공업지대 확립의 전제는 각 중소기업의 전동력 보급이었다. 중소공업의 전동기 사용은 급속히 늘어났다. 원동기만 전력화하여 작업은 기계화 하지 않고 저임금 노동력에 맡길 수 있는 도매상제 또는 하청제 중소기업이 대공업 주변을 피라미드형으로 둘러싸는 공업, 이른바 이중구조는 일본의 기술을 불균등하게 했다. 기계 부문에서는 부품의 재료나 가공이 조악하게 되었고, 섬유, 화학, 금속 부문에서는 최종공정의 가공, 제품의 디자인, 애프터서비스가 열악하게 되었다. 오늘까지 일본 기술의 구조적 모순이라고 하는 공업의 이중구조는 전력 기술의 사회적 성격이 미치는 모순이라고도 할 수 있다.

공업지대의 형성은 대도시에 인구를 집중시키며 도시문제가 발생했다. 농촌에서 도시로 인구가 집중되어, 농촌이 정체하고, 공업과 농업, 도시와 농촌의 사이에 모든 면에서 불균등화를 초래했다. 1920년(타이쇼9년)에 도시 계획법이 6대도시에서 실시되어, 1923년에 25도시, 그리고 1933년에는 모든 도시에서 적용했다. 그러나 중앙 각 성의 할거(割據)적인 권한이 도시계획을 완전히 유명무실화 하게 만들었다. 따라서 도시에 증설된 보급

343

용 화력 발전소의 매연 문제도 끝내 해결할 수 없었다.

대공업 지대가 없는 도호쿠, 호쿠리쿠 지역의 농촌은 1920년대부터 농촌 전력화가 진행했다. 전력 사업은 잉여 전력의 판매를 농촌에서 찾게 되었다. 단상, 3상의 배전망은 시골까지 가설되어 농업용 소형 전동기를 자유롭게 사용할 수 있게 되었다. 1923년 농사 전력화 협회 창립은 농사 전력화의 본격적 출발을 나타내는 것이다. 또 1930년은 노구치, 모리 각 기술자를 리더로 하는 신흥재벌이 최초로 본격적인 전력, 화학 콤비네이션을 건설하며 유안(硫安)비료 합성을 시작했다. 일본의 유안 생산은 1930년 조업을 시작한 조선질소 흥남공장 1곳에서 생산량이 5배 늘어났다. 다음 해 조업한 쇼와비료 카와사키 공장은 일본 내 최대인 유안공장이 되었다. 이렇게 해서 농촌에서는 동력, 비료 양쪽 전기기술의 혜택을 받을 것 같이 보였지만 수확은 체감하여 농업소득은 감소할 뿐이었다. 공황을 타개하려

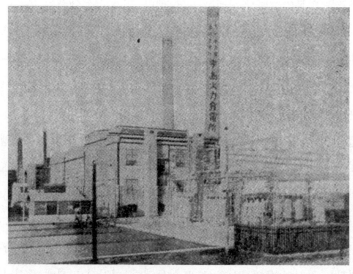

그림 10.7 최초의 미분탄 연소 우노시마 화력발전소

고 하는 농민의 필사적인 노력이 보람 없이 정부의 구농(救農) 정책은 전력
자본과 전기 화학 자본을 구하는 정책으로 되어버렸다.

또한 전력사업은 지방에서도 특권적인 독점기업으로 요금 역시 독점가
격이었으므로 불황(不況)의 심화와 쌀 소동2] 후 사회운동이 드높아짐에
따라 전국적으로 요금 인하 대중운동이 일어난 것이다. 전기(전등)료 인하
운동은 1927년 12월부터 다음 해 8월 20일에 이르는 도야마현의 전기쟁
의에서 요금 인하를 획득한 것을 계기로 전국적으로 파급되어서 1928년
10월에는 이미 1도 1부 29현(1道1府29縣)에 발생하며, 다음 해에는 일어나
지 않는 부와 현이 거의 없을 정도로 확대되었다. 운동은 자치제와 그
의회, 상공회의소, 실업회, 무산정당이 뒤섞여서 지도하며, 단체요금의 미
불, 사업자의 공급 정지까지 격화된 경우도 많았다.

이것에 영향을 받아서 가스요금 가격 인하 운동 역시 대부분 도시에서
속발했다. 도쿄시회는 만장일치로 가격 인하를 결의한 적도 있었다. 그러
나 이러한 운동은 1930년에 최고조에 이르며, 1932년에 들어가면서 급속
히 퇴조 했다. 공해(公害) 반대운동도 마찬가지이었다.

2. 산업합리화와 전기기술

1) 전력사업 합리화

1929년에 일어난 세계대공황은 전례 없는 대공황으로서 자본주의 세계
를 흔들었다. 금융 자본의 이익을 대표하는 하마구치 내각은 금융 자본의
권력으로 산업합리화라는 위에서 내린 "운동"을 추진했다. 그것은 지금까
지 각 산업자본으로서 개별적으로 진행한 생산, 유통 두 과정의 합리화를

국가권력을 동원해서 자본 전체의 운동으로서 전개한 것이 특징이었다. 기업의 통제, 약소자본의 도태(淘汰), 수출산업 분야의 중소기업의 대공업 지배, 노동의 강화, 신기술의 채용, 연구기관의 연락 통일 등 일련의 합리화 정책이 잇달아 실시되었다.

군부의 쿠데타에 의한 만주사변, 사변의 확대에 의한 군수산업의 상황, 금 수출 재금지에 의한 엔화의 하락, 외환 덤핑으로 수출증대에 따라서 일본은 가장 빨리 대공황에서 벗어날 수 있었다. 그러나 산업합리화의 진행과정에서 격화된 모순은 더욱 더 확대되며 이 위기로부터 빠져나갈 길은 군수(軍需) 인플레 독점자본과 국가자본과의 결합강화 밖에 없었다. 1937년 중일전쟁이 발발하며 전쟁은 한층 더 장기화되었다. 거대한 이윤의 대상이 되는 군수산업의 합리화 정책은 군 관료가 앞서서 추진했다.

이미 전력자본은 전국적으로 확대되어 전력의 잉여생산은 화학공업으로 사용되며, 소비되지 않는 한 전력자본의 합리화는 의미가 없었다. 공황후 5대 전력쟁패전의 결과 금융자본을 중재로 하여 1932년에 전력연맹이라는 기업 연합(카르텔)이 형성되었고, 이 해 전기 사업법을 개정하면서 지역 독점을 묵인하였으며, 요금은 인가제로 되었다.

전력과 화학과의 결합 기업이 진행하면서 유안에 이어 알루미늄이 이화학 연구소를 비롯한 신흥재벌에 의하여 국산화되었다. 항공기 증산에 필요한 경금속 생산은 그 후 일어난 동남아 태평양전쟁에서 패전을 만회하기 위해 광분했다. 전기 분해 소다는 1932년경부터 섬유 자본의 화학 부문 진출에 따라서 인견, 스테이플 파이버(staple fiber) 생산의 약진에 수반하여 급속히 발전한 부문이다. 전기 분해 소다로는 1938년부터 수은법이 격막법을 능가하게 되며, 오늘의 수은 중독 공해의 원인을 만들었다. 그 외 다른 전기 화학 생산으로서 동, 납, 아연, 주석, 금, 은의 전해제 정련,

346

과염소산류의 전기분해 산화, 알루미늄의 전기분해 산화로 아르마이트의
제조, 전철에 의한 탄화석회(탄화칼슘, 카바이드), 인, 탄소 제품, 카보런덤,
알런덤(Alundum), 철강, 철합금(鐵合金) 등의 생산이 현저하게 늘어났다.
1935년에는 일본 전력 사용량의 4분의 1이 전기 화학 부문이었다.

2) 국가관리하의 초전력 연계

　생산력 확충 계획을 결정한 1939년(쇼와14년)은 일본 에너지 정책에서
획기적인 해이다. 이 해 연료 연구와 개발에 임하는 육군 연료창이 설립되
어서 항공 연료의 증산을 목적으로 하는 국책 회사를 설립했다. 석탄은
이 해 여성 갱내 노동의 특례법이 만들어지며, 조선인 노동자의 집단 투입
이 시작되었다. 그 결과 다음 해에는 사상 최고의 출탄량에 이르렀다. 정부
의 전력 국가관리안은 업계에서 심한 반대가 있었지만 군부의 후원으로
강행했다. 이해 전력 관리법에 따르는 국책 기업, 일본 발송전 회사가 설립
되었다. 에너지 부문의 전시 국가 독점 자본 체제는 이렇게 확립되었다.
전력의 국가관리는 전원개발을 목표로 했지만, 자재, 노동력의 부족으로
건설은 별로 진척되지 못했다. 오히려 기존설비를 개조하여 그것을 종합
운영하는 기술정책을 추진했다.
　따라서 국가관리 아래에서 가장 진보한 기술은 일본 본토 1,500km에
이르는 초전력 연계 계통을 완성하며 이것을 종합 운영하는 시스템을 확립
한 것이다. 창립 후 얼마 되지 않은 1939년 여름에 이상(異常) 갈수와 석탄
구입 곤란으로 칸사이계 전력 수요가 위기에 직면했을 때, 50사이클 운전
의 발전소를 60사이클 운전으로 전환하며 구원했다. 이러한 대규모 지대

간의 융통은 일본에서 처음이었다. 그 후 역시 야마모토 발전소의 전압 상승, 이미 설치된 조상기의 전능력 운전, 유효전력 및 무효 전력의 조류 개선 등으로 인해 계통 전압 상승을 도모했다. 게다가 14만V 송전선의 계통 연락 운용을 실시하는 등 운용 방식이 향상하므로 1943년 6월에는 칸사이 지구에서 무화력 운전에 성공하였다.

다음 해는 전쟁의 국면이 불리하게 되므로 공업 생산은 일반적으로 감소함에 따라 이미 갈수기에도 소비를 제한할 필요가 없었다. 1945년 4월 공습 중에 관문(關門) 송전선의 건설이 시작하며 본토 중앙부의 수력전기를 큐슈에 보낼 수 있게 되었다. 화력발전은 극도로 위축되어서 일정 시간 동안에는 큐슈지역 내의 화력발전도 전부를 정지할 수 있다는 당초 상상조차 못했던 수급 상태가 나타났다.

이렇게 해서 도호쿠지역에서 큐슈지역까지의 송전의 제휴가 종전 직후까지 거의 완료된 것은 수력의 전재(戰災)가 없었기 때문이며 전후(戰後)의 부흥에 많은 도움이 된 것은 말할 것도 없다. 일본 발송전은 전력 관리령에 따라 전국 발전 설비 중 수력 약 70%, 화력 약 60%를 보유했지만 자재와 노동력 부족이 발전소의 신설을 못하게 하며 기존 설비의 운용에 중점을 둘 수밖에 없어서 그 기술적 정책이 보람을 본 것이다. 전력연계는 기술 사상 중요한 의의를 가지고 전력 기술의 사회적 성격을 나타내는 것이다.

3) 통신사업의 합리화

일본은 1868년의 메이지유신 이후, 국제 통신권은 오키타 전신 회사가 잡고 있었다. 이 회사는 1869년(메이지2년) 북유럽에서 해저 전신 사업을 경영했던 3개의 전신회사를 병합하여 만들어졌고, 영국과 러시아에 대한 해저 케이블을 부설하고 있었다. 동년 러시아 정부에서 육로 노선으로 러시아 횡단 전신선을 부설하는 독점권을 획득한 것은 덴마크였다. 그 이유는 덴마크가 중립국인 작은 국가이며, 정치적 간섭을 할 우려가 없는 것과 러시아의 동방 정책과의 관계 때문이라고 한다. 이 회사의 독점권은 1912년에 30년 기간이 만료되며 나가사키, 상하이 간에 일본의 해저선을 부설했지만 앞으로 발생하는 요금은 동회사의 수입이 되며, 오키타 전신사는 여전히 대외 통신권을 장악하고 있었다.

이 외국 자본의 종속에서 벗어나는 길은 1920년대 이후의 무선통신의 발전밖에 없었다. 미일 무선 연락을 위해 1921년 하라노마치 송신소를 개설하며 주간 무선 연락을 위해 1923년 베이징 교외에 쌍교대무전대(双橋大無電台)를 건설했다. 당시 원거리 통신에 이용할 수 있는 전파는 장파에 한정하므로 각국은 서로 근소한 파장의 획득에 광분 했다. 게다가 대전력 무선 통신국 건설에는 거액의 경비가 필요하며 재정의 부담이 되었다. 그래서 정부는 지금까지의 통신 독점인 원칙을 수정해서 국제 무선 전신 설비 건설과 보수만을 민간자본에게 맡기도록 했다. 1925년에 특수법인의 일본 무선 전신 주식회사가 설립되며 송전소, 수신소의 신설을 잇달아 시행했다. 그 후 단파로 국제 무선 전화가 시작하고 나서 민간자본으로서 무선 전화 시설의 정비를 도모하게 되고 1932년에 국제전화 주식회사가 설립되었다. 두 회사는 1938년 특수법인 "국제 전기 통신 주식회사"에 합병되었다.

라디오 방송 사업은 민영인지 관영인지 대문제가 되었지만 공익 법인화를 주장하는 이누카이 구상(犬養)[2]이 실현되며, 고토 신페이를 총재로 하는 사단법인 도쿄 방송국이 1925년 7월 12일 아타고야마에서 무선 방송을

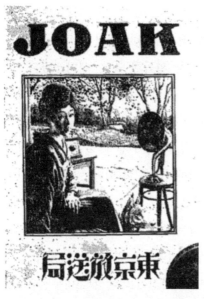
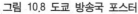

그림 10.8 도쿄 방송국 포스터

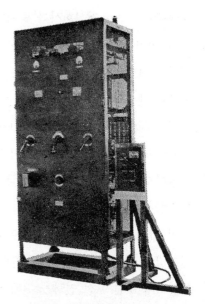

그림 10.9 최초의 송신기(GE사 제품을
개조한 출력 220W, 파장 375m)

시작했다. 나고야, 오사카에서도 방송국이 개설했다. 그 3국이 강제적인
합동으로 1926년 사단법인 "일본 방송협회"가 되었다. 이렇게 해서 "일본
방송협회"는 정부가 청취료로 수입을 보증하므로 독점적 경영으로 전국
방송 기구의 확대 강화와 전국중계망 완성으로 나아갔다.

 이상은 자율성 획득을 위한 기업 내의 합리화였지만 1930년부터 시작한
산업합리화는 통신 부문에서는 1934년 "통신사업 특별 회계 제도"의 실시
로 촉진했다. 이 제도는 1906년 이래 현안으로서 역대의 정부에게 인계가

---

2 역자 주 : 만주에서 중국 국가주권을 인증하면서 일본과 중국의 합작정권을 세워서 경제개
 발을 추진함.

되어 늘 고통이었다. 우편, 전신, 전화, 저금을 일괄하는 통신사업 특별
회계 제도는 통신 회계가 일반회계에서 독립함을 보증하여 통신사업의
산업 자본으로서의 체제를 확립했다.

전신은 1934년부터 획기적으로 보급되어 교통이 불편한 농산촌에서도
전보가 이용 가능하게 되었다. 이어서 전신 선로의 케이블화, 반송식 다중
전신에 의한 전신 전화 공동 계획, 일본어 인쇄 전신기의 국산화, 국내
경과 시분의 단축 등 시행되었다. 시내통화의 자동교환기의 국산화도 진행
되었다. 시외선로에서는 획기적인 무장하케이블이 보급이 되었다. 국제
무선 전신 전화가 장파에서 단파로 이행하는 것도 이 제도에 따라서 가능
하게 되었다.

그러나 동시에 1934년 "군용 전기 통신법" 제정 이래 방위 통신은 차츰
강화되며 1938년부터 일반 공중 서비스는 제한이 많아졌다. 1943년 전쟁
국면이 불리하게 됨과 동시에 방위 통신망 확립에 전력을 쏟으며, 국방
전화국, 조치국(措置局), 대위국(代位局)의 설치계획, 이미 설치되어 있는 민
간 공중 가입 전화의 징발 등 시행되었다. 게다가 통신기기의 규격 변경,
대용품의 사용, 전쟁의 피해에 따라 말기에는 극히 서비스가 저하했고,
패전시 통신망은 마비 상태에 빠졌다.

3. 전기기술의 독창성

1) 전기 시험소에서의 연구

세계의 전기 기술사는 1896년 무선통신의 실험개시부터 1920년 무렵까
지 통신, 전력 양쪽 부문에서 원거리 전송 기술의 발전이 특징이다. 특히

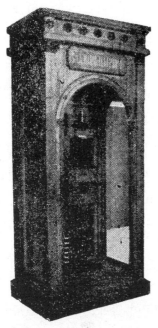

그림 10.10 TYK식 무선 전화
(현존함)

무선의 장파 전송기술의 개척은 1920년
대 이후의 단파 전송 기술의 선구가 되었
고, 1920년 세계 대전 후를 계기로 유선방
식은 통신기술의 주류에서 멀어졌다. 그
리고 진공관을 기초로 하는 무선통신망이
완성하며, 산업 전력화의 기초가 되는 대
전력망이 형성됐다. 따라서 일본에 전기
시험소가 개설된 후, 선택된 기술학문적
연구의 대상이 원거리 전송의 문제였던
것은 일본이 처음 세계의 동향을 따라 가
는 것이었다. 같은 관료기구에 있으면서 무
선부문은 체신성(遞信省)내에서 독립된 연
구기관인 전기시험소에서 아사노오우스케
초대 소장에 의해 연구가 진행되었다.

제1회의 국제무선전신회의는 1906년
(메이지39년) 베를린에서 개최되었고, 여기에 참가한 아사노는 무선전화의
중요성을 깨달았다. 귀국 후 바로 지속적으로 전파 발생의 연구를 명했
다. 여러 번 실패를 거듭한 후 토리가타 우이치, 요코야마 에이타로, 키타
무라 세이지로우는 진동 방전 간극에 의한 이른바 TYK 무선전화기를
1912년에 완성했다. 이 발명은 전세계에서도 높은 평가를 받아서 1914
년 영국의 마르코니사에서 공개실험이 실연될 정도였다. 동작이 안정한
검파기의 연구에서는 아사노, 사에키 미츠루, 쿠지라이(鯨井恒太郎)에 의해
서 수은 검파기, 광석검파기 등 발명되었고, 무선전신의 전송거리까지 비
약적으로 연장되었다. 1916년에 일본 최초인 무선전화가 TYK식으로 인

해 토바, 카미시마, 도시지마 간에서 상업
화되었다. 기기 제작은 안나카(安中)전기 제
작소가 맡았다.

그러나 그 후는 미국에서 발달한 진공관
에 의한 무선연구가 뒤떨어져 일본의 독자
적인 기술은 유선다중통신 부문만으로 그
쳤다. 진공관 발전에 대한 전망을 잘못 한
것이었다.

후지오카 이치스케가 지도하는 도쿄전기

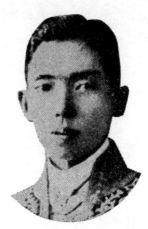

그림 10.11 토리가타 우이치

회사는 1918년에 연구소를 창설했지만 그
연구는 백열전구의 개량뿐이며 제휴처인 GE사와 같은 진공관의 연구는
하지 않았다. TYK기의 발명자 중에 하나인 토리가타 우이치(鳥瀉右一)만이
진공관의 중요성을 파악하여 1919년 세계에 앞서서 반송식 전화를 발명했
다. 이것은 현재까지 세계 각국에서 널리 사용되는 장거리 전화의 중요
기술이다.

1910, 20년대의 대송전망 건설 시대는 송배전에 관한 연구가 중심이었
다. 송배전 및 통신 계통 발달에 따라 번개피해방지에 관한 연구를 전기시
험소에서도 조직적으로 시행했다. 미츠다 료타로우는 약전류선(弱電流線)의
피뢰에 관해서는 구조가 간단하고, 사고를 완전히 방지할 수 있고, 게다가
동작 후 자동적으로 복귀될 수은피뢰기를 1918년에 발명했다. 이에 따라
전력선의 유도, 접촉 등에 의해서 약전류회로에 있는 기기의 재해를 피하
는 것이 가능하게 되었다.

전력 기기에서는 와세다 대학의 야마모토 다다오키, 카와라다 마사타로
우에 의한 유도 동기 전동기의 발명(1921년 특허)이 주목을 받았다. 동기

353

전동기는 역률과 효율은 좋지만 기동 회전력이 작았다. 유도 전동기는 이 반대이다. 양쪽 모두의 장점을 가진 이 발명이므로 20년대에 공업화된 몇 안 되는 독창적인 기술이다.

2) 대학교의 연구

1920년대 일본은 자연과학의 황금시대라고 불린다. 제1차 대전 동안 일본에서 처음으로 많은 연구기관이 신설되며 연구자 인구가 급증했다. 1918년에 대학 설치령이 공포되어서 제국대학 외의 관공사립 학교가 대학으로 승격했다. 민간의 모금과 정부의 보조금을 토대로 1917년에 설립한 이화학연구소는 그 중심이었다.

후루카와 재벌의 기부로 신설된 도호쿠 제국대학은 독일의 괴팅겐 대학을 목표로 삼아 기초학을 중시하며 고교 이외의 방계나 여자에게도 처음으로 입학을 허락했다. 스미토모 재벌의 기부로 창립된 부속철강연구소(나중에 금속재료연구소)에서는 혼다 고타로가 이원 합금, 삼원 합금 상태도를 설명하는 매우 많은 실험 데이터를 집적했다. 그 방법은 그가 괴팅겐 대학의 탄맨 교수에게 유학해서 습득한 것이다. 이 상태도 연구에 의거하여 KS강(1917), 신 KS강(33년)을 발명하며 그의 제자들이 많은 자성 재료(磁性材料)에 관한 국제적인 연구실적이 생

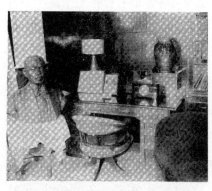

그림 10.12 혼다 고타로의 연구실(현존)

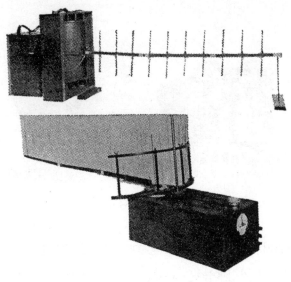

그림 10.13 야기우다 안테나(상 : 송신안테나, 하 : 수신안테나)

겨났다.

이와 같이 기초연구를 중시하는 전통은 같은 대학의 전기공학 부문에서
도 생겼다. 당시 일본 대학의 전기 공학과는 발송전 등 이른바 강전공학이
주체로, 통신관계의 약전공학은 주류에서 밀려 서자취급을 받았지만 야기
히데츠키는 앞장서서 전기통신의 기초연구를 했다. 드레스덴 대학의 바크
하우젠(Barkhausen, Heinrich)에 대한 아크진동을 연구한 그는 그의 제자들이
많은 진공관과 그 회로, 특히 고주파 공학에 관한 국제적 실적을 냈다.
우다 신타로의 단파 빔 연구에 의한 야기·우다 공중선(1925년 특허), 오카
베 킨지로의 분할 양극 마그네트론(1927년 특허), 누키야마 헤이치의 수중
음향 통신, 나가이 겐조의 자기(磁氣)녹음에 관한 연구가 그것이다.

독창적인 연구에는 연구의 자유, 연구자의 자제력이 중요하다. 자연과학
의 황금시대는 또한 타이쇼 데모크라시의 시대와 일치한다. 전쟁 전의

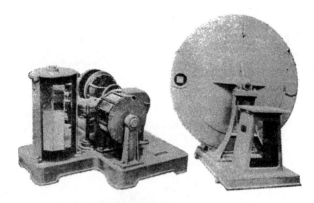

그림 10.14 와세다식 TV

자유로운 분위기 속에서 신설한 다른 대학에서도 중요한 연구가 진행되었다. 단파통신에서 가장 어려운 과제는 주파수의 안정화이며, 그것은 수정의 압전기 현상을 이용하므로 해결될 전망이었다. 코가 잇사크는 도쿄공업대학에서 1932년에 판상진동자(板狀振動子)의 두께 진동에 관한 이론을 발표했고, 이 이론에 의하면 온도변화에 따른 주파수변화가 극히 적은 R절단식 수정진동자를 발명했다. 그 우수성은 국제적으로 인정되면서 무선 송신기에 널리 사용되고 또 수정시계에 응용되기도 했다.

텔레비전 연구는 1927년 무렵부터 하마마쓰 고등공업학교 (현 시즈오카대학 공학부) 다카야나기 겐지로, 그 후 바로 와세다 대학 야마모토 다다오키, 카와라다 마사타로, 더 이어서 체신성 전기시험소 소네유(增根有)와 이 3 곳에서 시작했다. 1933년까지 주사원판의 기계식으로 실용화되지 못했으며, 이 해 미국에서 아이코노스코프 완성의 소식이 들어와서 이후 하마마쓰 고등공업학교에서 전자식으로 전환하고, 1935년 무렵에는 아이코노스코프의 시작까지 도달했다. 1940년 도쿄에서 열릴 예정인 올림픽 대회를 목표로 일본방송협회 역시 적극적으로 연구에 참가하며 열심히 공개실

험을 실시했다. 대학의 연구는 아니지만
사진을 유선전송으로 하는 사진전송 분
야에도 독창적인 기술이 출현한 것이다.
전기시험소에서 재료를 연구한 니와 야
스지로우(丹羽保次郎)는 1924년 일본전기
회사에 이직하며, 코바야시 마사츠(小林
正次) 등과 함께 일본의 독자적인 NE식
사진전송방식을 1928년에 발표하고, 동
년 천황의 즉위식 모습을 교토에서 도쿄
로 전송하는데 성공했다. 게다가 1936

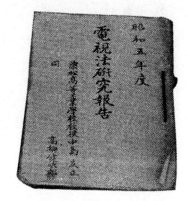

그림 10.15 하마마츠 고등공업학교식
TV의 보고서

년에는 베를린에서 올림픽의 사진을 무선으로 도쿄까지 전송하는 것을
성공하여, 당시 전송거리에서 세계 신기록을 세웠다.

이렇게 해서 사진전송과 텔레비전 분야의 연구는 1940년까지 구미에
비교하여 비슷한 수준으로 진행되었지만, 그 후 전쟁의 확대로 텔레비전
연구는 완전히 중지되어 버렸다.

3) 동아 통신망으로 동원

일본의 통신기술사상 가장 획기적인 기술은 무장하케이블이다. 전기통
신학회편 『통신공학 대감』(1944)에 의하면 "무장케이블에서 발휘된 국산
화의 자각과 자신은 일본 통신기술자에게 국산에 대한 신념을 깊이 새기고
통신기기 국산화운동으로 발전했다"라고 한다. 일본에서 유일이라고 말할
수 있는 큰 시스템의 연구를 성공시킨 것이 무장하케이블이라고 한다.

긴 전송선로에 유도계수를 삽입하므로 전류의 감쇠를 개선할 수 있는 것은 영국 헤비사이드가 발견했다. 세르비아인 푸핀은 미국에 건너가서 콜롬비아대학에서 이 원리를 이용하여 장하코일을 1900년(메이지33년)에 발명했다. 케이블 내에 등간격으로 코일을 배치하고 전화회선을 흐르는 통신전류의 감쇠를 줄이는 방법이다. 그러나 장하방식으로는 유도계수가 장하되기 때문에 전송 주파수의 상한이 한도가 있으며 위상 왜곡(位相歪曲)이나 누화(漏話, 전송신호가 다른 전송로로 새는 현상)가 생긴다.

여기서 체신성 공무국에서 일본과 한국간에 직통전화회선의 연구를 명령받은 마쓰마에 시게요시는 감쇠를 증폭기로, 누화(漏話)를 케이블 구조로 제거하는 것을 고안하여, 1932년 무장하케이블의 방식을 발명했다. 마츠마에(松前)는 도호쿠 제국대학 전기공학과의 졸업생이며, 발명의 동기는 우치무라 간조(內村鑑三)의 무교회주의에 영향을 받았다고 한다. 지금까지 장거리 전화망에는 모두 고액의 특허권료가 미국에게 지불하는 장하방식이었다. 그러나 전쟁의 확대에 따라 전쟁피해를 고려하는 제2의 통신망으로 또 동아 통신망의 합리화, 군용화로서 이 무장하케이블에 큰 기대를 가졌던 것이다.

"동아시아 통신망 확충의 필요"의 지상과제로서 도쿄, 봉천(현재의 심양) 구간 약 2,700 km의 케이블 회선이 무장하케이블 반송방식으로 마침내 실현되었다. 개통은 1937년 3월이었다. 케이블을 베이징까지 연장하는 공사도 진행되었지만 이것은 실현되지 않았다.

일본의 유선다중통신방식은 무장하케이블의 완성까지 독창적이었다. 그러나 케이블 제작기술은 더 외국에 의존하고 있었다. 이 무렵부터 미국에서 개발된 동축 케이블까지 일본에서 연구하게 되어 제2차 대전 후는 다중도가 높은 동축 케이블방식이 세계의 장거리 다중 통신방식에 상위를 차지했다. 무장하케이블 방식은 이미 주류에서 빠졌지만 무장하케이블까지 일본에서 개발한 전송기술은 오늘날 국제적으로 높은 수준을 유지하고 있다.

그러나 전시(戰時)중, 미국을 시작으로 전세계에서 시행한 전자관이나 그 외의 기기기술은 완전히 뒤떨어졌다. 전기시험소계 전송기술은 동아의 통신망형성에 큰 역할을 했지만 토호쿠대학계 기기기술의 연구는 국제적 수준에 있었음에도 불구하고 연구를 레이더 개발에 조직할 수 없었다. 외국과의 정보가 단절된 일본의 군사연구는 무계획적이고 세계 대전 후의 기술혁신에 연결되는 창조성을 전혀 발휘할 수 없었다. 통신기술의 연구는 전력기술의 연구에 비해 비교적 소액의 연구비로 해결되며, 기초연구, 응용연구, 개발연구 등 그 어느 단계에서도 비교적 소규모인 실험장치를 가지고 실시할 수 있다. 그 점에서는 일본에 어울리는 연구 대상이었다. 각각의 연구에서는 국제적 수준을 뛰어넘는 실적을 올렸고, 마침내 세계 대전 전과 후의 큰 단절을 일으킨 원인은 일본인의 과학적 능력에 있는 것이 아니라 메이지 이후 끊임없이 군사적인 제약을 준 일본 자본주의 체질 속에 있다고 해야 한다.

세계 대전 후의 전력과 제어기술의 전개

원자력과 오토메이션

1. 원자력발전의 개발

1) 원폭의 완성

베크렐이 1896년에 방사능을 발견한 뒤, 원자 물리학은 20세기에 들어서 양자역학과 상대론등과 더불어 급속한 진전을 보여 제2차 대전이 시작까지는 그 이론 체계를 갖추었다.

원자핵 반응에너지에 관해서도 1938년 콕크로프트(Cockcroft, John Douglas)가 80만 V의 고전압 가속장치로 양자를 리튬핵에 충돌시켜서 원자핵의 파괴에 성공, 원자변환에 의한 질량 결손이 아인슈타인의 식 $E=mc^2$로 방출되는 것을 기대했다. 이어서 카이저 빌헬름 연구소의 한(Hahn, Otto)과 슈트라스만은 1938년12월에 우라늄에 중성자를 충돌시키면 핵분열이 일어나는 것을 발견했다. 마이트너(Meitner, Lise)와 졸리오 퀴리(Curie, Joliot), 이탈리아의 페르미(Fermi, Enrico) 등은 이 현상을 해석한 연쇄반응의 가능성을 지적하고, 콜롬비아 대학 등 4개의 연구소로 핵분열의 실험적 확인을 보고하였다.[2]

제2차 대전은 이 핵분열에 의한 거대한 에너지를, 지금까지 어떤 폭탄보다도 확실히 강력한 파괴력을 가진 원자폭탄의 발명으로 이어졌다.

미국에서는 파시즘의 독일과 이탈리아로부터 도망쳐온 과학자의 협력으로 비밀리에 원자폭탄 연구를 진행하였고, 영국도 1940년부터 협력을 시작했다. 42년 8월 이 과학자들을 맨해튼 군 관리 구역 내로 이주시키고, 원폭재료인 우라늄 235와 플루토늄의 생산과 원자폭탄 제작연구에 들어갔다.[3] 이에 12월 2일 시카고 대학에서 페르미에 의해 성공한 세계 최초의 연구용 원자로의 운전은 핵분열 연쇄반응이 인간에 의해 제어되는 것을 입증하였다.

맨해튼 계획에는 계속해서 국가자금을 들여 로스알라모스, 오크리지, 핸퍼드(Handford) 등에 우라늄 농축공장과 플루토늄 생산용 원자로 등이 잇달아 건설되었다. 과학과 기술과의 관련을 말하면, 맨해튼 계획은 과학이 도달한 이론적 성과를 실현한 것과 기술적으로 실현한 것이었다. 전시 중의 3년간에 지출한 20억불이라는 거액의 90%가 토목과 건설에 들었다.[4] 연구에 할당된 10%도 이미 완성된 연구의 개선을 위한 것이라 한다. 그러나 연구과정이 단순해서 전부가 이미 알고 있던 지식의 응용이었다는 것은 아니었다. 이 과정에서 듀퐁과 GE 유니온 카바이트, WH, 파프코프 앤드 윌콕스 등의 대자본이 참가하였고, 당시로서는 세계 최대의 산업집합체를 형성했다. 제1의 원폭실험은 1945년 7월 16일 뉴멕시코 사막에서 했다. 시카고 대학 과학자의 비밀 토의에서는 원폭을 실전에 사용하는 것에 찬성한 비율은 15%를 넘지 않았다.[5] 또 일본의 항복은 당시 거의

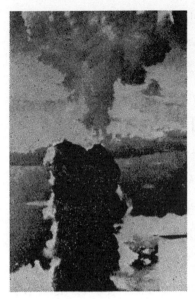 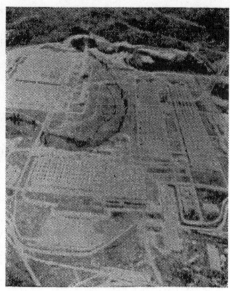

그림 11.1 나가사키 투하 원폭과 오클리지의 기체 확산 공장11

예측되고 있었고, 당면 전쟁종결에는 원폭투하는 필요성이 없었다고 지적되었다.

2) 원자력과 군사이용

대전 종료 후 미국의 원자력 연구는 1947년에 원자력법에 의해 육군 맨해튼 관리구역으로부터 원자력위원회에 이관되었다. 그러나 원자력의 개발과 연구는 "항상 국가의 방위 및 안전 보장을 확보한다."고 하는 "목적에 종속하는"(동법 제1조)로서 거의 대부분 군사이용의 관점으로부터 멀어지는 것은 생각할 수 없었다.

한편 소련의 원자력연구는 제2차 대전 중에는 하지 않았다. 그럼에도 불구하고 1947년에 소련은 최초로 원자로를 완성했고, 1954년 6월에는 5천 kW의 시작(試作)규모의 것이었지만 세계 최초의 원자력 발전소가 모스크바 근교에서 발전을 개시했다.

1949년 9월 소련의 원폭실험 성공은 미국의 핵독점 정책에 충격을 주었다. 트루먼 대통령은 원자력위원회에 수소폭탄제조를 명령하였고, 핵에 의한 전략체제의 포석에 전력을 다했다. 원자력위원회의 딘(Dean, G.) 위원장은 당시의 원자력위원회의 목적은 제1의 핵분열물질의 저장을 증대하는 것에 있고, 제2의 더욱더 완전한 병기를 만드는 것, 제3이 수소폭탄을 만드는 것이었다고 했다.[6] 또 전력용원자로를 건설하는 것도 목적의 하나로 삼았지만 그러나 그 원자로는 도시조명의 에너지에 이용되지 않고 잠수함용 원자로를 만드는 것에 한정시키고 있는 것이 밝혀졌다.

엄청난 국가자금을 들어간 원자력연구비는 90% 이상이 군사무기로 향했다. 최초의 원자력 잠수함 노틸러스(Nautilus)호[1]는 330억엔을 들여서 1952년 2년 6월부터 리코바중장을 중심으로 하여 시작하였고, 1954년 9월에 완성하였다. 원자로는 WH사의 가압수형 원자로가 사용되었고, 노틸러스호는 잠행한 채로 세계를 일주하고 원자력잠수함이 종래의 잠수함보다 훨씬 군사행동에 적합한 것을 입증하였다. 원자력잠수함의 제조를 서두르는 한편 스톡홀름 어필 등 원폭에 반대하는 세계적 여론을 무릅쓰고, 수소폭탄제조와 미사일의 개발을 진행시켰다.

원자력잠수함에 미사일을 탑재시키는 방법은 사정거리 1,600 km의 유

---

1 역자 주 : http://terms.naver.com/entry.nhn?docId=1525900&cid=47340&categoryId=47340

도미사일의 레귤러스[2]를 적재한 이후로 보인다. 1957년 8월 대륙간 탄도 탄(ICBM Intercontinental Ballistic Missile)이 성공하고, 수소폭탄을 일만 수천 km 떨어진 곳에도 수십 분만에 초토화할 수 있는 것과 함께 원자력 잠수함은 폴라리스미사일[3]을 적재한 중거리부터의 공격을 담당한 것으로 세계에 배치되어 핵무장의 중요한 위치를 점하게 되었다.

3) 원자력 발전소의 등장

1956년 5월에 영국은 세계 최초의 실용규모의 원자로 콜더홀(Calder-Hall)의 운전을 개시했다. 콜더홀과 소련이 원자력발전소 운전개시를 보면서 미국도 원자력 계획에 착수하지 않을 수 없었다. 그러나 영국의 콜더홀이 군용을 제1의 목적으로 한 원자로로 원폭용 플루토늄 생산을 위한 것이었고, 발전은 플루토늄 생산원가를 낮추기 위한 것[8]과 마찬가지로, 미국의 원자력 발전계획도 또한 군용 원자로에 기반을 두고 있었다. 십핑포트 (Shippingport)의 원자력 발전소는 1957년 말에 운전을 개시했지만, 이것은 원자력 잠수함 노틸러스호의 전용물에 지나지 않았고, 발전원가는 콜더홀의 8배로 보통 화력이나 수력에 맞설 수 없을 정도로 고가였다. 핵독점이 깨진 미국은 핵기술과 농축 우라늄으로 고도의 과학기술적 축적을 무기로 하여 국제적인 원자력의 미국 의존체제 확립을 향한 정책을 바꾸기 시작했

---

2 역자 주 : http://ja.wikipedia.org/wiki/%E3%83%AC%E3%82%AE%E3%83%A5%E3%83%A9%E3% 82% B9_(%E3%83%9F%E3%82%B5%E3%82%A4%E3%83%AB)
3 역자 주 : http://ja.wikipedia.org/wiki/%E3%83%9D%E3%83%A9%E3%83%AA%E3%82%B9_(%E3% 83% 9F%E3%82%B5%E3%82%A4%E3%83%AB)

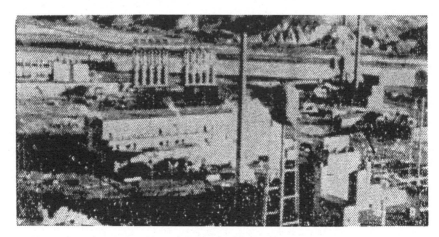

그림 11.2 핸포드의 플루토늄 분리공장

지만 원자력발전소의 개발에서는 1960년 후반이 되기까지 현저히 지연되었다. 이 지연은 물론 원자력발전의 기술상의 어려움도 이유의 하나였다. 그러나 1940년의 시점에서 만난 어려움에 비하면 그것은 주요한 이유로서 설득력을 갖지 못했다. 진짜 이유는 정부 군사 이용면 중시의 정책에 더해 독점적 지위를 점하고 있던 대자본이 원자력발전이라는 새로운 부분의 창설에 무관심과 석탄의 가격조작에 의해서 석탄산업을 지원한 석유자본의 원자력 발전에 대한 반대, 경제자본이 석탄 수송권 상실의 두려움으로 원자력 발전을 반대하는 사회적, 경제적 요인이었다.10], 11]

이미 건설된 전력설비를 소유한 전력회사도 원자력 진출에 반대를 했지만, 그들에게는 원자력산업의 진전에서 독점적 지위를 손에 넣는 것 또한 매력이 있었다. 이것에 화학독점과 동력 저렴화를 요구하는 산업자본, 전기설비자본 등의 찬성이 더해져서 대략 1960년도 후반기에 들어서서 원자력 발전소가 본격적으로 건설되게 되었다. 이 지연은 기술적 문제해결과 원자력발전기술의 완성을 위한 기간은 아니었다는 것은 각각의 발전소가

조업을 시작했어도 아직 많은 초보적인 사고가 빈발하게 반복되고 있는
것으로도 알 수 있다.

4) 일본의 원자력발전

일본의 원자력 연구는 나가오카한타로(長岡半太郎)에 의해 원자모형이론
을 시작해, 유카와히데키(湯川秀樹)의 "중간자론", 사카타쇼이치(坂田昌一)들
의 "이중간자론" 등 우수한 이론적 성과를 주었다. 패전 후, 미국점령군에
의한 사이클로트론(cyclotron) 등의 입자가속장치는 바다 속으로 투기되었
고, 원자력 연구의 금지조치에 일시적인 정체는 어쩔 수 없었지만, 1951년
경부터 일본학술회의를 중심으로 다시 기초적 자주적 연구추진의 기운이
왕성하게 일어났다.

그런데 이와 같은 과학자의 자주적인 연구계획에 대해 1954년 3월 보수
3당의 공동제안으로 돌연 원자로 예산이 제출되었고, 정부 주도로 원자력
연구가 개시되었다. 이것에 대해서 일본학술회의는 "자주, 민주, 공개"의
원자력 3원칙을 정했고, 원자력
의 평화연구를 위한 노력을 거
듭했지만, 단번에 원자로를 설
치하려고 하던 정부의 태도는
이후도 일관했다. 최초 원자력
예산 2억3천5백만엔 출현 덕분
으로 평화적인 연구를 진행하기
위한 과학자들이 신중한 토론

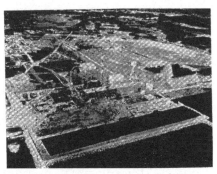

그림 11.3 도쿄전력 후쿠시마 원자력발전소

끝에 제출한 원자핵 연구건설의 예산이 3억에서 1억 3천만으로 삭감된 것에서 상징하는 것과 같이, 정부의 방침은 원자핵 기초연구를 한 번에 뛰어넘을 것 같았다. 갑자기 제출한 정부의 원자로 예산은 전력회사와 전원 개발 및 원자력 산업 그룹을 형성, 재계를 원자력의 개발방향으로 가게 했다. 1956년 9월에는 "원자력개발이용 장기기본계획"이 책정되었지만 현실에는 원자력 위원회위원을 필두로 미국과 영국의 원자력 발전로의 쟁탈전을 전개했다고 하고, 장기기본계획에 반하는 사태가 전개되었다.

원자력발전소의 안전심사도 문제가 많았고 실질적인 토론을 하지 않았다. 소립자론의 지도적 연구자의 한사람이었던 사카타(坂田)는 "이러한 심사의 방법은 그 내용에 책임을 질 수 없다."라고 위원직을 사임했다. 사실 쟁탈전의 결과, 원자력 위원회는 1957년 8월에 콜더홀 계량형 발전 원자로와 농축 우라늄 수냉각동력시험 원자로의 수입을 결정했지만, 사고시의 방사성 요드 방출량 견적문제에는 1959년 3월에는 1만 퀴리라고 했고, 7월에는 250퀴리, 8월에는 25퀴리라는 과학적 설명이 빠진 채 급히 변경되었다.[12] 이것은 영국과 미국이 방사선 피폭제한치가 순차적으로 엄격하게 정해졌고, 이것에 맞추어 역산하여 산출량을 대략 추측해서 정한 것으로, 그간 원자로의 안정성을 엄격하게 심사하려한 태도가 보이지 않았다. 콜더홀 원자로에서도 지진대책으로 원자로의 심장부 흑연은 팽창하기 때문에, 노심을 새장과 같이 빙빙 둘러싸인 형을 설계했다. 지진의 경험이 부족한 영국의 말을 그대로 믿은 것이다. 그러나 이 설계의 전년 1958년에는 흑연은 늘어나지 않고 수축하는 것으로 새장방식은 전혀 사용되지 않는 것이 국제적으로 밝혀져 있었다. 자주적인 연구형태도의 상실이 연구보고의 검토를 늦추었다.

또 AMF사로부터 구입한 원자력연구소 2호로는 우라늄 연료봉 7개로 임계에 달하는 것이지만, 무려 임계에는 15개 정도가 필요한 것이었다. 그러나 미일원자력협정에 의한 20%농축우라늄으로는 50%의 출력밖에 얻어지지 않았다. 90%의 농축우라늄으로 교체하여 28개월이나 늦게 운전을 개시했지만, 계속해서 중수누설과 방사능 누설 등의 사고가 연이었다.

일본의 원자력 발전소가 어렵게 운영되게 되는 배경은 1955년에 체결된 미일원자력협정에 있다. 이 협정은 일본의 원자력평화이용연구개발을 원조하기 위해 20%의 농축우라늄 235를 6 kg 대여한다고 하는 것이었지만, 이것은 연료와 연구시설을 미국에 보고하는 의무를 부과하고 미국으로부터 파견된 계원에게 점검을 받아야 하는 전적으로 종속적인 것으로 주체적인 연구태도의 결여를 이끈 것이었다.

2. 오토메이션과 전기기술

1) 자동장치의 기원과 발전

1950년대의 세계 대전 후 일본에서 전개된 생산성 향상 운동 중에 오토메이션은 생산성을 높이는 한 방식으로서 일약 각광을 받았다. 오토메이션은 당초 기업가의 경영학적 관점에서부터 가져와 그 개념 규정도 여러 가지로 정해 애매했지만, 그 기술학적 측면으로선 자동제어공학이 중심적역할을 했다는 것은 틀림없다.

자동제어 이론도 제2차 대전이 산파역을 하여 생긴 것이지만 그 기초는 기계의 자동장치발전에 있고, 이것에 통신기술과 이론이 결합되었다. 자동제어는 고대 이집트의 신전 문에 개폐장치와 중국의 지남차 등을 차치하더라도, 17세기 말에 호이겐스(Huygens, Christian)가 시계용으로 만든 원심추

조속기와 18세기 중엽에 와트가 같은 증기기관에 만든 원심추조속기에 그 근대적 기원을 갖고 있다. 원심조속기는 제어이론의 단서를 개척한 물리학자 맥스웰에 의해 거버너(governor)[13]라고 불렸지만 당시까지는 주로 수차나 풍차를 동력으로 하는 장치에도 실용화되고 있었다고 한다. 19세기에 들어오면서 기계의 발전과 함께 자동제어장치는 각종 기계에 조립되어 있다. W.지멘스는 1848년에 등속회전축으로부터의 속도편차에 의해서 조정 작용을 하도록 정밀 조속장치를 발명하였고, 천문학자인 에어리(Airy, George Biddell)가 이것을 천체측정기의 운동제어기기에 이용하는 이론적 해석을 시도하였다. 또 1858년에는 당시에서는 우수한 거선 그레이트 이스턴(Great Eastern)호는 브루넬(Brunel, I.k.)이 원격위치제어조타를 채용했다. 그 외 켈빈경과 L.푸코, 젠킨들에 의해 여러 가지 조속기가 고안되었다. 이런 사정을 배경으로 그중에서도 젠킨의 실험을 직접적인 계기로

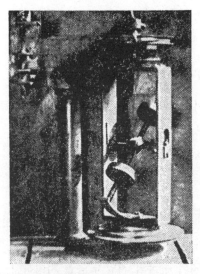

그림 11.4 1863년에 옴 결정 실험에 사용한 젠킨의 거버너[14]

하여 수학자인 맥스웰이 처음으로 이론적 연구를 시작하였다.[14]

조속기 자체는 19세기 말부터 발송전 공학의 진보와 함께 시작된 대형 증기스팀 터빈과 수력터빈용으로 급속한 발달을 이루기는 했지만, 이외에 유압기기를 이용한 조속기술도 19세기 중반에는 영국, 프랑스, 독일 등에서 실현했다.

또 영국해군에도 이 무렵 어뢰를 중요한 병기로 채용하고 있었지만, 여기에는 1886년에 화이트 헤드가

발명한 심도 조정장치가 사용되었다. 20세기에 들어오면 화이트 헤드의 것으로부터 발전한, 특히 항공기의 제어문제가 각광을 받게 되고, 1910년 에는 스페리와 포드의 전류을 이용한 자동 안정장치가 발명되었다. 즉 오토파일럿(자동조타)은 1925년에 실현되었다.

2) 안정판별법

제어이론에는 거버너에 대한 문제를 취급한 맥스웰과 비슈네그라드스키(Wyschnegradsky, Ivan Alexandrovich)로부터 시작되었다. 조속기의 미소 진폭의 안정조건을 둘러싼 맥스웰은 1868년에 런던수학학회에서 하나의 문제를 제출했다. 이것에 라우스가 답을 했고, 우선 안정성의 판별조건을 찾아냈다. 이것은 별도의 독립된 슈토도라와 훌피츠(Hurwitz, Adolf)는 수차 조속계의 안정성 연구로부터 19세기 말에 훌피츠 안정판별법을 제출했지만 양자는 내용적으로 동일한 것이었다.

자동제어 공학에서 수학적 방법에 기초한 라플라스 변환은 1799년에 발표되었지만, 1920년에 들어서 반더폴(Van der Pol, Bathasar) 등은 연산자법을 발전시켜, 이것이 영국의 하틀리와 캘린더(Callender, W.O.), 보드 등에 의해 오토파일럿의 자동제어이론에 이용했다. 이것은 진동계의 안정성을 취급하는 것으로 부분적인 문제의 해결에 지나지 않았고, 당연하면서 일반적인 제어이론의 체계는 아직 정리되지 않았다.

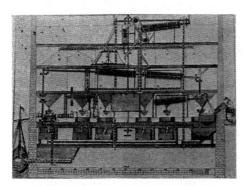

그림 11.5 에반스의 공장(1785년)16]

3) 대량생산방식의 확립

기계공업에서 미국에는 남부전쟁을 계기로 대량방식이 확립되기 시작했다. 휘트니(Whitney, Eli)는 조면기(繰綿機)를 발명하여 면의 생산성을 현저히 높였지만, 사업에는 실패하였고, 결국 소총제작을 시작했다. 휘트니는 1798년 정부와 1만 5천 정의 머스켓 소총 제작을 계약하였고, 이 총에 맞는 호환성의 생산방법을 시작했다. 이때까지는 총의 호환성을 생각하지 않았고, 1812년의 영미전쟁에는 총의 부품 고장으로 사용 불가능한 영국군의 소총은 20만정이었다고 한다.15]

이러한 사정으로 1834년에 콜트도 연발총을 제작하고, 미국과 멕시코의 전쟁 후 1853년에 하드포드에 호환성 생산방법에 의한 새로운 공장을 만들었다. 동종의 제품이 대량으로 생산됨에 따라 기계부품의 규격화가 문제가 되었고, 휘트워스(Whitworth, Sir Joseph)와 셀러스(Sellers, William)는 표준나사를 발표했다. 측정법도 1931년에 프랑스의 버니어가 발표한 정밀측정론이 19세기가 되어 실현되었고, 버니어캘리퍼스(1851년 미국의 브라운과 샤프)와 마이크로미터(1848년 프랑스에 파머)를 만들었다. 영국 산업혁명 이후 공작기계도 형삭반, 수삭반(竪削盤), 드릴, 내경가공선반, 연마반과 선반, 만능 프라이스반 등 현저한 전진을 보였고, 전용 공작기계와 만능 공작기계의 구별도 시작되었다.

4) 흐름작업방식

대량생산의 한 방식으로 흐름 작업은 에반스가 시작했다.[17] 그는 1782년부터 91년에 걸쳐 벨트 컨베이어를 사용한 자동제분 공장을 필라델피아에 건설했다고 한다. 그 후 1869년에는 돼지 도살부터 통조림까지 하는 공장이 신시내티에 만들어졌고, 흐름작업이 사회적으로 이목을 집중했

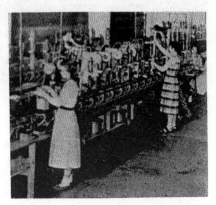

그림 11.6 최초의 자동조립 라인[16]

다. 셀러스의 자금으로 연구하던 테일러는 인간의 작업동작을 세밀히 분석하고, 그 하나하나를 스톱워치로 측정해서 작업에 필요한 시간을 결정, "헛됨이 없는" 효율적으로 사람들을 일하게 하는 과학적 공장 관리법을 생각해냈다.[18]

1913년 포드는 테일러의 방식에 더해서 신시내티에 통조림공장의 컨베이어에 의한 흐름작업방식을 채용한 자동차 생산공장을 건설했다. 이것은 종래의 부품을 하나하나의 작업장소에 운반하고 있는 방식을 그만두고, 컨베이어로 흐름작업을 하는 것으로, 차대(車臺)의 조립에서는 12시간 8분이 필요한 것을 컨베이어 시스템에서는 1시간 33분으로 대폭적으로 시간을 단축했다. 컨베이어시스템의 도입에 의해 노동자의 작업은 컨베이어의 속도에 완전히 종속되게 되었다. 또 작업자의 작업이 대폭 시간단축을 가져왔지만, 작업자체는 수동적인 요소가 강하고 자동적인 것과 전혀 달랐다. 다소간 자동적인 생산형태는 공작기계의 자동화와 자동운반 장치가

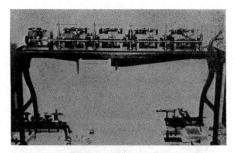

그림 11.7 1888년 최초의 트랜스퍼 머신[16]

조립된 트랜스퍼 머신(전자동 반송가공기계)이 도입되었다.[19]

화학공업에서 오토메이션의 전제는 기계공작에 비해서 더 발전되어 있었다. 하버(Haber, Fritz)와 보슈(Bosch, Carl)에 의해 암모니아 합성과 레페(Reppe, Walter Julius)의 고압 아세틸렌 반응 등은 계측기술과 고온 고압하에서 안전장치로부터 인위적인 조작을 넘어서 자동제어장치를 요구해왔다. 특히 석유정제 기술은 흐름작업방식을 지배적인 것으로 하는 것과 함께 유량과 온도, 압력, 액면 등의 제어와 계량화를 더욱 중요한 요소로 높여 자동제어를 필연적인 것으로 했다. 석유정제공업에서 1930년대에는 빠르게 프로세스제어가 일반적인 것이 되었다.[20]

5) 자동제어이론과 기술

이러한 기계공업과 화학공업에는 오토메이션이 전제가 계속되었지만, 이것만으로는 자동제어이론을 만드는 것은 충분하지 않았다. 따라서 오토메이션 자체의 발전도 전단계적인 것에 머물고 있었다. 수력발전의 경우도 1932년에는 소련의 예레반(Erevan)에서 출력 2천kW의 최초 오토메이션화 수력발전소가 조업을 개시했다. 소련에는 1936년에 마케에프카(Makeebka) 야금 컴비네이션으로 분괴압연기의 자동화가 시도되었고, 39년에는 스탈린 그라드의 트랙터 공장자동화 라인과 로스토프(Rostov) 농업기계공장의 세계 최초의 콤바인벨트 조립자동화 라인이 만들어졌다.
다음에 40년에는 모스크바 자동차 공장의 피스톤링 연마용과 심봉 연마
용의 두 개의 자동공작기계라인도 조업을 개시하는 등 생산과정에서 오
토메이션의 진행이 계속되었다.21)

　이런 기계공업과 화학공업에서 자동제어의 기술적 이론적 축적과 함
께 자동제어 기술은 제2차 대전을 계기로 비약적인 발전을 하지만, 또
하나의 전제가 되는 기술적 요소는 통신기술의 발전으로부터 가져온 것
이었다.

　통신기술은 제2차 대전전의 일렉트로닉스의 주요한 분야였지만 그 발
전과정에서는 1927년 블랙(Black, Harold Stephan)이 발명한 피드백 증폭기
는 자동제어의 이론형성을 권장하는 계기가 되었다. 1932년에 벨전화연구
소의 나이퀴스트(Nyquist, Harry)는 피드백을 가진 증폭회로의 안정판별법
을 나타내고, 34년에는 블랙에 의해서 피드백 증폭기의 체계적인 이론이
전개되었다. 자동제어이득조정과 자동주파수 제어는 자동제어로서 기능
을 갖춘 것이었다. 이 무렵에는 실용화가 시작되었고, 세계대전에 들어간
1940년경에 피드백 증폭이론은 자동제어이론의 측면으로부터 가져오기
시작했다. 독일에서도 자동제어가 1930년에 기술학적으로 주목되었고,
Th.슈타인과 G.벤슈, G.노이만 등의 공업 프로세스이론이 제출되었다.
1940년경에는 릴레이를 사용한 일반적인 자동제어의 취급이 시도되었고,
제어공학부분의 위원회도 만들어졌다.

6) 위너와 사이버틱스

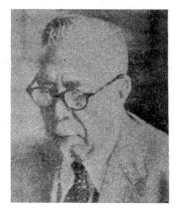

그림 11.9 N.위너23]

제2차대전에서 병기연구, 구체적으로 레이더와 고사포 결합에 의한 서보기구에 관한 연구는 자동제어 발달사에서 결정적인 역할을 했다. 비행기의 진로에는 자유로운 듯하지만 무질서한 자유는 없다. 비행기의 행동범위는 그 속도와 선회능력 등의 성능과 비행사의 신경계 등의 한계에 의해 제약되고 있고, 일정의 통계적인 예측을 가능하게 한다. 레이더로 비행기의 궤적을 추적하고, 그 정보를 계산기(여기서 전자계산기가 사용됨)에서 곡선으로부터 고사포의 조준위

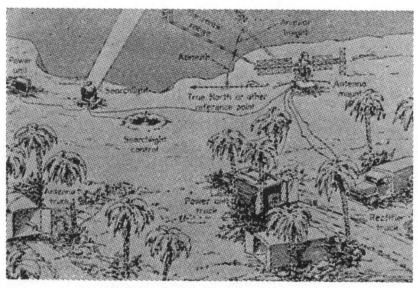

그림 11.8 레이더 서치 라이트를 연결한 고사포22]

치와 포탄의 신관을 치는 방법 등을 계산해 내었다. 자동제어가 잘 동작하여 상당한 확률로 비행기를 사격이 가능하였다.[22]

육군의 탄도계산원으로서 대포의 사정(射程)표의 작성에 종사한 위너 (Wiener, Nobert)는 대전 후 서보 기구이론과 대전 직전부터 샤논(Shannon, Claude Elwood)에 의해 전개되기 시작한 정보이론의 연구로부터 동물과 기계의 통신과 제어에 관한 이론 즉 "사이버틱스"의 창시자가 되었다.

서보기구라는 말은 헤이즌(Hazen, Harold Locke)이 1934년에 사용했다. 또 자동제어이론의 형성에서는 나이퀴스트와 워너 외 다른 많은 연구자가 공헌했지만, 그중에도 나이퀴스트의 복소평면이 자동제어계의 해석에 공이 있는 홀(1943)과 해리스(1941), 회로계의 안정화로 인한 주파수와 위상의 관계를 해석하고, 1938년에 보드선도를 발표한 보드와 대전 중에 보드선도를 사용하여 자동제어의 설계를 한 봉바샤, 베버, 니콜스, 맥콜, 또는 대전 중에 서보계의 잡음해석에 종사한 홀과 홀피츠의 연구가 큰 역할을 했다.[24]

제어이론은 세계 대전 후 선형귀환이론의 완성을 위한 연구방향이 진행되었고, 1950년대에는 오토파일럿 등의 적응제어기구의 해석이 받아들였고, 또 1962년에는 퐁트랴긴(Pontrjagin, Lev Semynovich)과 칼만에 의해 제어계 자체를 포함한 최적제어이론이 제창되었다. 한편 대전후에도 자동제어는 군사와 떨어질 수 없었다. 특히 대륙간 탄도탄(미사일)등의 유도병기는 정밀한 위치제어가 반드시 필요했다. 핵병기와 미사일에 의한 무기계통의 발달은 레이더를 시작으로 한 통신망을 발달시켰고, 무기와 연결된 일렉트로닉스 산업을 확대시켜 자동제어의 발달도 강력한 추진력을 얻었다.

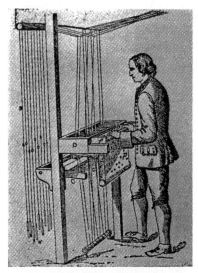

**그림 11.10 펀칭카드에 의한 초기의
프로그램제어기계[16]**

7) 자동제어의 기술사적 의의

제2차대전에서 가장 중요한 병기의 하나였던 레이더와 항공기술로 연결된 서보기구의 이론적 성과는 대전 전에 기계공업화와 화학공업, 또는 통신기술의 분야로 싹을 형성되기 시작한 모든 이론이 군사연구를 기회로 결실을 맺었다. 한편 생산과정에서 자동제어가 주목하기 시작한 것은 1950년대에 들어서부터 사회적으로 오토메이션으로 받아들였지만, 생산과정의 자동화과정은 단순한 것은 아니었다.

"자본주의는 최고의 이윤을 약속할 때 새로운 기술을 도입한다."는 것은 잘 지적된 것이지만, 이것을 역으로 신기술의 도입에서는 자본주의 하에서는 이윤창출이 제일의 판단기준이 되는 것을 의미한다. 오토메이션은 그 중에서 그간의 사정을 잘 나타낸다. 초기 오토메이션의 정의에 맞는 경영적 관점으로부터 오토메이션화를 "80~90%하면 큰 절약을 가져왔다. 다음 10%~20%를 오토메이션화 하려하면 공정 전체가 경제적이지 못하다."라고(J.디폴드는)[21] 말하였고, 자금과 기술의 발달이 천칭에 달려 있는 것과 같다고 했다. 이러한 자본주의적 형태에서는 노동자의 작업 템포는 기계의 운전속도에 의해서 직접 결정되고, 노동의 강화와 노동시간의 연장을 가져오는 동시에 노동조건의 악화와 함께 신경성 장애와 질환의 위험도

378

있다.

그러나 오토메이션과 자동제어의 이러한 모양만이 기술사에서 그 의의를 전부 나타내고 있는 것은 아니다. 기계의 발전은 하나의 도구로부터 시작하여 복합의 도구로 나아가고, 유일한 수동 원동력 즉 복합도구를 운전하여 모든 도구의 축적으로부터 자연의 모든 힘에 의한 것들의 운전이 기계에 이르고, 결국 이 기계는 유일의 원동력을 가진 기계체계, 원동력으로서 자동장치를 가진 기계체계를 형성하여 왔다.

이 도구로부터 기계의 발전과정에서 작업기계는 인간의 육체적 한계를 넘어 자연에 모든 힘을 이용하여 생산과정으로 실현했다. 작업기계의 발전에서 결정적인 의의와는 다른 의미로 질적 발전을 자동제어가 이룬 것이다. 즉 작업기계는 도구를 "손으로부터 분리"했다고 한다면, 자동제어는 "제어(판단)기능"을 분리시켰다.[26]

자동제어는 일정한 조건의 범위 내에서만 가능했다. 화학반응과정에서의 몇 가지의 파라메타를 자동으로 제어하는 것과 화력발전소의 보일러의 급수 연소과정의 자동제어, 석유정제 공업의 온도와 압력의 자동제어, 수력발전소의 일부 설비의 자동제어 등, 제2차 대전으로 출현한 개별적인 자동제어 장치가 제2차 대전을 계기로 한 일렉트로닉스와 통신기술이 발전과 생산과정에 더욱 기계화에 의해 제어공학이라는 기술학의 한 분야를 탄생시킨 기술적인 문제를 제기한 것이었다.

오토메이션은 예를 들면 원자로의 운전과 화력발전소의 온도 고압증기의 이행, 결국 화학공업에서 새로운 제조 가공 방법 등 종래의 인간 손에 의한 제어에는 실현될 수 없는 생산단계를 가지고 생산과정을 그 자체의 성격에 따라서 분할된 것을 가능하게 한다. 그러나 다른 한편에는 컴퓨터에 의한 합리화 결과, 비정상적으로 높은 정신질환의 발생[28]과 석유화학 콤비네이션 사고를 보면 컴퓨터 용량의 문제와 그것에 종사하는 오퍼레이터의 이상적인 자세 등 운용행태를 묻고 있다.

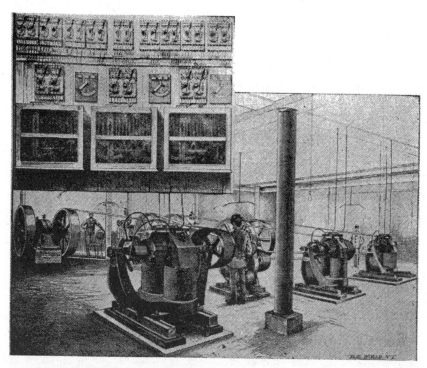

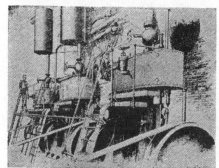
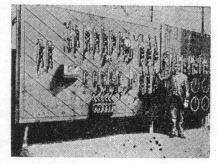

그림 11.11 19세기 말의 발전소(발전실, 배전반)25]

자동제어와 오토메이션이 생산과정에서 어떠한 형태로 실현될 것인가
는 뛰어난 생산관계 즉 그 회사의 형태에 의해 결정될 것이다.

3. 세계 대전 후 일본의 전력기술

1) 세계 대전 후의 출발점

제2차 대전 전 일본의 전력기술은 특히 수력발전에서는 장진강 발전소
와 10만 kW라는 세계 최대의 수차 발전기 등을 장비한 수풍발전소(압록강)
과 220 kW 송전망의 건설 등으로 세계적 수준이었다. 그러나 이것은 당시
의 전시 경제체제와 밀접한 연관을 가졌고, 기록적인 수풍발전소공사도
특수한 사정으로 실현되었다.[40] 이 전시경영상태는 붕괴의 운명을 가졌다.
사실 전쟁이 깊어짐에 따라 기술적 정체는 물론이고, 설비의 황폐, 노후화
가 현저히 진행되었다.

이렇게 하여 세계 대전 후의 새로운 출발은 극히 곤란한 상황으로부터
시작되었다. 당시 1948년 2월 사업용 수력의 67%, 화력 96%를 점유하
고 있던 일본발송전㈜가 소유한 수력발전소 388개소(허가출력 4,615MW)
중의 194개소(1,614MW), 즉 50%(34.9%)가 20년 이상 경과한 것이었다.
화력도 내용연수(耐用年數)의 한계라는 20년을 넘긴 발전소가 44개소(인가
출력 2,661MW) 중, 이것도 또한 22개소(1,069MW), 50%를 차지하고 있다.
또 3월 조사에는 보유발전소 386개소 중 수리가 필요한 311개 발전소에
서 수리건수 1,393건이라는 놀라운 상태였다.[30] 출력도 인가 출력의
50%이하로 떨어져 있었다. 물론 발전설비만이 아니라 송변전 설비의 노
후화가 진행되어 있던 것은 말할 것도 없다. 일본발송전㈜가 보유한 변

전소의 주요 변압기의 40%가 20년을 넘겼고, 전력설비는 실질적인 붕괴
상태였다.

2) 전력위기를 둘러싼 대립

군수를 시작으로 일본 각지의 모든 공장은 파괴되었거나 정지상태가
되었으며, 생산 최성수기의 30%로 떨어져 있었으므로 당초에는 전력
부족은 표면화되지 않았고, "잉여전력은 해수를 넓은 솥에 끓여 소금을
만드는 일을 대대적으로 했다"[31]는 것도 이 시기에 있었다. 물론 이런
상태는 1년 정도였고, 점령군의 사용과 각 방면에서 사용량이 증가하여
전력부족은 1946년 말경부터 두드러지기 시작했다. "전력사정은 최근
더욱 부족해서, 지금 사회문제 정치문제화 되고 있다." "지금 긴급정전
이 빈발하고, 가정은 전열은 물론, 전등조차도 켤 수 없는 암담한 생활
에 빠져 공장의 전력공급은 일부를 제외하고 정전에 가까웠다."(참의원
전기위원회 보고)라고 하는 상황이었다. 이런 전력위기에 대한 전력경영
자와 전력행정당국은 그 원인
을 이상갈수와 석탄부족, 하
물며 설비보수자재부족 또는
개발자금 등의 외부적 요인에
서 찾고 있었다.

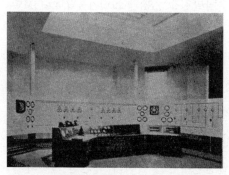

그림 11.12 현대의 집중자동제어를 한 발전소[27]

이에 비해 당시의 전력위기
는 "독점자본과 관료의 전제적
반민주적 전력 통제가 누적된

결과로, 전원과 송전망건설의 비통합적, 무계획성 종합에너지 대책의 무방침, 전력배분과 요금의 불합리성 등등(전기산업노동종합 중앙본부 "전력백서")의 내부적 요인이라고 일본 전기산업노동조합(전산)"은 지적했다. 전산은 패전으로 억압당하고, 열악한 노동조건과 저임금, 과중노동을 강제당하고 있던 상황에서 임금인상과 관료 천하 인사배제=사내민주화 실현 등의 2대 요구를 중심으로 한 노동운동을 배경으로 1946년에 결성된 산업별 노동조합이었다. 전기산업노동조합은 "전기사업의 민주화"를 3대목표로 하나 더 더했다.[32]

즉 현행 전력행정, 생산체제를 유지하려하는 전력경영자에 대해, "전력위기가 생산력의 위기이고, 생산관계의 위기라고 한다면 그것은 확실히 전력자본의 위기인 것이다. 그래도 전력자본이 현재 기구적으로는 일본 발송전과 9개 배전회사와는 분리되어 관료통제의 강력한 지배하에서도 금융자본

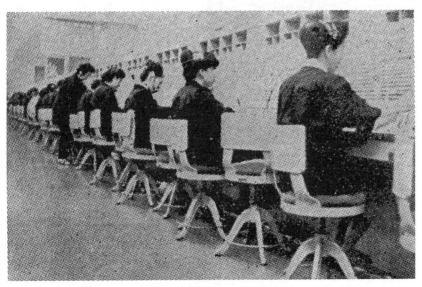

그림 11.13 1954년 도쿄 중앙전신국[29]

383

의 제약을 받아가면서 운영되고 있는 한 이러한 장애를 배제하고 민주적인
전력경영을 실현하는 것이야 말로 진정한 전력생산의 부흥을 달성하는 것이
다."[33]라고 전력생산의 공공성과 사적 소유제의 모순인 것이었다.

3) GHQ에 의한 전력 재편성

그 후 일본의 전력사업은 전산이 원했던 방향은 아니었다. 세계 대전
후 일본의 전력사업은 GHQ[4]에 의해 결정되었다고 해도 좋다. 일발(日發)
소유의 화력 중에 최고 우수한 20개소(허가출력 137만kW)를 배상으로 지
정한 폴레 배상권고로부터 시작되어 1949년 중국혁명의 성공을 기회로
한 미국의 대일 정책의 전환에 따라 화력 배상 해제를 시사(示唆)한 존스톤

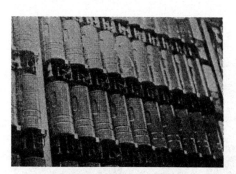

그림 11.14 스텝 바이 스탭식
전화자동교환기[29]

안 등의 배상문제 등도 포함해
미국의 점령정책은 직접 간접
으로 세계 대전 후 일본의 전력
행정을 규정했다. 그 중에 가장
결정적인 영향을 준 것은 과도
경제력 집중 배제법에 따른 "전
력 재편성 문제"였다.

1950년 포츠담 정령(政領)에

---

4 역자 주 : GHQ(General Headquarters) 미국의 점령군 총사령부. 미국이 1945년 제2차 대전 후
대일 점령정책을 실시하기 위하여 도쿄에 설치하였던 관리 기구. 1952년의 대일 강화조약
발효 시까지 일본을 지배하였음.

의해 전기사업의 일본발송전㈜의 해체, 9전력체제가 강행된 이유는 "일본
발송전㈜와 9배전회사가 일본 침략전쟁준비의 제일 착수로 전력국가관리
의 소산"이라고 하고 있지만 배상방식의 변화에도 보이는 것과 같이 실제
는 그렇지 않았다. 미국의 아시아에 대한 한국전쟁에 임하는 기지의 불안
억제 등의 일련의 정책 중에 한 방책으로 전산해체에 있다고 보는 사람이
많다.31）(『日本科學技術大系』)라고 말하는 것이 지금의 통설이다. 그러나 아직
경제면의 요인은 그것만이 전부는 아니었다. 당시 GHQ의 G4 내부에는
전적으로 셀석유, 칼텍스 등의 미국석유 자본관계의 고문단 34명으로부터
PAG가 포함되어 있었고34） 점령당초부터 미국석유자본을 일본에 진출시
키는 계획이 깔려 있었다.

　그들의 의도는 1949년 7월 태평양 연안의 일련의 석유공장 재개(再開)로
서 구체화하고 시작했지만, 궁극적으로는 에너지 산업의 재편성을 의도한
것이었다. 전력재편성도 여기에 동기와 원인이 있었다. 여기까지 일본의
발전비중은 일본발송전㈜에 의한 일원적인 공급체제하에 수주화종이었
다. 이 체제를 분할하려한 것은 당연 수력발전 지역과 전력수요 지역의
분리를 만들었다. 전력수요지에 발전소가 설치되면 발송배전의 지역적 불
균형 자체는 시정되지만 화력발전소의 설치가 불가피하게 된다. 말할 것도
없이 여기에 에너지 공급체제의 전제조건이 형성되었다.

　사실 세계 대전 후 초기의 산업부흥의 축으로서 석탄의 역할은 1950년
까지 끝났다. 석탄에 대한 정부 자금 투입은 1949년도부터 격감하기 시작
해 석탄생산은 1951년부터 1953년도까지 상징적인 정체를 나타낸 것이었
다.35） 전력 재편성이 있었던 9전력 분할의 옳고 그름에 관해서는 과거
배전회사 등의 소수세력과 일본발송전㈜와 국내자본의 절대적인 반대세
력과의 사이에서 격론이 일어났지만 결국 GHQ의 분할정책이 결정되었

다. 당시 민주화위원회 미츠이광산(三井鑛山)사장 야마카와로이치(山川郎一)는 분할하는 이유는 사령부의 사람이 분할한 것이라고 말한 이외에는 없다고 말했다.[30] 전력 재편성을 GHQ가 강행한 것으로, "담보자금"의 방출정지, 설비 신설, 확장, 이설, 증자, 사채발행의 정지 등의 압력이 있었던 것도 사실이다.

4) 석탄에서 석유로

9전력 체제는 수요지에 화력발전소의 건설을 촉진하고 수주화종으로부터 화주수종으로 전환을 필요로 했다. 그래서 수력의 자리매김이 변했고, 수요의 집중기간에 지원하는 기능을 가지게 되었다. 따라서 기술 쪽에도 수력발전 방식은 자류(自流)식으로부터 저수지나 양수식으로 변경되었다. 화력추진을 겨냥한 것은 말할 필요도 없이 석유를 연료로 하겠다는 것이다. 제2차대전 후 에너지원이 석탄에서 석유로 전환되는 속도가 매우 빨라졌고, 규모에서도 단순히 발전분야만이 아니라 전면적으로 국내 에너지 자급체제로부터 수입에너지로 완전한 전환을 가져오는 것으로 이것이 에너지 혁명이라고 떠들어 대었다.

9전력은 1951년부터 1965년에 15년간에 석탄소비의 증가는 2.85배 넘지 않았지만 석유는 99.20배를 넘었다. 1951년도 화력발전 설비는 수력 594.4만 kW 화력 286.8만 kW가 1961년도는 양자의 비율이 역전되어 1965년에는 수력발전 1078.4만 kW, 화력 1959.5만 kW로 화력이 수력의 2배 가까이 되었다. 이렇게 증가가 큰 것은 석유에게 맡겨졌기 때문이다. 발전전력량은 표 11.1과 같이 1962년에 화력과 수력의 비중이 역전되었고, 1965년에는 수력이 1951년의 약 1.7배 증가한 것에 대하여 화력은

표 11.1 연도별 발전전력량(9 전력회사만 집계)(단위 100만 kW)

연도	수력	화력	계
1951	32,715	7,033	39,748
1952	34,321	8,595	42,916
1953	37,075	10,062	47,137
1954	39,155	9,526	48,681
1955	40,988	11,491	52,480
1956	42,917	15,216	58,133
1957	45,877	18,730	64,607
1958	48,104	18,898	67,002
1959	48,340	29,873	78,213
1960	45,445	47,220	92,665
1961	51,404	52,117	103,521
1962	46,613	63,130	109,743
1963	51,765	71,431	123,196
1964	51,071	85,592	136,663
1965	55,335	88,011	143,346
1951/1965	169.1%	1251.4%	360.6%

12.5배가 되었다. 화력의 급성장은 중화학공업 우선의 정부시책의 기반으로 이후도 변하지 않고 1966년부터 70년에 걸쳐서도 연 19.3%의 비율로 늘었다.

수입원유도 같이 18.4% 늘고, 수입연료에 믿고, 중화학 공업의 확대에 의해 화력발전의 급성장이라고 하는 패턴이 정착되었다. 이 때문에 화력발전에 공업기지에서 설치가 늘어났고 예를 들면 1960년 정부에 의해 제창되었던 고속성장 정책과 소득증가 계획추진에 맞춰 과학기술청이 1964년 11월 임계압력 $264kg/cm^2$, 538℃의 초임계압력 화력발전의 개발을 산업계에 요청하였고, 초임계압력 대용량 첨단화력의 도입이 적극적으로 관민일체가 되어 추진되었다. 임계공업지대의 형성과 화력의 대용량화의 집중은 정부경제정책의 결과로 세계 대전 후 9전력체제의 귀결이었다.

387

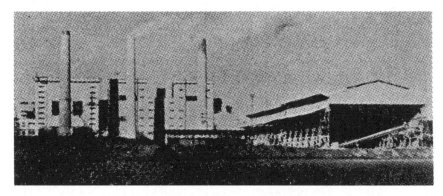

그림 11.15 주코쿠전력 신우베화력[37]

5) 전력재편 후의 행보

전력재편 후 정부자금의 투입은 석탄을 대신해 전력에 집중하기 시작했고, 1953년부터는 세계은행으로부터 자금도입에 의해 전력자본이 만들어졌다. 세제상 우대조치도 받았다. 증자배당 면세, 중요 물산 면세 등 6종류의 면세조치에 의해 예를 들면 1955년도의 면세 조치가 없는 경우의 전력사업에 대한 세액은 66억 6천 2백만 엔이었지만, 특별조치에 의한 감세액이 30억 7천만 엔이 되었다.[35]

세제상의 우대조치에 더해서 요금정책에서도 일정의 조치가 취해졌다. 전기요금은 1945년 7월을 시작으로 해서 46년 1월, 47년 4월, 7월, 48년, 49년, 51년, 52년, 매년 가격을 올렸지만, 그 성격은 1949년 2월에 가격을 올릴 때 GHQ 결정에 의해 명확해졌다. 그때 전국 균일의 요금제도가 폐지되었지만, 이것은 개별 전력기업의 경영을 다시 일으켜 세우는 것과 동시에 높은 화력발전 비용을 흡수하고, 큰 공장과 같은 곳의 전력을 싸게 하는 것으로 산업자본의 요구에 따랐다. 1959년에는 세계은행의 지시 아래 원가산정을 다시 하여 보수를 재산정했다.

말하자면 레드베이스방식(red base)이 채용되었다. 이리하여 전기요금은
1965년도 도쿄전력의 경우를 보면, 그 단가가 전등 12.01 엔에 대해 산업
용은 3.94 엔으로 현저히 낮았고, 산업용에 유리한 요금체제였다.

6) 기술도입

세계은행을 통한 미국기업에 의한 일본 전력사업과의 관계는 요금체계
에 한해서만은 아니었다. 전력재편 후 바로 1953년 세계은행으로부터 차
관이 시작되었을 때 전력회사가 그 법인격을 변경하려고 할 때에는 "세계
은행의 동의가 필요하다."고 협정을 맺었다. 이와 같이 미국 전기기기회사
와의 제휴가 개시되어 GE-중부전력(도쿄전력), WH-관서전력, 큐슈전
력 등의 계열이 형성되었고, 기술도입이 계속되었다. 이리하여 일본 중전
기시장은 금융적으로 기술적으로 에너지 생산 공급체제에서도 크게 미국
에 의존하게 되었다.36]

1965년에는 <표 11.2>와 같이 화력 발전소 2천만 kW 중 4분의 1을
웃도는 553만 kW가 미국으로부터 직접 수입되는 것이었다. 1954년에는
485℃, 60 기압의 고온고압 화력을 가진 큐슈전력 지쿠조(築上)화력발전
경우에는 증기압 10 kg/cm², 530 ℃ 14만5천 kW라고 하는 구미 수준에
는 도저히 미치지 못했다. 보일러에도 히타치에 의해 수관식 보일러(1954
년) 도입을 시작, 61년에 신 미츠비시에 의해서 자연 순환 보일러와 강제순
환 보일러의 도입에 이르기까지, 또 증기터빈은 52년에 도시바와 신미츠
비시에 의해 증기터빈 및 발전기를 일관 도입하기 시작하여, 1951년 미츠

비시 조선에 의한 출력 65MW를 넘는 증기터빈에 이르기까지 중요한
기술이 도입되었다. 수력터빈이나 가스터빈 차단기 및 변압기에도 같은
방식으로 54년도에 도쿄전력 치바(1期) 발전(IGE로부터)을 시작해 대용량의
첨단화력발전소의 건설은 62년 중부전력 오와세(尾鷲)의 37만5천 kW. 65
년 도쿄전력의 아네가사키(姉崎)의 60만 kW에 이르기까지 55년도 3발전
소, 56년도 7, 57년도 1, 59년도 1, 61년도 2, 62년도 3으로 계속해서
기술도입에 의해 건설되었다.38] 수력발전에서도 같은 방식이었다.

표 11.2 외자 도입에 의한 발전소 건설상황

	전국 발전소	외자에 의한 발전소
화력발전소	97지점 20,005×10³kW	23지점 5,527×10³kW
수력발전소	1,417지점 14,860×10³kW	8지점 1,878.8×10³kW
합 계	1,514지점 34,865×10³kW	

제27회 일본 전력 조사보고서 "65年度電源開發の槪要"

　흐름식에서 저수식으로의 변화(이것도 9전력체제에 의해 추진되었던 것에
주의)는 기기의 대형화를 촉진했지만 그간 50년 도쿄전력의 발전소 설계에
관한 기술과 관서전력의 쿠로베카와(黑部川)제4댐 등 설계에 관한 기술로부
터 종래의 토목기술을 일변시키는 마루야마 발전기술 등은 아치형댐 축조
법을 시작으로 대형 쇼벨(shovel, 삽) 등의 개발공사용 대형 기기의 도입에
의한 것이었다.

이렇게 하여 일본 전력기술은 1호기 도입 2호기 국산이라는 전형적인 상태가 되었다. 그러나 현재 전력의 독점정책은 단적으로 표현하면 기술의 유저(구입사용자)의 입장에 입각하고 있다. 여러 방면으로 걸쳐진 복잡하고 고도의 종합기술을 스스로 개발 기술로서 발전시키려 하지 않는다.[36] 이 본질은 세계 대전 후 일본전력 기업의 대미 종속이라는 근본체질에 기초를 두고 있다. 예를 들어 텐류가와(天龍川)－사쿠(佐久) 사이 지점의 건설청부에서도 입찰가격이 모리슨그룹 104억 5천 6백 만 엔 아토킨슨그룹 97억 3천 5백만 엔 일본 5사그룹 69억 2천 5백만이었음에도 불구하고 아토킨슨그룹에 낙찰이라는 자세에도 나타나 있다고 할 것이다. 또 카미시이바(上椎葉)에서도 미국에 모리슨, 워누젠과 제휴한 가고시마건설에 특명으로 입찰시켰다.[35]

이리하여 체제는 일본의 에너지산업의 자주적 발전에 장해를 주고 있다. 세계 대전 후 재편성은 이후 종종 야기 시킨 전력위기 문제를 해결하는 데 도움이 되지 않았다[39]고 하는 당사자였던 통상성에서 스스로 쓴 것이다. 체제의 위기적 표현으로는 1957년 토우호쿠 · 호쿠리쿠(東北 · 北陸) 전력요금인상을 직접적인 계기로서 제기되었던 광역운영으로 보면 된다.

현재 발달한 단계에서 전력기술의 일원적 운영에 묶여 있는 이 문제는 지방에서 수요지 임해공업지대에 과도하게 집중시키는 근원이 되었다.

세계 대전 후의 통신기술의 발전

컴퓨터, 동축케이블, LASER 기술

1. 전자계산기의 등장

1) 제2차대전과 전자기술

제2차대전 중의 전자통신 기술의 발달은 레이더와 로란에 전력을 다한 것은 아니다. 그것들은 하나의 결과로 그 과정에서 많은 무선기술자를 조직하고 훈련한 마이크로파 기술의 기초적 발전과 함께 세계 대전 후 발전의 기초를 만들었다.

세계 대전 후 일렉트로닉스의 화려한 상징으로 된 것은 컴퓨터와 자동 제어 또는 통신과 제어이론으로서 컴퓨터에 관련된 것들의 대부분이 대전에 그 기원이 있었다. 최초의 전자계산기 ENIAC의 발명자 엑커트 (Eckert, John Presper)가 말한 것과 같이 제2차대전에 의해 근대 병기의 발달로 "전쟁이 계산이라는 것을 맹렬히 요구한다.[1]"는 것이다. 전례 없는 수많은 과학자와 기술자가 군사작전에 동원되었다.[2] 부시(Bush, Vannevar) 계산기 2호기가 1942년에 완성되었고, 육군에서 탄도계산에 척척 사용되면서도 제작에 실패했다는 디마가 잊혀진 비밀이 되었지만 이것도 대전 종료와 함께 밝혀졌다. 특히 미국에서 무선기술연구의 핵심이 된 MIT에서 연구 성과도, 세계 대전 후 『방사연구소총서』로서 이론적으로 집약되어 공간(公刊)되었다. 대전 후 일렉트로닉스는 군사와 분리되지는 않았다. 오히려 대전 중에 싹을 틔운 전자공학은 세계 대전 후 "군수"라는 토양 중에서 육성되어 지금에 이르고 있다.

2) 배비지의 해석기관

인간이 최초로 사용하는 계산 용구는 손의 손가락 등의 자신의 육체적 기관이고, 다음이 작은 돌 등을 이용한 객관적인 사물을 동일시한 대응으로 바뀐다. 예를 들어 라틴어의 calculus가 작은 돌을 의미한다. 메소포타미

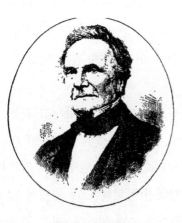

그림 12.1 배비지[5]

아의 "토사주판", 이집트의 "선(線) 주판", 또는 중국에서의 "호우키(ほうき)"나 "주판" 등을 거쳐 17세기가 되면 네이피어의 대수와 계산자와 프랑스의 파스칼에 의해 가산기, 라이프니치의 4칙 연산기 등과 계산기의 발전의 발자취를 더듬어 갈 수 있지만, 현재의 전자계산기의 기초는 배비지의 해석기관에 있다고 할 수 있다.

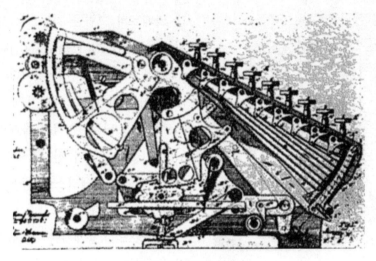

그림 12.2 바로즈의 계산기[4]

캠브리지 대학의 루카스강좌의 교수였던 배비지(Babbage, Charles)는 왕립협회의 원조를 받아 1882년에 보간법에 의한 수표작성기(계차기관)의 작성을 개시하였지만 도중에 해석기관의 아이디어를 얻었다. 계차기관은 기본적으로 가산기에 지나지 않지만, 해석기관은 치차로 10진법 50 bit 10개를 기억할 수 있었고, 계산은 자동선택 및 판단하는 제어장치 및 연산장치, 계산결과를 인쇄할 출력장치를 가진 완전한 기계적 자동 계산기였다.

배비지의 해석기관은 러브레이스(Countess of Lovelace, Augusta Ada King, 시인 G. G. Byron의 딸로 Ada Byron으로 알려짐) 부인(夫人)의 훌륭한 이해자들에 의해 선전되어 많은 기대를 모았지만 당시의 기계기술로는 만들 수 없었다. 정부로부터 원조금도 1842년 끊겨 자신의 재산을 들여 연구했지만, 끝내 배비지는 1871년에 이 세상을 떠났다.

배비지의 해석기관에 사용된 제어를 위한 펀치가드(천공지 穿孔紙)는 원

395

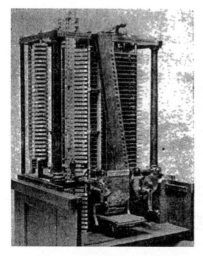

그림 12.3 배비지의 해석기관3], 5]

래 카페트의 그림을 자동으로 짜기 위해 1799년 자카드(Jaquard, Joseph Marie)가 직기로 고안한 것이다(그림 12.4). 이 펀치카드는 배비지의 구상으로부터 50년 후 미국의 홀레리스 (Hollerith, Herman)가 전기적으로 움직이도록 한 홀레리스식 통계기를 탄생시키게 된다.

홀레리스식 통계기는 1890년의 미국 국세조사에 이용되어 통계 데이터의 다량 처리 위력을 발휘했지만 이것을 사무용 통계기로서는 1907년에도 파워즈(Powers, J.)가 기계적으

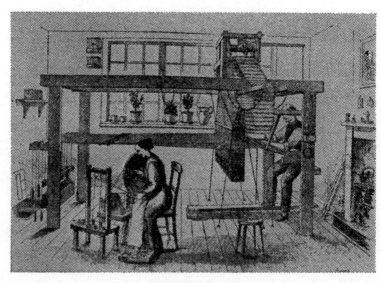

그림 12.4 자카드기

로 구멍에 핀이 나온 분류기를 만들었다. 요즘의 계산기 시장을 전 세계적으로 제패하고 있는 IBM사의 전신은 이러한 펀치카드시스템(PCS)을 제조하는 기업이었다. 같은 회사는 1930년대의 뉴딜정책에 따라서 정부관계의 계산 사무의 급증에 편승하여 같은 해 매상고가 4천불에 달하는 등 대기업이라고는 할 수 없지만, 일약 경영규모를 확대해서 제2차대전을 맞이하였다.[7]

3) 부시와 하버드 MARK Ⅰ

제2차대전에 돌입하면서 계산기는 큰 군수시장을 가진 기성계산기로는 수요에 맞지 않고 정부와 군부의 사무처리량의 급증과 함께 공군과 해군용 자동표준화기에 들어가는 계산기 등 직접 병기와 관계한 기기의 개발이 요구되었다. 대전 중에 개발된 오퍼레이션즈 리서치(OR)에 의한 "최적의 군사전략"을 도출하기 위한 대량의 수치, 고속계산처리와 탄도계산, 거기에 제2차대전에서 처음으로 만들어진 원자폭탄의 핵분열의 계산 등의 대량계산사무가 급증한 것이 전자계산기을 탄생시킨 토양이 되었다. 사실 전자계산기는 "웨폰시스템(신무기개발조직)"의 부산물로 탄생하였고, 세계 최초 전자계산기 ENIAC은 탄도계산을 위해 사용되게 되었다. 또 배비지의 구상을 전기적 릴레이로 실현한 하버드 MARK Ⅰ은 원자폭탄 핵분열 계산에 그 용도를 찾아볼 수 있다.

기계계산의 새로운 역사의 서막은 메사츄세츠 공과대학의 부시(Bush, Vannevar)에 의해 개발되었다. 공동연구자와 함께 1호기를 1925년경에 뒤이어 2호기를 1942년에 완성시켰다. 부시의 2호기는 바로 미국 육군의 탄도계산에 바로 사용되었지만, 대외적으로는 군사적 목적을 비밀로 했고, 부시의 계산기는 실패 했다고 하는 소문이 흘러나왔다. 이 2호기의 계산속도는 인간이 손으로 1주간 정도 걸리는 방정식을 약 30분간 만에 풀었다. 단지 부시의 계산기는 모터구동으로 최종 결과가 내부 기어의 회전각으로 표현하였고, 이것을 전기적으로 측정하는 말하자면 아날로그 식이었다. 또 자연계에 일반적으로 있는 편미분방정식에는 도움이 되지 않았다.

군수에 편승하여 급성장을 하고 있던 IBM사는 다목적에 이용할 수 있는 계산기에서 아이디어를 얻은 하버드대학의 에이켄(Aiken, Howard Hathaway)을 끌어들여, 1939년경부터 독자로 개발을 시작했다. 이 계산기는 브라이스(James W. Bryce)가 협력을 얻어 1944년 8월 완성했지만, 이것이 MARK I으로 세계 최초의 범용 자동계산기로 불리는 것이다. 이

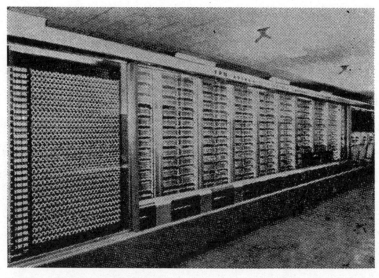

그림 12.5 에이켄의 MARK I(1944년) 스위치, 진공관, 치차 등 26만 개의 부품으로 500 마일의 전선이 사용되었다.

MARK I은 3,000개의 릴레이를 사용했지만, 본질적으로는 배비지의 구조와 완전히 같은 것이었다. 에이켄 자신은 후에 배비지의 구조를 알고, 두 사람이 완전히 같은 문제에 몰두했다는 것을 알고 깜짝 놀랐다고 말했다.

MARK I은 23bit를 하나의 기억장치로서 72개의 순 기계식 누산기에 의한 4칙 연산 및 표를 불러내는 것이 가능했다. 10진법 23bit와 부호를 포함한 24bit의 곱셈 속도는 6초, 덧셈 0.3초, 나눗셈 11.4초의 연산스피드를 가졌다.

릴레이식의 계산기는 같은 시기 벨연구소에서도 제작되었다. 그러나 MARK I이 세계 최초의 범용자동계산기였다면, 릴레이 계산기는 특정의 계산만을 목적으로 한 것이었다. 벨연구소에서 범용 릴레이식 계산기가 만들어진 것은 세계 대전 후 1946년이었다.

그런데 릴레이식 전산기의 계산속도는 릴레이의 기계적 동작시간으로 결정된다. 따라서 진공관을 사용한 것은 물론이고, 이 수 백배의 속도가 얻어질 것을 예상할 수 있었다.

4) ENIAC

1943년 펜실베니아 대학의 모클리(Mauchly, John William)와 엑커트(Eckert, John Presper)는 육군과 계약으로 부시의 자동계산기를 사용해서 일을 한 것이지만 그들은 전자관을 사용한 자동고속계산기의 설계를 하였고, 1946년에 완성했던 것이 최초의 전자계산기 ENIAC이었다. ENIAC에 사용된 진공관은 18,800개, 릴레이가 1,500개, 소비전력이 실제로 150 kW로 중량이 130 톤, 10진법 10 bit를 하나의 숫자로 덧셈속도 200 μs, 곱셈

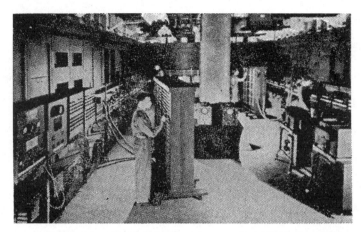

그림 12.6 최초의 전자식 디지털 계산기 "ENIAC"—수백의 저항기와 콘덴서들
을 사용하여 기계 면적이 170㎡9]

은 10 bit × 10 bit를 2.8㎳, 나눗셈은 2.8㎳였다.

ENIAC의 성공을 가져온 기초는 제2차대전 중에 발전한 레이더 등 마이
크로파, 특히 펄스기술의 발전이었다. ENIAC의 기본회로는 1919년 윌리
엄 에클스와 프랭크 조단이 발명한 플립플롭회로는 NAND회로와 NOR
회로로 되어있었다. 플립플롭 10개로 링 카운터를 구성하고, 클록펄스의
주파수는 100kHz가 사용되었다. ENIAC은 외부 프로그램방식을 가지고
있고, 그 때문에 계산하는 동안 다수의 스위치와 블록 보드를 교체해야
했다. 따라서 결정된 탄도계산 이외에는 시간이 걸렸고, 또 기억용량도
매우 작았다. 진공관으로 만든 전자계산기는 IBM사의 분류에 의하면 제1
세대의 전자계산기로 불려진다.

5) 프로그램 내장방식

전자식의 ENIAC은 기계적 작동 방식에 비하면 당연히 비교되지 않을 정도로 고속이었다. 그러나 계산 조작회로를 앞에 갖고 조립 접속한 방식에는 배비지와 에이켄 들의 것에 비해서 시스템으로는 오히려 후퇴했다고 한다. 이 배전반을 바꾸기 위한 작업으로 며칠이 걸렸지만 ANIAC의 결함이 남아 있었

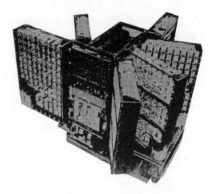

그림 12.7 프로그램 내장방식에 의한 전자계산기[11]

다. 물론 기계적 동작으로부터 전자식으로 동작하는 실제 계산기 제작에 성공한 엑커트들의 의의는 부정할 수 없다.

전자식으로 전환된 뒤에 이 결함을 극복한 것은 계산회로의 제어를 내장하는 이외에는 없었다. 프로그램 내장방식을 만든 것은 노이만이었다. 노이만(Neumann, John von)은 1945년 프린스턴 고등연구소와 핵병기 개발 연구에 종사하는 동안 설계에 필요한 방대한 계산의 처리가 필요하다고 했다. 거기서 무어전기공학교실 그룹과 협력하여 계산기를 제작했고, 계산 명령을 수치와 같은 부호화 형식으로 나타내어 기억장치에 저장하는 방식을 고안했다. 프로그램 내장방식에 의해 계산 도중에 명령의 자동변경이 가능하도록 하여, 계산기의 융통성이 비약적으로 증대되었다. 이 방식으로 만든 것이 EDVAC과 EDSAC으로 컴퓨터의 원형이 만들어졌다고 한다. 노이만은 또 계산기 내부에는 수치를 2진법[1]으로 표현하는 것이 경제적으로 설계할 수 있다는 것을 알아내었다.

계산기를 프로그램기억방식으로 하기 위해서는 기억용량이 수 백배이
상 되어야 한다. 우선 최초로 기억장치를 사용한 것은 수은 지연회로로
이것을 이용한 최초의 프로그램 기억식 전자계산기 EDSAC IDMS은 1947
년부터 49년 5월에 걸쳐서 캠브리지 대학의 윌크스(Wilkes, Maurice Vincent)
등에 의해 완성되었다. 2진법을 채용한 EDVAC은 45년에 착수, 50년에
모클리와 엑커트들에 의해 펜실베니아 대학에서 완성했다. EDVAC의 수
은 지연회로는 1024 어의 데이터와 명령을 기억했다. 이외에도 미국표준
국(NBS)이 논리회로에 진공관, 증폭회로에 다이오드를 사용한 SEAL도 만
들었다.

6) 기억장치의 개발

프로그램기억방식을 제안한 이래 기억장치의 개발에 힘을 쏟았다. 수은
지연회로는 기억용량과 억세스 시간의 성능이 서로 상반된 성질을 갖는
것이 결점이다.
여기서 전자빔을 이용한 기억관(브라운관)이 맨체스터 대학의 윌리암스
(Williams, Frederic Callan)에 의해 고안되어 50년에 이것을 이용한 전자계산
기가 완성되었다. 이것에는 보조기억장치로서 자기드럼이 사용되었다. 그
림 12.8 이 종류의 것으로는 미국의 SAGE 시스템에 사용하는 것을 목적으

---

1 역자 주 : 안병원, 『디지털 공학』, 다솜출판사, 2009. 8. p.3. 가장 적은 수의 소자를 가지고
 가장 많은 자리의 수를 표현하는 가장 경제적인 진법은 3진법이다. 3진법은 실제 구현이
 어려워 현재 모든 컴퓨터는 2진법(16진법)으로 구동되고 있다.

로 한 월윈드(Whirlwind) I(1950년 곱셈, 속도
16μs, 덧셈 3μs)과 노이만이 만든 IAS(1952년)
등이 보인다. 또 브라운관 기억장치의 수명
과 신뢰성에 난점이 있어 곧 자기코어 기억
장치를 가진 것으로 바뀌었다.

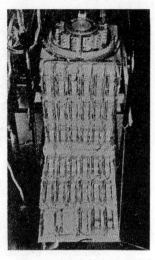

그림 12.8 과학계산용HEC4E전산
기 자기드럼장치[11]

우선 주목한 것은 1933년에 발명된 페라
이트였다. 페라이트는 각형 히스테리시스
특성을 가진 것으로 2진법 1 bit의 정보를
저장하는 것이 가능했다. 그 외 신뢰도가 높
고, 수명이 길고, 또 고속으로 반응한다.

여기까지 초기의 전자계산기는 오로지 군
사용이나 실험실 단계정도에 이용되었지만
1951년에 처음 전자계산기가 상품으로 판매되었다. UNIVAC I(10진법,
1어(語) 12 자(字)로 1000 어의 수은 기억장치, 덧셈 0.5μs, 곱셈 2μs)과 계
속해서 1956년에 시장에 나타난 것은 UNIVAC II는 UNIVAC I 의 기억
장치를 자기코어로 바꾼 것이었다.

7) IBM사의 대두

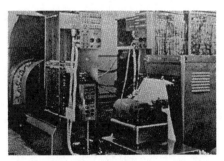

그림 12.9 UNIVAC의 전신 바이낙 자기 테이프와
고체소자를 처음으로 사용[4]

그런데 제2차 세계대전 전과
전쟁 중, 계산기는 전자공학의
늘어난 수요의 발생으로 기업의
힘 관계에도 변화가 생겼고, 거

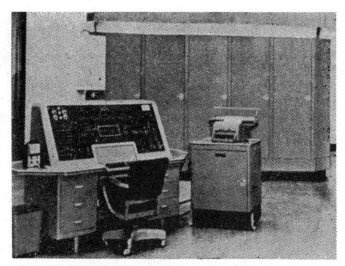

그림 12.10 세계 최초 범용상용 컴퓨터 UNIVAC [4]

대생산기업 사이를 누비며 IBM이 대두했다. GE사 등의 기성 거대기업은
전자공학의 기술적 축적에는 IBM사에 비해 뒤떨어지지 않았다. 그러나
과거부터 생산하고 있는 군사용 전자기기만을 집중하고, 그 부분에서 배타
적 독점적 지위확보의 방책을 갖고 있었기 때문에 새로운 기술인 전자계산
기의 급속한 발전에 대응할 수 없었다.

1930년대의 뉴딜정책에 의한 계산기기의 증가로 정부의 대량의 계산기
발주를 받아 발전하여온 IBM사는 제2차대전에서도 대량의 군사발주를
받아 종전시에는 판매고가 14,000만 달러로 크게 성장하였다. 전쟁이 끝
나면서 IBM사는 진공관에 의한 전자계산기의 제작에 착수했다. 그러나
이 단계에는 예를 들어 레밍턴사는 ENIAC의 발명자가 설립한 우수한
기술자를 갖고 있던 엑커트 모클리사를 매수하였고, IBM사는 기술적으로
아직 부족한 기업이었다. 전쟁 중의 연구원를 총동원하고, 해군의 군수에
지원한 대형계산기의 개발에 매진하며, 레밍턴사의 수준까지 쫓아간 것은

대략 1954년 정도로, 이 해에 제품 "노크"를 해군병기부에 납품하였다.

진공관에 의한 계산기는 크기가 대형으로 발열량도 엄청나 진공관의 유지도 매우 어려웠다. ENIAC에도 진공관의 냉각을 위해 34마력(25.5 kW), 총 120 kW의 전력을 필요했지만, 물론 만족할만한 것은 아니었다. 회로소자로서 진공관을 사용하는 것은 문제가 있었던 것이다.

1948년에 발명된 트랜지스터가 주목된 밑바탕이 여기에 있었다. 트랜지스터는 1957년의 USSC로 전자계산기로는 처음 실용화되었다. 단지 아직 이것은 증폭회로에 트랜지스터를 이용했기 때문에 기본회로에는 다이오드와 페락터(ferractor)를 이용했다. 전 트랜지스터 계산기가 만들어진 것은 다음해인 1958년 필코(Philco)사에 의해서 되었다.

2. 전자재료 부품의 개발

1) 레이터의 검파

제2차대전 중에 레이더, 마그네트론의 발명 등 마이크로파 기술의 발달은 눈부시게 발전되었다. 이것에 따라서 광석도, 단파를 검파하는 목적으로부터 다시 주목을 받게 되었다. 처음 광석에 의한 정류기의 발견은 전적으로 1875년 K.F.브라운에 의해서였다. 공업화도 유럽에는 빨랐고, 예를 들어 셀렌 정류기는 1920년대에 독일에서 발견되었다. 그러나 광석검파기는 간단한 수신기에 응용하는 정도였고, 취급하고 있던 파장으로 보면, 당시는 진공관만으로도 충분했기 때문에 오랫동안 각별한 기대는 걸지 않았다. 마이크로파의 발달에 의해 광석검파가 필요한 단계에 도래 했다. 광석검파기를 주목한 쪽의 변천은 통신에서 취급 에너지의 형태 변화에 대응하는 것으로 다른 전기기기에서 보이는 특징과 공통성을 가지고 있다.

레이더는 반사해서 돌아오는 약한 마이크로파를 검파한 것으로 처음은 실리콘 등에 금속의 가는 침을 세워 사용했다. 그러나 왜 검파작용이 가능하게 되는지의 이론적 파악은 완전한 것은 아니었다. 단지 일정한 방법에 따라서 만들어진 제품(검파기)이 우선 만들어진 것이다. 또 많은 경험과 이론적 연구가 필요했다.

2) 반도체 현상의 연구

반도체현상을 설명하는 방법으로 1931년 윌슨(Wilson, Harold Albert)은 양자역학을 응용한 "윌슨모형"을 제창했지만, 이 이후 윌슨모형을 이용해서 설명하는 것이 속속 행해지게 되었다.

그 결과 1938년경에는 셀렌정류기와 아연화동 정류기에 관한 현상의 설명이 상당히 가능해졌지만, 아직 레이더 등의 마이크로파 기술의 진보로부터 요구된 광석검파기의 제작이라는 필요성의 부응에는 부족했다.

여러 가지 시행착오가 행해졌다. 우연히 실리콘을 태워 뭔가 특별한 냄새가 있었던 때에 만들어졌던 광석검파기의 특성이 좋다는 것을 알았다. 이 냄새의 정체는 링(ring)으로 되어 있는 것을 알았다.[13] 당연히 의도적으로 링을 결정 중에 스며들게 하는 연구로 눈을 돌렸다. 결국 어떤 필요한 전기적 특성을 얻기 위해 실리콘과 게르마늄 등의 결정을 순화한 것과 함께 특정의 불순물을 필요한 만큼 주입시켜야 하는 것을 알았다.

그런데 반도체를 한번 용융하고 서서히 굳히면 반도체 내의 불순물은 가장 늦게 굳어지는 부분에 집중된다. 이 성질은 편석(偏析)이라 불리지만 결정을 순화하기 위해서 이것을 응용해서 벨전화연구소의 프판(Pfann, W.G.)이 "존(zone) 정제법"을 생각해냈다. 이것은 반도체를 만드는 획기적인 방법이고, 이 방법에 의해 처음으로 99.9999999%라고 하는 순도를 가진 게르마늄 등의 제작이 가능하게 되었다. 이 존 정제법에 더해서 바로 순수한 반도체를 단결정으로 만드는 것에도 성공해서 결정중의 전자현상을 밝히는 객관적인 조건이 만들어졌다.

3) 트랜지스터의 발명

1935년 쇼클리는 기계적 릴레이를 대신할 전자교환기의 필요성을 케리에게 말하였고, 진공관과 같이 동작하는 장치를 가진 결정으로 만드는 연구를 개시했다. 당시에 알고 있던 이론으로는 설명할 수 없는 현상을 우연히 발견했지만 성공하지 못했다고 했다. 그 때문에 그는 물리학을 늦게 주목하고 연구자를 이 방면에 조직했다. 바딘(Bardeen, John)이 반도체의 표면현상연구가 늦음을 지적했다. 벨전화연구소에서 표면연구의 그룹이 만들어져 브래튼(Brattain, Walter Houser)들이 실험을 담당했다.[13], [14]

당시는 셀렌정류기 등의 정류작용이 일어나는 원인으로 금속과 반도체를 접촉시키면 전기적 2중층이 되기 때문이라고 생각했다. 이 생각에 의하면 당연히 금속의 종류가 변하면 그 특성도 변화하는 것이 된다. 그러나 퍼듀대학(Purdue University)의 벤저(Seymour Benzer)가 한 실험은 이 결과를 부정하는 것이었다. 벤저는 게르마늄과 게르마늄, 즉 같은 반도체 동종을 접촉시켜도 정류작용이 일어나는 것을 확인하고, 당시 일반적으로 생각하

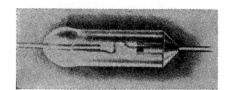

그림 12.11 점접촉 다이오드15]

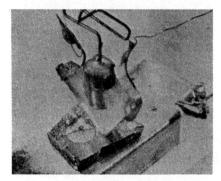

그림 12.12 점접촉 트랜지스터

고 있던 모델을 완전히 뒤집었다. 새로운 사실을 바탕으로 바딘 등은 반도체의 표면에는 언제나 전기적 2중층이 만들어져 있다는 가설을 제창했다.14] 그렇게 하면 반도체의 표면 준위(potential)를 높이는 금속 특성과는 관계가 없게 되고, 이 결론은 벤저의 실험 결과와도 맞는 것이었다.

여기서 브래튼 등은 이 가설을 증명하기 위해 표면준위에 잡혀 있는 전자의 수를 측정하려했다. 이때 게르마늄의 표면에 2개의 침을 세워 침의 간격을 어느 정도 이상 접근시키면 증폭작용이 일어나는 것이 발견되었다. 이것이 증폭작용의 발명이었다. 이 트랜지스터는 그 형으로부터 점접촉 트랜지스터라고 부른다.16] 벨전화연구소가 이것을 공개한 것은 1948년 6월로 쇼클리가 연구를 시작한지 15년 만의 결과였다.

4) 접합형 트랜지스터

점접촉형은 그 후 개량을 계속해 1951년 말에는 평균 수명 78시간, 전력이득 20dB전 후의 것이 WE사, RCA사, GE사, 필코(Philco)사 등으로 양산되게 되었다. 재료도 N형 게르마늄을 사용하는 것 외에 프판 등의

P형[19]과 그랜빌 등의 실리콘[20]에 의한 전력이득 8dB, 전류이득 1.8의 A형 등이 만들어졌다. 그러나 점접촉형은 구조적으로 약하고, 구조면에도 아직 호환성, 신뢰성의 부족, 잡음의 크기 등의 문제점이 있었다. 제조의 곤란함은 예를 들어 일본의 과학자가 흉내냈지만, 트랜지스터의 증폭작용을 확인할 수 없었다[3]는 일화가 있다.

트랜지스터가 전자장치 중에서 실용 단계에 들어간 것은 1949년에 접합형 트랜지스터가 발명되면서부터이다. 점접촉형 트랜지스터가 왜 증폭작용을 갖는가는 정확히 설명할 수 없었다. 반도체 현상 그것에 관해서도 표면현상에 관한 것도 아직 물리학적 설명이 필요했다. 점접촉형은 접합형과는 다르게 전류증폭률이 크고, 본질적으로 다른 특성을 가진 것이었지만, 트랜지스터의 원리와 게르마늄 중에 주입하는 정공과 전자의 움직임을 직접적으로 측정하는 것에 도움을 주었고,[21] 반도체물리학 발전의 큰 실마리를 준 역사적 의의를 갖고 있다.

반도체 물리학의 발전에서 1949년 쇼클리의 실험은 결정적으로 중요했다. 그의 실험은 증폭작용을 가지고 있는 것이 정공이라는 것을 알았다. 그는 이것을 바탕으로 결국 같은 해에 트랜지스터의 설계이론을 전개하였다.[23] 쇼클리의 이론을 실험적으로 증명하기 위해서는 두께가 대략 50마이크로미터의 N형 트랜지스터를 만드는 것이 기술적으로 어려운 점이 있어, 이것을 타개하는 데 1년의 기간이 필요했지만, 트랜지스터의 공업적 생산의 길을 얻었다.

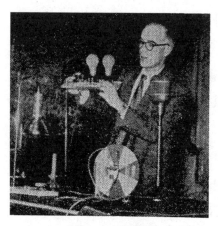

그림 12.13 쇼클리[15]

5) 진공관과 트랜지스터

트랜지스터의 탄생은 전기회로에 영향을 미치지 않는 곳이 없었다. 진공관과 트랜지스터는 전기적 특성이 다른 것으로, 단지 진공관의 대신 트랜지스터의 사용이 가능했고, 임의로 치환할 수는 없다. 예를 들어 진공관에는 입력 측에도, 출력 측에도 임피던스가 높아서 다단 접속할 수 있다. 그러나 트랜지스터는 그럴 수가 없다. 여태까지 진공관회로에 숙달된 연구자가 일시에 바꾸는 것, 트랜지스터 회로의 전류를 전압으로, 또 한편 저항, 용량을 각각 다른 회로의 컨덕턴스, 임피던스에 대응시키는 것으로 생각했다. 그렇게 하면 진공관회로의 계산식이 그대로 통용하는 것이다. 그러나 트랜지스터의 특성에 입각한 회로이론이 필요한 것은 시간문제였다.

또 진공관은 차츰차츰, 여러 가지 부문에서 트랜지스터로 바뀌었지만 진공관이 구축했던 대부분을 트랜지스터로 치환한 것은 아니었다. 진공관 내의 전자운동은 결정내의 그것과는 다른 형태를 가고 있기 때문이다. 그 하나로서 센티파 단계의 마이크로웨이브의 증폭 · 발진은 어려운 과제였다. 1955년경 확산법에 의한 메사(mesa) 트랜지스터가 벨 전화연구소에서 탄생되었기 때문에, 대출력과 함께 고주파수화는 트랜지스터 발전의 2대 방향으로, 큰 진보를 보이기 시작했다. 60년경에는 에피택셜(epitaxial) 박막법이 만들어져, 고주파부문의 요구는 서서히 만족되어갔지만, 마이크

로웨이브에 대해서는 1963년 영국의
건(Gunn, Jan B)이 IBM에서 발견했던
"건(Gunn)효과"가 새로운 가능성을 보
여주었다.

고주파화의 추구와 함께, 또 하나의
큰 방향은 출력의 증대였다. 출력을
크게 하는 것에는 트랜지스터의 전극
면적을 크게 하는 것과 함께 콜렉터
접합부에 발생하는 열을 빨리 방출하
는 것이었다. 쇼클리는 접합을 만드는

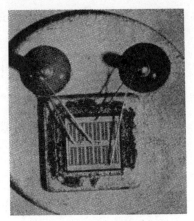

그림 12.14 실리콘 파워트랜지스터[21]

방법으로 성장법을 고안했지만 성장법외는 접합형을 만드는 방법은 합금
법(1951)[26]과 RATE GROW법(1952)이 고안되었다. 실은 이 합금법에 의한
특성이 대출력용에 안성맞춤이었지만 대면적의 접합부분을 만드는 점에
서 소재정제와 접합기술상 어려움이 항상 따라다녔다.[27] 대략 1955년경에
되어 대출력 파워트랜지스터가 제작되기 시작했다. 이 합금형 파워 트랜지
스터의 출력은 푸시풀로 약 10W 정도였다. 거의 게르마늄을 저주파용으
로, 1957년 확산형 트랜지스터의 실용화에 의해 고주파 대출력 트랜지스
터의 제작이 가능하게 되기까지의 과도적 역할을 한 것이었다.

6) 군사와 트랜지스터

1948년 최초의 트랜지스터 점접촉형이 발명되었을 때 큰 관심을 가
진 것은 군관계의 기술자였지만,[24] 트랜지스터는 그 탄생부터 군수와 무

관하지 않았다. 탄도계산의 필요로부터 탄생한 최초의 자동고속계산기가 만들어졌지만, 이것에는 진공관이 18,800개가 사용되었다. 이것은 장치의 크기, 발생하는 열, 소비전력, 신뢰성 등의 면에서도 문제가 많았다. 이런 문제점의 해결을 위해 전자장치에 트랜지스터의 사용요구는 특히 군사적 측면으로부터 강했다.

제2차대전 후, 중국혁명의 성공으로부터 미국은 세계전략을 수립하여 대일정책의 변경과 함께 군비확장정책을 강화하기 시작했다. 군은 1951년 여름부터 "대규모 고정적 재군비에서 트랜지스터의 이용"을 목표로 "트랜지스터 프로그램"을 개시했다. 미국군이 제2차대전 중에 개발한 레이더 관계 이외에도 전자장치를 병기로서 대폭 사용하기 시작한 것은 한국전쟁이 계기가 되었다.

1955년경부터 미사일장치가 전략으로 들어간 것은 전자기기를 군사에 도입하는 것에 필수적으로 박차를 가한 것은 일렉트로닉스의 역사에서 특히 주목되는 사항이었다. 미국의 국방비에서 전자기기의 비중은 1955년은 12.5%였지만 60년에는 20%로 증가했고, 그 사이 군사용 전자기기의 발주는 2배가 되었다. 이 5년간 전자공업의 생산증가 3분의 2가 군용의 증가에 의한 것이었다. 그 결과 1958년에는 미국의 전자공업의 생산액이 82억4천만 불 정도, 군사용 전자기기는 44억불을 넘고, 실제로 54%를 점하고 있다고 추정하고 있다. 당연히 전자기기 생산의 군사화는 급속히 높아졌고, GE사는 61년 총매상고의 약 30%가 군사관계였고, WH(Westing House)사는 15~20%, GE사는 30% 스페리(Sperry)사는 70%가 군사에 있는 것이었다.[7]

그런데 반도체 물리학 자체는 그간에 급속하게 진보하였고, 연구자의 측면에서 보면 트랜지스터 탄생이후 약 10년간은 거기에 맞는 연구를 해

보면 뭔가 나올 것이라고 생각하고, 연구에 매진한 것은 골드러시에도 비유될 수 있다.[13] 이렇게 해서 트랜지스터만이 아니고, 1938년경에는 황철광과 방연광이 결정검파기로 사용되고 있을 때와 비교될 수 없을 정도로 급속하게 아연화동, 셀렌과 다이오드, 실리콘소자 등의 반도체 없이 금속 정류기, 몰(Moll, J.L.)의 제안[25](1956)으로부터 발전한 PNPN구조를 가진 3극 소자가 부성저항을 가진 스위치 소자로 사용될 수 있는 GE사의 SCR(Sillcon Controlled Rectifier) 또는 반도체 압전소자, 전계효과소자, 광반도체소자, 방사선 검출소자, 온도저항소자, 초전반도체소자 등 많은 반도체소자가 개발되어 왔다.

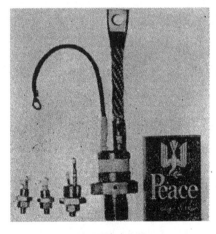
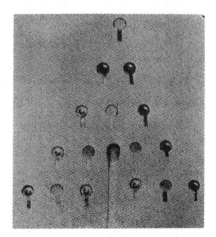

(a) GE사의 SCR　　　　　(b) 에사키의 터널다이오드

그림 12.15 SCR과 터널 다이오드

7) 제2세대부터 제3세대로

미국의 계산기 개발은 1950년경까지는 해군이 중심이었다. 한국전쟁에

서 공군의 우위가 확립되었기 때문에 공군의 주도로 이동하여 미공군 조사연구사령부의 캠리지 조사센터 로메의 공군개발사령부, 거기서 메사추세츠공과대학(MIT)가 연구개발에 맞는 산업계와 높은 군사비를 매개로 해서 군산복합체를 형성했다.

한편 1949년의 소련의 원폭 성공에 의해 미국 원폭독점체제의 붕괴는 미국의 전략체제에 큰 영향을 주었다. 해군에 의해 계획된 국방시스템이 공군에 계승되어 전자기술에 의한 방공체제의 연구가 급피치로 나갔다.

1954년에 미국은 알래스카, 캐나다 및 미국북부의 3단계 레이더 망을 설치하고, 이것을 전자계산기에 접속시켜 침입물을 자동적으로 미사일공격하는 작전(SAGE시스템)을 완성했지만, 이 계획을 위해 MIT에서는 "돌개바람 계획"이라고 고속계산기의 개발이 추천되었다. 이 레이더망과 전자계산기를 묶어 군사시스템은 원거리 조기경계망(DEW) 공대공미사일 장비 전투기를 위해 외륜 레이더기지 공대공미사일용의 내륜 레이더기지, 지하기지와 폴라리스 잠수함의 탄도 미사일 등으로 구성되어 있다.[26] 이외에도 정보는 전략공군사령부에 집중되고, 작전명령을 전투부대에 발하는 SACCS(전량공군사령부제어시스템) 대륙간탄도탄과 인공위성의 궤도에 관한 데이터를 송신하는 BMEWS(대륙간탄도탄조기경보시스템) 우주궤도를 돌고 있는 물체를 감시하는 SPADATS(우주탐지추미시스템)등 컴퓨터에 의한 미사일의 강도와 제어를 처음으로 공격방위전략체제에 자금과 일렉트로닉스는 불가결한 수단이 되었다.

현대의 항공모함은 400억원 이상의 전자장치를 붙여 최근의 미국의 핵잠수함은 건조비용 전액의 약 반이 전자장치에 있다고 말한다. 또 BMEWS는 3조6천억원을 요구했다는 보고가 있다.[24]

원자력 발전과 컴퓨터도 적지 않은 관계를 갖고 있다. WH사와 정부의 협력을 바탕으로 최신 상업용 원자로가 십핑포트(펜실베니아)[2]에 만들어졌지만 이것은 함선용의 원자로와 같은 형의 것으로 원자력 잠수함을 위해 개발한 것의 전용에 지나지 않았다. GE사와 WH사의 역할은 군사이용의 독점적 지위확립과정으로 축적한 기술적 기초위에 만들어진 것이었다. 이것은 군사에서 우위성이 민간에서 우위성에 직접 연결되고 있는 것을 나타내고 있다. 원자력 발전에서 처리할 계산능력을 만족할 수 있는 것은 UNIVAC의 LARC와 IBM사의 STRETCH였다.

이것은 당시 최고의 IBM 704와 UNIVAC 1103A의 100배의 처리능력을 가지고 있었다. 이것은 기억소자에 자기코어를 회로소자에는 트랜지스터를 사용하여 가능하게 된 것이었다. LARC는 10진법으로 기억 최대용량 10만어, 곱셈속도 8μs였고, STRETCH는 2진법과 10진법의 양쪽의 사용이 가능하였고, 기억용량이 26만어, 곱셈속도 2.5 μs으로 두 모델 공히 초대형으로 후자는 로스·아라모스의 원자력개발용에 설치되었다.

IBM사의 분류에 따르면 이것들은 트랜지스터에 의한 "제2세대"의 컴퓨터였다. 그런데 대형계산기의 설계에는 트랜지스터에 대해서 높은 신뢰성이 요구되었다. 예를 들어 100만개의

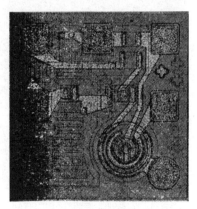

그림 12.16 IC회로

2 역자 주 : http://en.wikipedia.org/wiki/Shippingport_Atomic_Power_Station

트랜지스터와 다이오드를 가진 계산기가 하나의 트랜지스터 수명이 만약 100만 시간이라고 하면, 전적으로 우연히 수명을 다해 고장을 일으킨다면, 평균은 1시간에 1개의 트랜지스터가 고장이 난다. 즉, 1시간마다 수리를 해야 한다면 전자계산기로 사용할 수 없다. 특히 이러한 관점으로 신뢰성 요구에 만족한 것이 1961년에 개발된 플래너 트랜지스터(epitaxial diffused planar transistor)였다.

1956년경 영국왕립 레이더 연구소의 더머(Geoffrey W.A. Dummer)는 트랜지스터의 발전에서 집적회로(IC)를 예상했다. 보다 소형으로 신뢰성이 높은 컴퓨터라는 군의 요구로 미국의 연구자는 이것에 몰두해왔다. 막대한 군사비를 배경으로[27] 한 미국의 연구자의 노력에도 불구하고, 집적회로를 최초로 만든 것은 더머였다(1956). 58년에는 텍사스인스트루먼트(TI)사가 "solid circuits(고체회로)", WH사는 "molecular electronics"로서 IC를 발표

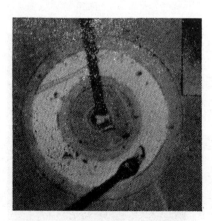

했다. 발명은 더머[3]가 빨랐지만 이후의 발전은 막대한 군사비를 지원한 미국이 압도적이었다.

IC는 무엇보다도 우선 최초의 소형화를 필요로 하는 군용에 그 수요가 있었다. 1939년 이래 군에 의해 강하게 요구되는 전자장치의 소형화 경량화의 요구는 세계 대

그림 12.17 플래너 트랜지스터(1966년)[17]

---

3 역자 주 : http://en.wikipedia.org/wiki/Geoffrey_Dummer IC에 관한 특허는 Jack Kilby가 갖고 있다. http://blog.skhynix.com/963, http://blog.daum.net/dasomcap/884

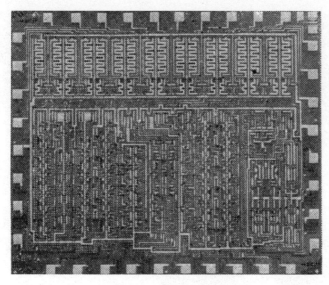

그림12.18 고밀도집적회로(LSI)

전 후에도 없어지질 않았지만, IC는 그 요구를 대폭 만족시켜주었다.

IC는 많은 수로 늘어나는 장치의 회로소자를 한 개 한 개 접속하지 않고 저항과 트랜지스터, 다이오드 등을 집적해서 어떤 기능을 가진 회로를 실리콘의 표면에 산화막을 만들어, 그 표면에 에칭을 한 것이다. 이 방식은 필요부품의 수가 격감한 것으로 장치 자체가 극도로 작아지고, 접속점이 작아져 신뢰성도 향상되었다. 이 IC를 이용한 군용 계산기가 바로 UNIVA 1824였다.

UNIVA로 선점한 IBM사는 축적된 기술을 집중하여 1964년에는 IC를 이용한 IBM360시리즈를 개발했다. 이것은 과학계산기에도, 사무계산용에도 사용되었고, 필요한 기능을 필요한 곳에만 조립하는 것이 가능한 종합시스템이었다. 말하자면 "제3세대" 계산기의 성공에 의해 IBM사의 독점적 지위는 움직일 수 없는 것이었다. 미국의 우주개발 "아폴로 계획"

417

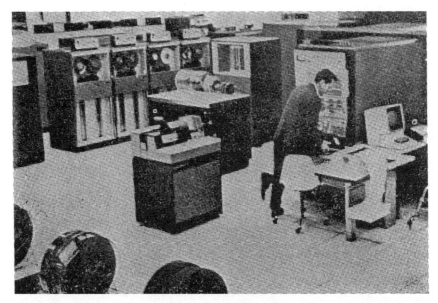

그림 12.9 IBM 360시스템4]

의 과정에서 IC는 고밀도의 회로소자가 요구되었고, 고밀도집적회로(LSI)
가 탄생하고, 이것도 계산기에 바로 도입되었다.

3. 통신의 확대와 레이저

1) MASER

한국전쟁과 원자병기의 개발은 일렉트로닉스에 대한 군사적 요구가 강
했다. 미국에서는 정부의 군사발주방식보다 전기기계기업이 급성장을 이
루었다. 바크먼(Bachmann)의 추정에 의하면 1958년의 전자공업 생산은 82
억불에 달했지만 그 안에 군사용 전자기기 생산은 44억불로 54%를 차지

하고 있다.

1955년부터 5년간 전자공업생산의 증가분 3분의 2가 군사용에 의한 것도 지적되고 있다. 이러한 군사용 전자기기 생산의 증가는 하나의 결과지만 한국전쟁을 계기로 한 당연한 것으로 전파병기의 기술적 진보가 요구되고 있다. 그것은 고출력전송, 저잡음 검파기, 밀리파기술, 광(光)과 연속파, 펄스 도플러 등의 레이더, 위상동조 안테나와 대형추적용이 주파수 소인(掃引) 또는 횡방향을 보는 등의 안테나, 또는 페라이트 등의 소자를 개량한 마이크로파 기술의 개발이었다. 그 결과 3~30cm의 마그네트론의 첨두 출력은 전쟁 전에는 1kW 넘지 않았던 것이 평균 5kW가 되었고, 클라이스트론(Klystron)은 60dB, 진행파관에서는 30dB의 고이득이 얻어지는 등 대출력 전송기의 개선이 얻어졌다.

전파의 발생으로는 종래의 밀리파에도 더욱더 단파장의 방향으로 향해 밀리파 이하가 요구 되었다. 이 해군연구소의 지도로 시작된 밀리파, 서브밀리파 연구의 계획에 타운즈(Towns, Charles Hard)도 참가했다. 타운즈는 전쟁 중 벨전화연구소에서 공군의 명령을 받아 레이더와 상대 레이더 장치의 혼신을 줄이기 위해 당시의 항공기에서 사용되고 있던 10,000MHz 이상의 주파수인 24,000MHz의 레이더 개발에 종사하고 있었다. 거기서 1.25cm의 전자파가 공기 중 눈에 보이지 않는 수증기에 강하게 흡수되는 것을 확인하고, 세계 대전 후는 콜롬비아대학에서 마이크로파 분광기 연구의 지도적 권위자가 되었다.

1951년 타운즈는 짧은 파를 발생시키기 위해 공진 동조로서 물질의 원자 또는 분자를 사용할 생각을 하고, 미국육군으로부터 5만 불을 지원받고, 자이카와 고든(Gordon, J.P.) 등과 이 분자 증폭기의 제작을 시작했다. 정부지출의 연구비도 없이 1953년 말경, 암모니아 가스를 사용해서 결국

419

고든이 메자의 발진에 성공했다. MASER(Microwave Amplification by Stimu-
lated Emission of Radiation)는 최초 발상의 증폭기와는 다른 발진기였다. 그
래도 MASER를 분자시계에 적용하면 1만년에 1초 밖에 틀리지 않는다
(MASER이전은 10년에 1초)는 거의 정확한 주파수를 발생한다.

2) MASER부터 LASER로

1955년 타운즈는 전자스핀에 의한 양자상태의 차를 이용한 동조하는
MASER를 생각하고, 금속 게르마늄으로 실험했지만 성공하지 못했다. 그
에 비해 하버드대학의 블랜바겐은 상자성체를 사용하여 MASER를 연구하
고, 1956년 3준위 고체 MASER의 이론과 실용적인 MASER증폭기를 만드
는 방법을 발표하였다. 이후 3준위 MASER는 각종 MASER연구의 중핵(中
核)이 되었다. 이윽고 MIT의 마이어(Meyer, James Wagner) 등이 처음으로
고체 MASER증폭기를 만들어 특성을 측정하였다. 이외도 MASER는 자이
델과 야코프, 애드만, 스미스(Smith, Cyril Stanley), 푸처, 지그만 등 다수에
의해 연구되고, "양자 일렉트로닉스"라 불리는 이 분야는 급속한 진전을
보였다. 1958년 타운즈와 숄로(Schawlow, A.L.)는 결국 높은 주파수, 즉 마이
크로파와 적외선 사이 파장의 빛 MASER의 가설을 제출하였다.

1962년에 자번(Javan, A.)은, 벨연구소의 연구원이 헬륨에 의한 연속파
기체 LASER(light Amplification by Stimulated Emission of Radiation)를 발명한
후, LASER의 연구는 급진전했다. 다음해는 MIT, IBM, GE의 3개의 그룹
이 동시에 반도체 LASER를 발명하였고, 곧 후에도 텍사스 인스트루먼트
와 제너럴텔레폰 앤드일렉트로닉스 연구센터에서도 각각 같은 반도체

LASER의 발표가 계속되었다.

MASER와 LASER는 제2차 세계대전 중의 LASER연구 이후 추구되어 온 극초단파(밀리파, 서브밀리파)에 의한 통신개발의 과정으로 생겨났다. 따라서 우선 주파수가 매우 정확한 것으로 단파장에 의한 마이크로파의 단계에는 불가능했던 반송주파수대를 제공하고, 초다중통신을

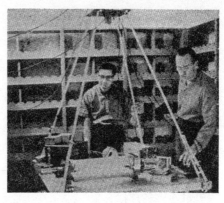

그림 12.20 MASER를 발명한 다운즈(우)와 가스 LASER를 발명한 자번(우)28]

가능하도록 한 것이 주목된다. LASER는 매우 작은 면적에 거대한 에너지를 집중시키는 것이다. 이 성질을 이용해서 눈의 수술과 단단한 물질의 공작에도 사용하고, 또 정밀측정과 기계의 정밀제어에 사용된다. 그 외 군사목적으로도 주목된다.

요격미사일 LASER는 강한 기대에도 불구하고, 현재에도 현실의 전망은 없지만 해면 하에서도 전투행위를 위해 해중(海中) LASER와 대잠수함 LASER, 수뢰와 무인잠수함을 유도하기 위해 청록색 LASER, 대인살상을 목적으로 한 LASER 총, 미육군과 NATO가 야전장에 사용하기 위해 구입을 추진하고 있는 LASER 측거의(測距儀) 등 급속하게 개발이 진행되고 있다(그림 12.21).28]

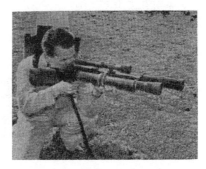

그림 12.21 라이플형 LASER 측거의28]

3) 해저 동축케이블

세계 대전 후의 통신기술에서 무엇보다도 비약적인 발전의 하나는 신형 해저동축케이블이었다. 해저케이블 자체는 무선이 발명되기 전 모스신호에 의한 전신회로로서 1850년대에 거액의 자본을 모아 건설하였다. 그러나 장거리 해저 전선에는 음성을 실어 나르는 것이 매우 어려웠고, 마르코니의 무선이 성공했기 때문에 국제통신의 주역은 단파통신이 거의 장악하게 되었다.

반송해저케이블을 장거리전화로서 사용하려고 할 경우 어려운 하나는 해저구간에 중계기를 삽입할 수 없는 점이 있고, 또 선로의 전기적 특성으로부터 다중화를 위해서는 단거리로 해야 하는 모순이 있었다.

동축케이블 자체는 반송전화에 의한 다중통신의 발달로부터 수백회선의 전화통화가 한 번에 운송할 목적으로 ATT의 기술자에 의해 완성되었고, 1936년에는 최초의 동축케이블이 뉴욕과 필라델피아 사이에 부설되었

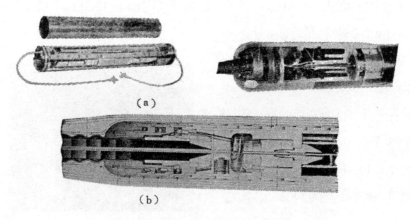

(a)

(b)

그림 12.22 해저케이블 중계기[29] (a) 영국제, (b) 미국제

다. 이 동축케이블은 텔레비전 중계를 가능하게 하였다.

반송해저 케이블의 약점을 극복하는 중계기는 1943년 영국 본토와 맨섬 (Isle of Mann) 사이에 부설된 케이블에 사용되어 쌍방향 중계기가 실용화의 길을 개척했고, 뒤이어 도버해협에도 고정형 2선식 중계기가 사용되었다. 미국은 이것보다 훨씬 늦은 1950년에 플로리다 반도와 쿠바 사이에 2조의 케이블을 사용한 3중계의 4식 통로 전화방식이 개통되었다.[29]

해저 동축케이블이 실질적인 세계를 연결하는 장거리 전화망의 역할을 하는 시초가 된 것은 1956년의 대서양횡단 해저케이블이었다. 이 케이블 은 당초의 주파수대역 4 kHz, 4선식 전화회로 36채널(후에 3 kHz, 4선식 전화회로 36채널로 변경)심해부분의 중계기는 102개 이것에 사용된 진공관 은 약 300개, 약 6,000개의 부품을 사용한 것이었지만, 이후 해저동축케이 블은 비약적인 발달을 가져왔다. 1961년의 캐나다 대서양횡단 케이블은 80채널, 63년에는 북대서양횡단케이블에는 128채널, 67년에는 720채널 의 시스템이 개발되었다. 중계기도 당초 부설을 연결할 필요에서 가요형 (可撓型) 중계기였지만 트랜지스터화를 거쳐 경직형이 가능하게 되었다. 이 외에도 1960년에는 벨 전화연구소에서 통신수요의 증가에 따라서 펄스변 조기술과 전자계산기를 도입하고 시분할의 원리를 사용하여 통신의 끊는 점과 TASI(Time Assignment Speech Interpolation)방식[4]이 나타났다.

해저케이블은 태평양측에서도 1957년 가을에 ATT가 부설을 제공하고

---

4 역자 주 : 송화시 할당 전화에 의한 통화는 보통 송화 중에는 수화 측이 비어 있고, 또 말하 는 중에도 빈틈이 있어서 그 반 이상은 비어 있는 상태인데, 이 비어 있는 시간을 시분할적 으로 이용하여 다른 통화에 할당함으로써 회선 수를 배로 늘려 통화를 소통시키는 방식 또 는 장치. 각 국 간의 해저 케이블 회선에서 실용되고 있다.

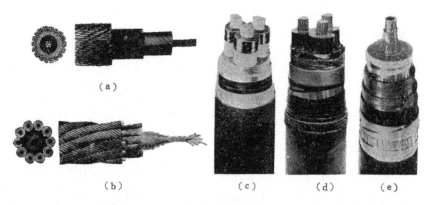

그림 12.23 해저케이블 (a) 제1회 대서양해저케이블 (b) 제2회 대서양해저케이블
(c) 1924년 33 kV 해저케이블 (d) 1950년 유침 110 kV 해저케이블 (e) 유침 380 kV용32]

일본, 괌, 웨이크(Wake Island, 북태평양에 있음), 미드웨이, 하와이를 연결하
였고, 1964년에 완성하는 등 1950년대 후반부터 해저케이블이 부설되어
왔지만 세계 대전 후에서 해저케이블망의 특징의 하나는, 제2차대전 전의
특징은 식민지 경영과 세계지배의 수단으로 전세계에 해저선을 확장하여
"해저선 제국"이라 불린 영국을 대신해서, 미국이 전세계의 해저 케이블망
을 건설하였고, 국제통신지배를 정부가 담당하고 있다.30] 영국은 독자적으
로 영연방세계의 일주 케이블로 대항했지만, 위성통신과 종합적 세계 통신
망의 지배에서는 도저히 미국에 따라가지 못했다.

또 해저케이블망은 거의 회사운영의 기본원칙을 통신에서는 "국가방위
가 제1의 목적이다"라고 하는 ATT사에 의해 부설되었고, 태평양케이블부
설의 신청을 했을 때, 미국연방통신위원회에서는 "합중국과 일본을 포함
해 서부태평양지역과의 사이에 성장하고 있는 현재의 부설은" "공중(公衆)
및 군의 필요성을 만족하기에는 머지않아 불충분"하게 되어, "특히 군의
요구에 관련하여 케이블 회선이 공급하도록 고도의 안정성 및 신뢰성을

갖는 상품(商品)질의 회선이 필요할 것"30]이 검토된 뒤에 부설인가가 내려졌다는 것이 대표적인 미국의 세계전략을 지배하는 직접적인 군사망을 형성하는 것이 큰 특징이다.

4) 위성통신

미국의 국제통신체계의 또 하나의 요점은 위성통신이다. 위성통신은 원래 군사용으로서, 즉 핵전쟁을 가상해서 전리층이 파괴되면 단파에 의한 국제통신은 불능에 빠지므로 이 경우 사령부와 해외기지와 해외선박과의 통신을 유지하는 수단으로 1958년경부터 연구가 시작되었다.

위성통신의 가능성은 1958년 12월에 아틀라스 미사일로 쏘아 올린 스코어 위성으로 나타났다. 1962년 7월에 쏘아 올린 텔스타는 텔레비전 중계와 태평양 횡단전화를 실현시켰다.

적도면에서 지구로부터 36,000 km의 높이를 지구와 같은 방향으로 도는 위성은 지구로부터 보면 정지되어 있는 것으로 보인다. 따라서 이 궤도의 위성을 등간격으로 3개를 쏘아 올리면 지구의 전 표면을 뒤덮는(커버하는) 것이 가능하다. 이 정지위성은 1963년 7월에 쏘아 올린 신콤5(Syncom) 2호이다. 신콤 3호는 8월에 쏘아 올렸고, 도쿄올림

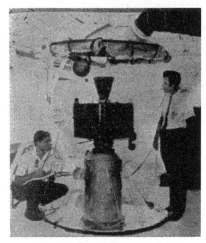

그림 12.24 신컴위성의 최종점검31]

픽을 전세계에 중계되었다.

1964년 8월에 미국을 중심으로 한 인텔사드(당초 세계 상업 통신위성조직, 73년에 국제전기통신위성기구로 새로 발족)가 발족했고, 실용적인 위성통신이 개시되었다. 전자교환기의 개발로 전세계 어디든지 즉시 전화할 수 있는 DDD(Direct Distance Dialing) 전화망은 지구를 뒤덮게 되었고, 위성통신과 케이블망은 전세계를 구석구석까지 빠짐없이 연결하게 되었다. 영국의 세계일주 해저케이블을 제외하면 전세계를 커버하는 미국의 해저케이블과 인공위성을 연결한 통신망을 이용하지 않으면 국제통신의 방법은 없다.

미군의 군사전용위성통신체계로는 1966년 6월 이래의 전략용으로서 국방성의 초기 국방통신위성계획(IDCSP)와 체계를 갖추어 가고 있는 전술위성통신체계(ICS)가 있다. IDCSP는 무게 4kg 정도의 통신위성을 7~8개

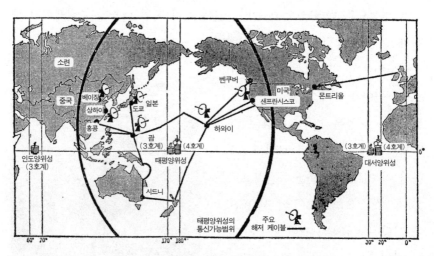

그림 12.25 인텔사드의 통신네트워크[33]

5 역자 주 : (Syncom : Synchronous Communication Satellite)

조합해서 정지궤도 33,800km보다 약간 낮은 고도에 배치하여, 적당한 간격을 주어 궤도상을 돌게 하였다. 이것을 1966년에 7개, 67년에 8개를 쏘아 올렸다. 한편 TSC는 이것을 이용한 군사 통신장치를 초소형화한 것으로 육군의 경우 3사람이 운반가능하다고 한다. 물론 공군의 전투폭격기와 대형수송대, 해군의 각종 선정(船艇)에 적재할 수 있었다.

이렇게 해서 미국 본토의 전략군사령부와 북아메리카 대륙방위사령부는 언제라도 전세계의 어디에 정체불명의 비행체가 있어도 수초 내지 수십초 내에 체크된다는 믿기 어려울 정도의 위성의 감시망이 형성되어 있다고 한다. 우주위성의 이런 군사성은 군사기밀의 유지라는 점부터 미국 외에도 소련 등 각국에도 독자적 통신망의 형성을 목표로 우주위성을 쏘아 올리고 있다. 이런 통신사업은 현대사회에서 정치와 경제, 군사 또는 외교 문화의 신경계통으로서 거대한 발달을 이루어가고 있다.

현대 전기기술의 과제

전자정보기술과 에너지 문제

1. 현대 전자기술과 정보이론

1) 정보화사회론

일본의 전산기(전자계산기)는 전기시험소(현 전자기술종합연구소)의 **MARK
I**(1954년)과 도시바의 **FUJIC**(1956년)으로 시작했지만, 외국기의 도입이 급
속히 이루어지고, 1965년 이후에는 그 보급이 매우 현저하게 나타났다.
1970년 3월에 일본의 보유대수는 서독을 앞지른 6,718대가 되어 미국
다음으로 세계 2위를 차지했다. 1968년에는 60년의 71배가 생산되었고,
이 해는 외국전산기의 사용을 능가해서 51%가 일본산 전산기였다.

전산기의 보급에 따라서 이용기술(소프트웨어)의 개발과 판매를 전문으
로 하는 기업으로부터 전산기 본체에 대한 보조적 기능을 하는 주변기기산
업등과 또는 정보처리 서비스업을 탄생시켰다. 전산기의 보급은 "기계에

429

의한 상업혁명은 농업사회가 공업사회로 변했지만 일렉트로닉스와 컴퓨터 발전에 의한 정보혁명은 탈공업사회에서 정보화 사회를 탄생시켰다.” 라고 하는 소위 정보사회론이라는 겉은 화려하지만 속은 비어있는 꽃을 피웠다.

2) 정보이론의 발전

이런 이데올로기로서의 정보사회론이란 현실사회의 발전과 생산의 기반 또는 그 이론적 기초, 자연과학으로서의 정보이론이 구별되는 것은 말할 필요도 없다.

통신정보이론을 형성한 기술적 기초는 유선통신의 발달이다. 초기의 스틴스(Steans, John Brown)와 코디손들의 2중통신과 4중통신은 전기회로에 조합시킨 것에 있었지만 요즘 의미의 다중통신의 기원은 1910년의 스콰이어(Squier, George Owen)가 발명한 반송방식에서 찾을 수 있을 것이다. 전신에서 통신의 형태는 신호를 의미하는 전기에너지의 단속만을 검출하면 되었다. 이것에 대해 애초 전화에 그 단서적 기원을 가진 반송방식은 통신의 형태를 처음으로 과학적인 취급이 요구되었다.

선륜장하방식(線輪裝荷方式)을 연구하고 있던 사이에 일정대역에서 감쇠현상을 발견하고, 이것으로부터 필터(도파기)를 발명한 캠벨(Campbell, George Ashley)과 바그너(Wagner, Karl Willy) 등에 의해 필터회로의 연구가 대부분 설명되어 주파수 분할 다중통신방법이 급속하게 진전된 것과 함께 전기 고전(古典) 회로이론의 형성을 이끌었다. 제1차 세계대전기에 전화의 급증에 대응하기 위해 볼티모어－피츠버그 간 400km를 시작으로 반송전화가 건설되기 시작했지만, 아직 장하케이블로 되어 있었기 때문에 반송전화방식은 아직 많은 어려움이 많았다. 위너(Wiener, Nobert)의 말을 통해 전화기술의 초기에는 전화선이 그 통신 반송능력을 거의 한계까지 사용하고 있는 것은 거의 없었다.

통신의 일반적인 이론형성을 촉진한 또 하나의 분야는 텔레비전의 발달이었다. 텔레비전의 화상전송을 위해서는 광범위한 주파수대역을 사용하는 것이 요구되었다. 더구나 상의 왜곡이 큰 문제가 된다. 처음 파형의 왜곡 문제는 해저전선의 부설 이후 문제가 생겨 1928년에 미드도 장거리전신의 경우에 맞추어 고려해왔지만 텔레비전 기술에서는 광범위한 주파수대에 걸쳐서 문제가 확대되어 이론적 해석이 강하게 요구되었다.

또 전선과 공간선로의 잡음문제는 통신량의 증대에 따라서 통신기능에 중대한 영향을 미치는 것이 차차 밝혀졌다. 전자의 흐름이 불규칙함에 의한 산탄효과도 통신량 증대에 동반되어 중대한 장벽이 되었다. 이외에도 에너지대의 증폭과 순시응답의 문제해결도 과제로 남았고, 이것들은 쇼트키(Schottky, Walter)와 존슨(Johnson) 그리고 나이퀴스트(Nyquist, Harry) 등의 임무가 되었다.

한편 제1차 세계대전 중에 실용단계에 도달한 무선통신에서도 사이드밴드(측파대)이론에 많은 기술자의 주목을 모았다. 그러나 변조에 관한 전반적 이론적 설명은 아직 되지 않았다.

1922년 카슨(Carson, John Renshaw)은 무선전신에서 대역폭을 연구하던 중, 주파수 변조(FM Frequency Modulation)에도 폭이 좁지 않으면 주파수변조에 유리한 결론을 내지 못했다. 암스트롱(Armstrong, Edwin Howard)은 진폭변조(AM Amplitude Modulation)에는 공전(空電)과 기타 잡음을 피할 수 없다는 카슨의 논문에도 불구하고, 주파수 변조방식에 매진하여 1933년에 완성시켰다. 주파수변조방식의 실현에는 반더폴(Van der Pol, Bathasar)의 수학적 해석이 중요한 공헌을 했다.

카슨의 대역폭의 연구를 이어 1924년 미국의 나이퀴스트와 독일의 쿠프뮬러(Kupfmuler)는 거의 동시에 어떤 일정의 속도로 전신부호를 보내는 것은 어떤 일정 주파수대역이 필요하다고 지적했다. 벨전화연구소의 하틀리(Hartley, Robert von Louis)는 이 법칙을 일반화해 "정보량"의 개념을 제창했다.(1922년) 이 하틀리의 연구 중에 샤논(Shannon, Claude Elwood)이 1948년에 완성한 정보이론의 기초가 되는 개념은 거의 완성되었다. 샤논의 정보이론의 중요한 정리의 하나인 "샘플링의 정리"도 그 기초가 되는 사실을 나이퀴스트가 발견했다.

또 질라드(Leo, szilard)는 1927년에는 정보량을 본래 열역학의 개념이던 엔트로피와 연결하였고, 가보르(Gabor)는 이산치에 대한 정보의 불확정성을 지적하고 있다. 위너(N. Wiener)와 샤논은 일반조화해석(一般調和解析)의 연구로부터 통신이론에서 통계적인 수법을 도입했다. 샤논은 MIT에서의 위너의 학생이었다. 그는 학생시절 영국의 수학자 불(Boole, George)이 창시했다는 불대수를 사용해서 계전기 회로망에 관한 독창적인 이론을 만들어 위너의 흥미를 끌었다. 한편 샤논 자신도 위너가 대전 중 레이더와 고사포(高射砲)의 관계에 만들어진 "예측이론" 영향을 받았다. 통계적인 수법의 도입에는 통신 할 때의 말이라든가 신호를 가지고 있는 "의미"에는 관계없이 통신 문장의 통계적인 구조에만 착안한 것이다. 모스의 경우도 통계적인 성질은 고려하고 있었다. 즉, 가장 많이 사용되는 문자 e는 가장 간단한 신호로 단음에 두고 있다. 문자의 조합 문제는 군사상의 필요로부터 대부분 14세기에 시모네루터가 빈도(頻度) 표를 작성했지만, 샤논은 마르코프(Markov)의 사슬 생각법을 도입하였고, 통신문을 연결의 문제를 더해서 통계적으로 취급했다. 통신선로의 용량을 양적으로 나타내고, 잡음이 있는 정보량 등의 이론전개를 한 1948년 "통신의 수학적 이론"으로 정보이론의 한 체계를 제출했다.

3) 자동화와 전자기술

위너의 말에 의하면 장애가 되는 잡음을 신호와 분리하고 또 어떻게 하든지 안정한 정보계를 형성하는 것이라는 정보이론은 당연하고, 자동제어이론에도 큰 역할을 했다. 어떤 통신선로의 용량에 대하여 코드로 송수신할까 하는 정보이론의 주요과제의 하나로부터는 통신신호의 축적의 문제가 나온다. 결국 이것으로부터 자기녹음과 천공테이프 등의 메모리를 시작으로 여러 가지 정보처리기기가 생겨났다. 그 중에서도 전자계산기는 복잡한 전자계산기는 복잡한 계산을 하는 하나의 고립된 기계로서만이 아니라 정보처리시스템의 형성을 촉진하고, 생산수단의 체계에서 제어시스템을 구성한 생산의 자동화, 자동기계체계의 형성을 완성시켰다.

전자계산기는 가스미카세키(霞ヶ關)빌딩 등의 고층 빌딩의 해석과 계산을 시작으로, 작업과정의 작성부터 점보제트기의 제작과 운항, 시뮬레이션에 의한 자동제어는, 1972년 3월, 히다(飛驒) 강수계의 발전소군이 일괄 집중제어로 바뀌는 것을 보더라도 발전 송전에서 더욱 앞서 있다. 제철소와 화학 컴비네이트에도 넓게 채용되고, 공장의 "성력화(省力化)"와 "무인화"도 진행되고 있다. 아사히신문의 NELSON 등 수치화의 어려움이 있다는 신문의 편집과, NHK의 TOPICS 등 방송프로그램 편집시스템도 전자계산기가 도입되고 있다. 국민생활과 생산 과정에서 전자계산기의 보급은

현저하게 늘었고, 생산의 사회화와 집중을 강행처리하는 중요한 요인이 되고 있지만 현대 일본에서는 이것은 단순한 과정은 아니었다.

"국민총배번호제[1]"의 개념은 프라이버시의 침해와 국가통제의 위험이 지적되고 있고, CATV(유선텔레비전) 등 일방에는 지역사회의 보다 밀접한 결합으로 유익한 가능성을 가지면서, 다른 한편 매스컴의 통제적 관리체제가 형성되려면 국민의 알 권리와 극히 제한되는 것도 예상된다. 또 생산과정에서는 1973년 10월의 칫소석유화학 고이(五井)공장의 폭발 이래 1개월간 잇달아 10건이나 계속된 석유 콤비네이션 사고가 현대의 생산과정 및 전산기 사용 도입의 상황을 나타내고 있다.

여기에서는 생산코스트와 전산기도입을 고려하고, 고가의 전산기 도입대신에 작업자를 줄여, 결국 안전장치도 없애고, 기술자는 단순한 계기관측자로서의 역할밖에 할 수 없다고 한다. 또 전산기의 용량에도 화학공장 전체의 생산체계에 맞는 것이 설치되는 것은 아니라는 것이, 동년 7월7일의 이데미츠(出光)석유화학 도쿠야마공장의 폭발사고가 나타내고 있다.

전산기에 의해 관리되는 공장내 노동자의 노동 양식도 이용의 시방에 의해서는 여러 가지 문제를 갖고 있다. 어떤 전산기 관리의 한 직장에서는 정신질환 요양자는 다른 병에 비해 제1위라고 하는 사태[1]를 만들어 "직장총(職場總)노이로제"가 문제로 되어있다. 이런 전자통신기술은 오늘날 국민생활의 여기저기에 파고들고 있어 전자계산기가 주는 영향은 지

---

1 역자 주 : 國民總背番號制(영국 : national identification number, 공통 번호 제도)는 모든 국민에게 고유의 번호를 붙이고 특정 개인을 식별하고 관리하기 쉽게 하는 제도. 컴퓨터에 의한 행정 사무의 효율화를 목적으로 한다. 프라이버시, 기본적 인권이나 민주주의의 관점에서 찬반양론이 있으며 명칭은 나라마다 다르다.

극히 크고, 전자통신기술이 사회에서 본연의 자세는 중요한 문제를 포함하고 있다.

2. 현대 에너지문제와 전기기술

1) 석유위기

국민생활에 심각한 영향을 주는 1973년의 "석유위기"는 일본 국내에서는 일련의 물품부족, 물가상승을 동반하고, 현대 일본의 에너지가 깊게 석유에 의존하고 있는 사실과 동시에 전기기술을 포함한 현대기술을 둘러싼 문제는 극히 광범위하게 걸쳐있어 국민생활 중에 녹아들어가 있는 동시에 정치경제문제와도 밀접한 관련을 갖고 있다.

전력기술은 전력의 발생부터 송전 배전 소비에 걸쳐 계통성을 요구하는 장치이다. 송전부분에서도 초전도 송전의 연구와 광역운영에 따른 송전계통의 안정문제 등 발·송·배전 각 분야에 중요한 기술적 과제가 있다. 전력체제의 시행에 의한 수주화종형부터 화주수종형에의 전환을 봐도 상호규정하고 있는 것은 현대전력 기술문제의 초점은 발전기술에 있다. 그러나 이 부분에는 석유위기문제가 국제정치문제에서 직접 영향을 받는 것, 즉 국제석유자본 메이저와 일본석유산업의 관계에서 생겨난 것과 같이 정치적 경제적 문제와 밀전한 관계를 갖고 있다. 1961년부터 71년까지 10년간 세계 에너지 소비량은 약 1.7배 증가하고 미국은 1.5배, 프랑스는 1.7배, 영국은 1.2배였다. 이것에 비해 일본의 증가량은 현저하게 많은 3배에 달한다. 이 동안 1971년에 석유가 갖는 비중은 모든 1차 에너지공급 중 73.5%(석탄은 17.9%)로 현저하게 석유에 편중으로 되어 있다. 에너지원

을 석유에 의존하는 체제는 GHQ(General Headquarters)의 점령정책 당시부
터 길러진 1952년경부터 소위 "에너지 혁명" 하에 추진되어 왔던 것이었
다. 이것이 1960년대의 "고도성장정책"에 의해 촉진된 것은 대용량 화력
발전소가 공업 지대에 집중하고 그 결과로 전원 입지난의 문제점을 끌어안
고 있는 것 및 에너지 소비의 부문별 비율을 보면 납득이 될 것이다.

미국, 영국, 서독, 프랑스 들이 민생부분에 각각 36.6%, 38.0%, 37,7%
를 소비하는데 비해 일본은 25.7%로 현저히 낮고, 역으로 공업부문에는
앞에서 설명한 각국이 30.4%, 38.9%, 40.1%인 것에 비하면 일본은
55.2%를 점하고 있다.(1972년) 전력발전량에만 국한해서 봐도 수요의 절
반이상인 58%가 계약 500 kW이상의 대량의 수요자에게 공급되고 있
다.(1967년) 자가발전을 더하면 대량의 산업용이 65%를 점하는 것으로 된
다. 대량(대기업)용을 업종별로 보면 철강과 화학을 꼽을 수 있고, 각각
23.9%, 26.0%(1976년)이 되지만, 이런 사실은 현대 에너지의 소비구조를
명확하게 나타내는 동시에 현대의 에너지 위기 문제가 이런 석유 매장량의
유한성이라는 자연적 기술적 사실만이 아니라 경제 정책적으로 초례한
것도 있고, 또 그런 관점으로부터 문제, 그것도 제기되고 있는 것을 의미하
는 것이다.

2) 원자력 발전을 둘러싼 문제

석유위기의 주변에 석유를 대신할 에너지원으로 최고의 힘을 실어준
것이 원자력발전이었다. 그런데 기술의 역사상 원자력 발전은 특이한 취급
을 받고 있는 것이 주목된다. 미국의 원자력 평화 이용 선언과 함께 출발한

이래 일본의 원자력 개발 계획은 미국을 빼고는 다른 예를 볼 수 없는 대규모로 예상되었다. 1969년 12월의 중앙전력협의회 "원자력 장기발전 계획"에 의하면 35만kW 규모의 원자로를 150만kW 규모로 대형화하고 1980년 말에는 수력발전량(예상) 975억kWh를 훨씬 넘어선 1,940억kWh 에 도달되었다고 한다. 1985년에는 화력발전량에 거의 필적하는 4,400억 kWh, 1990년 말에는 처음으로 화력의 2배의 8,293억kWh가 목표로 되고 있다. 그렇지만 문제가 없을 수는 없었다. 원자력 계획의 발단부터 지금에 이르기까지 흑연의 신축문제와 원연 2호로에 관한 실수로 임계점의 계산 에서 볼 수 있는 것처럼 외국맹신이 너무 많았다.

경제성에 관해서도 마찬가지로 아직 전혀 운전 실적이 없었지만, 군용 콜더홀형 원자로(Calder-Hall type power reactor)의 전력원가가 1kWh당 2엔 52전까지 낮출 수 있다는 영국 전 연료 동력상 로이드와 원자력회사 산업 부장 힌턴의 판로확장용 문구에 검토도 없이 그대로, 일본의 원자력위원회 위원장의 인용 발언에 결정타를 당했다. 그래도 원자력 개발의 주도권을 둘러싼 9개 전력의 각 회사들과 전원개발회사는 서로 싸우고 한쪽은 1kWh당 4엔 47전의 화력과 같이 발전할 수 있다 하고, 다른 한쪽 원자력 은 위험하고 원가도 7엔 정도가 될 정도로 높기 때문에 우리 회사가 한다 고 아주 기묘한 이론을 전개하여 서로 맹렬히 싸웠다. 그 결과는 일본 최초의 상업발전소였던 도카이(東海)발전소는 운전하면 할수록 적자가 누 적되는 비참한 사태를 초래했다.

안전성에 관해서도 현실에는 상업용 발전소로서 실증되는 정도의 운전 실적밖에 나타내지 못했음에도 불구하고, 대체로 "실증로(實證爐)" 단계에 도달했다는 선언만이 선행했다. 예를 들어 GE사에 의해 설계가 된 미국의 오이스터 크릭(Oyster Creek) 원자력발전소의 경수로형 발전소는 최대 출력

62만kW로 발전원가 1kWh당 1엔 26전이 되도록 기술적으로도 경제적으로도 확립시켰다. 요컨대 최초 "실증로"라고 한다. 그러나 이 오이스터 크릭 발전소의 완성시험은 (1967년 12월)에는 압력용기저의 용접부와 파이프 137본 중 108본에 금이 생겨 운전개시까지 대략 2년이 걸렸고, 동종의 사고는 원자로 수출처인 인도와 이탈리아에서도 일어났다.

1973년 현재 일본의 원자력발전소는 5개소, 182만3천kW의 설비를 갖고 있지만 츠루가(敦賀)의 기동용 변압기 사고와 연료봉 편형화(偏形化)에 기인하는 방사능방출의 가능성 문제 및 후쿠시마(福島) 1호에서의 노수중(爐水中)에의 고방사능방출, 미하마(美浜) 1호의 증기발생기 세관(細管)의 감관(減關)파손에 의한 2차 냉각수 계통에의 방사능 방출 등 사고가 잇달아 4개소의 165만7천kW도 부조(不調)로 원전출력은 10%에도 채우지 못했다. 그러나 최근 콜더홀 이외의 대부분의 일본의 원자로는 경수로형으로 되어 미하마1호 원자로와 후쿠시마 1호 원자로 등의 사고는 단순히 부분적인 사고에 그치지 않고 이 경수로형의 안전성과 내구성 자체가 근본적으로 의심받게 되는 것이라고 한다.

원자로 자체에 관해서 말하면 세계 각국의 원자력시설에서 생긴 각종의 사고는 설계 미비에 의한 것은 전체의 1/4도 안되고 다른 많은 오작동 부주의 등의 인적원인과 기기고장 등 어찌해도 설계시에 커버되지 않는 원인도 생겨나고 있는 것도 사실이다. 핵분열이 가진 잠재적 위험성으로부터 사용이 끝난 핵연료의 재처리 방사능 폐기물의 처리는 결국 30년간의 수명을 가진 원자로 자체의 폐원자로 처리와 종업원의 피폭에 이르기까지 아직 해결해야할 문제가 많다.

오늘날 이렇게 많은 원자력발전기술이 갖고 있음에도 불구하고, 예를 들어 1970년 3월 14일에 발전개시의 츠루가(敦賀)발전소(출력 371,000kW,

농축우라늄 경수감속냉각의 핵 연소 프로그램이 불과 수개월 전에 막 가동개시 한 오이스터 크릭 발전소에 전면적으로 의존한 것을 봐도 도입한 대형 원자로가 안전성연구에 의한 실험적인 확인도 없이 그대로 "안전하다"라고 하는 안전심사결론을 얻어 각지에 건설되었다. 하지만 상업상의 기밀을 이유로 "안전심사에 있던 자료의 공개는 할 수 없다."(원자력위원회 위원의 발언)라고 한다면 원자력 연구의 헌법이라고 하는 "자주, 민주, 공개의 3원칙"을 밟아 뭉개고, 국민적 합의 하에 기술발전을 진행한다는 자세가 되어 있다고 말할 수 없다. 3원칙 무시의 비민주적 운영대도가 무용의 사고와 혼란을 유인하게 된다.

일본원자력발전의 특징이 거의 미국으로부터 도입된 경수로 형은 농축 우라늄을 사용하기 때문에 비교적 소형으로도 대출력이 얻어진다. 연료의 농축우라늄은 미일 원자력협정에 의해 거의 미국으로부터 공급받고 있고, 원자력발전에 의해 생성된 플루토늄 공급체제[2]를 통해 일본의 에너지 문제의 국제적 관계가 새롭게 형성되어왔다.

3) 발전방식의 새로운 연구

이런 석유 위기를 계기로 원자력발전 이외에도 새로운 발전방식이 아닌 에너지의 연구가 갑자기 주목을 받게 되었다. 여태까지 발전방법, 즉 보일러, 증기터빈, 교류발전기에 의한 방법은 종래의 대형화에 의해 열효율의 상승을 도모해왔다. 그러나 50만kW 정도의 발전기가 되려면 이것들을 대형발전기로 사용되는 증기의 압력과 온도는 임계점에 가깝게 되고 그이상의 온도와 압력으로는 통상의 의미로는 끓지 않는, 새로운 기술적 어려움에 봉착한다. 소련에서는 1937년에 소형의 초임계 보일러가 설계되었고, 미국에도 1958년에 이와 같은 종류의 보일러가 설치되었다. 이 성능은 예를 들어 1959년에 소련의 체리아빈스크 발전소에서 건설된 초임계 보일러는 약 215기압(약 226 kg/cm²)으로 동작하고 매시(每時) 260톤의 증기를 발생하는 보일러와 터빈을 사용한 발전방식은 결국 대형화와 성능을 향상으로는 기술적 한계에 도달하고 있었다.

여기에 대해 새로운 발전방식으로 발전효율이 높은 MHD(전자유체역학) 발전과 고속증식로발전, 핵융합, 열전자발전, 연료전지발전, 태양열발전이 주목되고 있다. 이외에도 이탈리아, 뉴질랜드, 미국 등에서 지열발전, 프랑스의 랑스(Rance) 강에서 연간 5억 4,400만kWh를 발전하고 있는 조력발전, 또는 풍력발전 등이 새로운 원리의 발전방식은 아니지만 종합적 에너지 대책의 관점으로 본 것은 석유 일변도의 편중된 에너지 공급체제의 반동(反動)이었다.

MHD(magneto hydrodynamics)발전은 1950년대부터 미국에서 연구개발이 전행되었고, 1964년에 출력 4만kW의 것이 시험적 단계에 도달했다. 소련에서도 1971년에 종합출력 7만5천kW(MHD로 2만5천kW, 화력으로 5만kW)의 실험용플랜트가 건설되었다. 이것에 대해 열로부터 직접 전기를 발생시키는 또 다른 방법인 열전자발전은 열전자 방출을 이용한 일종의 2극진공관에 의한 직접발전방식이지만, 현재까지 아직 출력 5~10kW(1971년 3월 소련에선 원자로를 이용)의 시험적 연구의 단계였다. 또 연료를 직접 산소로 산화시켜 그 때 전극에서 방출되는 전자를 전기에너지로 출력하는 연료전지는 에너지변환효율이 70~80% 이상으로 추정되고 있다.

에너지 문제의 근본적인 해결을 향한 "꿈의 에너지원"으로서의 핵융합로는 1950년 세계 대전 후에 미국, 영국, 소련에서 거의 동시에 시작되었지만 이것은 아직 융합 반응을 지속적으로 일으켜 "제로 출력(出力)로(爐)"의 실현이 당면 목표가 되고 있다.

지상으로부터 36,500km 거리의 우주궤도에 광전변환소자를 이용한 태양발전소를 설치하여 여기서부터 지구로 마이크로파로 전력전송을 하는 "우주발전" 등이 현재 많은 연구자가 이런 신에너지방식을 연구하고 있다. 그러나 연구체제를 보면 자원 에너지의 대부분을 해외에 의존하면서도 일본의 연구 진영은 외국에 비해 충분하다고 할 수 없다. 장래 중요한 위치를 차지하는 핵융합연구에서도 미국에는 1975년부터 계획을 확대하고, 연구비도 일본의 10배가 넘는다고 한다. 연구자의 수에서도 서독의 가르싱(Garching) 연구소의 800인, 컬햄(Culham)연구소(영국)의 800명에 비해 일본의 원자력연구소에서는 대략 40명이 넘지 않는다. 자원소국의 일본이 왜 핵융합의 연구를 열심히 하지 않을까, 세계의 7대불가사의 하나라고 외국의 학자는 일본을 평한다고 한다[3]지만 이런 본질은 일본전기기술에서도 볼 수 있다. 1호기 도입, 2호기 국산이라는 체질이 연구단계에 반영된 것이다. 원자로의 경우에도 도입하고, 다음은 운전이라는 발상이 있었다. 외국에서는 핵융합로가 완성되면 그것을 사용하면 좋다고 하지만, 간단한 장치체계의 경우는 가능할 수 있다. 그러나 더욱 전사회적 규모로 넓혀가는 전력 에너지체계에는 이런 연구체제, 현실의 에너지생산과 불균형은 필연적으로 문제가 생길 수 있다. 정말 종합적인 에너지 연구체제를 생각해야 한다.

4) 공해와 전기기술

석유를 중심으로 한 에너지 산업은 1960년대의 고도성장정책에 의해
공해의 원흉으로 심각한 사회문제를 만들었다. 1972년 7월 24일, 쯔(津)지
방재판소 요카이치(四日市)지부가 소위 "요카이치 공해소송"에서 내린 판결
은 일본의 전력기술상 중요한 의의를 가진 것이었다. 전력산업은 그 중에
서도 특히 "공공성"을 가졌고 따라서 발전소에 의한 대기오염 등은 지역주
민의 피해까지 "공공성, 공익성"과 관련되어 있다고 말하고, 많은 경우
전력사업의 공공성으로 인해 가해책임이 면책된다고 생각해온 것에 대해
판결은 "사업의 공익성 또는 공공성"을 축으로 한 기업측의 위법성 부존재
의 주장은 잘못되었다.

일본전력은 애초 설립부터 공해를 발생시켜 결국 1887년대에는 도쿄전
등회사와 오사카전등회사는 대기오염에 대하여 주민의 항의를 받은 경험
이 있었다. 그래서 오늘에 이르기까지 특히 화력발전의 분야에서는 기술의
신 발전단계마다 공해문제를 심화시켜온 것은 부정할 수 없다.[4]

"우리 일본의 화력발전소로서는 진정으로 획기적인(epoch making) 발전
소"라고 하는[5] 우지(宇治)강 발전소 계통은 그 후에도 계속 확대되어 1917
년부터 당시로서는 획기적인 12,500kW의 증기터빈을 우지천 동발전소와
카스가데(春日出)발전소에 설치했지만 이 양발전소는 대량의 매연과 분진
을 대기 중에 방출했다. 이 발전소는 당초 고장이 빈발했지만 이고장과
매진(煤塵)의 원인은 미츠비시제 터빈의 불완전함도 물론이거니와 일본에
처음으로 채용된 하방급탄기(웨스팅하우스사제)였다.

하방급탄기에 이어서 시멘트 소성용의 로타리 킬른(rotary kiln 회전 가마,
긴 원통 회전식 소성(燒成) 가마)의 발달과 함께 확립된 미분탄 연소법이 1952

년 이후 발전소에도 채용되기 시작했다. 그런데 미분탄 연소법은 이때까지 매진대책과 동떨어진 추진이었기 때문에, 예를 들어 관서공동화력 아마가사키(尼ヶ崎) 발전소에서 보듯이 맹렬한 매진을 아마가사키시 상공에 뿌렸던 것이었다.

세계 대전 후 에너지 정책의 전환에 따라서 전력산업은 적극적으로 석탄에서부터 석유전용연소방식을 추진했지만 화력발전소도 오염원으로서는 매진원의 성격으로부터 아황산원으로 전환되었다. 그런데 아황산가스의 피해는 석유로만 시작해서 발생한 것이 아니라 석탄연소로부터도 발생해왔다 일본에서는 그다지 심각하지 않게 매진을 덮고 숨겨왔을 뿐이다.

영국에서는 1920년대부터 1일 2,000톤의 석탄을 태워 당시 최대급의 화력발전소 배터시(Battersea)발전소 설치설계를 계획하고 신중하게 대책을 세우기 시작했다. 그러나 일본에서는 이런 영국의 선례가 고려되지 않았다. 미분탄 연소의 채용에서도 이 기술은 전적으로 시멘트 소성의 경험이 있는 매진대책의 기술적 전제도 전부 마련되어[6] 있었음에도 불구하고 오염대책은 무시가 계속되었다.

현재의 사회적 요구를 대체로 만족하는 기술적 수준에 도달해 있는 배연(排煙) 탈황시켜 발전코스트의 관계로 만족하게 시설되어 있다고는 말하기 어렵다. 화력·원자력발전에 의한 온배수에 대해서도 전적으로 유럽에는 확립되어 있는 냉각탑방식을 일본에서는 하나도 채용되지 않고 있다.

입지 난을 시작으로 공해, 고압송전계통의 건설 등, 결국 광역운영과 장래의 에너지 연구를 포함해서 현재 일본의 전력사업을 둘러싼 환경에는 어려움이 있다. 이런 문제는 기본적으로는 공공성을 주장하고 또 가지고 있는 전력사업의 성격과 그 기업형태와의 모순에 기인하는 것으로 현대전기기술과 사업의 큰 과제로 되고 있다. 여기까지 전력사업은 대부분 정치적인 힘으로 움직여왔고, 또 국민에 대해서는 폐쇄적인 면이 강했다. 원자력발전의 신설에 즈음하여 지질을 조사한 과학자가 단층 이외도 지반의 문제로 전력회사에 질문서를 냈을 때, 당초 이 전력회사는 무시하려했다. 정당조사단이 와서 처음으로 자료공개를 약속했다.[7] 이런 전력회사의 폐쇄성은 전력문제의 공공성을 주장하는 바로 그 전력회사의 주제에 서로 맞지 않지만 국민적 합의와 안정된 에너지 공급체제를 형성하여 온 것에도 장해가 되고 있다. 국민에게 열려진 운영형태에 장래의 발전(發展)이 있을 것이다.

참고문헌과 주

서장

1] 山崎俊雄, 「電氣技術史」(加茂儀一編, 『技術の歷史』), 每日新聞社, 1956.
2] 山崎俊雄, 杉田元宜, 「物理技術史[1]」, 中敎出版社, 1952.

제1장

1] ルクレティウス, 『物の本質について』, 岩波文庫.
2] 당초는 「빛나는 것」의 의미로부터 금은의 합금을 나타내었고, 결국 「호박(琥珀)」을 의미하게 되었다는 설도 있음.
3] 桑木武雄, 『科學史考』, 河出書房, 昭和19年, 원문은 『思想』 昭和10年10月号.
4] 본설명은 루크레티우스(Lucretius)에 의해서 플리니우스(Plinius)의 『박물지』에 의하면 목동의 이름에서 유래되었다고 한다. 또, 그리스에서는 지명 또는 괴력 헤라클레스에 의한 「헤라클레스의 이름」이라고 불리는 설이 있다.
5] 薮内淸, 『中國の科學文明』, 岩波新書, 1970, 전게 3]을 함께 보세요.
6] Joseph Needham, "Science and Civilization in China", Vol.4, Part I, 1962.
7] "Electrical World", Vol.17, 1891.
8] "Encyclopaedia Britanica", Vol. X Ⅶ, 1898.
9] 고대중국에서 예를 들면 『18사략 제1권』 등에 항상 남을 가리키는 「지남거」가 사용된 기술이 있지만, 이것은 機械任掛에 의한 것도 있다.
10] B.ヘッセン「ニュートンの『プリンシピア』の會的及び經濟的根底」唯物論硏究會, 『岐路に立つ自然科學』, 원저는1931年, 제2회국제과학사회의에서 발표.
11] "The Electrician", 1882, Aut.26.
12] Heathcote, 'Earlu Neutical Charts', "Annals of Science", I. 1936.
13] Forbes, 'The origin and development of the marine chronometer', "Annals of Science", Vol.22, 1966.

14], 15] バナール, 『歷史における科學』, 鎭目恭夫訳, みすず書房, 1967.

16] P. Hammond, 'William Gilbert experiment philosopher' "J. of IEEE", 1962.

17] "Electrical World", 1891.

18] E. ツィルゼル, 靑木靖三訳, 『科學と社會』, みすず書房.

19] Kranzberg, "Technology in Western Civilization", 1974. 논문은, Guericke, "Magdeburgische Versuche ber den leeren Raum" 원문 라틴어, Ostwalds Klassiker, Nr. 95.

20] Peter Shaw, "Boyl's Works", Vol. I.

21] 1675년 12월 7일자 Newton Oldenburg.

22] "Electrical World", Vol. 18, 1891.

23] "Phil. Trans", Vol. 43, 1744~45, Vol. 46, 1749~50.

24] Journal of I.E.E., 1931.

25] 전게.

26] "Philosophical Transaction", Vol. 8~38, 1733(abridged).

27] "Phil. Trans.", Vol. 6, 1720~1732.

28] "Journal of I.E.E.", 1931.

29] "Electrical World", 1891. 논문은, "Phil. Trans.", 1751~52, 및 1765. 宋本愼一訳, 「フランクリン自專」, 岩波文庫.

30] "Phil. Trans.", Vol. 51, 1759.

31] "Annals of Science", Vol.1 "Phil. Trans.", Vol. 67, 1777, Vol, 70, 1780, Vol. 78, 1788.

32] "Phil. Trans.", 1739.

33] "Phil. Trans.", Vol. 77, 1787.

34] R.M. Walmsley, "Electricity in the Serveic of Man", 1904. 논문은, Memoires de I'Academie Royale des Sciences, Vol. 12, 1756, Berlin.

35] "Annals of Science", I, 1936, "Physics", Vol. 88, 1788.

36] "Phil. Trans.", Vol. 51, 1759.

37] Magie, "A Source Book in Physics", 1935.

38] "J. of I.E.E.", 1955, March., 'Abhandlung uber die Krafte der Electrizitat bei der Muskelbewegung', 1791, Ostwalds Klassiker, Nr. 52.

39] "Journal of I.E.E." 1931.

40] 전게38] "Phil. Mag.", Vol. 7, 1800.

41] ダンネマン, 加藤, 安田訳, 『大自然科學史』, 第6卷, 三省堂, 1943.

42] P.F.Mottelay, "Bibliographical Histoy of Electricity & Magnetism", 1922.

43] Petrus Peregrinus, Pierre Pelerin de Maricourt, "Epislota Petri Peregrini ad Maricourtad Sygerum de Foucau court militem de magnete", 현재 파리 국립도서관에 소장.

제2장

1] Werner von Siemens, "Lebenserinnerungen", 1956.

2] ダンネマン, 加藤 安田訳, 『大自然科學史』第3卷, 三省堂, 1943.

3] ディールス, 平田寛訳, 『古代技術』, 鹿島出版.

4] Rollo Appleyard, "Pioneers of Electrical Communication", 1930.

5] 위와 같음, p.287.

6], 7] Alvin F. Harlow, "Old Wires and New Waves", 1936.

8] "Beitrage zur Geschichce der Technik und Industrie", Bd. 1, 1909.

9] Gleason L. Archer, "History of Radio to 1926", 1938.

10] R.H.Thurston, "A Manual of the Steam engine", part I, 1903.

11] ダニレフスキー, 岡桝本訳, 『近代技術史』, 三笠書房, 1937.

12] C. Matshoss, "Die Entwicklung der Dampfmaschine", Bd. I, 1939.

13] "Journal of tha Institute of Electrical Engineer", 1956.

14] Para Ganst, "The Traite Elementaire de Physique Ekperimentale et Applique Metooralogie", 1872.

15] "The Electrical World", Vol.18, 1891, "The Electrician", 1881, Oct.

16] "Journal of the Institute of Electrical Engineer", 1956.

17] Rollo Appleyard, 전게 4].

18] R.M.Walmsley, "Electricity in the Service of Man", 1904.

19] "The Electrician", 1881, Oct.

20] P.M.Walmsley, 전게 18].

21] 위와 같음 p.368.

22] "The Electrician", 1887, May.

23] P.M.Wal msley, 전게 18] p.387.

24], 25] "The Electrician", 1887, May.

26] T.C.Martin & S.L.Coles, "The Story of Electricity", Vol. I, 1919.

27] 전게 14].

28] 島村道彦, 「ヘンリーの電磁誘導硏究について」, 『科學史硏究』 Vol.28, 1954, 岩波講座, 『世界歷史1』, 1969.

29] A.F.Harlow, "Old wires and new waves", 1936.

30] "Encyclopaedia Britanica", Vol. X, VII, 1898.

31] 전게 18].

32] 전게 14].

33] Rollo Appleyard, 전게 17].

34] "The Electrician", 1881, May 14.

35] "One Hundred Years of the Atlantic Cable in Great Britain", 1950, 일본어번역, 1971.

36] H.Meyer, "A History of Electricity and Magnetism", 1971.

37] 전게 14].

38] G.B.Prescott "The Speaking Telephone, Talking Phonograph" 1878.

39] R.M.Walmsley, 전게 18].

40] "Die breruhmte Erfinder, Physiker und Techniker".

41], 42] T.C.Martin & S.L.Colos, 전게 26].

43] 竹內宏, 『電氣機械工業』, 東洋經濟, 1966.

44], 45] Kranzberg, "Technology in Western Civilization", 1967.

제3장

1] "The Faraday Centernary Celebrations", "J. of I.E.E.", Vol. 69, 1931.

2] R.M.Walmsley, "Electricity in the Service of Man" 1904.

3] ダンネマン, 加藤 安田訳, 『大自然科學史』 第6卷, 三省堂, 1943.

4] E. Hoppe, "Geschichte der Physik", 1926.

5] H. Davy, 'Electrochemische Untersuchungen', Ostwald Klassiker, Nr. 45.

6] 田中實, 『物質と電氣』, 大日本出版, 1946.

7] ベリキンド, 野中訳, 『人間と技術の歷史』, 第1卷, 東京圖書, 1960.

8] 二見一夫, 『電氣の歷史』, コロナ社, 1965.

9] Para Ganst, "Traite Elementaire De Physique Experimentale et Appliquee Metooralogie", 1872.

10] "Die beruhmten Physiker, Erfinder und Techniker", Aulis Verlag Denbner.

11] G.S.Ohm, 'Bestimmung des Gesetaes, auch welchem Metalle die Contaktelektricitat leiten, nebsteinem Eutwurfe zu einer Theorie des Voltaischen Apparates und des Schweiggerschen Multiplicators' "A Source Book in Physics" by W.F.Magie, 1935.

12] H.J.J.Winter, "The Work of G.T.Fechner on the Galvanic Circuit," Ann. of Sci.", Vol.4, 1949.

13] L.G.A.Sims, 'The History of the Determination of the Ohm', "Bulletin of the British Society for the History of Science", Vol.2, 1957.

14] "Philosophical Transaction", 1843.

15] "Reports of the Electrical Standards Comitee of the British Association", 1913.

16] "Faraday's Diary", 1932.

17] 矢島裕利, 『ファラデー』, 岩波新書, 1940.

18] チンダル, 矢島裕利訳編, 『發見者ファラデー』, 社會思想社, 1973.

19] Faraday, "Experimental Resarches in Electricity", 1839', 矢島 稻沼訳, 『電氣學實驗研究』, 岩波文庫, 1941~1945.

20] E. Watkins, 'Henry's Electric Motor constructed in 1831', "Electrical World", Vol.17, 1891.

21] "The Electrician", 1882.

22] R.W.Sorensen, 'Origin of the Electric Motor', "Electrical Engineering", Vol. 67, 1949.

23] Joseph, C. Michalowicz 'Origin of the Electric Motor', "Electrical Engineering", Vol.68, 1949.

24] γ.β 'The Evolution of Dynamo and Magneto Electric Machinery' "The Electrician".

25] S.P.Thomson, "Dynamo-electric Machinery", 1904.

26] Werner von Siemens, "Lebenserinnerungen", 1956.

27] C. Mackechinie, 'The History of Electrical Engineering', "J.of I.E.E.", 1955.

28] Adolf Thomalen, 'Zur Geschichte der Dynamomaschine', "Beitrage zur Geschichee der Technik und Industrie", Vol. 7, 1916.

29] Rudolf Richter, 'Das dynamoelectrische Prinzip', "E.T.Z.", 1942.

30] W. Leukert, '75 Jahre Dynamo machine', "E.T.Z.", 1942.

31] J. and E. Hopkinson, 'Dynamo-electric Maschinery', "Phil. Trans.", 1886.

32] 北村正一, 「電氣機械發達の初期の技術史的研究」, 『科學史研究』, 第6号.

33] "Gilberts Annalen der Physik", Bd. 19, 1805.

34] Charles Wheatstone, 'An Account of several new Instruments and Processes for determining the Constants of a Voltaic Circuit', "Phil. Trans.", 1843.

35] A. W. Humphreys 'The development of the conception and Measurement of Electric Current', "Annals of Science", 2, 1937.

36] J. Elefreth Watkins, 'Henry's Electric Motor Constructed in 1851', "Electrical World", Vol. 17, 1891.

제4장

1] バナール, 菅原訳, 『科學と産業』, 岩波書店.

2] 'Electrical World', Vol.18, 1891.

3] W. T. Odea, "The social history of lighting", 1958.

4] R. M. Walmsley, "Electricity in the Service of Man", 1904.

5] シンガー, 平田他訳, 『技術の歴史』, 第卷, 筑摩書房, 1963.

6] ベリキンド, 野中訳, 『人間と技術の歴史』, 東京圖書, 1966.

7], 8], "The Electrician", 1882.

9] ed. by T. Commerford Martin, "The Story of Electricity", 1989.

10] P. Dunsheath, "A History of Electric power Engineering", 1962.

11] C. Mackechinie, 'The History of Electrical Engineering', "J. of I.E.E.", 1957.

12] J.A.Fleming, 奧村正二訳, 『近代電氣技術發達史』, 科學主義工業社, 1942.

13] Kranzberg and Pursell, "Technology in western civilization", 1967.

14] 'A new Edison System of Distribution', "The Electrician", 1887.

15] J.J.Fahie, 'A History of Electrical Telegraphy to the Year 1837', "The Electrician" 1883~.

16] J.A.Fleming, 'Electrical Distribution by Transformers from Central and Eccentric Stations', "The Electricians", 1890.

16] M. Marcel Deprez, 'Reppote sur les machines electrodynamiques appliques a la transmission du travail mecanique', "Comptes Rendues", 1883.

17] Dolivo-Dobrowolsky, 'Kraftubertragung mittels Wechselstromen von verschiedener Phase (Drestrom), "E.T.Z." 1891, "The Electrician", 1891.

18] Franz Hillebrand, 'Zur Geschichte des Drehstsomes', "E.T.Z.", 1959.

19] The Ferranti 'Thousaud Light Dynamo' "The Electrician", 1883.

20] 전게 15].

21] "The Electrician", 1882.

22] C, Schuler, 'Die Geschichte des Transformotors', "E.T.Z.", Vol.38, 1917.

23] "The Electrician", 1888.

24] 宮本茂業, 『變壓器の珍寶』, オーム社, 1950.

25] "The Electrician", 1887.

26] 골라, 깁스의 방법과 페란티의 사이에는 교류배전방법의 선취권을 둘러싼 논쟁이 있다. "The Electrician", 1888.

27] Dolivo-Dobrowolsky, 'Aus der Geschichte des Drehstromes', "E.T.Z.", 1917.

28] Carl Hering, 'Lauffen-Frankfurt Transmission of Power Results of Tests', "The Electrical World", 1892.

29] 'Elektrische Beleuchtung', "E.T.Z.", 1893.

30] Carl Hering, 'The Motor of the Frankfurt-Lauffen Transmission and Three Phase Motors in General', "The Eletrical World", 1891.

31] P.H.Uander Weyde, 'The Comparative Danger of Alternating Versus Direct Currents', "The Electrician", 1888.

32] Paul Vajda, 'Wechseltsrom oder Gleichstrom?', "Schriftenreihe fur Geschichte der Naturwissen schaften Technik und Medzin", Vol.9, 1972.

33] "Die Beruhmten Erfinder, Physiker und Ingenieur", Aulis Verlag Denbner.

34] Johann Sahulka, 'Theorie des Ferrralisschen Drehfeldes', "E.T.Z.", 1891.

35] Nikola Tesla, 'A new system of alternative current motors and transformers', "American Institute of Electrical Engineers", Vol.5, 1887.

36] Werner Gruhnwald, 'Die Erfindung des Drehstroms', "N.T.M.", Vol.1.

37] C.E.L.Brown, 'Reasons for the Use of the Three-phase Current in the Lauffen-Frankfurt Transmission', "The Electrical World", 1892.

38] O.V.Miller, 'Uber die internationale elektrotechnische Ausstellung Frankfurt a. M. 1891', "E.T.Z.", 1891.

39] 竹內宏, 『電氣機械工業』, 東洋經濟, 1966.

40] 星野芳郎, 『日本の技術革新』, 勁草書房.

41] Werner von Siemens, "Lebenserrinnerung", 1956.

42] Conrad Matshoss, 'Die geschichtliche Entwicklung der Allgemeinen Elektricitats-Gesellschaft in den ersten 25 Jahren inres Bestehens', "Beitrage zur Geschichte der Technik und Industrie", 1930.

제5장

1] Dickinson, "A Short History of the Steam Engine", 1939.

2] Kranzberg, "Technology in Western Civilization", 1967.

3] 山崎俊雄, 『技術學の方法』, "現代科學と唯物論』, 靑木書店, 1969.

4] A. Wolf "A History of Science Technology and philosophy in 18 th Century", 1957.

5] S.Sterland, 'The early teaching of Engineering in Cambridge'.

6] 'University', "Engineering", une 19, June 26, 1953.

7] Evans, 'The place of engineering in university education', "journal of I.E.E.", Apr., 1957.

8] 島田雄次郎, 『ヨーロッパの大學』, 1964.

9] Werner Siemens, "Lebenserinnerungen", 1956.

10] P. Dunsheath, "A History of Electrical Power Engineering", 1962.

11] "The Telegraph Journal", Vol.I, Nov. 15, 1872.

12] "The Electrician", 1884, Feb. 10, 1883, July 1, 1882, Sept. 9, 1887.

13] H.Piloty und W.O.Schumaun, 'Die Technische Hochschule Munchen und die Elektrotechnik', "E.T.Z.", Vol. 11, Sept, 1952.

14] "Journal of the Institution of Electrical Engineers", June, 1957.

15] J. and E. Hopkinson, 'Dynamo-electric Machinery', "Philosophical Transaction", 1886, "The Electricians", 1886.

16] Silvanus P. Thompson, "Dynamo-electric Machinery", Vol. I, 1904.

17] F. Hillevrand, 'Zur Geschichte des Dreshstromes', "E. T. Z.-A.", Bd. 80, 1959.

18] Dolivo-Dobrowolsky, 'Aus der Geschichte des Drehstromes', "E.T.Z.", 1917.

19] "The Electrician", Aug. 7, 1891.

20] 'Zum 50-jahrigen Bestehen der Dynamo-machine', "E. T. Z.", 1917.

21] J. A. Fleming, "Principles of Electric Wave Telegraphy and Telephone", 1910.

22] "The Electrician", 1890.

23] C.P.Steinmetz, 'On the Law of Hysteresis', "Electrical World", 1891, 1892, "E. T. Z.", 1895.

24] G. Windred, 'Early Developments in A.C. Circuit Theory, Some Notes On the Application of Complex Methods to the Solution of A.C. Circuit Problems', "Phil. Mag.", Vol.10, 66, 1930.

25] A.E.Kennelly, 'Impedance', "Trans. A.I.E.E.", X, Apr., 1893.

26] C. P. Steinmetz, 'Complex Quantities and their Use in Electrical Engineering', "Proc. International

452

Electrical Congress", "A.I.E.E.", 1894.

27] "Trans. A.I.E.E.", X, Apr., 1893.

28] F.Breisig, 'Uber die Energieverstellung in Fernsphrech kreisen', "E.T.Z.", Heft 23, Heft 24, June, 1911.

29] S.A.라빈, 村越司訳, 『スタインメッツー世界最高の電氣工學者』, 時事新書, 1958.

30] エンゲルス, 菅原仰訳, 『自然の辨證法』, 國民文庫, 1970.

31] J.C. Maxwell, 'On Faraday's Lines of forces' 1856, "The Scientific Papers of J.C.Maxwell", 1659.

32] 1857년 3월25일 일자 맥스웰의 답신(矢島裕利, 『패러데이』, p152.

33] 'Op cit.' 31), "Trans. Camb. Phil. So.", Vol. 10, 1856.

34] "Phil. Trans.", Vol. 155, 1865, "The Scientific papers of J.C.Maxwell", 1965.

35] 宏重徹, 『物理學史』, 培風館, 1949. 7.

36] 高村武彦, 「電子の發見(II)」, 『自然』, 1949. 7.

37] "Vorlesungen uber Maxwell's Theorie der Elektrizitat und des Lichts", 1,2, 1891, 1893.

38] S. Handel, "The Electronic Revolution", 1967, 齊藤忠夫訳, 『明日をひらくエレクトロニクス』, 講談社, 1971.

39] 稲沼穗, 矢島裕利, 『電氣學實驗研究』, 第3編, 岩波文庫, 1945.

40] Plucker, "Poggendorfs Annalen der Physik", Bd. 103, 1858.

41] "The Electrician", 1894, 1895.

42] 寺澤恒信訳, 『唯物論と經驗批判論』上, 國民文庫, 1955.

43] J.J.Thomson; 'Cathode Rays', "Phil. Mag", 5), Vol.44, 1897.

44] 'On the Illumination of Lines of Molecular Pressure, and the Trajectory of Molecules', "Phil. Trans."

제6장

1] 朝日新聞社編, 「日本科學技術史」, 朝日新聞社, 1962.

2] 東京科學博物館編, 「江戶時代の科學」, 國立科學博物館, 1969.

3] 高橋達男, 「日本資本主義と電信電話産業」, 非賣品, 1960.

4] 現代日本産業發達史研究會, 「現代日本産業史 第2卷 陸運・通信」, 交詢社出版局, 1965.

5] 日本科學史編, 「日本科學技術史大系第9卷 電氣技術」, 第一法規出版, 1969.

6] 電氣學會編, 「發展初期の電力技術」, 電氣學會, 1960.

제7장

1] 天野清, 『科学史論』, 日本科学社, 1948.

2] D. Sarnoff, et al, "The Radio Industry", 1928.

3] Rollo Appleyard, "Pioneers of Electrical Communication", 1930.

4] W. Crookes, 'Some possibilities in Electricity, "London Fortnightly Review", Feb. 1892, Vol. L.

5] マクローリン, 山崎俊雄他訳, 『電子工業史』, 白揚社, 1962.

6] "The Electrical World", 1891.

7] W. H. Eccles, "Wireless", Oxford Univ., 1933.

8] Alvin F. Harlow, "Old Wires and New Waves", 1936.

9] J. A. Fleming, 'Guglielmo Marconi and the Development of Radio Conmunication', "Journal of the Royal Society of Arts", Nov. 26, 1937, B. L. Jacot & D. M. B. Collier, "Marconi Master of Space", 1935.

10] L. ホグベン, 今野武雄訳, 『市民の科学』, 第4巻, 日本評論社, 1948, p.161.

11] R. N. Vguyan, "Wireless over Thirty Years", 1933.

12] J. A. Fleming, "The Princplies of Electric Wave Telegraphy and Telephony", 1910.

13] "The Electrician", June 7, 1907. 220~311, p. 350 p. 794, 190, pp.374~375.

14] J.A. フレミング, 奥村訳, 『近代電気技術発達史』, 科学主義工業社, 1942.

15] G. L. Archer, "Histry of Radio to 1926", 1938.

16] T. Johnson, 'Naval Aircraft', "Proc. of I. R. E.", Vol. 8, 1920.

17] H. Diamond and F. W. Dunmore, 'A Radio Beacon and Receiving System for Blind Landing of Aircraft', "Proc. of I. R. E.", Vol. 19, 1931.

18] "Engineering News", Suppl. June 9, 1889, 및 マクローリン 전술 5).

19] "Proceedings of the Institute of Radio Engineer", Vol. 8, 1920, Vol. 9, 1921.

20] R. L. Smith-Rose, 'Marconi, Popov, and the down of radio communication', "Electronics and Power", 1964.

21] 中島武, 『欧米の電気通信事業の発達』, 通信調査会, 1940.

22] マクローリン 前掲 5].

23] "The Electrician", 1907, June 7.

24] "The Electrician", 1906, Dec. 12.

25] マクローリン, 前掲 5].

26] フレミング, 前掲 4](フレミング 전술 4]).

27] マクローリン, 前掲 5].

28] 野島晋, 『技術史的研究』, No.12.

29] 中島武,「国際通信会議の史的発展と米国の立場」, 通信調査会, 1941. 한편 1903년 회의에는 초청국이 8개국(겨우 8개국 밖에 되지 않았지만)이 참석, 1906년에는 4대륙으로부터 30개국이 출석 27개국이 조약을 조인하고 무선문제는 세계적인 규모로 넓어졌다.

30] 무선기기업간경쟁 및 군정부간의 복잡한 관계는 무선역사상 특히 흥미 있는 문제지만 이것에 관한 것은 マクローリン, 前掲 5]를 참조.

31] Ernest Anderson, 'Trans-Oceanic Radio Communication', "Proc. of I. R. E.", Vol. 8, 1920.

32] マクローリン, 前掲 5].

제8장

1] リリー, 小林・伊藤訳, 『人間と機械の歴史』, 岩波書店, 1963.

2] "The Electrician", 1891.

3] H.Rouse and S.lnce, 'History of Hydraulics', 1957.

4] Branca, "Le Maschine", 1729, H.W.Dickinson에서 중복 인용.

5] "The Electrician", 1982, "Technikgeschichte", 40, 1973.

6] 'A Threat to London', "Gas Journal" 1929.

7] P.Dunsheath, "A History of Electrical Power Engineering" 1969.

8] "The Electrician", 1892 および 1892 및 1893.

9] 馬場重徳編, 『電力ケーブル技術』, 大日本出版, 1946.

10] Walmsley, "Electricity in the Service of Man" 1904.

11] 武安義光, 『電気と技術』, 白揚社, 1950, 및 Dickinson, "A Short History of the Steam Engine",1939.

12] "Ein halbes Jahrhundert deutscher Elektrotechnik", "E.T.Z", 1930.

13] 宮本茂業, 『変圧器の進歩』, オーム社, 1950.

14] L.Schuler, 'Die Geschichte des Transformators', "E.T.Z", Bd.38, 1917.

15] G.Kapp, 'Alternate Current Transformers, with special Reference to the best Production between Iron and Copper', "The Electrician", 1888.

16], 17], 18] "The Electrician", 1888, 1890, 1891, 및 J.A.Fleming, 'Electrical Distribution by Transformers from Central and Eccentric Stations', "The Electrician", 1890~1891.

19] 小穴秀一, "独逸における電燈電力事業管見", 『電気評論』, 第3巻 第1号.

20] W.Peterson, 'Entwicklung der Krafterzeugung und Kraftubertragung der letzten 50 jahren in Deutchlan', "E.T.Z", 1930.

21] A.Page, 'Inaugural address', "The Journal of the Institution on Electrical Engineers", Vol.66, 1928.

22] "Electrical World", 1883.

23] 北米合衆国連邦政府超電力調査委員会編, "北米合衆国大西洋沿岸超電力職系調査報告書", 電気事業研究会, 1927.

24] 睦井三郎, "アメリカにおける原子力発電と電気資本", 『経済評論』, 1956.7.

25] D.E.リリエンソール, 和田小六訳, "TVA", 岩波書店, 1949.

26] "ソビエト電気事業発達概観", 「WATT」 10-9, 1937, "Electrical World", 1934.

27] レーニン, 『全集』第25巻, 第32巻, 大月書店.

28] 上林貞治郎, 『生産技術論』, 三笠書房, 1951.

29] 電気学会, "四半世紀における電気工学の変貌と発展", 1963.

30] I. バービン, 『ソ連工業発達史』, 刀江書院, 1967.

31] Rodenhauser and Schoenawa, "Electric furnaces in the Iron and Steel Industry", 1913.

32] MacMullin외, 'Electrochemical and allied industries of the Niagara Frontier', "Trans of the Soc. Electrochemical", Vol.86, 1944 등을 참조.

33] Borchers, "Electric furnaces", 1908.

34] "The Electrician", 1883, March 17.

35] 'Elktrisch Stadtbahn von der Siemens chen Bahn 1879 bis zum zur Berliner Stadbahn', "E.T.Z", 1930.

36] G.Siemens, "Der Wegder Elektrotechnik", 1961.

37] "Electrical World", 1891, 1897.

38] W.Siemens, "Lebenserinnerung", 1956.

39] Martin and Coles, "The Story of Electricity", 1919.

40] Kranzberg, "Technology in the Western Civilization", 1967.

제9장

1] "Journal of I.E.E", Vol.1, 1955.

2] W.R.Maclaurin, "Invention & Innovation in the Radio Industry", 1949 일본어번역판4).

3] L. Espenschied, "The origin and development of radio telegraphy", "Proc. of the Institute of Radio Engineers", Vol.25, Sept. 1937.

4] マクローリン,山崎他訳, 『電子工業史』, 白楊社, 1962.

5] 中島武, 『歐美の電氣通信事業の發達』, 通信調査會, 1940.

6] E.B.Craft & E.H. Colpitts, "Radio telephony", "A.I.E.E", Vol.38, 1919.

7] G.Archer, "History of Radio to 1926", 1938.

8] "Proc. of I.R.E.", 1937.

9] "The life of Langumuir", 1964.

10] "Bell System Technical Journal", XXV, Jan. 1946, "Journal of Franklin Institute", Vol.255, Apr. 1953.

11] "Journal of the Institute of Engineers", Mar. 1955.

12] Heaviside, "Electromagnetic Theory", Mar. 1955.

13] J.A.Fleming, "The Propagation of Electric Currents in Telephone and Telegraph Conductors", 1911 (1897년에 스톤은 특허를 받았다).

14] J.E.Brittain, "The Introduction of the Loading Coil ! George A. Campbell and Michaell, I.Pupin", "Technology and Culture", Vol. 61-1, 1970.

15] 野島晉, 「エレクトロニクスの史」, 『技術史研究』 9号, 1957.

16] 中島武, 「歐美の電氣通信事業の發達」, 通信調査會, 1940.

17] G.Archer, "History of Radio to 1926", 1938.

18] J.A.Fleming, "The Principles of electric wave telegraphy and telephony", 1906.

19] R.M.Walmsley, "Electricity in the service of man", 1904.

20] "Die beruhmte Erfinder, physiker und Techniker".

21] J.A.Pierce, "An Introduction to Loran", "Proceedings of I.R.E. and Waves and Electronics", 1946.

22] Bernal, "Science in History", 鎭目訳, 勁草書房, 1967.

23] J.Crowther, "Science at War", 1947.

24] Bernal, "The Freedom of Necessity", 1949.

25] "War Report", "Electronics" 1945.

26] コールダー, 『科學のプロフィール』, 岩波書店, 1945.

27] "Journal of I.E.E", 1955.

28] R.L.Wathen, "Genesis of a Generator The Early History of the Magnetron", "Journal of the Franklin Institute", 1953.

29] "Early Fire control Radars for Naval Vessels", "The Bell System Technical Journal", 1946.

30] L. A. Lubridge, "History and Activities of the Radiation Laboratory of the Massachusetts Institute of Technology, "The Review of Scientific Instruments", Vol. 17, 1946.

제10장

1] 山崎俊雄, 「日本現代史大系・技術史」, 1961, 東洋經濟.

2] 日本科學史學會編, 「日本科學技術史大系 第9卷 電氣技術」, 1969, 第一法規出版.

3] 現代日本産業發達史研究會, 「現代日本産業史 第2卷 陸運・通信」, 交詢社出版局, 1965.

4] 日本發送電株式會社, 「日本發送電社史技術編」, 1954, 日本發送電.

5] 電氣試驗所編, 「電氣試驗所0年史」, 1944, 電氣試驗所.

6] 電氣學會, 「電氣學會50年史」, 1938, 電氣學會.

제11장

1] A.K. スミス, 廣重訳, 『危險と希望』, みすず書房, 1965.

2] S. グラストン, 金關他訳, 『原子力ハンドブック基礎編』, 商工會館出版部, 1955.

3] H.D. マスイス, 田中順次郎訳, 『原子力の軍事利用』, 朝日新聞研究室報告, 1948.
アメリカ合衆國原子力委員會他, 武谷他訳, 『原子兵器の効果』, 科學新興社, 1951.

4] J.S. アレン, 安田他訳, 『原爆時代から原子力時代へ』, 理論社, 1955.

5] J.S. アレン, 世界經濟研究所訳, 『原爆帝國主義』 大月書店, 1953.

6] 服部學, 『原子力潜水艦』, 三省堂, 1969.

7] ポクロフスキー, 林他訳, 『現代戰と科學技術』, 新日本出版社, 1962.

8] リリー, 伊藤他訳, 『人間と機械の歴史』, 岩波書店, 1963.

9] 金田重喜,「美國における原子力産業の諸問題」,『經濟』, 1963.3.

10]『經濟評論』, 1956年月号 特輯.

11] 릴리는 미국은 다른 방향에 정력을 쏟고 있다면 평화적 원자력을 최초에 달성한 전쟁에 용이하게 이길 수 있다고 지적했다.

12] 河合武,『不思議な国の原子力』, 角川新書, 1961.

13] Maxwell, 'On Governer', "Proc. of Roy. Soc. Lond", 1867/68.

14] O.Mayr, 'Maxwell and the Origin of Cybertics', "ISIS", Vol.62, 1971.

15] 中山秀太郎,『オートメーション』, 岩波書店, 1957.

16] Kranzberg, "Technology in western Civilization", 1967.

17] A.D. Cummings, 'Oliver Evans Pioneer of Automation', "The Chartered Mechanical Engineer", 1964.

18] テーラー(Taylor), 上野陽一訳,『科學的管理法』, 技報堂, 1957.

19] 陸井三郎編,『オートメーションの經濟學』, 靑木書店, 1957.

20] S. リリー, 鎭目訳,『オートメーションと社會の發展』, みすず書房, 1957.

21] ヤン・マウエルハン,『オートメーションと社會』, 1961.

22] 'War Repoart', "Electronics", 1946.

23] ウィーナ, 池原他訳,『サイバネティックス』, 第2版 岩波書店, 1962.

24] E.C. Cherry, 'A History of the theory of information', "Pro. of IEEE", Vol.98, 1951.

25] "Electrical World", 1897.

26] 中村靜治,『技術の經濟學』, 三一書房, 1960.

27] "Electronics and Power", 1965.

28]『コンピューター合理化への挑戰』, 學習の友社, 1970.

29] 村松 天澤編,『現代日本産業史』(陸運・通信), 交詢社出版局, 1965.

30] 栗原東洋編,『現代日本産業發達史-電力』, 交詢社出版局, 1964.

31] 日本科學史學會,『日本科學技術史大系-電氣技術』, 第一法規.

32] 平田良勝,『電力位記の實狀』, 1959.

33] 中山立平,「戰後經濟と電力問題」,『發變電』第7巻 6号.

34] 東亞燃料工業柱式會社,『東燃30年史』, 1971.

35] 市川弘勝他,『國歌獨占資本と日本の獨占』, 靑木書店.

36] 坂卷國男,「電力産業における技術と技術者」,『科學と思想』, 第1号 1974.1.

37]『火力發電の回顧と展望』, 電氣學會, 1962.

38] 富田 高橋,「電氣事業における技術導入について」,『電氣學會雜誌』, 1963年月.

39] 通産省公益事業局, 『再編成時の電力白書』, 1951.3.

40] 木本忠昭, 加藤邦興 「技術のチッソと植民地主義」, 『現代技術評論』, 第6号, 1976.

41] 神保元二, 「化學工業における硏究開發の問題點」, 『化學經濟』, 1967.3.

제12장

1] J. バーンスタイン, 喜安孝 訳, 『電子計算器-그 過去・現在・將來』, 實業之日本社, 1969.

2] E.Appleton, 'The Scientist in Wartime', "The Engineer", 1945.

3] C. Babbage, "Calculating Engines", Dover, 1961.

4] J.M. ローゼンバーグ, 松平誠訳, 『コンピューターの先驅者だち』, 大日本圖書, 1972.

5] C. Babbage, "Passage of a Philosopher", "The Exposition of 1851", New impression, 1968.

6] 野田克彦, 「電子計算器の發達」, 『電子通信學會誌』, Vol.50, 1967.10.

7] 竹內宏, 『電氣機械工業』, 東洋經濟新報社, 1966.

8] Kranzberg, "Technology in Western Civilization", 1967.

9] D. R. Hartree, 'A Historical Survey of Digital Computing Maschine', "Pro. of the Roy. S. of London", Vol. 195, Series A, 1948.

10] 小野勝章, 『電子計算器の歷史と將來の展望』, 電子計算器通信學院, 1968.

11] "Journal of Institute of Electrical Engineer", 1956, 1957.

12] J. von. Neumann, 타 'Planning and coding Problems for an electric comuting instrument, "Collected Works", 1963.

13] 菊池誠, 『トランジスター』, 六月社, 및 菊池誠, 『半導體』, 日本經濟新聞社, 1970.

14] J. Bardeen and W. H. Brattain, "Phys. Rev.", Vol. 74, 1948.

15] "Journal of I. E. E.", 1955.

16] J. B. & W. H. Brattain, "Phys. Rev.", Vol. 74, 1948.

17] 'The Transistor : Two Decades of Progress', "Electronics", 1968.

18] 電氣學會, 『4半世紀における電氣工學の變貌と發展』, 1963.

19] W. G. Pfan, "I. R. E.", Vol. 38, 1950.

20] J. W. Granville, "Proc. Phys. Soc.", Vol. 66, 1953.

21] 'A discrete Transistor. thatis a Power house', "Electronics", 1968.

22] J. R. Haynes, "Phys. Rev", Vol. 81, 1951.

23] "B, S. T . J.", Vol. 28, 1949.

24] S. ヘンデル, 齊藤忠夫訳, 『明日をひらくエレクトロニクス』, 講談社, 1971.

25] J. L. Moll, et al. "Proc. I. R. E.", Vol. 44, 1956.

26] S. Saby, "I. R. E.", Vol. 40, 1952. アメリカ電信電話會社, 『データ通信』, 東洋經濟, 1967

27] 日刊工業新聞 1972.2.20.

28] J. M. キャロル, 櫻井建二郎訳, 『レーザ物語』, 共立出版, 1970.

29] "Journal of I. E. E.", 1957.

30] 奈郎原茂治, 「戰後日本における國際通信の特質」, 『經濟』 30, 1966.11.

31] 『美國の人工衛星』, 美國科學シリーズ, No.4.

32] R. M. Walmslay, "Electricity in the Service of Man", 1904, Dunsheath, 'A History of Electrical Engineering', 1962.

33] 每日新聞, 1972年2月17日.

제13장

1] 朝日新聞, 1970年11月3日.

2] 원자력위원회 핵연료간담회의 1968년(소화 43년) 보고에 의하면 1980년(소화 55년)까지 축적된 플루토늄은 5톤, 1985년까지는 7톤이다. 이것은 나가사키 원폭의 4,700발분에 상당한다.

3] 朝日新聞科學部, 『あすのエネルギー』, 1974.

4] 加藤邦興, 「電力産業と公害」, 『公害と日本の科學』, Vol.6, 1973.

5] 岡義明, 「日本の火力發電所」, 『電氣評論』, Vol.21. 4.

6] 加藤邦興, 木本忠昭 「戰前の火力發電技術の發達と大氣汚染」, 『科學史硏究』, Vol.108, 1973.

7] 朝日新聞, 1976年1月31日.

찾아보기

기술사 연표

사회의 움직임	전기자기학 및 기술	기술의 발달
3200-2800 경 수메르문명발생		
3000-2800 에게문명발생		BC 3000 이집트에 철기, 범선, 도르래, 호
2850-2052 이집트고대왕국		미가 나타남.
1728-1686 바빌로니아, 함무라비왕		BC 2000 터널, 방사형바퀴, 돌절구, 풀무
1500경 히타이트(Hittites) 전성		
크레타문화		
2600-2000		
초기 미노아(Minoan)		
2000- 중기 미노아		BC 1400경 철주물법
1425경 크노소스궁전의 파괴		
776 제1회 올림피아경기		BC 700 그리스에 조선술, 흙으로 하는 건
525 페르시아오리엔트제국통일	BC 624-546경 탈레스 마찰전기관찰	축술이 진보
509경 로마공화제시작		
492 제1차 페르시아전쟁	(아리스토텔레스)	
490 제2차 페르시아전쟁		
480 제3차 페르시아전쟁		
334-323 마케도니아 알렉산더대왕의	(아르키메데스의 부력연구)	
동방 정복		BC 100경 헤론의 증기력 구와 자동장치의
221 중국 진통일	BC 94-50 루그레티우스(Lucretius) "사물의	발명
	본질에 관하여"	BC 13 비트루비우스 "건축서"에서 고대기
최전성기		술을 집성
	1C 플리니우스"박물지"에서 호박의 마찰	1C 유럽에 수차가 나타남
	전기, 번개, 세인트 엘모(St. Elmo)의	
	불, 전기 가오리를 기술	
Sassan 王朝 페르시아 건국	3C 중국 자석이 점술에 이용됨.	
568 게르만 민족대이동		
395 테오도시우스대제가 단독 지배		
자가 된다. 그의 사후, 제국은 두 아		
들에 분할(로마제국의 분열)		
동서로마로 분열		
서로마제국멸망		
중국. 수나라 통일		
-1291 십자군, 볼로냐대학, 옥스퍼드,	11C 중국에서 자침사용의 "지남어"사용,	

사회의 움직임	전기자기학 및 기술	기술의 발달
파리대학창립 1192 일본 카마쿠라 막부 1212 영국 마그나 카르타(Magna Charta)제 정, 캠브리지 대학창립 1265 영국서민원의 기원 1299 오스만투르크 독립 1402 앙골라 전쟁 이탈리아, 르네상스 1492 아메리카 대륙발견 1498 인도항로발견	아라비아경유해서 유럽에 자침이 전해짐 12-13C 항해에 자침이 사용됨 1269 "페레그리누스신서" 이경까지 자침의 편각과 위치에 의 한 변화가 관찰됨 1480 레기오몬타누스 원양항해에 필요한 위도, 경도측정, 천체력을 작성	12C 유럽에 제지법, 풍차가 전해짐 14C 화약이 중국으로부터 아라비아ㅓ 유럽에 전달되어 소총, 화포가 발ㄴ 1455경 구텐베르크 활자 인쇄술을 ㅜ 레오나르도 다빈치 "대서양 법
1514 종교개혁시작		항해도구가 발달
1524 독일의 농민운동이 끝남	(이탈리아를 중심으로 해부학에 있 어서 베살리우스 (Andreas Vesalius) "인체의 구조", 코페르니쿠스의 지 동설 1544 하르트만 자침의 복각을 발견	총포가 개량되어 전쟁방식이 변함 (1515 치륜총, 1520 선조총, 152ㅏ 라의 축성이론, 1540 하르트만 ㅓ 을 규격화
영국의 절대주의의 최고 전성기 1563년 영국의 도제법이 제정, 다양한 산 업입법을 일원화 1581 네덜란드 독립선언 1588 영해군 스페인 무적함대를 격파	(1569년 메르카토르Mercator 지도) (1582 그레고리 역(歷)) 1576 영국의 노먼(Norman), 자침의 복각 을 발견(하르트만과 독립)(이 무렵 힘과 운동의 연구가 크게 진척됨, 스 테빈, 갈릴레이)	독일의 후거(Fugger)가(家)를 중심으로 광 발, 採釜, 야금, 시금에 관한 기술서가 쓰 1540 비링쿠치오"화공술" 1556 아그리콜라(G. Agricola) "De re metallica" (광석의 분쇄, 갱도 만들기, 송 (爐로 수차가 널리 사용됨, 아말 이 보급, 아연등의 신금속도 ㅂ 1530 유르겐이 방적기를 만들어 리본 (1579), 편물기(89) 등 방직 수작 기계화하기 시작함
1600 영국동인도회사 졸다노브르노(Bruno, Giordano)화형 1602 네덜란드 동인도회사 1618-1917 러시아 로마노프왕조 1618년-48 30년 전쟁	길버트(영) 자기와 마찰전기를 구별, 항해 가의 경험을 집대성 "자석에 대하여" 를 집필 1621 가상디(Gassendi, Pierre) 북극광을 명명 상업산출의 발달에 따라 계산기가 만들어짐 1642 파스칼의 계산기	풍차와 수차의 구조가 개량되어 출력이 (네덜란드에서 탑형 풍차가 연 어 배수, 제재, 광석분쇄, 콩의 ㅓ 제지 등에 이용, 전달기구와 재 진보) 1600 부르고뉴(프)운하를 시작 공공 사업이 부흥, 급배수펌프가 연

사회의 움직임	전기자기학 및 기술	기술의 발달
청교도 북미 이주		화포, 소총의 개량과 탄도학의 연구
일본의 쇄국령 영국의 항해법	1671 라이프니치의 계산기(베이컨, 데카르트) (진공을 만들고 기체연구가 진행, 톨리첼리, 게이리치, 보일) 1603 로마과학아카데미과학과 함께 기술을 연구한 써클이 생김 1657 피렌체 실험 아카데미, 1662 런던왕립학회 1666 파리과학아카데미	1640경 부싯돌식 발화장치, 총검장치 정밀한 항해용시계의 연구 1657 호이겐스 진자시계 1661 항해시계 1635 해리슨의 크로노미터 1669 르로아가 개량
명예혁명 프랑스 콜베르 중상주의 영불전쟁 -48 오스트리아왕계승전쟁 필라델피아 과학아카데미 페테르브르크대학	1700 베를린 과학아카데미 1725 페테르브르크아카데미 1660 게리케 마찰발전기를 만들고, 정전기의 성질을 조사함(이 무렵 화학이 자연과학의 이 분야로서 확립됨). 보일, 그라우버(Glauber), 메이요, 스탈(Georg Ernst Stahl) 등 (과학연구가 진보되는 그본질에 대해 연구함. 스넬(W.Snell), 뉴턴, 그리말디(F.M.Grimaldi), 바리트리누스, 호이겐스) (1687 뉴턴 "프린키피아") 1733 뒤페이 　전기에 2종류가 있는 것을 앎, 2유체설 주창. 1745 클라이스트, 다음해, 뮈센브르그독립적으로 라이덴 병을 발견, 정전기 연구가 한 단계 진보함. 1749 프랭클린 번개의 연구, 1유체설 주창	광산배수에 증기펌프를 사용 1690 파팽 증기기관을 고안 1698 세이버리 증기펌프 1711 뉴커먼기관이 광산에 배수용으로 실용화 제철제강업이 발달함 1713 데이비 코크스 제철에 성공 1722 레오뮬 탄소함유량에 의한 철품질의 변화를 연구 1740 한츠만 도가니로 강(鋼)만듦 1780 Torbern Olof Bergman 광물의 吹管分析法, 습식시험법, 중량분석법을 확립
모스크바 대학창립 -63 영불식민지 7년전쟁	1752 프랭클린 피뢰침 발명 1753 캔턴 정전기 감응의 발견, 검전기 1753 CM이 전기를 통신에 이용하는 것을 제안	1747 프랑스기술자 양성기관으로 토목학교가 설립 1675 축성가 보관 공병단을 조직 1751-92 프랑스에서 디토로와 달랑베르의 감수로 백과전서가 발행됨 방적기계가 차츰 발명되고, 산업혁명을 이끔 1733 케이 베틀의 북(杼) 발명 1738 와이아트와 볼이 로럴드래프트법을 발명

사회의 움직임	전기자기학 및 기술	기술의 발달
영국의 산업혁명 1765 인지(印紙)법 　　프라이베르그광산아카데미 1776 미국 13주 독립선언	1759 짐머(Symmer) 전기의 2유체설 1772 캐번디시 전력의 역2승법칙 1773 리히텐베르그방전도형관찰	1768 하그리브스의 제니 방적기, 아크 　　이트 수력방적기 1778 크롬프턴의 뮬방적기 1785 카트라이트의 조면기트 증기기관이 개량되어 대공업의 만능적 원 가 됨 1769 와트 응축기 분리 1776 단동기관 1784 복동기관 1802 트레비식이 고압기관으로 고압 　　를 발생하는 고니시보일러를 　　공작기계가 발달함 1777 와트기관의 실린더 선반 1797 공구이송장치가 있는　금속제
1783 파리조약 1789 프랑스대혁명 1793 제1회 대불동맹 1815 위털루 전쟁 독일 연방성립 1818 영 ICE창립	1785 쿨롱의 법칙 1789 갈바니 개구리다리의 경련을 발견 1791 샤프의 광신호통신기 1800 볼타의 전퇴와 전지 발표, 칼라일 　　(Carlisle), 리터(Ritter) 물을 전기분해 1807 데이비 용융 알칼리를 전해 1087 데이비 아크방전 1809 쬠머링 전신기를 제안 1812 쉴링 전기에 의한 담뢰(壤雷, 항아리 　　담)점화 1816 로널즈의 전신실험 1820 외르스테드 전류의 자기작용, 앙페 　　르, 비오-사바르의 전류의 자기작용, 　　슈바이거(Schweiger), 배율기(倍率器), 　　포겐도르프 전류계를 발명 　　포겐도르프 전류계 1821 제베크 열전기의 발견, 노빌리(Nobi- 　　li) 열전대를 발명, 패러데이 전자회 　　전을 발견 1822 앙페르의 법칙 1823 스터전 전자석을 만듦	무기산, 소다, 표백제 등의 종합적 화학공 세워짐 1746 J.로벅(Roebuck) 연실법 1791 르블랑(Leblanc), 소다의 공업적 1799 찰스 테난트 표백분을 발명 1823 마스블래트가 무기산, 소다, 표 　　을 종합적으로 제조하는 화학 　　을 건설 운수에 변혁이 일어남 1807 풀턴의 기선(汽船) 1819 증기기선 저배너호 대서양 횡 1804 트레비식의 기관차 1814 스티븐슨의 기관차 　　1830년대에 각국에서 철도개 공업적 요구를 반영한 철의 가공기술이 급 진전 1783 윌킨슨, 증기구동력에 의한 초 　　압연기 1784 코드 바늘법 1839 나스미스 증기해머 1824 닐슨 고로(高爐)에 열풍의 응 1802 머독 석탄가스장치 1812 프레드릭원저(Frederick Winsor)

사회의 움직임	전기자기학 및 기술	기술의 발달
25 영국에 공장법이 성립 　노동조합을 승인 　최초의 주기적 공황이 일어남 0 프랑스 7월 혁명 1 마치니의 청년이탈리아 당 활동	1824 아라고 회전판의 실험 1826 옴법칙 1836 J. of Franklin Institute 창간 1828 그린의 함수.정리 1830 헨리의 자기유도를 발견	최초의 도시가스회사창립 　증류주와 텐사이당 제조를 위한 근 　대적장치가 발달 1813 브류멘탈 정류탑을 발명 1843 릴류 다중효요관 등 텐사이당 공업 　으로부터 근대적 장치가 만들어짐
2 영국의 선거법 개정, 산업자본가가 진출 함	1830 덜 니그로 왕복식 전동기 1831 패러데이 전자유도 발견 1832 픽시 손으로 돌리는 자석전동기 제 　작 1833 패러데이 전기분해의 법칙 1833 패러데이 자기유도법칙 발견(1835 　년 발표)	1812 테어(Thaer, Albrecht) 합리적 농업 　의 원리 1811 셔브릴(Chevreul) 유지성분의 연구, 　비누공업의 기초
4 독일관세동맹	1834 렌츠 법칙, 펠티에 펠티에효과 발견, 　왓슨, 휘트스톤 전기전도도 실험 1839 패러데이 비감응용량(유전율)의 측 　정 1836 다니엘 전지 1837 쿡과 휘트스톤의 5침식전신기 1837 부이예 정검검류계를 발명 1838 스타인하일 대지를 귀선으로 이용	1839 다게르 은판사진 1884 이스트먼(Eastman) 코닥 롤 필름건판 　의 제조 1839 굿이어(Goodyear) 고무의 열가황법 1840 종이원료로서 나무펄프(1799 루이 　로베르(L. Robert) 제지기 만듦)
3 영국 처치스트 운동, 인민 헌장	1840 휘트스톤 ABC전신기, 이 무렵 데이 　비드슨 전기기관차의 실험	1874 아황산 펄프를 발명
6 곡물법 폐지	1841 줄 전류에 의한 열발생을 측정 1841 메이어(Mayer) 열의 일당량, 에너지 　불변의 개념 1843 휘트스톤브리지 발명 1843경 베버 절대측정 전류력계를 고안 1844 포젠도르프의 포텐시오미터, 번센 　전지, 프로망 전동기, 모스전신기 워 　싱턴. 볼티모어 간에 부설, 월리치의 　다극발전기 도금에 이용 1845 패러데이효과, 패러데이 반자성 발 　견 1846 지멘스, 구타베르카의 해저케이블 　을 제작 1843 스테이트 시계장치식 자동조절의 　아크등	1846 쉰바인 니트로셀룰로스 1847 소브레로(A. Sobrero)가 니트로글리 　세린을 발견 1866 노벨이 다이너마이트 만듦 농업경영, 식물보존, 들판의 개척이 합리화됨 1809 테어(Thaer, Albrecht)가 윤작 농법 　을 주창하고 근대농학의 기원이 됨 1840 리히비(Liebig)가 식물의 영양이 무기 　질이라는 것을 밝힘 1842 로즈 최초의 인조비료 1809 아페르(Appert)가 최초의 통조림 원 　리 1875 린데(Linde)의 암모니아 냉동장치 　미국의 서부개척에 갖고 간 곡물수 　확기 등의 농업기계가 보급

사회의 움직임	전기자기학 및 기술	기술의 발달
1848 마르크스 엥겔스 "공산당선언" 프랑스 2월혁명, 오스트리아에 3월 혁명, 나폴레옹이 대통령에 취임	1849 키르히호프 법칙	나사와 병기의 부품의 호환식 대량생 이 시작됨
항해법 폐지(1651-)	1851 럼고르프(Ruhmkorff)의 유도코일	
(1851- 중국 대평천국의 난)	1851 브레트 형제 영불해협에 해저케이블	1818 화이트워스 (Whitworth) 동조 규격화, 프레이즈 (fraise)반을 사
1851 제1회 만국박람회가 런던에서 개최 (55, 67, 78, 89, 1900)	1854 패리가 막부에 전신기를 증정	
	1854 크리미아전쟁에서 전신이 사용됨	1853 콜트 호환식 대병기공장
프랑스 제2제정이 성립	1855 휴즈인쇄전신기, 켈빈에 의한 해저 케이블 전류파형의 해석	1841 화이트워스 정밀한 선반, 측정기 만들고, 나사의 표준규격을 정함
1853-56 크리미아 전쟁	1855 맥스웰 전자장의 연구	1855 블라우스 만능 프레이즈반 등 다
	1856 지멘스의 복T형 전기자, 베버와 가 우스 절대단위계의 도입	생산용 공작기계가 미국에서 병 됨
1857 세보이의 반란	1857 필드 대서양 해저케이블에 착수, 실 패를 계속함. 이 무렵 홈즈의 발전 기, 등대에 사용	1853 랭킨사이클 고안 제철, 제강, 가공의 양금기술에 변혁
	1858 플뤼커(Plücker, Julius) 진공방전관을 만들고 음극선을 발견	1855 H.베세마의 전로(轉爐)
		1861 지멘스형제의 가스 발생로(爐)
		1864 지멘스, 말턴의 평로
	1858 켈빈 해저통신용반사거울검류계	1875 토마스의 염기성제강법
	1858 스틴스 이중통신법, 휘트스톤 자동 전화기, 패더슨 진동방전연구	1839 나스미스의 증기햄머
		1863 솔베이의 금속학
1859 수에즈운하 건설개시(69개통). 이탈 리아 통일 전쟁	1859 베크렐이 가이슬러방전관을 사용 형광등을 시작	독일에서 합성염료가 급속히 발달
	1860 라이스가 전화를 시작	1856 패킹이 어닐링으로부터 합성염 얻음. 방향족 화합물의 구조가 되고, 인공염료가 이론적으로 혀
1861 남북전쟁 노예제 폐지 러시아의 농노해방 이탈리아 통일	1860 플란티 연축전지	
	1850 패치내티 환상전기자권선을 고안	1860-70 독일의 많은 염료공장이 창립
	1861-70 대영협회 전기단위에 관한 위원회	1880 바이어가 인디고(indigo)의 구조 규명
	1861-64 맥스웰 전자장의 기초방정식	
	1865 만국통신연맹을 체결	1856 VDI 창립
1865 국제전신조약성립	1865 엘킨턴 동의 전기정련법을 확립	1865 MIT 창립
	1866 대서양해저케이블 대략적 성공	1869 미국의 하이아트셀로이드를 발
1867 마르크스 "자본론"	1867 켈빈 사이폰레코더	1885 프랑스의 샤르도네가 니트로셀 를 원료로한 인견을 만듬
	1867 지멘스, 휘트스톤, 와일드, 발리 들 자려 원리를 발견	
1862 메이지유신		1892 크로스, 비번, 비틀(영) 비스코 견을 발명
1869 미국 최초 대륙횡단철도	1868 스틴스 동시통신식 전신기를 발명	
	1868 루그랑제 전지를 발명	1860-70 독일에 많은 내연기관이 발달
1870-71 독불전쟁	1868 와일드 교류발전기의 동기병렬운전 이 가능하다는 것을 나타냄	1876 오토 4사이클기관을 발명
		1885 다임러가 자동차용 가솔린 기 발명
1871 독일제국, 군국주의의 강화와 중공업	1869 히트로프(Hittorf) 음극선을 발견	
	1870 그램 링형 전기자	1893 디젤기관이 발명됨

사회의 움직임	전기자기학 및 기술	기술의 발달
의 발달	1872 에디슨 2중통신	
71 파리·코뮌	1873 얼터네크 드럼형전기자	
	1873 지멘스 드럼형 전기자, 맥스웰의 "전기자기학 출판"	
70-75 미터법 파리에서 조인	1873 도쿄-나가사키간 전신선완공. 에어톤 일본에 옴. 빈박람회에서 그램과 폰테인이 전동기와 발전기의 가역성을 발견, 전력수송실험, 클라크의 표준전지	
74 만국우편동맹		
76 런던과학박물관	1874 크룩스 음극선이 하전입자라는 것을 밝힘	875 F. 룰로 "이론운동학"
77 독일에서 특허법 공포	1876 야블로치코프의 전기 양초	
	1876 벨과 그레이의 실용적 전화	1826-87 A.그루프 "서간집"
78 베를린회의	1877 에디슨 저항형 송화기, 전화교환기가 설치됨	
78 독일 사회주의 진압법		
	1878 휴즈(미) 마이크로폰발명	
	1878 스완의 전구, 브러시 아크등용 고압발전기	
79 독일·오스트리아 동맹(독·오동맹)	1879 홀효과 발견	
	1879 스크리프너 전화복식교환기	
	1879 에디슨 탄소전구	
	1879 지멘스 베를린 박람회에서 최초의 전차, 지멘스, 아크등	
	1879 그린란드 전화중계기	1880 뉴욕에서 전동 엘리베이터
	1881 에디슨 중앙발전소	1881 AEG회의
	1881 파리전기회의에서 전기단위결정	
	1881 스톤니 전기소량의 고찰	
	1881 아메리카벨사 W.E사 매수	
2 독·오·이 3국동맹	1882-84 홉킨슨 형제, 자기회로, 전기기계이론을 연구하고, 정전압 직류기와 동기전동기를 설계	
	1882 드프레 뮌헨 전기박람회서 장거리 송전실험.	
	1882 골라드(Gaulard)와 깁스의 변압기, 다르송발(D'Arsonval)의 검류계 이 무렵 "교직논쟁"	
	1883 반더폴(Van der Pol)이 전차의 트롤리폴, 에디슨효과, 테브난의 정리, 니	1883 J.나스미스 "자서전"

사회의 움직임	전기자기학 및 기술	기술의 발달
	프코의 주사원판을 발명 1884 미 AIEE창립, 헤비사이드 전송이론을 연구 포인팅.벡터 1885 틴벨노스키. 테리, 브러시의 정전압 변압기, 전부하 97%, 하드필드 규소강을 발명, 파슨스 발전소용 반동증기터빈, 페라리스 2상교류의 회전자계 원리를 발견, 유잉의 히스테리시스 연구	전열, 전해야금 공업이 달라짐 1879 W.지멘스가 아크등 1891 에치슨이 카보렌덤을 발명 1892 모어슨이 전열화학을 연구
1889 파리 만국박람회에서 에펠탑 건설, 제2인터네셔널 결성 1889 제1회 국제도량형회의(파리) 1890 제1회 노동절(메이데이) 1894 노불동맹	1885 플레밍의 우수법칙 1886 WH사 창립. 최초의 교류발전소를 설립. GE사와 특허분쟁을 전개 1886 홀과 에루 알루미늄 전해법, E.골트슈타인의 커낼선(canal ray)발견, 헤비·E톰슨 전기용접법 1887 스플레그 전기철도를 건설 1888 헤르츠 전자파 전파실험 이 무렵, 페라리스, 테슬라, 돌리보도블로윌스키 등이 유도전동기를 일제히 발명 1888 일본 전기학회 창립 1889 E. 톰슨 적산전력계발명 1887 돌리보도블로윌스키 3상변압기, 3상교류이론을 연구, 페란티가 교류 10 kW를 송전 1890 프랑크푸르트 전기박람회에서 돌리보도블로윌스키, 3상 교류송전을 실험 1890 브랜리, 롯지 검파용코히라 1890 미국 E.톰슨 고주파발전기 1891 스토니 전자라는 말을 도입 1891 애치슨 카보랜덤을 만듦 1891 스트로샤 전화 자동교환기 1891 스타인메츠 자기 히스테리시스를 발견	1886 홀과 에루가 독립적으로 알루미의 전해법을 발명 정밀광학기계가 발달 1890 압베(E. K. Abbe), 자이스(C. Zeiss), 토(Schott) 들 근대적 방법으로, 아스티그마트(Anastigmat)를 제작 1930 지그몬티 한외현미경 1992 지멘스 "회상록" 비행기의 발명 1891- 릴리엔탈(Lilienthal, Otta)들이 글라이더를 실험
	1892 GE사 창립, 헤비사이드의 교류브리지 1892 로렌츠 전자론 1892 돌리보도블로윌스키 변압기와 교류	1903 라이트 형제가 내연기관을 장착 비행에 성공

사회의 움직임	전기자기학 및 기술	기술의 발달
	이론, 케널리의 임피던스개념 스타인메츠 교류이론을 체계화 모어슨 전열화학을 연구 1893 브론델 오실로그래프 발명 1881-95 나이아가라 2상교류발전소	
94-5 청일전쟁	1895 뢴트겐 X-선 의 발견 1895 포포프, 마르코니 독립적으로 무선전신 의 실험	
	1896 에치슨 인조흑연을 전기로에서 제 조, 젠만효과 1897 브라운관 1897 스플레그의 전기철도 시카고에서 성공	1897 지멘스. 콘첼의 설립 자동차의 대량생산이 시작 가솔린의 수요가 증 가 1903 포드 자동차회사 설립 1913 석유의 분해증류가 공업화, 로터리 식 원유채굴법이 보급
	1898 엘스터, 가이텔 광전지, 톰슨 음극선 은 전자라는 것, 더델 실용적 전자오 실로그래프를 발명 1900 푸핀 장하코일	1901 미국 국가표준국 레이온(rayon)공업이 발명됨 1903 스탠과 토팜이 인조견사의 제법을
국의 대식민제국의 형태를 완성 01 독일에 과학사학회, 국제병기 트러 스트·하베이 합동제강회사설립 별상 제정	1900 에루 제강용 아크로 1901 마르코니 대서양횡단 무선전신 1901 GE회사 연구소를 설립 1901 G.조르지 MKS단위계를 제안	확립 1913 아세테이트(acetate) 인견의 공업적 제법
01-94 시베리아철도	1902 쿠퍼휴이트(P. Cooper Hewitt)가 최초 의 저압 수은등을 만듦 1902 케널리와 헤비사이드 전리층의 존 재	1920 비스코스 스테이플파이버 제조 시 작 1905 H. 베세머(Bessemer) "자서전"
04-5 러일전쟁 04 영불협상	1904 플레밍의 2극관 1905 아인슈타인 특수상대성이론, 광양 자설 1906 알렉산드슨 고주파발전기를 제작, 페센덴 무선전화 실험	1903 미국에서 최초의 전기세탁기 1906 국제전기표준위원회 제1회 국제무선회의
7 3국협상	1906 드프레 3극관발명 코른(Korn)사진전 송실험 1906 지로(Girod) 제강용 아크로, 로텐하 우저 3상유도로 1909 붓페라 전자의 비전하측정 스퀘어 반송방식을 발명 이 무렵 베 크라이트와 공업적 제조시작. 도버- 칼레간 최초의 장하해저전화게이블	암모니아 합성의 성공 1903 전고법(電弧法) 1907 석탄질소법에 이어서 1913 하버와 보슈의 고압 암모니아 합성 법의 공업화 1909 오스트월드 삭산제법, 제1차대전후 는 유안비료생산이 급증, 농산물 증 수가 기록되다.

사회의 움직임	전기자기학 및 기술	기술의 발달
1910 한일병탄 1911 독일 황제. 빌렐름 과학진흥회설립	1910 W.D.쿨리지(Coolidge) 텅스텐전구 발명 1911 영국, 독일 등 무선통신망을 전세계에 확충하기 시작 (전기회로의 연구가 진행) 1911 브라이지그(Breisig) 4단자망이론 1901 진공관이 전화중계기에 사용되고, 고주파반송방식이 시작된다.	
1912 미국 IRE창립 1912 제2회 솔베이회의(The Solvay Conferences on Physics) 1912 타이타닉호 침몰 1914-18 제1차 세계 대전 1917 러시아혁명	암스트롱, 3극관의 증폭작용 페센덴의 헤테로다인 수신기 1911 카멜린 온네스 초전도의 발견 1912 피드백회로 발명 1912 제2회 국제무선연합(런던) 1913 쿨리지(Coolidge) X 선관 발명 1913 마이스너 진공관을 고주파발생용에 사용 1914-15 램뮤어 연전자 방사의 연구 1915 카슨 단측파대 변조 1915 일본에서 고압송전시작(이나와시로) 1915 쇼트키 4극관 1916 파울젠의 아크무선방식과 고주파발전방식이 마르코니의 불꽃식 감쇄전파에 자리를 대신함 1916 GE의 화이트 부격자관에 의한 반결합발진회로 1917 와그너 캠벨 도파관을 발명 1918-19 도파기에 의한 고조파 반송방식이 각국에 퍼짐 1918 WE사 A형 반송전화 시스템	1911 테일러 "과학적 관리법"을 주창 1913 포드가 자동차공장에 컨베어를 용 1912 제2회 국제무선회의 유체연구가 진행됨 1912 카플란 수차 1910 융스트롬 터빈, 홀쯔워스가 가스빈을 제작 1904 플란틀(Ludwig Prandtl)이 경계층론 등을 전개 1912 스페리 함선동요방지장치를 발 1912 독일 항공연구소설리 1913 포드시스템 1913 게디(W. Gaede). 분자펌프발명 항공기의 발달 1907 경합금 듀랄루민 1915 융커(Junkers)의 전금속 단엽기 1923 디라셀바의 오토자이로
1919 파리강화해담 베르사이유 강화조약 코민테른 창설-43 1920 국제 연맹 성립 1921 소련신경제정책 (네프 NEF)	1919 러더퍼드 원자핵 인공파괴 1919 바크하우젠(Barhausen)효과 1919 RCA창립 1920 피츠버그에 세계최초 방송국 1920 BK진동의 발견, 암스트롱 슈퍼헤테로다인 고안 1920- 미국 초전력방식, 소련에서 국가 전력화계획	

484

사회의 움직임	전기자기학 및 기술	기술의 발달
	1925 영국에서 그리드시스템등 각국에서 대전력계통이 계획	
	1921 콜피츠 초다중방식	
	1921 헐(Hull) 마그네트론을 발명	
	1922 카슨, 변조이론	
	1924 전송사진의 실험	
	1923 BBC라디오 방송개시	1924 독일 대화학 기업 I.G.염료회사 생김
	1923 허셀다인 뉴트로다인 회로	
	1924 영국정부, 식민지간의 거대무선통신망에 전부 마르코니식 지향성 단파를 채용	1929 영국에서 대화학 기업ICI사가 생김
	1925 크로스버식 자동전화교환기가 실용화	1928 플레밍(영) 페니실린 개발
	1926 헐, 차폐격자관	
27 국제무선통신자문위원회 CCIR설립	1926 베어드(Baird) 니프코우방식 TV 실험에 성공	국제무선관계단체의 설립
33 국제라디오 혼신특별위원회 CISPR 설립	1927 데이비드슨과 거머 전자의 회절현상	1925 국제전력발전공급연합 UNIPEDE 설립
32 국제전신회사(일본)설립	1927 라운드 5극관	
38 국제 과학사학회	1927 헐 형광분말을 개량	
28 소련에서 제1차5개년계획	1928 高柳建次郎 전자식 텔레비전 실험	
29 대공황	1928 제국통신회사 성립 하틀리 정보이론	
	1929 로렌츠 사이러트론(Thyratron)을 고안	
	1929 영국 BBC가 TV방송개시	
	1929 젠킨스가 TV실험에 성공	
	1930 초단파통신시작	
	1931 반드그라프((van de Graaff) 고압정전 발전기	석탄, 석유의 액체연료화 기술이 독일에서 발전
31 만주사변	1932 나이퀴스트의 재생과 발진이론 드 배르시 동기, 수신기를 발표	1932 베르기우스(Bergius)法의 공업화
	1932 松前 무장하게이블	1936 피셔(Fischer)법의 공업화
	1933 트리킨 아코노스코프를 RCA의 톰슨 에이콘(acorn)관 발명	1923 메틸알콜의 합성, 아세틸렌계 합성법의 공업화 미국에서
33 미국서 TVA 일본국제연맹을 탈퇴	이 무렵 염화비닐이 공업화되어 전선피복에 사용	1927 기상(氣相) 열분해법
		1936 접촉분해법
33 독일에서 히틀러가 총통겸 수상이 되어 파시즘세력확장	1934 에스펜시드(L.Espenshied) 동축전송방식	1942 유동촉매법이 공업화
	1935 트리킨 2차전자 증배관, 湯川秀樹 중	합성수지, 합성고무, 합성섬유의 연구가 진행

485

사회의 움직임	전기자기학 및 기술	기술의 발달
1936 케인즈"일반이론" 1936 스페인내란 1937 日華事變 일·독·이 방공(防共)협약	간자이론 1935 왓슨·와트. 레이더의 연구개시, 암스트롱 주파수변조방식(FM) 1935 베를린에 TV송신소 1936 사우스위즈 극초단파용 도파관 카슨, 미드, 세크르크 들의 도파관이론 1936 제1회국제전열회의의 개최('53국제학술단체)	1907 요소수지 공업화 1924 비닐수지 공업화 1934 폴리에틸렌 발명 1931 캐로더스(Carothers), 네오프렌(Neoprene)을 만듦 1935 부나(buna)가 공업화 1938 캐로더스, 나일론을 공업화 1928-1938 딜스(Diels)와 엘드(Alder) 디합성(diene synthesis)을 발견
1939-45 제2차 세계대전 1941 독소 전쟁 개시 1945 미국원폭투하 1945 국제연합	1937 리브스(영) 펄스위치변조이론, PCM 1937 크라우제 전자현미경 1937 영국 BBC방송(TV방송) 1938 GE사 인만(G. E. Inman) 실용적 螢光燈 1938 뉴욕에서 크로스바 자동교환방식을 실시, PCM을 리브스가 발명 레이더가 실용화단계에 들어감 1939 트리킨 이메지 오르티콘(orthicon), 바이런(Varian) 형제의 클라이스트론 1940 보드의 피드백이론 1940년경부터 대형교류기에 수소냉각방식이 도입됨 1941 NTSC규격결정시험방송 1941 피어스 런던의 실용화 1942 마그네트론 사용의 cm파 레이더 1944 대형릴레이식 계산기 하버드 MARK I을 완성 1945 노이먼 프로그램저장방식의 전자계산기를 제안 1945 RCA사 3색 칼라 TV발표 1945 맥밀란(Edwin McMillan)이 싱크로트론을 발명, 소련 벡슬러(Vladimir Veksler) 1946 ENIAC 1946 피어스 진행파관	제트기와 탄도병기 1937 휘틀 (Frank Whittle), 제트엔진을립 1942 V1 완성 1942 V2 완성 1944 독일의 유익형 미사일 V1호 영국격 메사슈미트 (Messerschmitt) Me163 로켓 전투기 Me252 제트 전투기 기계가공의 자동화 1942 전중 미국에서 품질관리가 진행, 생산성향상운동 1941 크로닝(Johannes Croning)의 셀몰법, 48 노듀라(nodular) 주철제법등 가공기술이 진행 1948 포드자동차회사, 오토메이션을 주하고 트랜스포메이션이 발달 1954 영국에서 전자 연습기구가 있는 레이스반 1955 소련이 볼베어링의 완전자동공저 만들어짐 OR(operation research)의 이론과 응용
	1947 미국에서 게르마늄 정류기 제조 1948 위너 사이버틱스	1935 피셔 실험계획법 1946 국제표준화기구

사회의 움직임	전기자기학 및 기술	기술의 발달
	1948 트랜지스터 발명	
	1948 홀로그래픽 이론 샤논 정보이론을	석유화학공학
49 NATO	체계화	1947 글리세린 합성
49 중화인민공화국성립	1950 접합형 트랜지스터	1949 레페반응 (Reppe reaction)
50 스톡홀름.어필	1950 슈퍼얼로이(superalloy, 초합금)을 발	1954 저압법 폴리에틸렌 제법
50-53 6·25 동란	표 프뢰리히, 바딘	1949 프래트리포밍의 개시, 프로세서 오
51 센프란시스코대일강화조약	1951 키텔 반강유전체 이론, 제너, 슬래타	토메션이 진행
51 미일안보조약	강자성체이론 최초의 사용전자계산	
	기 UNIVAC-1101	1959 텍사코(Texaco)사에서 석유 플랜트
	1952 접합형 전계효과 트랜지스터, 2준위	의 컴퓨터관리
	메자의 가능성 지향	
	1952 스웨덴에서 380kV 송전선	탄도미사일의 발달
	1953 미국 NTSC방식 칼라 TV본방송	1952 미국 탄도미사일"레드스톤"
	1954 고든 등 메자 발진에 성공	1953 소련 IRBM T2
55 바르샤바 조약	1956 확산형 트랜지스터	1957 미국 IRBM "주피터"
	1956 초임계화력발전소(서독)	1967 소련 ICBM T3
	1957 바딘 등 초전도 이론	
	1957 미국에서 전화선을 이용한 테이터	
	통신, 소련에서 500kV송전	
	1957 에사키다이오드	
	집적회로의 발달	우주개발개시
8 EEC발족	1958 RCA 마이크로모듈 개발시작(-64. 중	1957 스푸트니크 쏘아올림, 미국에 스프
0 미일안보조약개정	지)	트니크.쇼크
	1958 WH사 몰렉트로닉스 (molectronics)	
	1959 키르히 고체회로	
	1960 COBOL발표, 에피택셜 트랜지스터,	
	루비 레이저 발진에 성공	
	노이스 monolithic IC	
	1961 planar 트랜지스터	
	1962 조셉슨효과	
	1959 미국 허니(Jean Hoerni) 플레너 트랜	
	지스터	
	1963 Gunn diode의 발진	
	1964 Gunn diode	
	뉴로(neuro)와 퍼지	
	1943 마칼로그, 비츠 신경세포모델	1952 MIT가 최초로 NC공작기계를 제작
	1949 해브, 뉴론의 학습모델	1962 제1회 일본 국제공작의 견본시 개최
	1958 로젠브레트 학습기계 파세프트론	

487

사회의 움직임	전기자기학 및 기술	기술의 발달
1973 제4차 중동전쟁 석유가격의 대폭 상승에 의한 세계경제의 혼란 1973 미·베트남전쟁종결 1980 이란·이라크전쟁	1963 IRE와 AIEE 합병 IEEE가 된다(세계 최대학회) 1965 L.A.자데(Zadeh) 퍼지이론 1964 TI사 MOS-IC 마이크로컴퓨터 1945 NBC 프린트 배선기판 1971 인텔사 i4040 1972 IBM 플로피 디스크 발표 Apple II 컴퓨터 디지털 신호처리기술 1970 보일 CCD 1971 셔트 외 TN액정표시	NC공작기계와 자동화가 진전 1965 마이크로컴퓨터의 출현으로 CNC 만들어짐 1979 일본의 NC공작기계의 생산고가 국을 넘어섬 1979 아폴로 11호로 인류가 달에 착
1991 이라크·미국전쟁	1974 로저스 CCD 고체 촬상 흑백 카메라 1979 인텔 DSP ROQKF	1917 스리마일 아일랜드 원자력발전소 고 1981 스페스 셔틀 첫비행성공 1982 유전자 조합변환기술이 인슐린힘 1986 체르노빌 원자력발전소사고 1991 미국대 이라크 전쟁에서 전자전 1991 일본인 인공위성에 탑승

저자 山崎俊雄(야마자키 토시오)

1916년 니카타현(新潟県) 출생. 1940년 도쿄공업대학 요업과 졸업. 1962년 동대학 조교수, 기술사를 담당. 1966년 동대학 공학부 교수. 1976년 히로시마대학 종합과학부 교수. 1981년 한난(坂南)대학 商학부 교수. 현재 도쿄공업대학 명예교수.

저서 『기술의 역사』(분담)(매일신문사, 1956). 『일본현대사 체계 기술사』(동양경제, 1961). 『전자공업사』(공역)(자양사, 1962). 『일본과학기술사체계』(화학, 기계, 통사3)(제3법규, 1964, 66, 67) 『현대자연과학 입문』(편저)(유비각, 1967), 『과학기술사 개론』(공편저)(음사, 1978) 『기술의 사회사』(편저)(유비각, 1990)

저자 木本忠昭(키모토 타다아키)

1943년 야마구치현 출생. 1967년 큐슈공업대학 전기공학과 졸업. 1973년 도쿄도립대학 비상근강사. 1974년 플라이베르크광산아카데미 유학 기술사를 연구(74~75년, 78~79년, 83년). 1979년 히로시마대학 조교수. 1983년 베르크아카데미로부터 박사학위. 1989년 도쿄공업대학 공학부조교수. 1990년 동대학 교수에서 현재에 이른다.

저서 『현대의 기술과 사회』(분담)(청목서점, 1982).
"Die Entwicklung der Technologie und ihre Stellung in der Wissenschaft waerend der gesllschaftlich Umwaelzung an der Wende wom 18, zum 19. Jahrhundert" 1990

역자 안병원(安秉元)

1963년 경남 의령 출생. 1986년 한국해양대학교 기관공학과 졸업.
1993년 동대학 공학석사, 1996년 동대학 공학박사.
1996년 목포해양대학교 교수. 2002년 일본 큐슈대학 POST DOC. 2009년 시스템정보대학원 방문교수.
현재 목포해양대학교 기관시스템공학부 교수.

저서 『전기공학』(다솜출판사, 2011). 『전자공학』(다솜출판사, 2013). 『전기기기』(다솜출판사, 2014). 『디지털공학』(다솜출판사, 2009). 『계측공학』(다솜출판사, 2015). 『전기전자계측실습』(도서출판다래 2003).

해양문화정책연구센터 해양학술연구총서 7

전기기술과 과학문명

2017년 12월 15일 초판 인쇄
2017년 12월 20일 초판 발행

지 은 이 山崎俊雄(야마자키 토시오), 木本忠昭(키모토 타다아키)
옮 긴 이 안병원(安秉元)
펴 낸 이 한 신 규
편   집 김 영 이
펴 낸 곳 **문현**출판
주   소 05827 서울특별시 송파구 동남로 11길 19(가락동)
전   화 Tel.02-433-0211 Fax.02-443-0212
E-mail mun2009@naver.com
등   록 2009년 2월 24일(제2009-000014호)

ISBN   978-89-94131-95-5 93560   **정가**   35,000원